U0207182

「十三五」国家重点图书出版规划项目

中医古籍名家点评丛书

总主编◎吴少祯

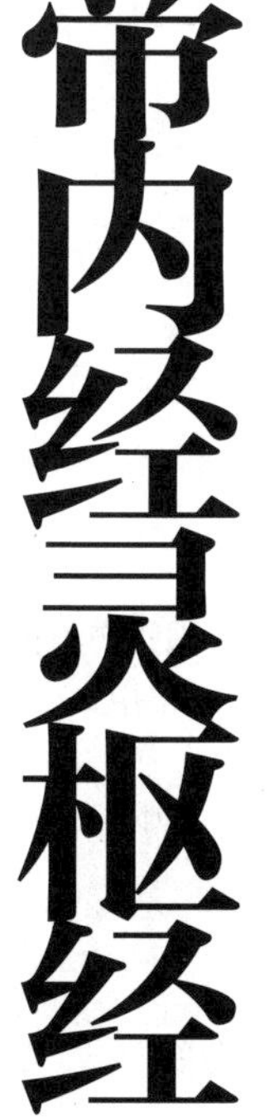

黄帝内经灵枢经

孙理军 张登本◎点评

马 赟 杨忠瑶 史鹏云 王梓安◎整理

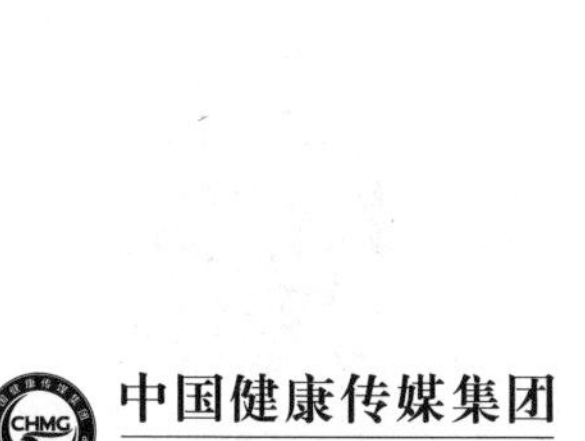

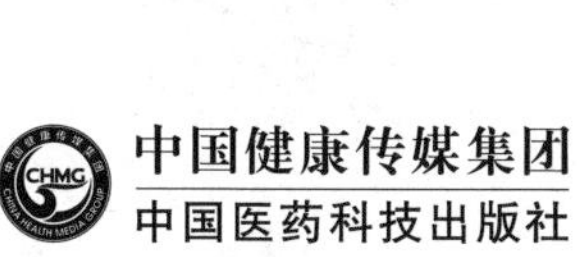

中国健康传媒集团
中国医药科技出版社

图书在版编目（CIP）数据

黄帝内经灵枢经 / 孙理军，张登本点评 . —北京：中国医药科技出版社，2020.6

（中医古籍名家点评丛书）

ISBN 978 – 7 – 5214 – 1697 – 8

Ⅰ. ①黄…　Ⅱ. ①孙…　②张…　Ⅲ. ①《灵枢经》 – 研究　Ⅳ. ①R221.2

中国版本图书馆 CIP 数据核字（2020）第 058232 号

美术编辑　陈君杞

版式设计　南博文化

出版　**中国健康传媒集团** | 中国医药科技出版社

地址　北京市海淀区文慧园北路甲 22 号

邮编　100082

电话　发行：010 – 62227427　邮购：010 – 62236938

网址　www. cmstp. com

规格　710 × 1000mm 1/16

印张　37 1/4

字数　552 千字

版次　2020 年 6 月第 1 版

印次　2020 年 6 月第 1 次印刷

印刷　三河市万龙印装有限公司

经销　全国各地新华书店

书号　ISBN 978 – 7 – 5214 – 1697 – 8

定价　117.00 元

获取新书信息、投稿、为图书纠错，请扫码联系我们。

《中医古籍名家点评丛书》
编委会

出版者的话

中医药是中国优秀传统文化的重要组成部分之一。中医药古籍中蕴藏着历代名家的思维智慧与实践经验。温故而知新，熟读精研中医古籍是当代中医继承、创新的基石。新中国成立以来，中医界对古籍整理工作十分重视，因此在经典、重点中医古籍的校勘注释，常用、实用中医古籍的遴选、整理等方面，成果斐然。这些工作在帮助读者精选版本、校准文字、读懂原文方面发挥了良好的作用。

习总书记指示，要“切实把中医药这一祖先留给我们的宝贵财富继承好、发展好、利用好”，从而对弘扬中医药学、更进一步继承利用好中医药古籍提出了更高的要求。为此我们策划组织了《中医古籍名家点评丛书》，试图在前人整理工作的基础上，通过名家点评的方式，更进一步凸显中医古代要籍的学术精华，为现代中医药的发展提供借鉴。

本丛书遴选历代名医名著百余种，分批出版。所收医药书多为传世、实用，且在校勘整理方面已比较成熟的中医古籍。其中包括常用经典著作、历代各科名著，以及古今临证、案头常备的中医读物。本丛书致力于将现有相关的最新研究成果集于一体，使之具备版本精良、校勘细致、内容实用、点评精深的特点。

参与点评的学者，多为对所点评古籍研究有素的专家。他们学验俱丰，或精于临床，或文献功底深厚，均熟谙该古籍所涉学术领域的整体状况，又对其书内容精要揣摩日久，多有心得。本丛书的“点评”，并非单一的内容提要、词语注释、串讲阐发，而是抓住书中的主旨精论、蕴含深义、疑惑谬误之处，予以点拨评议，或考证比勘，溯源寻流。由于点评学者各有专擅，因此点评的形式风格也或有不同。但其共同之点是有益于读者掌握、鉴识所论医籍或名家的学术精华，领会临床运用关键点，解疑破惑，举一反三，启迪后人，不断创新。

我们对中医药古籍点评工作还在不断探索之中，本丛书可能会有诸多不足之处，亟盼中医各科专家及广大读者给予批评指正。

中国医药科技出版社

2017年8月

余序

作为毕生研读整理、编纂古今中医临床文献的一员，前不久，我有幸看到张同君编审和全国诸多相关教授专家们合作编撰《中医古籍名家点评丛书》的部分样稿。感到他们在总体设计、精选医籍、订正校注，特别是名家点评等方面卓有建树，并能将这些名著和近现代相关研究成果予以提示说明，使古籍的整理探索深研，呈现了崭新的面貌。我认为这部丛书不但能让读者系统、全面地传承优秀文化，而且有利于加强对丛书所选名著学验主旨的认识。

在我国优秀、靓丽的文化中，岐黄医学的软实力十分强劲。特别是名著中的学术经验，是体现“医道”最关键的文字表述。

《礼记·中庸》说：“道也者，不可须臾离也。”清代徽州名儒程瑶田说：“文存则道存，道存则教存。”这部丛书在很大程度上，使医道和医教获得较为集中的“文存”。丛书的多位编集者在精选名著的基础上，着重“点评”，让读者认识到中医药学是我国优秀传统文化中的瑰宝，有利于读者在系统、全面的传承中，予以创新、发展。

清代名医程芝田在《医约》中曾说：“百艺之中，惟医最难。”特别是在一万多种古籍中选取精品，有一定难度。但清代造诣精深的名医尤在泾在《医学读书记》中告诫读者说：“盖未有不师古而有济于今者，亦未有言之无文而能行之远者。”这套丛书的“师古济今”十分昭著。中国医药科技出版社重视此编的刊行，使读者如获宝璐，今将上述感言以为序。

中国中医科学院

余瀛鳌

2017年8月

目录 | Contents

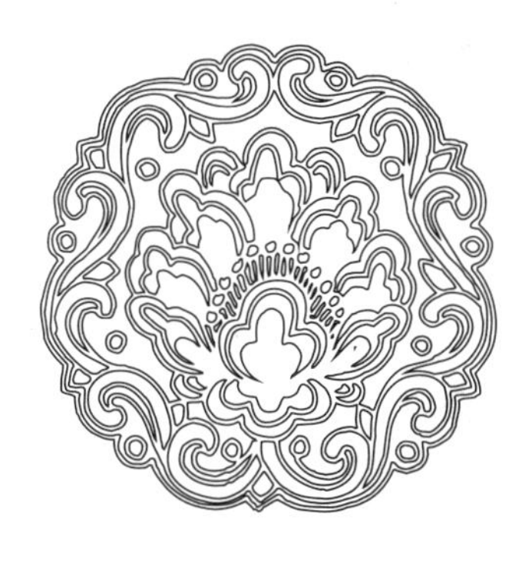

全书点评

《黄帝内经》（简称《内经》），是我国现存最早的一部医学经典著作，也是迄今为止地位最高的中医理论经典巨著。关于《内经》的成书时代，千百年来医家、学者争论不已，分歧较大，有黄帝时代（约5000年前）说、春秋战国说、秦汉之际说、西汉说、两汉之间说等。目前较为公认的看法是，将《内经》的成书可分为文献的创作和汇编成册两个问题看待。就文献的创作时代而言，据《内经》各篇所反映的社会背景、学术思想、医理精粗、诊疗技术的运用以及文章笔法、文字气象、纪时纪年方法、引用文献等，均有较明显的时代特点，说明《内经》是将汉代以前流传的各种医学著作，经过汇编整理而形成的类似于现代的论文集，其中还有汉代以后所补充的内容。就其汇编成册的时代，从史书记载推断大致汇编成书于西汉中晚期，确切地说，是在《史记》成书（公元前91年）之后至《七略》成书（公元前26年）之前的时段。既然《内经》的著作时代跨越春秋战国至汉代，所以《内经》的作者自然非一时一人，而是众多医家智慧的结晶。

《黄帝内经灵枢经》（简称《灵枢》）是《内经》的重要组成部分，《灵枢》又称《针经》《九卷》《九灵经》《九墟》，共9卷，81篇，与《素问》9卷合称《黄帝内经》，为古代医者托黄帝之名所作，非出一人一时之笔，内容形成应在春秋战国，个别篇章当在汉代。《九卷》之名最早见于《伤寒杂病论·自序》，《针灸甲乙经》沿用《黄帝内经》（简称《内经》之《素问·八正神明论》《灵枢·九针十二原》）之《针经》名谓，又专名《九经》。中唐王冰在进行《补注黄帝内经素问》时始称《灵枢》（《素问·三部九候论》）。北宋初年《针经》已佚，只有《灵枢》存世，故高保衡、林亿等之进书表中只列举有《灵枢》而无

《针经》，因其内容“不全”而未校勘整理。但到南宋时期，《针经》《灵枢》尚存于世，故有人考证两者内容基本相同，仅编次稍有区别，文字“间有详略”而已。宋元祐八年（1093），高丽晋献医书中有一部9卷《黄帝针经》（《宋史》卷一十七《哲宗本纪》，南宋史崧（1155）将其家藏旧本《灵枢》9卷，增修音释，编为24卷，即为现存最早和唯一行世的《灵枢》版本。明代马莳编《灵枢注证发微》，是历史上全注《灵枢》的第一人。此次“点评”以明赵府居敬堂刻本（人民卫生出版社1956年影印）《黄帝内经·灵枢经》为底本，参照人民卫生出版社1963年校勘简体字横排本（世称“梅花本”），对各篇原文予以逐字核对，力保准确无误。

一、成书背景

《内经》的成书，要从其成编的时代背景、成书的文化背景、社会背景、医学背景等多维度予以审视。

其一，时代背景。《黄帝内经》书名首见于《汉书·艺文志》，《汉书·艺文志》是东汉班固据《七略》“删其要，以备篇籍”而成。《七略》则是西汉末刘向、刘歆父子奉诏校书时撰写的我国第一部图书分类目录，其中具体校方技书者是李柱国，史载李柱国校勘医书的时间是公元前26年（西汉河平三年）。《内经》的大部分内容是春秋战国时代医学经验的纪实和总结，也有一部分内容是成书以后补充了东汉后期的医学研究成就。

其二，文化背景。《内经》理论与先秦诸子之学几乎是相伴发生的，《内经》的形成受到先秦诸子思想的深刻影响，《内经》之中国古代传统文化结晶之轮廓清晰可见。如，道家思想中的道气论、辩证思维；儒家的治国方略、“以和为贵”“过犹不及”等级观念等；法家以“法”治事及灵活处事原则；墨家“三表法”观点；名家论证“合异同”“离坚白”所用的取象类比思维；阴阳家的阴阳观、五行观；杂家兼收并蓄、反对迷信，以及用药如用兵思想对其生命科学知识体系的形成均有深刻的影响。所以有“《黄帝内经》一书，闻气坚削，如先秦诸子，而言理该（赅）博，绝似管、荀，造词质奥，又类鬼谷”（祝文彦《庞府堂华》）的评价。

其三，社会背景。西汉早期在政策上采取了道家“黄老之术”“无为而治”的理念，经过文、景、武帝的励精图治、奋力经营。奉行了于民休养生息的“重民”治国方略，发展生产，使农业、手工业、商业、人文艺术以及自然科学都得到了长足的发展。因而这一时期国家强大、统一，政治上基本是稳定的。盛世修书是一条亘古不变的规律。在这种政治背景之下孕育并产生了像《淮南子》《春秋繁露》《史记》等文化巨著，同样也为这部以生命科学为主体的百科全书的发生，提供了充沛的养分和丰厚的沃土。西汉稳定的政治经济环境必然促进繁荣的文化发展。繁荣的文化是其成书必不可少的沃土和养分，创造了十分有利的文化背景。在这以“黄老之学”为社会价值观的时代大背景下，就不难理解本书为何以“黄帝”命名该书的理由了。

其四，医学背景。《内经》所引的古文献大约有50余种，一是既有书名而内容又基本保留者，如，《逆顺五体》《禁服》《脉度》《本藏》《外揣》《五色》《玉机》《九针之论》《热论》《诊经》《终始》《经脉》《天元纪》《气交变》《天元正纪》《针经》等16种。二是仅保存零星佚文者，如《刺法》《本病》《明堂》《上经》《下经》《大要》《脉法》《脉要》《揆度》《奇恒》《奇恒之势》《比类》《金匮》《从容》《五中》《六十首》《脉变》《经脉上下篇》《上下篇》《针论》《阴阳》《阴阳传》《阴阳之论》《阴阳十二官相使》《太始天元册》《天元册》等26种。可见，《内经》的成书是对我国上古医学的第一次总结，是仅存的西汉以前医学的集大成。

二、主要学术思想及贡献

《灵枢》论述的内容除有精气阴阳五行、脏腑、病因病机、治疗原则外，重点论述了经络腧穴、针具、刺法等，为针灸学的发展奠定了重要基础。其主要学术思想及贡献有：

1. 和态健康观

这一观念由“血气和、志意和、寒温和”构建而成，其理论根源于“血和则经脉流行，营覆阴阳，筋骨劲强，关节清利矣；卫气和则分肉解利，皮肤调柔，腠理致密矣；志意和则精神专直，魂魄不散，悔怒不起，五脏不受邪矣；寒温和则六腑化谷，风痹不作，经脉通利，肢节得安矣，此人之常平也”（《本脏》）之论。显然《内经》所说的“人之常平”，是指机体没有任何病痛，而形体、精神、机体适应性良好的平人状态。“和”是在其变化过程中内外及其内部之间互相作用、不断发展、保持和谐有序的状态，强调人体本身内部脏器之间、人与社会、人与自然保持协调、和谐、统一，是中医整体观念、天人相应的最高概括。血气和、志意和、寒温和共同构成的和态健康观，是《内经》的核心健康观念，是中医学最佳的健康模型，是生命活动追求的最高境界，惟有源于《内经》的“和态健康观”，才能清楚、准确、科学地表达中医对健康意涵的界定。

2. “九法”思维范式

九法，即法天、法地、法人、法时、法音、法律、法星、法风、法野的简称，分别是其开卷前九章篇名的缀词，之所以将其放在醒目的位置，就是要昭告其有关生命科学知识体系之构建的基本思路与思维范式。分别以人之形体官窍、九针制备、九针的适应证、诊脉方法、施针治病等内容予以示范，充分表达了其构建生命科学知识体系的思维背景。现今在研习和应用其构建的医学理论时，务必要遵循这一范式，才能更有效地运用于临床实践。

3. 经络、腧穴理论

《灵枢》基于古人长期的医疗实践，结合当时的解剖知识，详细总结并记载了经络系统的组成、循行分布（《营气》）、交接规律（《逆顺肥瘦》）、生理功能等，并有了比较系统的理论（《经脉》等），尤其是其中多篇传载了“气街”的相关论述，认为气街是经络系统的重要组织部分，是十二正经、奇经八脉、经别、别络、经筋、皮部之外气血运行的侧枝旁路，尤其是在邪伤经脉，经脉为邪闭阻而不通的病理状态下，经气无法沿经络的常规之道运行时，气街就可发挥侧支傍路的代偿替补作用（《卫气》等）。自此成为中医经络学、针灸学、腧穴学知识，以及临床的理论渊源。

4. 体质理论

《素问》多篇涉及体质内容，但多是从临床病证发生机理的角度对此理论的应用，而《灵枢》则从人体先天禀赋（《寿夭刚柔》《天年》）、后天获得（《五音五味》），以及个体之阴阳气血、脏腑形质（《本脏》）、人格性情的角度（《论勇》），论证体质的存在、个体差异、分类（《阴阳二十五人》），以及体质与发病（《卫气失常》）、体质与刺治（《行针》《通天》)、体质与药物、与疼痛的耐受性等(《论痛》)临床意义,为中医体质学的形成奠定了扎实的基础。

5. 精气血津液理论

精气血津液是人体脏腑活动的产物,也是构成人体和维持人体生命活动的物质基础。该知识是中医理论的重要内容,是研究人体生命活动基本物质的生成、输布、生理功能及其相互关系的理论。《灵枢》是这一知识模块发生的重要源头(《决气》《五癃津液别》等)。其对营卫之气的发生、特性(《营卫生会》)、循行特征与路径(《五十营》《营气》《卫气行》)、循行与睡眠,及其生理功能(《本脏》)的深刻研究,至于何为"真气"(《刺节真邪》),何为"宗气",有何功能,其与营卫之气的关系如何等(《邪客》)内容,至今仍为中医理论的重要组成部分,足见其影响之深、之远、之大。

6. 病因与发病观

病因泛指能破坏人体相对平衡状态而导致疾病的原因。《灵枢》率先提出"三部之气,所伤异类"(《百病始生》)之病因的三部分类法,与《素问·调经论》的病因阴阳分类方法相得益彰,开创致病因素分类研究之先河。此后张仲景之"千般疢难,不越三条"(《金匮要略·脏腑经络先后病脉证》),陈无择之病因的"三因学说"(《三因极一病证方论》),乃至现今之四因分类,无不导源于此。

发病是指人体在一定的致病因素作用下,正气与致病邪气之间的斗争,使人体的某些平衡协调状态遭到破坏,出现脏腑、经络等组织器官的功能活动或形态结构异常,或气、血、津液、精的耗损与代谢失常,表现出一定的临床症状,并不同程度地影响正常的生活与劳动能力,便发生了疾病。其中论证了邪正盛衰与发病(《百病始生》),认为正气不足是发病的主要因素;提出了"乘年之衰,逢月之空,失时之和,因为贼风所伤"之"三虚"发病观(《岁露论》),突出发病与时令气候的关系;还提出了"故邪相袭""因加而发"(《贼风》)的新感引动伏邪的创新发病理念。后世发病理论的研究基本沿着这一思路前行。

7. 刺治方法

在应用针刺方法治疗疾病时,要用阴阳五行之理的思维模式,熟悉脏腑部位及其表里关系、气血循行顺逆及经气运行出入交会、虚实补泻和腧穴的基础上,辨析病性、判断病势顺逆、辨别基本标本缓急的基础上（《通天》），再根据病情，分别在三刺法、五节刺法、九刺法，或者十二节刺法（《官针》）中选择适宜刺法，无论是补虚还是泻实，针对具体病情，或疾徐，或捻转，或开合，或迎随，或逆从，或缪刺，或艾灸，务必遵循“用针之要，无忘其神”的针刺原则，既要重视对病人神气的调节和治理，也要全神贯注，神思敏捷，在选穴、进针、行针、捻转、导气等过程中，刻意研精，一丝不苟，才能通过调气、治神、调整机体各部分的阴阳，使之从不协调的失衡状态恢复到正常状态（《官能》）。这就是《灵枢》留给后世的宝贵财富。

8. 天文与生命科学知识体系的建构

古人为了标记北斗星斗柄所指的方位，分别从东、南、西、北各选七个亮星，这就是“天周二十八宿，而一面七星，四七二十八星”的由来。为计量一昼夜的不同时辰、一年的不同时节，于是在天球宇宙结构观念和北斗七星的天文背景之下，就将十二地支（又称十二辰）、十天干沿天赤道从东向西将黄道（地球上的人看太阳于一年内在恒星之间所走的视路径，接近于太阳在恒星中的视周年路径）附近的周天进行等分，并与二十八宿星座有一定的对应关系。通过对斗纲指向时空区位的天象观察，就可对相关节令月份予以计量。所谓“子午为经，卯酉为纬”，就是以此表达时空的南北子午线为据，分析和计量人体气血昼夜循行、计量卫气循行规律的（《卫气行》）。

9. “九宫八风”时空物三位一体模型的多维意涵

解读该模型时必须要有多维视角，如北斗七星是该模型建构的基础、体现北斗历法（一年 366 日，分为八个时节）、表达节令变化有严格的时间阶段、有严格的空间区位规定、有严格的时间节点、用八卦概括八个时段气象、物象、人事、病象，是“洛书”数理模型的具体表达等，只有如此，方能完整的解释其所表达的内容。

上述仅从 9 个方面予以概要提示，至于其中诸如解剖、诊法、病证等源于当时临床实践积累的知识也都于后世有所启迪。

三、学习要点

1. 明确该书的学术影响

《黄帝内经》是我国现存最早的一部医学经典著作，它的问世，标志着中医学理论体系的建立。《内经》的成编，确立了中医学理论体系的基本范式，建立了中医学的基本思维方法，汇集着中医临床实践经验的结晶，规范着中医学术发展的方向，也是中医学术发展的源头活水。其博大精深的内容，逾越时空的价值，使历代医家受益无穷，成就了历代杰出医学家的成长，为中医学数千年来的发展奠定了坚实的基础，被历代医家奉为圭臬。因此说，一部雄伟壮阔的中国医学史，无处不体现着《黄帝内经》的烙印；异彩纷呈的众多医学流派，无一不是以《黄帝内经》为其理论的渊薮；古今无数具有卓越贡献的大医学家，或者在理论上独树一帜，或者在防治疾病方面取效如神，究其成功之路，莫不以《黄帝内经》的学术思想为其本源。《内经》所确立的医学理论体系数千年来一直指导着中医临床实践，推动着中医学术的发展，即使历史发展到21世纪，《内经》仍有其不可替代的指导或借鉴价值。

2. 理解该书的国学价值

习近平同志指出："中医药学凝聚着深邃的哲学智慧和中华民族几千年的健康养生理念及其实践经验，是中国古代科学的瑰宝，也是打开中华文明宝库的钥匙。"中医药学是以生命科学的知识为基础传载着中华民族传统文化的全部基因和精髓，而《内经》既是中医药学发生发展的源头、基础和集中体现，自然也是掌握和运用这把"打开中华文明宝库的钥匙"的起点和关键。其一，《内经》虽然是一部以生命科学为主体，汇集了汉代以前中国古代文化、科学知识研究成就的具有集成性质的巨著，但其中运用了汉代以前的天文学、地理学、生物学、气象学、心理学、体质学、历法等多方面的理论成就与方法来揭示生命奥秘，探索生命规律，基本反映了此前的科学成就，并且赋予了西汉以前哲学以医学内涵。所传载的知识将汉代以前人文科学与生命科学知识进行了有机的结合，形成了具有东方文化特色的医学知识体系。尤其是赋予了此前形成的精气、阴阳、五行、神论、天人合一等哲学思想以鲜活的生命科学知识内涵，并使之趋于系统。因而，但凡谈论汉代以前的古代哲学时，不读是书是有缺陷的。其二，《内经》保存了汉以前语言文字的表述特点。语言文字是知识的载体并加以传承，自然科学知识的语言文字表达与人文社科知识的语言文字表达虽然不能截然区分，但却有着显著的差异。自然科学，尤其是医学学科知识的语言文字表达必须以写实为主要的修辞方法，同时又不能脱离中国传统文化中人文社科知识的大背景，所以其中的语言文字（包括语法知识），既有古代汉语言文化的共性特征，又有其医学内容的个性特质，《黄帝内经》在这方面是最为显著、最为独特、最具个性的。我曾经说过，研究古代语言文字的人如果不研究是书，那将是有缺失的。其三，《内经》的生命科学知识体系蕴涵了丰富的先秦诸子思想。先秦诸子百家之学奠定了中华民族传统文化的基础，也是《黄帝内经》理论发生的重要文化背景。因此说，《内经》虽然是一部以生命科学为主体的健康医学奠基之作，但其在传承中华民族传统文化方面却有着其他任何一部古代著作都无法替代的、十分重要的作用。中华民族的本原文化由7000年前的仰韶文化时期延续至今，《内经》具有极其丰富的历史遗存，如“河图”“洛书”“十月太阳历法”“北斗历法”即是。所以，但凡谈论中华民族本原文化的时候，本书应当是不可或缺的参阅文献。《黄帝内经》是中华民族传统文化皇冠上的明珠，其缔造的中医药学萃取了中华民族传统文化中的精华。研究国学就必须对中华民族本原文化有所认知，中医药学乃至《内经》则是很好的切入点。

3. 了解该书的特点

《内经》的《素问》和《灵枢》各81篇，共162篇，其内容是托黄帝及六位属臣之名，以问答方式讨论生命科学的相关内容，具有以下特点：其一，各家学说的汇集。《内经》非一时一人之作，是将汉代以前流传的各种医学著作，经过汇编整理而形成的类似于现代的论文集，其中还有汉代以后所补充的内容。对同一中心议题，不同的篇章从不同的角度加以阐述，故有必要将不同篇章的相关内容加以综合归纳，以系统全面地认识《内经》理论体系。其二，各篇自成体系。《内经》每篇均冠有篇名，多围绕相关问题进行系统讨论，形成一篇较完整的内容，但整体缺乏系统性，如，阴阳、五行、藏象等某一方面的内容，散在于多篇之中，要全面了解其学术思想，就需从多篇内容进行归纳分析。其三，内容广泛。《内经》的作者在总结我国秦汉以前医疗经验的同时，汲取和融汇了当时先进的哲学、自然科学成就及其特有的思维方法，使《内经》成为一部以医学为主体，融入哲学、天文、历法、气象、地理、心理等多学科知识的著作。因此，学习、理解《内经》就需要了解多学科的知识。其四，语言现象复杂。《内经》中一字多义、古今语义不同、一义多词现象多，所用修辞手法也形式多样，要读懂原文，除必须具备一定的古代汉语知识外，还应熟悉《内经》文字的特点，善于借用工具书以及古代与《内经》有关的校勘、训诂学著作。其五，历代注释阐发者众多。《内经》因其成书久远，文辞古奥，义理艰深，加之传本纷乱，错简衍文，鲁鱼之误，在所难免。因此，自《内经》成书后，对其进行整理、重编、校勘、注释、阐发者代有其人。《内经》的注家及其注本，是古代医家研究《内经》的经验结晶，也是对《内经》学术思想的发展，在历代注家中不乏对《内经》研究有真知灼见者，这些可以作为后世学习研究《内经》的重要借鉴。

4. 去粗取精，去伪存真

《内经》毕竟是2000多年前的产物，历史的局限避免不了精华和糟粕并存的现实。同时，时代在发展，自然环境和社会环境、人的体质、生活习惯和生活方式、疾病谱、疾病发作的情况、医疗条件和医疗水平等发生了巨大的变化，不能苛求古人对于人生理病理的描述和认识都能解说21世纪的所有医学现状，不能解释而强作解释，这是对古人的亵渎。所以，今天我们学习经典，要有主见，不能经云亦云，既要继承古人的理论精华，并结合现代临床发扬光大，又要能识别糟粕，去粗取精，去伪存真。

孙理军　张登本

2019年2月于咸阳

整理说明 

本书是《黄帝内经灵枢经》的通俗性读本，故在保留原貌体系的前提下，力求详注精译其古奥文辞，畅明其要言大意，以尊重原旨，简明易解为特点。

一、底本、校本

1. 底本　所据底本为明赵府居敬堂刻本。

2. 校本　人民卫生出版社 1956 年出版的《灵枢经》影印本；人民卫生出版社 1963 年出版的《灵枢经》横排铅印本。

二、体例

（一）原文

1. 内容编排　以《黄帝内经灵枢经》篇目为序，以原著的篇目为单元。每单元的结构依次为：原文、注释、点评。南宋·史崧之序，照录，并予注释点评，以期给读者一个完整的版本。

2. 用字　照录原著文字，采用简体字；异体字、俗字径改为简体字；古今字、通假字保留。

3. 分段　其一，依问答分段：凡见“黄帝问曰”或“黄帝曰”“岐伯曰”“雷公问于黄帝曰”“黄帝问于伯高曰”“黄帝问于少俞曰”“黄帝问于少师曰”“雷公曰”“伯高曰”“少俞曰”“少师曰”等，即起行分段。问语无论长短，即自为一段；答语如果较短，即自为一段；如果较长，则依内容层次分段。其二，以内容层次分段：原文中无问答者，即以内容层次分段。

4. 点校　①为准确反映原文意义，本书在前人点校的基础上对原文重新作了标点；②凡自古以来的错讹字，照录不改，出注；③原文中属古汉语某一意义上或完全意义上的通用字，照录，一般不注；④原文中的古今字、通假字，照录，出注；⑤原文中的衍文、错简等，照录，出注；⑥为排版和阅读之便，根据原文用字的惯例，对原文中本不一致的极少数字进行了统一。如："于"与"於"，统一为"于"；"眦"与"眥"，统一为"眦"；"痺"与"痹"，统一为"痹"等。

（二）注释

1. 注释对象　为生僻字、古字、通假字、名词术语、疑难词语、典范的语法现象与修辞现象等。凡是只要读者通过前后文意的联系就能明了其意者，一律不予注释。

2. 注释原则　①生僻字先注音，后释义，凡难字、生僻字，以及容易误读的字词均加注音，一律在字或词后加汉语拼音并标同音字；②古字的注释为：某，同"某"。如，藏，同"脏"；③ 通假字的注释为：某，通"某"。如宝，通"保"；随，通"堕"；④词语的注释一般为先总叙其义，然后分注其中的疑难字词及词组。另外，视需要援引历代名家之注为证，或直接援引古注为注；⑤典范的语法现象与修辞现象的注释均酌情为注，以使读者能据以明义为准；⑥凡字词语句需作考证者，均简予考证；⑦某些字词语句有不同说法时，一般采用一说或自成一说；如果不同说法具有代表意义，则在采用一说以后，罗列他说，以备参考；对诸种说法一般都注明来源，即冠以注家姓名及其时代，或书名及其卷篇；自成之说或对诸说进行取舍时，一般均加"按"字予以标示；⑧为免于读者翻检之劳，除五脏、五行、六腑、六经等少量常识性词语在前边的篇中注释之后，后边的篇中不再作注；一般较难的字词语句在各篇则重复作注，以使各篇之注具有相对的独立性。⑨校注、注释采用当页见注形式，以便于读者阅读。

（三）点评

1. 于每篇标题之下，解释各篇命名的由来及其内涵，以便读者开宗明义；概括介绍各篇的主要学术成就，以便读者总体把握；视需要援引历代名家之注作为依据。

2.《黄帝内经灵枢经》（简称《灵枢》）81 篇，编撰时每篇为 1 个单元，计 81 个单元，每篇原文之后予以"点评"。

3. 点评内容包括：该篇经文的解析、评价、学术观点、学术创见，以及理论意义和临床指导价值等。涉及“九法”与天文知识建构生命科学知识体系的思维范式、“九宫八风”时空物三位一体模型的多维意涵，以及和态健康观、解剖、经络、腧穴理论、体质理论、精气血津液理论、病因与发病、诊法、病证、刺治方法等。

黄帝内经灵枢经叙

昔黄帝作《内经》十八卷，《灵枢》九卷，《素问》九卷，乃其数焉，世所奉行[①]唯《素问》耳。

【点评】此处秉承现存文献最早记载《内经》的东汉班固《汉书·艺文志》，其据西汉末期刘歆《七略·方技略》之"《黄帝内经》十八卷"说法，然《素问》之名最早为东汉张仲景之《伤寒杂病论·自序》，而《灵枢》名谓始出中唐王冰之《黄帝内经素问次注》(《素问·三部九候论》注语)，张仲景缘其有九卷内容而称其为《九卷》，皇甫谧《针灸甲乙经·序》缘于《内经》自称"针经"(《灵枢·九针十二原》《素问·八正神明论》)而为名。《灵枢》又称《九灵》《九墟》等。

越人[②]得其一二而述《难经》，皇甫谧次[③]而为《甲乙》，诸家之说，悉自此始，其间或有得失，未可为后世法[④]。

【点评】西晋·皇甫谧总结了魏晋以前的针灸学成就，充分吸纳《素问》《针经》《明堂孔穴针灸治要》精华，删除其烦冗，精心甄别筛选整理，结合自己的实践经验而著成《针灸甲乙经》(12卷，128篇，成书于282年)，又称《黄帝甲乙经》《黄帝三部针经》《黄帝针灸甲乙经》。前6卷论述基础理论，后6卷记录各种疾病的临床治

---

① 奉行：犹言相继流传。

② 越人：即扁鹊(秦越人)。

③ 次：编次。此有编撰之意。

④ 法：效法，遵循。

疗，包括病因、病机、症状、诊断、取穴、治法和预后等。采用分部和按经分类法，厘定了腧穴，详述了各部穴位的适应证和禁忌、针刺深度与灸的壮数，是我国现存最早的一部理论联系实际的针灸学专著。

则谓如《南阳活人书》[1]称：咳逆者，哕也。谨按《灵枢经》曰：新谷气入于胃，与故寒气相争，故曰哕。举而并之，则理可断矣。又如《难经》第六十五篇，是越人标指《灵枢·本输》之大略，世或以为流注。谨按《灵枢经》曰：所言节者，神气之所游行出入也，非皮肉筋骨也。又曰：神气者，正气也。神气之所游行出入者，流注也，井荥输经合者，本输也。举而并之，则知相去不啻[2]天壤之异。但恨《灵枢》不传久矣，世莫能究。

【点评】史崧通过三书的文字比较，以相关原文为例，强调其整理是书工作之意义。《南阳活人书》为北宋朱肱所撰，成书于北宋大观元年(1107)，共22卷。初名《无求子伤寒百问》，后又名《伤寒类证活人书》等，以问答形式设为100问，对伤寒病的病因病机、鉴别诊断、治法方药等多有精妙的发挥，不仅对原《伤寒论》方药的应用进行了发挥，而且还选取了《千金方》《外台秘要》《太平圣惠方》《金匮玉函经》中126首方剂，以补原书证治的不足。

所谓“《灵枢》不传久矣”，是指《针经》到了北宋初年早已亡佚，当时只存有《灵枢》，所以高保衡、林亿等校正医书的时候，他们进书表中所列举的书名只有《灵枢》而没有《针经》。当他们校正医书的时候，即11世纪中期，《灵枢》虽然存在，但业已残缺了许多，并不是一部完整的书。《素问·调经论》“神气乃平”句下的《新校正》说道：“据今《素问》注中引《针经》多称《灵枢》之文，《灵枢》今不全，故未得尽知。”到宋哲宗元祐八年(1093)，高丽献的医书中有一部九卷的《黄帝针经》，下诏颁布天下，然后中国方才又有一部完整的《针经》(《宋史》卷一十七《哲宗本纪》说道：“元祐八年

---

① 《南阳活人书》：《宋史》卷二百零七《艺文志》：“朱肱《南阳活人书》二十卷。”

② 不啻(chì 赤)：不但，不只。

正月庚子，诏颁高丽所献《黄帝针经》于天下。”现今存在的《灵枢》即是高丽所献《黄帝针经》的版本。南宋·史崧于绍兴二十五年(1155)将其家藏旧本《灵枢》九卷，增修音释，编为24卷，名为《灵枢》，即成了现在所见到的内容，此后再无变动。

夫为医者，在读医书耳，读而不能为医者有矣，未有不读而能为医者也。不读医书，又非世业，杀人尤毒于梃刃[①]。是故古人有言曰：为人子而不读医书，犹为不孝也。

【点评】从古到今，凡有成就的明医，尽管其成长道路不同，或家学，或师承，或自学，但都认真读过书，不读书而在医学事业有所成就者绝无仅有，所以徐灵胎《慎疾刍言》有“一切道术，必有本源。未有目不睹汉唐以前之书，徒记时尚之药数种，而可为医者”的告诫，《医宗金鉴·凡例》有“医者，书不熟则理不明，理不明则识不精。临证游移，漫无定见。药证不合，难以奏效”的要求，都与史崧强调业医者读书之重要性的立场一致。

仆[②]本庸昧，自髫迄壮，潜心斯道[③]，颇涉其理，辄不自揣[④]，参对诸书，再行校正家藏旧本《灵枢》九卷，共八十一篇，增修音释，附于卷末，勒[⑤]为二十四卷。庶[⑥]使好生之人，开卷易明，了无差别。除已具状经所属申明外，准使府指挥依条申转运司选官详定，具书送秘书省[⑦]、国子监[⑧]。今崧专访请名医，更乞参详，免误将来。利益无穷，功实有自。

---

① 不读医书，又非世业，杀人尤毒于梃刃：意谓若不研读医书是不能在世间从事医疗活动的，否则会误伤人命，比用刀杖杀伤于人还要恶毒。梃刃，刀杖。梃，棍棒。刃，即刀。

② 仆：自谦之辞。

③ 自髫(tiáo 条)迄壮，潜心斯道：谓自己从儿童时代到成年，一直认真用心地钻研医学道理。髫，指儿童时期，即少年。斯，指代医学，这里指《灵枢》。

④ 颇涉其理，辄不自揣：史氏谓其对《灵枢》医理的理解也比较深刻，即或如此也不能马上作出判断揣度。辄，即刻，马上。揣，揣度，判断。

⑤ 勒：刻印，汇总。

⑥ 庶：副词，有“或许”的意思，表示希望。

⑦ 秘书省：《宋史》卷一百六十四：“秘书省，掌古今经籍图书国史天文历数之事。”

⑧ 国子监：古代官事机构。

【点评】《灵枢》在汉魏以后，因抄传出现多种不同名称的传本。王冰所引用古本《针经》传本佚文与古本《灵枢》传本佚文基本相同，为一共同的祖本。但与南宋史崧发现的《灵枢》传本(即现存《灵枢》传本)则不尽相同。史载北宋有高丽献《针经》镂版刊行，今无书可证。至南宋初期，《灵枢》和《针经》各种传本均失传。绍兴二十五年(1155)，史崧将其家藏《灵枢》九卷八十一篇重新校正，扩展为二十四卷，附加音释，镂版刊行。至此，《灵枢》传本基本定型，取代各种传本而流传至今。

时宋绍兴乙亥①仲夏望日②
锦官③史崧题

---

① 绍兴乙亥：1155 年。绍兴，南宋高宗年号。

② 望日：每月的十五。

③ 锦官：今四川省成都市。《成都县志》载："史崧，成都人。"

九针十二原[①]第一 法天

【点评】论“法天”。法天，比照天(自然界)理、四时之序等法则，论证生命科学的相关知识。法，效法、比照。本书开篇之所以用“法天”作为其篇名缀词，是要昭告书中建构生命科学知识内容的基本理念和基本思维方法是，遵循《易经》的论人道必须遵循天道的理念。

黄帝问于岐伯曰：余子[②]万民，养百姓，而收其租税。余哀其不给[③]，而属[④]有疾病。

【点评】论“民本”。开篇体现了西汉“民本”思想对《内经》的影响。“民惟邦本，本固邦宁”(《尚书·五子之歌》)，“为政之本，务在于安民”(《淮南子·诠言训》)。这是自汉朝开国至武帝年间确立“民本”国策的思想基础，与“民本”国策联系紧密的医学学科自然也会受到朝野的重视而得到相应的发展。这也是能凸显文景时期文化和思想特征的《淮南子》，以及汉武帝时期的《春秋繁露》中大量的医药学知识和丰富的养生知识，这两种重要文献均表达这一时期的医药学成就的理由。《内经》能在这一时期成书，与“民本”政策有着十分紧密的关系。

余欲勿使被毒药[⑤]，无用砭石[⑥]，欲以微针[⑦]通其经脉，调其血气，

---

① 九针十二原：九针，指九种针具。十二原，即人体的十二原穴，是脏腑之气输注的所在，也是治疗脏腑相关疾患的十二个要穴，故名篇。

② 子：用如动词，当作儿子一般爱护。

③ 不给(jǐ 几)：指生活不能自足。

④ 属(zhǔ 主)：接续。

⑤ 毒药：古人对药物的通称。

⑥ 砭石：即石针，古代治病工具，以石打磨而成。

⑦ 微针：本指较细之针，这里指九针。

营其逆顺出入之会[①]。令可传于后世，必明为之法。令终而不灭，久而不绝，易用难忘，为之经纪[②]。异其章，别其表里，为之终始。令各有形，先立针经。愿闻其情。

【点评】撰写《针经》的指导思想。一是推广针刺治病方法。当时，针刺疗法已发展到了一定程度，有必要总结出来，加以推广，故文中提到的“余欲勿使被毒药，无用砭石，欲以微针通其经脉”即是其意；二是将针治的重要性和如何针治的方法传于后世，则必先立针经，使针道不灭。

岐伯答曰：臣请推而次之，令有纲纪，始于一，终于九焉。请言其道。

【点评】论“始于一，终于九”。为何将“始于一，终于九”作为医道之纲纪且在《内经》全书四次论及？结合《灵枢·九宫八风》篇的内容可知，“始于一，终于九”语就是指“洛书”1、2、3……8、9之数及其所表达的天文历法理念，即一年阴阳消长状态和五行生克制化规律，无论是论证诊脉，还是问症察神色，乃至对疾病的定性、定位诊断辨证，以及施针刺穴、砭刺放血、处方用药，都必须遵循自然界的阴阳消长和五行制化规律，这就是将其奉为“纲纪”的理由。

小针[③]之要，易陈而难入[④]，粗守形，上守神[⑤]，神乎，神客在门[⑥]，未睹其疾，恶知其原。

---

① 营其逆顺出入之会：使气血经脉在逆顺往来的交会之际正常运行。

② 经纪：条理，纲纪的意思，这里指条理清楚的理论体系。

③ 小针：此泛指九针。

④ 易陈而难入：谓九针的要领在口头上容易说出，但在实践中很难使其达到精妙的境界。

⑤ 粗守形，上守神：谓技术粗疏的医生只是拘泥于患者外在的形态，手段高明的医生却能抓住其内在的神奇变化。粗，指粗工，即技术低劣的医生。上，指上工，即技术高明的医生。

⑥ 神乎，神客在门：意为患者血气虚实的变化多么神妙啊，高明的医生能够分辨出正气与客邪交争于何经的门户。

刺之微，在速迟，粗守关，上守机[①]，机之动，不离其空[②]，空中之机，清静而微，其来不可逢，其往不可追。

知机之道者，不可挂以发[③]，不知机道，叩之不发[④]，知其往来，要与之期[⑤]，粗之暗[⑥]乎，妙哉工独有之[⑦]。

往者为逆，来者为顺，明知逆顺，正行无问[⑧]。逆而夺之，恶[⑨]得无虚，追而济之，恶得无实，迎之随之，以意和之，针道毕矣。

【点评】论辨证施针。认为粗工只知死守刺法，不知辨证。上工既能守神、守机，掌握正气的盛衰变化以定补泻；也能静候其气，掌握机变。而粗工施针，仅拘守于四肢腧穴而不辨血气之盛衰，邪正之进退；《灵枢·小针解》："粗守关者，守四肢而不知血气正邪之往来也，上守机者，知守气也。"虚、实是辨证之纲领，也是针治的前提。辨证明确，才能施治，这是治疗上的总要求。针刺也不例外。

凡用针者，虚则实之，满则泄之，宛陈则除之[⑩]，邪胜则虚之。《大要》[⑪]曰：徐而疾则实，疾而徐则虚[⑫]。言实与虚，若有若无[⑬]，察后与

① 粗守关，上守机：意为技术粗疏的医生仅仅拘泥于四肢关节的穴位，手段高明的医生方能抓住血气往来的机宜。关，关节，此指四肢关节附近的穴位。机，动静，机宜，此指血气往来的机宜。

② 机之动，不离其空：意为血气往来的机宜在到来之时，是不会脱离该经孔穴的。

③ 不可挂以发：不出现丝毫的偏差。

④ 叩之不发：比喻有失机宜就如同箭在弦不能发射出去一样。叩，拉弦射箭。

⑤ 要与之期：意为总是能够契和针刺的时机。要，总是。

⑥ 暗：昏昧。

⑦ 工独有之：意为只有高明的医生才能掌握针刺的道理。

⑧ 正行无问：意为奉行正确的方法而不用去向他人请教。

⑨ 恶(wū 乌)：何，哪里。

⑩ 宛陈则除之：恶血郁积已久便要清除它。宛，通"郁"。

⑪ 《大要》：疑为古医经篇名。

⑫ 徐而疾则实，疾而徐则虚：是说慢进针而快出针的方法就是针刺的补法，快进针而慢出针的方法就是针刺的泻法。实，指补法。虚，指泻法。

⑬ 言实与虚，若有若无：意为患者说出的对补泻二法所产生的寒热不同的感觉，常常处在似有若无之间。

先，若存若亡[①]，为虚与实，若得若失[②]。

虚实之要，九针最妙，补泻之时，以针为之。泻曰：必持内[③]之，放而出之[④]，排阳得针[⑤]，邪气得泄。按而引针，是谓内温[⑥]，血不得散，气不得出也。补曰随之，随之意若妄之，若行若按，如蚊虻止[⑦]，如留如还，去如弦绝，令左属右[⑧]，其气故止，外门已闭，中气乃实，必无留血，急取诛之[⑨]。

【点评】论针刺补泻手法。其一，迎随补泻法。从针刺的方向以行补泻，进针的方向与经脉的循行方向相逆，可使邪气由实而虚，此谓“迎而夺之，恶得无虚”，乃以泻法以夺其实。进针的方向与经脉的循行方向一致，可使正气由虚转实，此谓“追而济之，恶得无实”，乃用补法以济其虚。《灵枢·卫气行》之“刺实者，刺其来也；刺虚者，刺其去也”，其义即此。

其二，疾徐补泻法。以进针和出针的速度以行补泻。进针慢出针快，此谓补法。“徐而疾则实。”进针快出针慢，此谓泻法。“疾而徐则虚。”此乃出针快则正气不泄，出针慢则邪气易出。《素问·针解》：“徐而疾则实者，徐出针而疾按之；疾而徐则虚者，疾出针而徐按之。”二者所述方法有别，可互参。

---

① 察后与先，若存若亡：意为医生应仔细观察气血后来与先至，并以此决定是否留针及留针的久暂。若，或。

② 为虚与实，若得若失：是说采用泻法还是采用补法，其目的是要使患者感到补有所得而泻有所去。虚，指用泻法针刺。实，指用补法针刺。

③ 内：同“纳”，刺入。

④ 放而出之：摇大针孔使邪气排出。放，针刺后摇大针孔。

⑤ 排阳得针：在排开表阳之后出针，得，取得，此指出针。

⑥ 按而引针，是谓内温：如果出针后按压针孔，便是常说的使邪气蕴积于内的错误泻法。引针，出针。温，通“蕴”，蕴积，郁积。

⑦ 如蚊虻止：意为针刺的动作轻缓，有如蚊虫在皮肤上叮咬。

⑧ 令左属右：使左手在右手出针之时紧跟着按闭针孔。

⑨ 必无留血，急取诛之：皮下一定不会有瘀血，要是意外地出现瘀血，就应赶快把它除去。一说：这种刺法绝对不会出现瘀血，疑此处有遗脱。

持针之道，坚[①]者为宝，正指直刺[②]，无针左右，神在秋毫[③]，属意病者[④]，审视血脉者，刺之无殆。方刺之时，必在悬阳，及与两卫[⑤]，神属勿去，知病存亡。血脉者，在腧横居[⑥]，视之独澄，切之独坚[⑦]。

【点评】论针刺的注意事项。此节认为针刺的注意事项有四：一是“持针之道，坚者为宝”。持针要坚定有力，如“手如握虎者，欲其壮也”(《素问·针解》)之义；二是“正指直刺，无针左右”，针体刺入要直下，不可左右歪斜；三是“神在秋毫，属意病者”，要全神贯注，神情高度集中，明察秋毫，要“如临深渊，手如握虎，神无营于众物”(《素问·宝命全形论》)；四是“方刺之时，必在悬阳，及与两卫”，强调针刺之始，必先将病人的神气调节到最佳状态，并体察阴阳两卫的虚实，以免伤犯神气。

九针之名，各不同形：一曰镵针[⑧]，长一寸六分；二曰员针[⑨]，长一寸六分；三曰鍉针[⑩]，长三寸半；四曰锋针，长一寸六分；五曰铍针[⑪]，长四寸，广二分半；六曰员利针，长一寸六分；七曰毫针，长三寸六分[⑫]；八曰长针，长七寸；九曰大针，长四寸。镵针者，头大末锐，去泻阳气。员针者，针如卵形，揩摩分间，不得伤肌肉，以泻分气。鍉针者，锋如黍粟之锐，主按脉勿陷，以致其气。锋针者，刃三隅，以发痼

---

① 坚：指精神坚毅、手指坚劲两个方面而言。

② 正指直刺：以端正的指法将针垂直刺入。

③ 神在秋毫：精神贯注在极为细微的针刺技巧之中。秋毫，本指秋天野兽身上的细毛，比喻极为细微的东西。

④ 属(zhǔ 主)意病者：意念集中于患者的血脉特点之上。属，聚集，集中。

⑤ 必在悬阳，及与两卫：一定要观察到患者两目及眉目之间的部位。悬阳，指日月，在此引指两目。卫，《甲乙经》作“衡”，即眉目之间。一说：两句意为针刺之时必先以举神气为主，顾及患者肌表与脏腑的卫气，不得伤害。

⑥ 在腧横居：在腧穴的周围横结分布。

⑦ 视之独澄，切之独坚：看起来清楚分明，摸起来坚硬有感。澄，清楚。坚，坚确有感。

⑧ 镵(chán 缠)针：其针因针尖锐利而得名。

⑨ 员针：员，通“圆”。本段下文“员”皆同。其针因针头微圆而得名。

⑩ 鍉(dī 滴)针：鍉，通“镝”，箭镞。其针因似箭镞而得名。

⑪ 铍(pī 披)针：其针因其针尖有如剑锋而得名。

⑫ 长三寸六分：《九针论》《甲乙经》均作“长一寸六分”。

疾。铍针者，末如剑锋，以取大脓。员利针者，大如氂[①]，且员且锐，中身微大，以取暴气。毫针者，尖如蚊虻喙[②]，静以徐往，微以久留之而养，以取痛痹。长针者，锋利身薄，可以取远痹。大针者，尖如梃[③]，其锋微员，以泻机关[④]之水也。九针毕矣。

【点评】论九针名称、长度、形状及其适应证。这是古代医生长期临床实践知识的积累和经验结晶，可与《灵枢》的《官针》《九针论》的相关内容相互参照。

夫气之在脉也，邪气在上[⑤]，浊气在中[⑥]，清气在下[⑦]。故针陷脉[⑧]则邪气出，针中脉[⑨]则浊气出，针太深则邪气反沉，病益[⑩]。故曰：皮肉筋脉各有所处，病各有所宜，各不同形，各以任其所宜。无实无虚，损不足而益有余，是谓甚病，病益甚。取五脉[⑪]者死，取三脉者恇[⑫]；夺阴者死，夺阳者狂[⑬]，针害毕矣。

刺之而气不至，无问其数；刺之而气至，乃去之，勿复针。针各有所宜，各不同形，各任其所为。刺之要，气至而有效，效之信，若风之吹云，明乎若见苍天，刺之道毕矣。

【点评】论病各有所宜，针各任其所宜。一要随病之所在而治之。病邪有在上、在中、在下之分。针刺时，针陷脉，取之上，可使邪气外出；针中脉，取之阳明合穴，可除肠胃中之浊气；凡病邪

---

① 氂（máo 毛）：即氂牛尾，此指马尾，言针细如马尾。

② 喙（huì 会）：蚊虻的嘴。喙，昆虫鸟兽的嘴。

③ 梃（tǐng 挺）：棍棒。

④ 机关：身体的关节。

⑤ 邪气在上：风热形成的邪气处在人体的上部。

⑥ 浊气在中：饮食积滞形成的邪气处在肠胃之内。浊气，指水谷积滞之气。

⑦ 清气在下：清冷形成的邪气处在人体的下部。

⑧ 陷脉：骨陷中的腧穴。因人体头部的孔穴多在骨陷之中，而在此专指头部穴位。

⑨ 中脉：指中焦足阳明之脉。

⑩ 病益：《甲乙经》“益”下有“甚”字，语义为顺。

⑪ 五脉：指五脏输穴。

⑫ 取三脉者恇（kuāng 匡）：对阳气不足的患者取刺六腑经穴就会使其形气虚衰。

⑬ 夺阴者死，夺阳者狂：泻夺了五脏之阴会导致病人死亡，泻夺了六腑之阳会引起患者发狂。阴，指五脏之气。阳，指六腑之气。

浅浮者，不宜深刺。二要无实实，无虚虚。实证不可用补法，虚证不可用泻法。原文指出“损不足而益有余，是谓甚病”。并强调误泻阴经，则“夺阴者死”，误泻阳经，则“夺阳者狂”。三是得气为要。针刺之效，以得气为要，故针刺必须候气。因此，“刺之而气不至，无问其数，刺之而气至，乃去之，勿复针。”

黄帝曰：愿闻五脏六腑所出之处。

岐伯曰：五脏五腧，五五二十五腧①；六腑六腧，六六三十六腧②。经脉十二，络脉十五③，凡二十七气，以上下④，所出为井⑤，所溜为荥⑥，所注为腧⑦，所行为经⑧，所入为合⑨，二十七气所行，皆在五腧也。节之交，三百六十五会，知其要者，一言而终，不知其要，流散无穷。所言节者，神气⑩之所游行出入也，非皮肉筋骨也。

【点评】论二十七气所行，皆在五输。人脏有五，腑有六，复有手厥阴心主一经，是为十二经。十二经各有络脉，又有任脉之络、督脉之络、脾之大络，共为十五络。十二经、十五络合为二十七气，以通周身上下。二十七经络所行之气，皆在五输(五输穴)之中。即所出为井，所溜为荥，所注为输，所行为经，所入为合。此脉气所行之由小到大也。

---

① 五脏五腧，五五二十五腧：谓五脏分别有井、荥、输、经、合五输，五条经脉共有二十五个腧穴。腧，通“输”。

② 六腑六腧，六六三十六腧：谓六腑分别有井、荥、输、原、经、合六输，六条经脉共有三十六个腧穴。

③ 络脉十五：人体十二经各有一络脉，再加任脉之络尾翳、督脉之络长强、脾之大络大包，共计一十五络。

④ 上下：用如动词，谓上下流注。

⑤ 所出为井：唐·杨上善：“井者，古者以泉源出水之处为井也……人之血气，出于四肢，故脉出处以为井也。”

⑥ 所溜为荥：明·马莳：“水从此而流，则为荥穴。荥者，《释文》：‘为小水也’。”溜，水流貌，此指脉气开始流动。

⑦ 所注为腧：明·张介宾：“注，灌注也。腧，输运也。脉注于此而输于彼，其气渐盛也。”

⑧ 所行为经：明·张介宾：“脉气大行，经营于此，其正盛也。”

⑨ 所入为合：明·张介宾：“脉气至此渐为收藏，而入合于内也。”入，由外至内。

⑩ 神气：血气。一说指真气。

睹其色，察其目，知其散复[①]；一其形，听其动静[②]，知其邪正[③]。

【点评】此言医生专心致志地分析病人的临床表现，认真地思考、考察脉象状态及其所反映的邪正盛衰变化，从而进行断决。“一”，一心一意、专心致志。“形”，病形、临床表现。“听”，有考察、考量、思辨并决断之义。“动静”，指脉象波动变化情况。

右主推之，左持而御之，气至而去之。

凡将用针，必先诊脉，视气之剧易，乃可以治也。五脏之气已绝于内，而用针者反实其外，是谓重竭[④]，重竭必死，其死也静，治之者，辄反其气，取腋与膺[⑤]；五脏之气已绝于外，而用针者反实其内，是谓逆厥[⑥]，逆厥则必死，其死也躁，治之者，反取四末[⑦]。刺之害中而不去，则精泄；害中而去，则致气[⑧]。精泄则病益甚而恇，致气则生为痈疡。

【点评】论明辨五脏虚实病机在临床针刺中的意义。此节以误补致害和误泻致害为例，强调用针当先诊脉，明辨五脏虚实的临床意义，如若不明五脏阴阳之虚实，草率施治，非但不能医人，反致害人。如误补致害，五脏之气已绝于内，阴虚也。用针反实其外，误补其阳，则愈损其阴，是谓重竭，必死。五脏之气已绝于外，阳虚也。用针反实其内，误补其阴，则阳气愈竭，是谓逆厥，亦必死。再如误泻致害，当针已中病，即当去针，若中而不去，则精气反泄，病必益甚而身体羸；针未中病，自当留针，若不中而去，则病

---

① 知其散复：认识并掌握患者神志气血消散与恢复的契机。一说：意为知晓邪气的存在与消散。以前说为妥。

② 一其形，听其动静：专心辨察患者的身体强弱和举止变化。两句互文。一，专一。动静，举动，举止，指脉象波动变化情况。听，有考察、考量、思辨并决断之义。

③ 知其邪正：《灵枢·小针解》：“知其邪正者，知论虚邪与正邪之风也。”

④ 重竭：指阴气受损而严重衰竭。

⑤ 取腋与膺：取刺腋下与胸前之间的腧穴。

⑥ 逆厥：阳气受损而严重衰竭。

⑦ 反取四末：违反了气虚补阳的原则，反而取刺四肢末梢的穴位。四末，四肢末梢的穴位。

⑧ 致气：使邪气留聚于所刺之处。

未除而气已败，可结聚而生痈疽，可参照《灵枢·寒热病》相关内容。

五脏有六腑[①]，六腑有十二原[②]，十二原出于四关[③]，四关主治五脏。五脏有疾，当取之十二原，十二原者，五脏之所以禀三百六十五节气味[④]也。五脏有疾也，应出十二原，而原各有所出，明知其原，睹其应，而知五脏之害矣。

阳中之少阴，肺也，其原出于太渊[⑤]，太渊二。阳中之太阳，心也[⑥]，其原出于大陵[⑦]，大陵二。阴中之少阳，肝也[⑧]，其原出于太冲[⑨]，太冲二。阴中之至阴，脾也[⑩]。其原出于太白[⑪]，太白二。阴中之太阴，肾也[⑫]，其原出于太溪[⑬]，太溪二。膏之原出于鸠尾[⑭]，鸠尾一。肓之原出于脖胦[⑮]，脖胦一。

凡此十二原者，主治五脏六腑之有疾者也。

【点评】论十二原穴所主脏腑病症。十二经原穴均出于两肘两膝部位，原穴主治五脏六腑的病症。由于脏腑之气表里相通，五脏之

---

① 五脏有六腑：五脏之气与六腑之气表里相通，故五脏之外有六腑。

② 六腑有十二原：六腑之外有十二经脉的十二原穴。

③ 四关：两肘、两膝四个关节。

④ 气味：清·孙鼎宜认为：气，是“之”的草书形误；味，是“会”的声误。

⑤ 阳中之少阴，肺也，其原出于太渊：明·张介宾：“心肺居于膈上，皆为阳脏，而肺则阳中之阴，故曰少阴太渊。”太渊，手太阴肺经输穴，阴经无原，故以输代之。

⑥ 阳中之太阳，心也：明·张介宾：“心为阳中之阳，故曰太阳。”

⑦ 大陵：手厥阴心主的输穴。明·张介宾：“心主之输，手厥阴大陵也。”

⑧ 阴中之少阳，肝也：明·张介宾：“肝脾肾居于膈下，皆为阴脏，而肝则阴中之阳，故曰少阳。”

⑨ 太冲：肝经输穴。

⑩ 阴中之至阴，脾也：明·张介宾：“脾属土而象地，故谓阴中之至阴。”

⑪ 太白：脾经输穴。

⑫ 阴中之太阴，肾也：明·张介宾：“肾在下而属水，故为阴中之太阴。”

⑬ 太溪：肾经输穴。

⑭ 膏之原出于鸠尾：膏的本原出于鸠尾。膏，脏腑的膏膜。一说：心尖的脂肪。鸠尾，膏的原穴，属任脉。

⑮ 肓之原出于脖胦：肓的本源出于气海。肓，肠胃的膜原。一说：心脏与膈膜之间的部位。脖胦，任脉气海穴的别名。

表有六腑，六腑之外有十二原，十二原穴出于“四关”部位，能治五脏诸病。五脏有病，当取十二原的道理，是因为十二原穴为五脏禀受的水谷精气向全身三百六十五节渗灌的部位，因而五脏有病必然会反映于十二原所出之处，于是十二原穴所在的“四关”可作为候察内脏疾病的重要部位，也就可用针刺十二原之法以治内脏病症。五脏本无原穴，该篇所说的十二原穴，实质上是把五脏的输穴称之为原穴。

胀取三阳，飧泄[①]取三阴。

今夫五脏之有疾也，譬犹刺也，犹污也，犹结也，犹闭也。刺虽久，犹可拔也；污虽久，犹可雪也；结虽久，犹可解也；闭虽久，犹可决也。或言久疾之不可取者，非其说也。

夫善用针者，取其疾也，犹拔刺也，犹雪污也，犹解结也，犹决闭也。疾虽久，犹可毕也。言不可治者，未得其术也。

刺诸热者，如以手探汤[②]；刺寒清者，如人不欲行[③]。阴有阳疾者，取之下陵三里[④]，正往无殆[⑤]，气下[⑥]乃止，不下复始也。疾高而内者，取之阴之陵泉[⑦]；疾高而外者，取之阳之陵泉也[⑧]。

【点评】论“刺之要，气至而有效”。本篇所论“气至”，指得气。该语指在针刺穴位，经手法操作或较长时间留针，人体有一种特殊反应，主要表现为麻、困、胀、重的感觉，部分病人尚有不同程度的扩散或传导，行针者则觉得针下沉紧，这就称“得气”，即“气至”。该语的意义，在于指出了针刺得气的重要性。

---

① 飧(sūn 孙)泄：指以大便清稀、完谷不化、肠鸣腹痛等为主症的泄泻。

② 以手探汤：用手指探试热水的温度。比喻刺治热证的浅刺疾出的方法。

③ 人不欲行：行人留恋家乡不愿出行。比喻刺治寒证的深刺久留的方法。

④ 下陵三里：即足三里穴。

⑤ 殆：通“怠”，懈怠。

⑥ 气下：邪气退去。

⑦ 疾高而内者，取之阴之陵泉：明·张介宾：“疾高者，在上者也，当下取之。然高而内者属脏，故当取足太阴之阴陵泉。”

⑧ 疾高而外者，取之阳之陵泉也：明·张介宾：“高而外者属腑，故当取足少阳之阳陵泉也。”

得气，也称“针感”。从针刺治疗疾病和针刺麻醉的临床实践证明，针感的有无及强弱，直接关系到治疗效果的好坏。本篇原文指出：“刺之要，气至而有效。效之信，若风之吹云，明乎若见苍天”。《金针赋》也说：“气速效速，气迟效迟。”都说明针刺是否得气，关于治疗的成败。因而针刺时，应采用各种行针手法，促使迅速得气，以便取得较好的针刺效果。一般来说，得气迅速，疗效较好；得气较慢，疗效较差；如无得气，则疗效更差。所以，在针刺过程中，如得气较慢，甚或不得气，就要认真分析经气不至的原因。临床常见经气不至、迟至的原因有：取穴不准；针刺角度有偏差或未达到一定的深度；或病人对针刺反应迟钝等。使其得气的方法，如属取穴不准，针刺深度不够，针刺方向有偏差者，可重新调整针刺部位、深度和方向，再次行针后，往往即可得气。如因患者久病正气已衰，气血虚弱，经气不足，或因其他病理因素所致反应迟钝者，则可采用相应行针手法或留针候气的方法，促使针下得气，也可用刮柄法，弹针法，震颤法等行针的辅助手法，或加用艾灸，以助经气的来复，增强针感。但经上述方法处理后，有极少数患者仍不得气，这是脏腑功能衰退的表现，可考虑用其他治疗方法进行配合治疗，以免贻误病情。后世针灸学家都非常强调和重视针刺得气的重要性，其理论依据即导源于该语。

所言“十二原穴”所指有二：一指手足十二经脉各有一个“原穴”，手足三阴经是“以‘输’代‘原’”，手足三阳经分别在“五输穴”之“输穴”之后又有一个“原穴”；二是指五脏之阴经分布于左右手足各有 2 个同名计 10 个“原穴”，再加“膏之原—鸠尾”“肓之原—脖胦”，共“十二原穴”。这是学习该篇原文务必要明白的知识。

本输[1]第二 法地

【点评】论“法地”。《管子·内业》：“凡人之生也，天出其精，地出其形，合此以为人。”《鹖冠子·泰鸿》：“立天为父，立地为

① 本输：即主要的腧穴。本篇主要是对各经的井、荥、输、经、合各穴的名称、部位，及手足之阳经脉、任督脉在颈项的穴名和部位，做了推本求源的论述，故名。

母。”这就是《内经》所说的“天地合气，命之曰人”“人生于地，悬命于天”(《素问·宝命全形论》)，以及“天之在我者德也，地之在我者气也”(《灵枢·本神》)之义。无论人体的经脉，还是人体的腧穴之发生、功用等相关理论，均离不开“天地自然”这个大背景，此处冠以“法地”是提示人们在论证包括腧穴知识在内的相关理论时，不可脱离“天地为之类生存之父母”的思维背景。

黄帝问于岐伯曰：凡刺之道，必通十二经络之所终始①，络脉之所别处②，五输③之所留，六腑之所与合④，四时之所出入⑤，五脏之所溜处⑥，阔数⑦之度，浅深之状，高下所至。愿闻其解。

【点评】其一，阐述“五输穴”是针刺者必须掌握的基本知识。要求医生要通晓经络学说的基本理论，掌握和熟悉经络系统的组成和循行的部位，井、荥、输、经、合五输穴在四肢上的具体分布，五脏六腑表里相合的关系，四时气候阴阳消长对经气出入的影响，五脏之气所注于五输穴的部位及病变表里、深浅、高下、本末的道理等基本知识，方能行针刺治疗。要求医生要有坚实广博的医学理论

---

① 十二经络之所终始：从十二经的整体来说，手之三阴，从胸走手；手之三阳，从手走头。足之三阳，从头走足；足之三阴，从足走胸。从每一经由浅入深的起止来说，十二经的经气皆出于指(趾)端，从四肢末端逐渐深入到脏腑。络，《太素》卷十一《本输》作“脉”。

② 络脉之所别处：十五络脉沟通表里所别出的处所。处，《太素》卷十一《本输》作“起”。

③ 五输：指每经的井、荥、输、经、合各腧穴。井、荥、输、经、合是五输穴的特定名称。古人以自然界中水流的动态比喻气血在经脉中运行的情况，五类腧穴的命名具有不同的含义：井穴，指经络之气流行的起点，如泉水初出之处，即所谓“所出为井”；荥穴，指经络之气开始分流四布之处，如水从泉源流出后在一定的地方就会分流四布，即所谓“所溜为荥”；输穴，指经络之气灌注之处，如水流自上而下，由浅变深，即所谓“所注为输”；经穴，指经络之气所行之处，如水流迅速经过，即所谓“所行为经”；合穴，是经络之气会合之处，如百川入海，即所谓“所入为合”。此外，六阳经“输穴”之外还有“原穴”，即“所过为原”。原有本源、原气之意，是指经气源源不断地流注于原穴的部位。同时，原穴又是人体原气作用表现的部位。手足三阳经各有一个原穴，其位置在输穴之后，腕、踝关节附近。

④ 六腑之所与合：六腑与五脏表里相合的关系。

⑤ 四时之所出入：经脉气血随着四季气候的变化而出入往来的通道。四时，四季。

⑥ 五脏之所溜处：五脏经气流注运行的地方。《太素》卷十一《本输》“五脏”作“脏腑”，“溜处”作“流行”。溜，水流貌，此指流注。

⑦ 阔数：宽窄。

知识，才能有效地指导临床实践活动。

其二，论五输穴的五行属性及其临床意义。关于五输穴的五行属性，本节原文仅论及“阴井属木”和“阳井属金”。其他五输穴的五行属性现据《难经·六十四难》补入(详见原文分析)，五输穴与五行相配，故又名五行输。为什么阴经的五输穴和阳经的五输穴在五行属性上各不相同呢?《难经·六十四难》作了明确说明:“是刚柔之事也。”阳经为刚，阴经为柔，阴阳相配，各从其类而刚柔相济。所在阴井从木开始，而阳井从金开始。

在临床的应用上，主要是根据五行生克的道理，并结合《难经》“虚则补其母”“实则泻其子”的原则进行选穴。例如:肺实证，泻其本经的合穴尺泽，尺泽属水，这是实则泻其子。又如肺的虚证，针刺当补本经输穴太渊，因为太渊属土，土能生金，土为金母，这是虚则补其母。五输穴在临床上的运用亦可结合时间的周期性，五输穴的五行生克关系，按照气血运行及经穴的开合而处方，子午流注就是其应用的范例。

古人在长期的临床实践中积累了丰富的经验。如《灵枢·顺气一日分为四时》云:“病在脏者，取之井;病变于色者，取之荥;病时间时甚者，取之输;病变于音者，取之经;经满而血者，病在胃及以饮食不节得病者，取之于合。”这些经验都是应该重视的。

五输穴即井、荥、输、经、合，是古人把气血在经脉中的运行状况比作自然界水流的动态而得名的。经气流注由小到大，由浅入深，分别以井、荥、输、经、合五个名称说明经气运行过程中每穴所具有的特殊作用。“所出为井”，即井为水之源头，井穴在手足之端，是经气循行的开始;“所流为荥”，即荥为初出源头之水，其流尚微，荥穴是脉气流动的所在;“所注为输”，输为转输，注为灌注，输穴是脉气由浅入深之处;“所行为经”，即经通径，是形容脉气大行于此，经穴是脉气迅速经过之处;“所入为合”，合是汇合，即脉气进入与众经相会之处，如百川汇入海洋一样。五输穴和五行相配，并用五行之生克乘侮关系指导针灸临床治疗有重要意义。

岐伯曰：请言其次[①]也。

【点评】论五脏六腑五输穴名称、部位及五行属性。以下诸节分别论述五脏和六腑各经脉的五输穴及其五行属性。

肺出于少商，少商者，手大指端内侧也，为井木[②]；溜于鱼际，鱼际者，手鱼[③]也，为荥；注于太渊，太渊，鱼后一寸陷者中也，为腧；行于经渠，经渠，寸口中也，动而不居[④]，为经；入于尺泽，尺泽，肘中之动脉也，为合，手太阴经也。

【点评】此节为手太阴肺经的井、荥、输、经、合穴名称、解剖部位。

心[⑤]出于中冲，中冲，手中指之端也，为井木；溜于劳宫，劳宫，掌中中指本节之内间[⑥]也，为荥；注于大陵，大陵，掌后两骨之间方下[⑦]者也，为腧；行于间使，间使之道，两筋之间，三寸之中也，有过则至，无过则止[⑧]，为经；入于曲泽，曲泽，肘内廉[⑨]下陷者之中也，屈而得之，为合，手少阴也。

【点评】此节为手厥阴心包经的井、荥、输、经、合穴名称、解剖部位。据《灵枢·邪客》"手少阴之脉独无腧"之观点，此处"心"经之五输穴实乃手厥阴心包经之穴。

---

① 其次：此指经络循行的顺序。

② 井木：十二经的井、荥、输、经、合五输穴按五行配属，凡阴经均起于木，会于水，次序是木、火、土、金、水。凡阳经均起于金，会于土，其次序是金、水、木、火、土。

③ 手鱼：手大指本节之后。因肉隆起，色白如鱼腹而名。

④ 动而不居：常动而不止息。

⑤ 心：即心主、心包。《太素》卷十一作"心主"。《素问·气穴论》唐·王冰注作"心包"。此指手厥阴心包经的五输穴。

⑥ 掌中中指本节之内间：指劳宫穴。在掌中第三、四掌骨之间。本节，凡指骨接于掌骨或趾骨接于跖骨的第一节，均称本节。

⑦ 方下：正当两骨之下。

⑧ 有过则至，无过则止：有病时间使穴部位的脉气流行就受到影响，发生异常的变化；无病时这个部位的脉气便安静地正常通过而不受影响。

⑨ 内廉：内侧。廉，边缘，侧边。

关于手少阴心经的五输，本篇对十二经脉的腧穴论述仅有十一经，缺少手少阴心经，而以手厥阴心包经代替了手少阴心经，从本文结构和理论体系的完整性方面似觉有脱简之嫌，容后加以讨论。本文中心之五输穴，实际上是心包经的腧穴，其中可能与古人认为，心有病由心包代替心受邪的理论相关，所以在治疗方面，用心包经的腧穴代替。后世医家从临床实践出发补充心的五输穴如下：心井为少冲，荥为少府，输为神门，经为灵通，合为少海，其依据是《难经》和《甲乙经》的有关记载。

肝出于大敦，大敦者，足大指①之端及三毛②之中也，为井木；溜于行间，行间，足大指间也，为荥；注于太冲，太冲，行间上二寸陷者之中也，为腧；行于中封，中封，内踝③之前一寸半，陷者之中，使逆则宛，使和则通④，摇足而得之，为经；入于曲泉，曲泉，辅骨⑤之下，大筋之上也，屈膝而得之，为合，足厥阴也。

【点评】此节所论为足厥阴肝经的井、荥、输、经、合穴名称及其所在的解剖部位。

脾出于隐白，隐白者，足大指之端内侧也，为井木；溜于大都，大都，本节之后，下陷者之中也，为荥；注于太白，太白，腕骨⑥之下也，为腧；行于商丘，商丘，内踝之下，陷者之中也，为经；入于阴之陵泉⑦，阴之陵泉，辅骨之下，陷者之中也，伸而得之，为合，足太阴也。

---

① 指：通“趾”。

② 三毛：指足大趾第一节的背面、趾甲跟之后的部位。

③ 踝(huái 怀)：胫骨之下、跗骨之上的骨突。在内侧的为内踝，在外侧的为外踝。又，手腕处外突之骨亦称“踝”。

④ 使逆则宛，使和则通：针刺中封穴治疗疾病时，要是逆其气则脉气郁滞，和其气则脉气流通。宛，通“郁”。

⑤ 辅骨：指膝旁由股骨下端的内外上髁和胫骨上端的内外侧髁组成的骨突，此处专指内侧的内辅骨。

⑥ 腕骨：指第一关节骨突，又称“核骨”。

⑦ 阴之陵泉：穴名。通称“阴陵泉”，又简称“阴陵”。

【点评】此节所论为足太阴脾经的井、荥、输、经、合穴名称及其所在的解剖部位。

肾出于涌泉，涌泉者，足心也，为井木；溜于然谷，然谷，然骨[①]之下者也，为荥；注于太溪，太溪，内踝之后，跟骨之上，陷中者也，为腧；行于复留，复留，上内踝二寸，动而不休[②]，为经；入于阴谷，阴谷，辅骨之后，大筋之下，小筋之上也，按之应手，屈膝而得之，为合，足少阴经也。

【点评】此节所论为足少阴肾经的井、荥、输、经、合穴名称及其所在的解剖部位。

膀胱出于至阴，至阴者，足小指之端也，为井金[③]；溜于通谷，通谷，本节之前外侧也，为荥；注于束骨，束骨，本节之后，陷者中也，为腧；过于京骨，京骨，足外侧大骨之下，为原；行于昆仑，昆仑，在外踝之后，跟骨之上，为经；入于委中，委中，腘[④]中央，为合，委而取之[⑤]，足太阳也。

【点评】此节所论为足太阳膀胱经的井、荥、输、经、合穴名称及其所在的解剖部位。

胆出于窍阴[⑥]，窍阴者，足小指次指之端[⑦]也，为井金；溜于侠溪，侠溪，足小指次指之间也，为荥；注于临泣，临泣，上行一寸半陷者中也，为腧；过于丘墟，丘墟，外踝之前下，陷者中也，为原；行于阳

① 然骨：内踝前然谷穴上的大骨。

② 动而不休：指复溜穴的部位下有动脉跳动不止。一说：复溜穴在诸书记载及实际切按时并无动脉，疑为太溪穴。

③ 井金：六腑经脉的五输穴（不包括原穴），都起于金而会于土，其次序为金、水、木、火、土。

④ 腘：膝弯。

⑤ 委而取之：在伏卧时取得该穴。委，伏卧。一说：屈足。

⑥ 窍阴：此指足窍阴穴。另，本经在头部完骨之上的窍阴穴，通常称为“头窍阴”。

⑦ 足小指次指之端：指足小趾之侧的次指，即第四趾的顶端。

辅，阳辅，外踝之上，辅骨之前，及绝骨[①]之端也，为经；入于阳之陵泉，阳之陵泉，在膝外陷者中也，为合，伸而得之，足少阳也。

【点评】此节所论为足少阳胆经的井、荥、输、原、经、合穴名称及其所在的解剖部位。

胃出于厉兑，厉兑者，足大指内次指之端[②]也，为井金；溜于内庭，内庭，次指外间也，为荥；注于陷谷，陷谷者，上中指内间上行二寸陷者中也，为腧；过于冲阳，冲阳，足跗[③]上五寸陷者中也，为原，摇足而得之；行之解溪，解溪，上冲阳一寸半陷者中也，为经；入于下陵，下陵，膝下三寸，胻骨外三里也[④]，为合；复下三里三寸为巨虚上廉，复下上廉三寸为巨虚下廉也[⑤]，大肠属上，小肠属下[⑥]，足阳明胃脉也，大肠小肠，皆属于胃[⑦]，是足阳明也。

【点评】此节所论为足阳明胃经的井、荥、输、原、经、合穴名称及其所在的解剖部位。

三焦者，上合手少阳[⑧]，出于关冲，关冲者，手小指次指之端也，为井金；溜于液门，液门，小指次指之间也，为荥；注于中渚，中渚，本节之后陷者中也，为腧；过于阳池，阳池，在腕上陷者之中也，为原；行于支沟，支沟，上腕三寸，两骨之间陷者中也，为经；入于天井，天井，在肘外大骨之上陷者中也，为合，屈肘乃得之；三焦下俞[⑨]，

---

① 绝骨：在足外踝上三寸许的凹陷处。又称“悬钟”。

② 足大指内次指之端：指足大趾之侧的次指，即第二趾的顶端。

③ 足跗：足背，足面。

④ 下陵，膝下三寸，胻骨外三里也：下陵穴就是位于膝下三寸、胻骨外的足三里穴。胻骨，小腿胫、腓骨的通称。

⑤ 复下三里三寸为巨虚上廉，复下上廉三寸为巨虚下廉也：指从足三里穴往下三寸之处是上巨虚穴，再从上巨虚穴往下三寸之处是下巨虚穴。

⑥ 大肠属上，小肠属下：大肠的经气及病理反应与上巨虚穴相关联，小肠的经气及病理反应与下巨虚穴相关联。

⑦ 大肠小肠，皆属于胃：大肠、小肠的脉气都与胃相连属。

⑧ 上合手少阳：指三焦的脉气向上运行，与手少阳经相应合。

⑨ 下俞：手三阳经上行于手而下合于足，故将下合于足的腧穴称为“下腧”。俞，通“腧”。

在于足大指之前[①]，少阳之后，出于腘中外廉，名曰委阳，是太阳络也。手少阳经也。三焦者，足少阳太阴之所将[②]，太阳之别也，上踝五寸，别入贯腨肠[③]，出于委阳，并太阳之正[④]，入络膀胱，约下焦，实则闭癃[⑤]，虚则遗溺[⑥]，遗溺则补之，闭癃则泻之。

【点评】此节所论为手少阳三焦经的井、荥、输、原、经、合穴名称、所在的解剖部位，及其所治病证。

手太阳[⑦]小肠者，上合手太阳，出于少泽，少泽，小指之端也，为井金；溜于前谷，前谷，在手外廉本节前陷者中也，为荥；注于后溪，后溪者，在手外侧本节之后也，为腧；过于腕骨，腕骨，在手外侧腕骨之前，为原；行于阳谷，阳谷，在锐骨[⑧]之下陷者中也，为经；入于小海，小海，在肘内大骨之外，去端半寸陷者中也，伸臂而得之，为合，手太阳经也。

【点评】此节所论为手太阳小肠经的井、荥、输、原、经、合穴名称及其所在的解剖部位。

大肠上合手阳明，出于商阳，商阳，大指次指[⑨]之端也，为井金；溜于本节之前二间，为荥；注于本节之后三间，为腧；过于合谷，合谷，在大指歧骨[⑩]之间，为原，行于阳溪，阳溪在两筋间陷者中也，为经；入于曲池，在肘外辅骨[⑪]陷者中，屈臂而得之，为合，手阳明也。

---

① 足大指之前：根据《灵枢·邪气脏腑病形》及《甲乙经》《黄帝内经太素》，应为“足太阳之前”。

② 三焦者，足少阳太阴之所将：三焦的脉气与足少阴经及足太阳经互相联系的。

③ 腨（shuàn 涮）肠：此指小腿肚。

④ 太阳之正：指足太阳经的正脉。

⑤ 闭癃：此指小便不通。

⑥ 溺：同“尿”。小便。

⑦ 手太阳：与前后各条行文不一致，当属衍文。

⑧ 锐骨：指腕后小指侧的高骨。

⑨ 大指次指：此指大指侧的次指，即食指。

⑩ 歧骨：指大指与次指本节后两骨分歧之处，即第一、二掌骨之间。

⑪ 肘外辅骨：指桡骨头与肱骨外上髁接合处。

【点评】此节所论为手阳明大肠经的井、荥、输、原、经、合穴名称及其所在的解剖部位。

是谓五脏六腑之腧，五五二十五腧①，六六三十六腧也。六腑皆出足之三阳，上合于手者也②。

【点评】论五脏六腑之五输穴。五脏六腑的五输穴名称、部位及其五行属性，手足三阴经的井穴属性为木，手足三阳经的井穴属性为金，概之为“阴井木，阳井金”（《难经·六十四难》）。虽然各条经脉五输穴中的其他腧穴未言及五行属性，但据五行相生之序其属性自明。五输穴的属性规定，就为针刺五输穴实施“子母补泻针刺方法”（《难经·六十九难》）选配腧穴提供了理论依据。

缺盆之中，任脉也，名曰天突，一次任脉侧之动脉，足阳明也，名曰人迎；二次脉手阳明也，名曰扶突；三次脉手太阳也，名曰天窗；四次脉足少阳也，名曰天容③；五次脉手少阳也，名曰天牖；六次脉足太阳也，名曰天柱；七次脉颈中央之脉，督脉也，名曰风府。

腋内动脉，手太阴也，名曰天府。腋下三寸，手心主④也，名曰天池。刺上关者，呿⑤不能欠⑥；刺下关者，欠不能呿。刺犊鼻者，屈不能伸；刺两关⑦者，伸不能屈。足阳明挟喉之动脉也，其腧在膺中⑧。手阳明次在其腧外，不至曲颊一寸⑨。手太阳当曲颊⑩。足少阳在耳下曲颊之

① 五五二十五腧：即前面所讲的五脏输穴，共二十五穴。但本篇所说的五脏有心包而无心，后世补入心经之五输：少冲（井）、少府（荥）、神门（输）、灵道（经）、少海（合），共三十穴。腧，通“输”。

② 六腑皆出足之三阳，上合于手者也：指六腑的脉气都以足三阳经为根本，并在上行之后与手的三阳经相结合。

③ 天容：《甲乙经》：“在耳曲颊后，手少阳脉气所发。”

④ 手心主：即手厥阴心包经。

⑤ 呿（qū 屈）：张口的样子，此指张口。

⑥ 欠：打呵欠时张口复合的样子，此指闭口。

⑦ 两关：指前臂的内外关。

⑧ 其腧在膺中：足阳明经的脉气下行，其腧穴分布在胸的两旁。膺，指胸的两旁。

⑨ 不至曲颊一寸：扶突穴离颊部有一寸的距离。不至，相距的意思。曲颊，指颊部。

⑩ 手太阳当曲颊：手太阳的动脉天窗穴正处在曲颊下。

后。手少阳出耳后，上加完骨之上①。足太阳挟项大筋之中发际。

【点评】论颈项部及腋下主要穴位与部位。经脉名称是指从颈前正中线向左右依次旁开的次序，任脉位于前正中线为第一行(即“一次”，次第为一)，依次为第二行足阳明胃经、第三行手阳明大肠经、第四行手太阳小肠经、第五行足少阳胆经、第六行手少阳三焦经、第七行足太阳膀胱经、第八行督脉风府颈中央(项后正中线)。

腋下有二穴，一是腋内动脉，手太阴肺经指天府穴；二是手厥阴心包经之天池穴。

在针刺取穴之前，必须根据各个穴位的特点，选用适合取穴的姿势，一是使穴位所在的肌肉筋骨等标志更加明显，穴位选取就会更准确；二是通过特定的姿势和方法使经气更加集中于某一穴位，以提高治疗效果。同时也为了使医者施术方便和使患者在某一固定姿势下维持较长的时间，故必须选择各种特定的姿势。

阴尺动脉在五里②，五腧之禁也③。

【点评】此处强调手太阴尺泽穴上三寸处有动脉处为手阳明经的五里穴，该穴是经脉的要害，不可针刺，刺之则脏气败绝，故为禁刺之穴，与《灵枢·小针解》之“夺阴者死，言取尺之五里五往者也”意同。

肺合大肠，大肠者，传道之府④。
心合小肠，小肠者，受盛之府⑤。

---

① 手少阳出耳后，上加完骨之上：手少阳三焦经的动脉天牖穴在耳后，其上部有足少阳胆经的完骨穴。完骨，又名寿台骨，是颞骨的乳突，位于两耳廓中部向后之处，此指该处的完骨穴。

② 阴尺动脉在五里：手太阴经的尺泽穴之上三寸之处的动脉是手阳明经的五里穴。

③ 五腧之禁也：五里穴是禁刺之穴。因误刺五里穴可使五输穴所内通的脏气竭尽，故列为禁刺之穴。

④ 传道之府：大肠是输送小肠已化之物的器官。

⑤ 受盛之府：小肠是受纳由胃而来之物的器官。

肝合胆，胆者，中精之府[①]。
脾合胃，胃者，五谷之府[②]。
肾合膀胱，膀胱者，津液之府[③]也。
少阳[④]属肾，肾上连肺，故将两脏[⑤]。

【点评】论“少阳属肾，肾上连肺，故将两脏”。诸注家对此有不同理解，马莳、张介宾从经脉连系说明肾合膀胱三焦；《甲乙经》和李今庸(《读古医书随笔》)观点同，认为肾的经脉属肾上连于肺；张志聪认为肾将三焦与肺。马莳、张介宾之说与中医理论相吻合，且有《灵枢·本脏》之“肾合三焦膀胱”佐证。《甲乙经》及李氏所释颇合经义，文理医理皆通，故可取。此节原文说明了肾肺两脏由少阴肾的经脉相互沟通，功能上，肾主水、肺为水之上源；肺主气，司呼吸，肾主纳气，肾主水藏精，肺气的通降促进了后天脏腑之精归藏于肾。从病理上，肺肾两脏之病可相互影响。治疗上，肺肾功能失常可致水肿或气喘，对此可采取宣上利下(提壶揭盖)治疗水肿，喘病可用益肾纳气的方法治疗，故此观点对指导临床有一定的意义。

三焦者，中渎之府[⑥]也，水道出焉，属膀胱[⑦]，是孤之府[⑧]也。

【点评】论三焦。“孤”有“特”“独”义，由于三焦之形态结构，唯其最大，包括上焦之胸腔，中焦之腹腔，下焦之盆腔，三腔合为一腔无与伦比，故张介宾认为，三焦是“脏腑之外，躯体之内，一腔之大腑也”。就其功能而言，主持诸气，总司全身的气机和气化，

① 中精之府：胆是居中而受纳精汁的器官。胆藏胆汁，与其他各腑转输浊物的作用不同，其汁清而不浊，故称“中精之府”。
② 五谷之府：胃是受纳消化五谷的器官。五谷，泛指食物。
③ 津液之府：膀胱是贮存小便的器官。津液，此指小便。
④ 少阳：当作“少阴”。《甲乙经》卷一第三以“少阳”作“少阴”。
⑤ 将两脏：肾气能够统率三焦与膀胱。将，统率。
⑥ 中渎之府：三焦在体内是沟渠一样的行水的器官。渎，沟渠。
⑦ 属膀胱：三焦下通膀胱。
⑧ 孤之府：三焦没有脏与之相配，是一种独立的器官。

为水液运行之道路，即《中藏经·论三焦虚实寒热生死顺逆脉证之法》之所谓三焦“总领五脏六腑，营卫经络，内外左右上下之气也；三焦通，则内外左右上下皆通也，其于周身灌体，和内调外，荣左养右，导上宣下，莫大于此者也”之论证。

是六腑之所与合者。

【点评】论脏腑相合。脏有内合与外合之分，其外合有心在体合脉，肝在体合筋，肺在体合皮，脾在体合肉，肾在体合骨。其内合是肺与大肠相合，心与小肠相合，肝与胆相合，脾与胃相合，肾与膀胱相合，三焦为孤腑，无相合之脏。脏与腑相合其基础是阴阳相配，五行属性归类一致，经脉相互络属，生理功能密切相关，病变相互传变和影响，此种密切的配合关系谓之“脏腑相合”。

春取络脉诸荥大经分肉之间①，甚者深取之，间②者浅取之。夏取诸腧孙络③肌肉皮肤之上。秋取诸合④，余如春法。冬取诸井⑤诸腧之分，欲深而留之。此四时之序，气之所处⑥，病之所舍，脏之所宜⑦。

【点评】论四时取穴法。人与自然界息息相通，四时的气候变化，对于人体的脏腑气血、疾病皆有影响，故应随四时的不同，取穴与针刺的方法应该有所不同。

转筋者，立而取之，可令遂已⑧。痿厥者，张而刺之⑨，可令立快⑩也。

---

① 大经分肉之间：指经脉和肌肉的间隙。

② 间：本指病愈。与“甚”相对而言，指轻病。

③ 诸腧孙络：各经的输穴和表浅的支络。诸腧，指各经的输穴，如太渊、太白、大陵、太冲、束骨之类。孙络，由络脉再分出的细小支络。

④ 诸合：各经的合穴，如尺泽、阴陵泉、阴谷、曲泉、曲池之类。

⑤ 诸井：各经的井穴，如肺经的少商、大肠经的商阳之类。

⑥ 气之所处：人体经脉气血所存的部位。

⑦ 脏之所宜：脏腑病变时针刺取穴所适宜的部位。

⑧ 可令遂已：可以使痉挛现象迅速消除。

⑨ 张而刺之：让患者四肢舒展开来进行针刺。

⑩ 可令立快：可使病人立刻感到轻快。

小针解[1]第三 法人

【点评】论“法人”。《易传·说卦》：“是以立天之道，曰阴与阳；立地之道，曰柔与刚；立人之道，曰人与义。”自此确立了中华民族传统文化中的天、地、人三才论证相关学问的模式，《内经》论证生命科学知识时也不例外，这就是本书为何在开章的前三篇分别以法天、法地、法人立名的理由，故而藏象理论中有上、中、下三焦，经脉理论中有三阴三阳、诊脉理论中有“三部九候”、尺肤诊法中有“尺里、中附上、上附上”三部等，无一不受在天地人三才思维模式的影响。先论天地，再论人体，将人体置于天地之间予以认识是《内经》最基本的论证方法，所以本书前三篇分别以法天、法地、法人昭告篇名的理由，提示人们在学习和研究《内经》的理论时，不能背离这一思维背景。本篇主要解释了《灵枢·九针十二原》篇中有关运用小针的要领和关键，同时也讨论了如何进行补虚泻实的问题。

所谓易陈者，易言也。难入者，难著[2]于人也。
粗[3]守形者，守刺法[4]也。

【点评】论“粗守形”。明确批评粗工只知道某法治某病而不明白此种治法之所以能治此病的原理，因而就无法做到灵活变通，举一反三。

上守神者，守人之血气有余不足，可补泻也。

【点评】论“上守神”。此处以上工为例，指出运用小针治病的关

---

① 小针解：小针，泛指九针。九针虽有大小、长短之分，但较之砭石则微小，故在“九针十二原”中称为小针或微针。本篇就《九针十二原》篇的一些问题进行了解释阐发，故名篇。

② 著(zhuó 灼)：同“着”，附着。此指密切结合病人病情的实际。

③ 粗：指技术粗浅的医生。

④ 守刺法：技术粗浅的医生只是机械地拘泥于刺法，而不去认真分辨病人气血变化的实际情况。

键在于守神。所谓"守神"，就是要密切地注意观察病人精神的活动状态，以及血气之虚实，邪正之盛衰，强调高水平的医生必须熟悉气血运行情况，随时把握针下得气的感应，不会错过实施手法的时机而误用补泻。

神客者，正邪共会也[1]。神者，正气也。客者，邪气也。在门者，邪循正气之所出入[2]也。

未睹其疾者，先知邪正何经之疾也。

恶知其原者，先知何经之病所取之处也。

【点评】论刺者必明病情，知气机。"未睹其疾"，"恶知其原"，认为没有明确的诊断，就必然不知邪正盛衰以及病变在何经脉、在何脏腑，必然不能准确判断病位之所在。临证时只有明确经气运行之逆顺，邪正盛衰之虚实，明确病变部位之所在，才可能做到取穴准确，施法得当。

刺之微在数迟者，徐疾之意也。

粗守关者，守四肢[3]而不知血气正邪之往来也。

【点评】论正确实施补虚泻实之法。明确指出了粗工机械地拘守局部治疗，只限于关注病人的形体或局部穴位的刺治；只懂得四肢关节取穴，而不熟悉气血运行状态，不辨识气血盛衰和正邪斗争情况，因而只能守死法而不能灵活地运用补泻原则。

上守机者，知守气[4]也。机之动不离其空中者，知气之虚实，用针之徐疾也。空中之机，清净以微者，针以[5]得气，密意[6]守气勿失也。

---

① 神客者，正邪共会也：指正气与邪气互相干扰交争的情况。

② 在门者，邪循正气之所出入：指邪气随着正气侵入人体的途径。

③ 守四肢：只是拘泥于从四肢关节的穴位施针治疗。四肢，这里指四关，即上肢的两肘和下肢的两膝。

④ 守气：把握气体往来变化的规律。

⑤ 以：通"已"。

⑥ 密意：细心。

【点评】论“针以得气”的标准。此节认为腧穴中气血活动的反应状态，是至清至净的，是很微妙的，当针刺入腧穴，已有得气感觉，就要仔细认真地体察气的往来变化，才不至于错过正确运用手法的时机。关于针刺“气至”标志，如“邪气来也，紧而疾，谷气来也，徐而和”(《灵枢·终始》)，以及气至“是谓冥冥，莫知其形，见其乌乌，见其稷稷，从见其飞，不知其谁”(《素问·宝命全形论》)。宋代著名针灸学家窦汉卿在《标幽赋》中叙述他对针下得气的体会时说：“气之至也，如鱼吞钩饵之浮沉；气未至也，如燕处幽堂之深邃”，“轻滑慢而未来，沉紧涩而已至”。可见针下候气当以“徐和”“紧疾”“轻滑”“沉紧”“牢疾”等感觉为是否得气的判断标准。

得气也称针感，是指将针刺入腧穴后所产生的经气感应。当这种经气感应产生时，医生会感到针下有徐和或沉紧的感觉，同时患者也会在针下出现相应的麻、困、胀、重等感觉，或沿着一定部位，向一定方向扩散传导的感觉。若无经气感应而不得气时，医生则感到针下空虚无物，患者亦无麻、困、胀、重等感觉。得气与否以及气至的快慢，不仅直接关系到针刺治疗效果，而且可以借以窥测疾病的预后，故《灵枢·九针十二原》说：“刺之要，气至而有效。”临证中得气迅速者疗效较好；得气较慢者效果就差；若不得气则可能无效。此即“气速效速，气迟效迟”(《金针赋》)之意。因此，在临床上若刺之而不得气时，就要及时分析经气不至的原因，或因取穴定位不准确、手法运用不当；或针刺角度有误，深浅失当，对此就应重新调整针刺的部位、角度、深度，调整行针手法，这样再次行针时，一般即可得气。

其来不可逢者，气盛①不可补也。其往不可追者，气虚不可泻也。
不可挂以发者，言气易失也。
扣之不发者，言不知补泻之意也，血气已尽而气不下②也。
知其往来者，知气之逆顺盛虚也。

① 气盛：指邪气盛实。
② 血气已尽而气不下：补泻不得其法，虽然耗尽血气而病气仍然未除。下，去。

要与之期者，知气之可取之时[①]也。

粗之暗者，冥冥不知气之微密也[②]。妙哉！工独有之者，尽知针意也。

往者为逆者，言气之虚而小，小者逆也[③]。

来者为顺者，言形气之平，平者顺也。

明知逆顺，正行无问者，言知所取之处也。

迎而夺之者，泻也。追而济之者，补也。

所谓虚则实之者，气口虚而当补之也。

满则泄之者，气口盛而当泻之也。

宛陈则除之者，去血脉也。

邪胜则虚之者，言诸经有盛者，皆泻其邪也。

徐而疾则实者，言徐内而疾出也。

疾而徐则虚者，言疾内而徐出也。

言实与虚若有若无者，言实者有气，虚者无气也。

【点评】论临证要达到正确实施补虚泻实之法。而要达到正确施针方法，就必须做到如下几点。

一是脉象定虚实。“气口虚而当补之”“气口盛而当泻之”，就是强调凭脉辨虚实。脉会太渊，气口正当于此，全身经脉气血的盛衰活动，均能通过肺而反映于气口。气口脉虚，所主病证亦虚；气口脉盛，所主病证亦实。这是判定病证虚实性质以施补泻之法的前提和依据。

二是迎随补泻法。“迎而夺之者，泻也。追而济之者，补也。”就是根据经脉的循行方向施以补泻的针刺方法。迎其脉气来势而行针为泻法，顺着脉气的去势而行针为补法。

三是徐疾补泻法。“徐而疾则实者，言徐内而疾出也。疾而徐则虚者，言疾内而徐出也”，详细描述了徐疾补泻的具体操作方法，施用此法时，在判定邪正盛衰基础上，邪盛为实，当用泻法，施针

① 知气之可取之时：掌握与气的往来变化相应的、可以取穴施针的时机。

② 粗之暗者，冥冥不知气之微密也：技术粗浅的医生对气的精微细密的变化情况茫然不知。暗，昏昧。冥冥，昏昧的样子。

③ 小者逆也：脉象虚小就是气逆。

时就要施以“疾而徐则虚”(即快进针慢出针)之法；正衰为虚，当用补法，就要采用“徐而疾则实”(慢进针快出针)之法。

察后与先若亡若存者，言气之虚实，补泻之先后也，察其气之已下与常存也[①]。

为虚与实若得若失者，言补者佖然[②]若有得也，泻则怳然[③]若有失也。

【点评】论针刺疗效的判定。针刺补法就要使患者感到正气充满而似有所得，针刺泻法就要使患者马上有轻松而若有所失之针刺感觉，这是根据针刺后患者的自我感觉作为判定针刺疗效的标准。

夫气之在脉也，邪气在上者，言邪气之中人也高[④]，故邪气在上也。

浊气在中者，言水谷皆入于胃，其精气上注于肺，浊溜于肠胃，言寒温不适，饮食不节，而病生于肠胃，故命曰浊气在中也。

清气在下者，言清湿地气之中人也，必从足始，故曰清气在下也。

【点评】论邪伤三部。此节对《灵枢·九针十二原》有关邪气伤人有上、中、下三部以及针刺治疗取穴各有所别予以阐释，也强调针刺深浅必须根据邪气伤人部位而定，病位深者宜刺深，病位浅者宜刺浅，若病位浅而反深刺，就会引邪入深。

此处所论邪伤三部的内容与“伤于风者，上先受之；伤于湿者，下先受之”(《素问·太阴阳明论》)，“风雨袭虚，则病起于上；清湿袭虚，则病起于下”(《灵枢·百病始生》)的发病观念一致，不过思维视角有所区别。此处“浊气在中”指水谷入胃，经消化，精微之气由脾转输于肺而布全身，稠浊者则留于胃肠。如因寒温不适，饮食不节，损伤肠胃，就会妨碍饮食的消化和清浊之气的分化及输布，致使浊气滞留于中焦而发病；“清气在下”指人体被清冷潮湿邪

---

① 察其气之已下与常存也：指观察辨别病气已经消退还是仍然存留在体内。下，指病气消退。常，通“尚”，仍然。

② 佖(bì 闭)然：饱满的样子。

③ 怳然：若有所失的样子。

④ 邪气之中人也高：风热形成的邪气侵入人体的部位偏高。

气侵袭，发病必先始于肢体下部，此之“清气”指清冷潮湿邪气，与此论邪伤三部，体现了邪气性质不同，伤人部位各异的发病立场。

针陷脉则邪气出者，取之上。针中脉则浊气出者，取之阳明合[①]也。

针太深则邪气反沉者，言浅浮之病，不欲深刺也，深则邪气从之入，故曰反沉也。

皮肉筋脉各有所处者，言经络各有所主也。

取五脉者死，言病在中，气不足，但用针尽大泻其诸阴之脉也。

取三阳之脉者，唯言尽泻三阳之气，令病人恇然[②]不复也。

夺阴者死，言取尺之五里五往者也。夺阳者狂，正言[③]也。

【点评】其一，论邪伤部位不同，刺治方法各异。病发于五脏而元气不足的病人，若屡次误刺手阳明大肠经之五里穴(此穴禁刺)，就会更加耗损其脏气，甚至造成死亡。若不明病证虚实，误刺三阳经使阳气虚损，可致病人形体衰败而怯弱。即所谓“夺阴者死”“夺阳者恇”。其二，论针刺深浅，随病所宜。“针太深则邪气反沉”，是说表证当要浅刺，如果误用深刺之法，不但不能治病，反而会引邪深入陷里。提示医生在临床施针治病时，要根据病情，选用相应刺治办法。病位浅在的只能浅刺，病位深伏的必须深刺，才能收效。其三，论狂证有虚有实。阳气盛实可以致狂，阳虚神明失养也可生狂，不过阳虚之狂属于危象，为虚阳外越之征兆。如说：“太阳之人，多阳而少阴，必谨调之，无脱其阴，而泻其阳。阳重脱者易狂”(《灵枢·通天》)，以及“石之则阳气虚，虚则狂”(《素问·腹中论》)即是因虚致狂之例。如若“狂”作“恇”解亦通，因为阳气虚衰，机体失于振奋，使形体虚弱，故有注家从校勘角度训之。

睹其色，察其目，知其散复，一其形，听其动静者，言上工知相五

---

① 阳明合：指足三里穴。

② 恇(kuāng 匡)然：虚怯的样子。

③ 正言：端正言论，这里指对医生的规谏。

色于目[①]，有知调尺寸[②]小大缓急滑涩，以言所病也。

【点评】此节明确地强调要全面地诊察疾病，掌握病证性质的虚实和邪正盛衰变化，只有准确地判断病证之虚实，方能正确无误地施以补虚泻实之刺法，达到调气治病之目的。

知其邪正者，知论虚邪与正邪[③]之风也。

右主推之、左持而御之者，言持针而出入也。

气至而去之者，言补泻气调而去之[④]也。

调气在于终始一者，持心[⑤]也。

【点评】此节论述针刺在于调气，调气在于专心。一则在针刺治病时，必须候气，气至方能达到调治；二则调气时主要运用补泻手法，以达到调理经气的目的；三则要使内外和调一致，使阴阳气血平衡，就要求医生在针刺治病时，要专心致志；四则当补者补，当泻者泻，刺深刺浅，据病情而定，否则非但不能治病，反而会带来针害。

节之交三百六十五会者，络脉之渗灌诸节者也。

所谓五脏之气已绝于内者，脉口气内绝不至，反取其外之病处与阳经之合，有留针以致阳气，阳气至则内重竭[⑥]，重竭则死矣，其死也无气以动，故静。

【点评】“致阴”即益阴，“致阳”即益阳。五脏之气已绝于内为虚狂，是为阴虚，故张介宾认为“脉口浮虚，按之则浮，是为内绝，不致脏气之虚也”(《类经·疾病类》)。治疗时应当补益脏腑之阴气，若反益在外之阳，就属误治。若阳气虚竭于外，正确的治法应

---

① 相五色于目：从患者眼部表现出的不同颜色进行望诊。

② 尺寸：指诊寸口的脉象。一说：尺，指尺肤；寸，指寸口。

③ 虚邪与正邪：均指致病的邪气。

④ 补泻气调而去之：经过针刺补泻，在气已调和后便出针。

⑤ 持心：专心致志。

⑥ 重竭：指阴气受损而严重衰竭。

当益阳，倘若反而益阴，就会使阳气更加耗伤，也是误治。提示医生在施针治病时，务必辨别病证之虚实，审清病机之为阳虚、阴虚，然后施以正确的治疗，否则会造成针害。

所谓五脏之气已绝于外者，脉口气外绝不至，反取其四末之输，有留针以致其阴气，阴气至则阳气反入，入则逆，逆则死矣，其死也阴气有余，故躁。

【点评】论阳竭之死静，阴胜之死躁。此节既指出脉口是测知阴阳之气盛衰变化的部位，同时也指出辨证不精，补泻反作造成的针害。脉口虚浮是阴虚内绝之证，针刺时要用留针之法治疗，若反补在外的阳气，益阳则阴气愈损，使内竭之气，竭而再竭，必致脏气损竭而死亡。阳气衰竭的重症，其寸口脉象应该微弱，若在针刺时反取四末腧穴，助阴损阳，只能加重病情。当表现出烦躁不宁之象者，是为危候。

所以察其目者，五脏使五色循明①，循明则声章②，声章者，则言声与平生异也。

邪气脏腑病形③第四 法时

【点评】论“法时”。时至今日，人类虽然对“时”没有一个确切的定义，但却对“时”的作用及意义早已有了深刻的理解。如《易传》之“变通者，趣(趋)时者也……《易》之为书也，原始要终以为质也”(《易传·系辞下》)，以及“与时合其序”(《易传·文言》)等认识，此处说“原始要终”即是过程，“序”即秩序。这就明确地表达了“时”具有过程、秩序的内涵。人类的生命活动和天地间所有事

---

① 循明：明亮。循，通“绚”。

② 声章：声音清亮。章，通“彰”，明亮，清亮。

③ 邪气脏腑病形：邪气，一般泛指各种致病的因素，这里指风雨寒暑等天之邪气。病形，指疾病症状。本篇重点论述邪气伤人的原因、病位和脏腑受邪后出现的各种症状，以及诊断和治疗方法。明·马莳：“篇内首三节，论邪气入于脏腑。第四节论病形，故名篇。”

物一样，毫无例外地存在着运动的“秩序”和“过程”，必然要用“时”予以认知和表达。可见，“时”就是所有物质的运动秩序和过程，是思维对物质运动过程的分割、划分和度量。《内经》广泛地运用年、季、月、日、辰、刻等“时”的计量单位构建其生命科学理论，并对相关的研究对象进行度量。因此，时间是只能遵循而不能违逆的自然法则。一年有春夏秋冬四季，故“四曰法时”。

黄帝问于岐伯曰：邪气之中人也奈何？

岐伯答曰：邪气之中人高也。

黄帝曰：高下有度乎？

岐伯曰：身半已上者，邪中之也；身半已下者，湿中之也。

故曰：邪之中人也，无有常，中于阴则溜于腑，中于阳则溜于经[①]。

黄帝曰：阴之与阳也，异名同类[②]，上下相会，经络之相贯，如环无端[③]。邪之中人，或[④]中于阴，或中于阳，上下左右，无有恒常，其故何也？

【点评】此节突出了邪气性质不同，伤人部位有别，但也“无有恒常”的发病观念。“身半已上者，邪中之也；身半已下者，湿中之也”与“伤于风者，上先受之；伤于湿者，下先受之”(《素问·太阴阳明论》)，“风雨袭虚，则病起于上；清湿袭虚，则病起于下”(《灵枢·百病始生》)的发病观念一致，体现了不同性质的病邪，侵犯人体的部位不同；不同类型的邪气与人体不同部位有一定的亲和性的病因观。为什么有的邪气易伤上部，有的邪气易侵下部呢？这与邪气的阴阳属性和部位上下的阴阳属性有关。如风为阳邪，身半以上为阳，故风邪易伤上部；清冷的湿邪属阴，人之身半以下属阴，故湿邪易伤下，在中医学中属于同气相求之理。当然，这只是

---

① 中于阴则溜于腑，中于阳则溜于经：指邪气侵犯了人体五脏的阴经也会流传到属阳的六腑，侵犯了六腑阳经便只能流传在六腑本经之中。阴，指阴经。阳，指阳经。

② 异名同类：指阴经与阳经虽然名称不同，但却是相贯合一，属于同一类事物的两个方面。

③ 如环无端：比喻经脉与络脉相互贯通如圆环一样周而复始，没有起点也没有尽头。

④ 或：有时。

一般发病规律，不能概而论之，故又指出邪气“或中于阴，或中于阳，上下左右，无有恒常”，体现了《内经》辨证地对待邪气伤人一般规律与特殊状况，提示在临床辨证时，既要知常达变，也要具体情况具体对待。

岐伯曰：诸阳之会[①]，皆在于面。中人也方乘虚时，及新用力，若饮食汗出腠理开，而中于邪。

【点评】论正虚邪乘，是发病的主要机理。“正气先虚”，邪气伤人的发病观，认为风雨寒暑、清湿喜怒、房室劳损、堕坠等多种致病因素，都能影响脏腑气血而发病。特别强调，邪气中人，必须在人体脏腑气血虚弱，正气不足之时，方可乘虚侵犯人体，即“方乘虚时，及新用力，若饮食汗出腠理开，而中于邪”。“两寒相感，中外皆伤”，“阴阳俱感，邪乃得往”，并以人的头面为例说明其中之理，体现了中医学在发病中重视人体正气的观点，也与“邪之所凑，其气必虚”(《素问·评热病论》)一致。

中于面则下阳明，中于项则下太阳，中于颊则下少阳，其中于膺背两胁亦中其经[②]。

黄帝曰：其中于阴奈何？

岐伯答曰：中于阴者，常从臂胻[③]始。夫臂与胻，其阴[④]皮薄，其肉淖泽[⑤]，故[⑥]俱受于风，独伤其阴。

【点评】论邪侵经脉，始于虚处。人体经脉互相贯通，“如环无端”，是一个有机整体，但也有相对薄弱之处。外邪侵入阳经时是

---

① 诸阳之会：手足三阳经的交会处。诸阳，指手足三阳经。

② 其中于膺背两胁亦中其经：邪气侵犯了胸膺、背脊和两胁后，也会侵入由此循行的足三阳经。由于膺、背、两胁分别是足阳明、足太阳、足少阳经所循行之处，所以邪气可以由这三个部位侵入足三阳经。

③ 臂胻(héng 衡)：手臂和脚胫。

④ 阴：指内侧。

⑤ 淖(nào 闹)泽：柔润貌。

⑥ 故：必定，一定。

“方乘虚时，及新用力，若饮食汗出腠理开，而中于邪”；其侵入阴经，常从臂始，这是由于“其阴皮薄，其肉淖泽”。由此可知，邪气侵入经脉，不论阴经、阳经，必先由于经脉之气有虚弱，不能抵抗外邪所致，说明邪侵经脉是“方乘虚时”。

黄帝曰：此故伤其脏乎？

岐伯答曰：身之中于风也，不必动脏。故邪入于阴经，则其脏气实，邪气入而不能客，故还之于腑。故中阳则溜于经，中阴则溜于腑。

黄帝曰：邪之中人脏奈何？

岐伯曰：愁忧恐惧则伤心。形寒寒饮则伤肺，以其两寒相感，中外[①]皆伤，故气逆而上行。有所堕坠，恶血留内，若有所大怒，气上而不下，积于胁下，则伤肝。有所击仆[②]，若醉入房[③]，汗出当风，则伤脾。有所用力举重，若入房过度，汗出浴水，则伤肾。

黄帝曰：五脏之中风奈何？

岐伯曰：阴阳俱感，邪乃得往[④]。

黄帝曰：善哉。

【点评】邪传脏腑，以虚处易入。原文指出邪气伤于阴经，传于内脏，按理讲，邪犯阴经当传于五脏，但原文指出传于腑，这是由于五脏不虚，脏气充实坚固，因此只能仅传于与五脏为表里的六腑。邪气伤腑，因腑不虚而邪留之于本经，即“中阳则溜于经，中阴则溜于腑”。本段原文运用对比手法进一步说明了“方乘虚时”的发病道理，强调了邪气是否侵入，关键在于正气是否虚弱；邪入后向何脏何腑何经传变，也在于该脏、该腑(或经络)是否虚弱，说明了正虚邪侵是发病及传变的主要机理，并进一步论述了五脏常见病的病因、病机。

---

① 中外：身体内外。

② 击仆：指受到击打。

③ 若醉入房：若，或，或者。入房，指行房事。

④ 阴阳俱感，邪乃得往：指五脏内有所伤，六腑外有所感，内外皆虚，风邪就得以乘虚袭入之。阴，指五脏。阳，指六腑。

黄帝问于岐伯曰：首面与身形也，属骨连筋，同血合于气[1]耳。天寒则裂地凌冰[2]，其卒寒或手足懈惰[3]，然而其面不衣[4]何也？

岐伯答曰：十二经脉，三百六十五络，其血气皆上于面而走空窍[5]，其精阳气[6]上走于目而为睛[7]，其别气[8]走于耳而为听，其宗气[9]上出于鼻而为臭，其浊气[10]出于胃，走唇舌而为味。其气之津液皆上熏于面，而皮又厚，其肉坚，故天气甚寒不能胜之也。

【点评】论"其面不衣"而"寒不能胜之"的机理。经文以天气寒冷，手足因寒冷而懈惰，然面部虽裸露而不被冻伤之生活体验为例，论述"其面不衣"的道理。认为头面为诸阳之会，精阳之气(阳气之精华)上注于头面，头面阳气充盛，腠理致密，肌肉坚固，而耐寒冷，故"天寒""其面不衣"。可见，面部裸露而能耐寒，是因阳气精血充足，则邪不能侵。原文通过面部气血充足，"皮厚""肉坚"，与臂之"皮薄""肉淖泽"进行对比，一实一虚，实则不为邪中，虚则而易伤，进一步强调了邪之"中人也方乘虚时"的发病观。

黄帝曰：邪之中人，其病形何如？

岐伯曰：虚邪[11]之中身也，洒淅[12]动形。正邪[13]之中人也微，先见于色，不知[14]于身，若有若无，若亡若存，有形无形，莫知其情。

---

① 同血合于气：《太素》作"同血和气"。

② 凌冰：积冰。

③ 懈惰：指手足因受寒而麻木不仁。

④ 衣：覆盖。用如动词。

⑤ 空窍：即"孔窍"。指上部耳目鼻口等七窍。空，通"孔"。

⑥ 精阳气：指阳气的精华。

⑦ 睛：《太素》作"精"。指眼光明亮。

⑧ 别气：指别行之气。

⑨ 宗气：明·张介宾："宗气，大气也。宗气积于胸中，上通于鼻而行呼吸，所以能臭。"

⑩ 浊气：指谷气。

⑪ 虚邪：指四时反常的邪风，即虚邪贼风。

⑫ 洒淅(xiǎn xī 显析)：恶寒的样子。

⑬ 正邪：指四时应时之风，即正风。这种风在主生主长的同时也可乘虚伤人致病，但伤人较轻。

⑭ 知：现，表现。

【点评】论“正邪”“虚邪”。明确地阐述了正邪、虚邪两种不同性质的外邪侵袭于人体后病情有轻重之别。所谓“虚邪”指逆其时而产生的不正之气，即四时不正之气，如冬应寒而反热，夏天刮西北风。由于非其时而有其气，故伤人后症状明显，病情较重，表现为突然恶寒战栗等。所谓“正邪”即应时而产生之气，如春风、冬寒等，在正常情况下，可以称之为六气，是生长万物不可缺少的，但若过甚，也会伤人为病，但症状较轻，故其中人表现轻微，先在色泽上有轻微表现，但“不知于身，若有若无，若亡若存，有形无形，莫知其情”(即症状不明显，难以探知其发生原因)。此说明病情的轻重与邪气的性质有密切关系。联系临床实践，同在春季，若为感冒伤风，则症状轻缓；而若感受的是脑膜炎双球菌，则病情甚重。

黄帝曰：善哉。

黄帝问于岐伯曰：余闻之，见其色，知其病，命曰明；按其脉，知其病，命曰神；问其病，知其处，命曰工。余愿闻见而知之，按而得之，问而极[1]之，为之奈何？

岐伯答曰：夫色脉与尺之相应也，如桴鼓影响之相应[2]也，不得相失也，此亦本末根叶之出候也，故根死则叶枯矣。色、脉、形肉[3]不得相失也，故知一则为工，知二则为神，知三则神且明矣[4]。

黄帝曰：愿卒闻之。

岐伯答曰：色青者，其脉弦也；赤者，其脉钩[5]也；黄者，其脉代[6]

---

① 极：穷尽地了解。用如动词。

② 桴鼓影响之相应：形容面色、脉象与尺肤的变化密切联系，彼此相应，就像鼓应桴而响、影随形而现，回声接着声音传来一样灵验。桴，鼓槌。

③ 形肉：这里指尺肤。

④ 故知一则为工，知二则为神，知三则神且明矣：指对于色、脉、尺肤所反应的病证只知从问诊这第一个方面去把握是一般的技术熟练的医生，知道从切诊这第二个方面去把握便是智慧超群的医生，只有知道从望诊这第三个方面去把握才是技术精巧而又智慧明达的医生。

⑤ 钩：钩脉。其脉象来盛去衰，为心脉。

⑥ 代：是脾的正常应时之脉。脾不主时，分旺于四季，季与季交替的时间为脉所主，脉见舒缓，故谓之“代”。代，有更替的意思。这与后世所谓“动而中止，不能复还，因而复动”的代脉不同。

也；白者，其脉毛[①]；黑者，其脉石[②]。见其色而不得其脉，反得其相胜之脉[③]，则死矣；得其相生之脉[④]，则病已矣。

黄帝问于岐伯曰：五脏之所生，变化之病形何如？

岐伯答曰：先定其五色五脉之应，其病乃可别也。

黄帝曰：色脉已定，别之奈何？

岐伯曰：调[⑤]其脉之缓、急、小、大、滑、涩，而病变定矣。

黄帝曰：调之奈何？

岐伯答曰：脉急者，尺之皮肤亦急；脉缓者，尺之皮肤亦缓；脉小者，尺之皮肤亦减[⑥]而少气；脉大者，尺之皮肤亦贲[⑦]而起；脉滑者，尺之皮肤亦滑；脉涩者，尺之皮肤亦涩。凡此变者，有微有甚。故善调尺者，不待于寸，善调脉者，不待于色。能参合而行之[⑧]者，可以为上工，上工十全九；行二者，为中工，中工十全七；行一者，为下工，下工十全六。

【点评】此节经文阐述了察色、按脉，诊尺肤三种方法，以及通过询问了解病情的综合诊断方法及其意义。邪气侵犯人体，人的色、脉、尺肤就会有相应的改变。辨别色、脉、尺肤相应与否及五脏六腑的变化，可作为辨别病形的基本依据。原文用“桴鼓影响相应”和本末根叶关系为喻，阐述色、脉、尺肤的相应关系。强调临床医生(即上工)，务要全面、正确地诊断疾病，做到色、脉、尺肤合参，正所谓“知三则神且明矣”，其关系主要表现为以下几点。

一是色脉相应。相应，即相一致，如“色青者，其脉弦也；赤者，其脉钩也；黄者，其脉代也；白者，其脉毛；黑者，其脉石”。

---

① 毛：毛脉。其脉象轻虚而浮，为肺脉。

② 石：石脉。其脉象沉濡而滑，为肾脉。

③ 相胜之脉：指与病色相克的脉象。相胜，相克。例如：肝主春季当得弦脉，如出现属肺的毛脉，便是金来克木。其余情况，以此类推。

④ 相生之脉：指与病色相生的脉象。例如：肝主春季而出现属肾的石脉，便是水能生木。其余情况，以此类推。

⑤ 调(diào 吊)：诊察，辨别。

⑥ 减：瘦薄。

⑦ 贲(fén 坟)：盛大的样子。

⑧ 行之：指能运用察色、诊脉和诊尺肤三种方法。

明确地指出四时五脏脉与色相应为常，或无病，或病情较轻浅，易于治疗，预后较好。为什么青色与弦脉相应呢？青为肝之本色，弦为肝之本脉，春天出现青色、弦脉，为色脉相应，属正常之人不作病态。其余类同。

二是色脉相失。色脉相失有两种情况，即见“相胜之脉”和“相生之脉”。

“相胜之脉”：胜者，克也。即见到被克之脏的病脉，如肝病见青色，其脉应弦，而反见毛脉，此为金克木，即相胜之脉，主病情严重，此即“反得其相胜之脉，则死矣。”余脏类此。

“相生之脉”：相生，即扶助，资生之意，如肝病见青色，其脉应弦，然不见弦而得石脉，石为肾脉，是水生木，为相生之脉，主病轻，所谓“得其相生之脉，则病已矣。”余皆类推。

三是脉尺相应。即脉象和尺肤相一致。原文认为“脉急者，尺之皮肤亦急；脉缓者，尺之皮肤亦缓……脉涩者，尺之皮肤亦涩。”就指出脉象变化与尺肤部的病理变化相一致。

四是色脉尺合参。“色、脉、形肉不得相失也，故知一则为工，知二则为神，知三则神且明矣。”若“能参合而行之者，可以为上工……行一者，为下工，下工十全六”。强调高明的医生临床治病，要色、脉、尺肤诸种诊法合参，全面诊察，综合分析，才能全面地了解病情，才是一个“神且明”的“上工”。以此指导治疗，就能收到“十全九”的临床疗效。

黄帝曰：请问脉之缓、急、小、大、滑、涩之病形何如？

岐伯曰：臣请言五脏之病变也。心脉急甚者为瘛疭[1]微急为心痛引背，食不下。缓甚为狂笑；微缓为伏梁[2]，在心下，上下行，时唾血。大甚为喉吤[3]；微大为心痹[4]引背，善泪出。小甚为善哕；微小为消

① 瘛疭：抽搐。筋脉引急为瘛，筋脉弛张为疭。

② 伏梁：病名，五脏积之一。唐·杨上善：“心脉微缓，即知心下热聚，以为伏梁之病，大如人臂，从脐上至于心，伏在心下，下至于脐，如彼桥梁，故曰伏梁。”

③ 喉吤：指咽喉梗塞不利。吤，通“芥”。

④ 心痹：古病名，五脏痹之一。

瘅[①]。滑甚为善渴；微滑为心疝[②]引脐，小腹鸣。涩甚为喑[③]；微涩为血溢，维厥[④]，耳鸣，颠疾[⑤]。

肺脉急甚为癫疾；微急为肺寒热，怠惰，咳唾血，引腰背胸，若鼻息肉不通。缓甚为多汗；微缓为痿瘘[⑥]，偏风[⑦]，头以下汗出不可止。大甚为胫肿；微大为肺痹引胸背，起恶日光。小甚为泄；微小为消瘅。滑甚为息贲[⑧]上气；微滑为上下出血。涩甚为呕血；微涩为鼠瘘，在颈支腋之间，下不胜其上[⑨]，其应善酸[⑩]矣。

肝脉急甚者为恶言[⑪]；微急为肥气[⑫]，在胁下若覆杯。缓甚为善呕；微缓为水瘕痹[⑬]也。大甚为内痈，善呕衄；微大为肝痹阴缩，咳引小腹。小甚为多饮；微小为消瘅。滑甚为㿗疝[⑭]；微滑为遗溺。涩甚为溢饮[⑮]，微涩为瘛挛筋痹[⑯]。

脾脉急甚为瘛疭；微急为膈中[⑰]，食饮入而还出，后沃沫[⑱]。缓甚为痿厥；微缓为风痿，四肢不用[⑲]，心慧然[⑳]若无病。大甚为击仆；微大为

① 消瘅：古病名，是邪热内炽，津液消灼，日渐消瘦的证候。一说为消渴。

② 心疝：古病名，是寒邪侵犯心经引起的一种急性痛症，症见心暴痛、气上冲胸等。

③ 喑：失音。

④ 维厥：四肢厥逆。维，指四肢。

⑤ 颠疾：泛指头部疾患。

⑥ 痿瘘：痿，指肺痿、痿躄等病症。瘘，指鼠瘘一类疾患。

⑦ 偏风：《脉经》作“漏风”，是。

⑧ 息贲：古病名，是五脏积之一，症见喘息气急。

⑨ 下不胜其上：下肢软弱无力，难以支撑躯体。犹言“头重脚轻”。

⑩ 其应善酸：指出现与鼠瘘相应的足膝酸软无力的症状。

⑪ 恶言：因愤怒而说出的恶声恶语。

⑫ 肥气：古病名，为五脏积之一，是胁下痞块如覆杯的疾患。

⑬ 水瘕痹：指水湿聚于胸下，如水瘕、癖饮之类的病证。瘕，假物成形。痹，闭。

⑭ 㿗疝：古病名，疝病之一。指寒邪侵犯肝胃二经，内蓄瘀血而致少腹拘急疼痛，牵引睾丸，或下腹部有包块，内裹脓血的病证。

⑮ 溢饮：病名，症见面色鲜泽，脉濡弱而散或涩，口渴多饮等。

⑯ 瘛挛筋痹：指筋脉抽风拘挛。

⑰ 膈中：食入即吐的病。

⑱ 后沃沫：大便中多泡沫。后，指大便。

⑲ 不用：四肢活动不灵活。

⑳ 慧然：心中明白清楚的样子。

疝气，腹里大脓血，在肠胃之外。小甚为寒热；微小为消瘅。滑甚为㿗癃[①]；微滑为虫毒蛕蝎[②]腹热。涩甚为肠㿗[③]；微涩为内㿗[④]，多下脓血。

肾脉急甚为骨癫疾[⑤]；微急为沉厥奔豚[⑥]，足不收，不得前后[⑦]。缓甚为折脊[⑧]；微缓为洞[⑨]，洞者，食不化，下嗌[⑩]还出。大甚为阴痿[⑪]；微大为石水[⑫]，起脐已下至小腹腄腄然[⑬]，上至胃脘，死不治。小甚为洞泄；微小为消瘅。滑甚为癃㿗；微滑为骨痿，坐不能起，起则目无所见。涩甚为大痈；微涩为不月[⑭]沉痔[⑮]。

【点评】论六脉为纲，辨五脏之病形。经文以“脉之缓、急、小、大、滑、涩”六者为纲，辨识五脏“之病形何”，详论了五脏的病脉与主病。

黄帝曰：病之六变[⑯]者，刺之奈何？

岐伯答曰：诸急者多[⑰]寒，缓者多热，大者多气少血，小者血气皆少，滑者阳气盛，微有热，涩者多血少气，微有寒。是故刺急者，深内而久留之。刺缓者，浅内而疾发针，以去其热。刺大者，微泻其气，无出其血。刺滑者，疾发针而浅内之，以泻其阳气而去其热。刺涩者，必

---

① 㿗癃：㿗，指阴囊肿大。癃，指小便不通。

② 虫毒蛕蝎：泛指肠道中的各种寄生虫。

③ 肠㿗：广肠脱出的病。

④ 内㿗：肠内溃脓。㿗，通“溃”。

⑤ 骨癫疾：病邪深入骨中的癫疾，即癫疾的重症。按：《甲乙经》作“骨痿癫疾”。

⑥ 奔豚：病名，五脏积之一。症见有气从少腹上冲胸脘、咽喉，异常痛苦。

⑦ 不得前后：大小便不通。前，指小便。后，指大便。一说，指身体不能前后俯仰。

⑧ 折脊：脊背疼痛如折。

⑨ 洞：洞泄。指完谷不化、泻下较剧的病证。

⑩ 下嗌：食物下到咽喉。

⑪ 阴痿：即“阳痿”。

⑫ 石水：水肿病的一种，症见水肿、腹满、脉沉。

⑬ 腄腄（chuí 垂）然：腹部下坠不适的样子。

⑭ 不月：月经闭止。

⑮ 沉痔：指经久难愈的痔疾。

⑯ 六变：指五脏病症中出现的六种脉象，即上文所述的急、缓、大、小、滑、涩六种病脉。

⑰ 多：根据涩脉的性质，当作“少”。

中其脉，随其逆顺而久留之，必先按而循之[1]，已发针，疾按其痏[2]，无令其血出，以和其脉。诸小者，阴阳形气俱不足，勿取以针，而调以甘药也。

【点评】此节论述了六脉主病及针刺原则，提示脉象不同，其病变机理以及临床表现必然有别，因此就应当采取不同的针刺方法，如急脉主病多因寒伤所致，故要深刺而久留针；缓脉主病多因热邪引起，用针时要浅刺而快出针，使邪热得泄；大脉主病之病机是多气少血，刺宜微得其气，不能放血；小脉主病之病机是气血皆少，不宜针刺而要用甘药调治；滑脉主病是阳胜有热，宜浅刺，疾发针，以去其热；涩脉主病是多血少气而有寒邪，要根据病情变化，取相应经脉刺之，当留针，起针要快，然后疾按针孔，不能出血。都在于说明针刺原则的确立及具体操作手法的实施，是在正确辨证的基础上进行的，若不能针刺而用甘药调理，显然是虚证，需要用甘温之品补益其气。

黄帝曰：余闻五脏六腑之气，荥输所入为合，令何道从入，入安连过[3]，愿闻其故。

岐伯答曰：此阳脉之别入于内[4]，属于腑者也。

黄帝曰：荥输与合，各有名乎？

岐伯答曰：荥输治外经，合治内腑。

黄帝曰：治内腑奈何？

岐伯曰：取之于合。

黄帝曰：合各有名乎？

岐伯答曰：胃合于三里，大肠合入于巨虚上廉，小肠合入于巨虚下廉，三焦合入于委阳，膀胱合入于委中央，胆合入于阳陵泉。

---

① 按而循之：顺着经脉循行的通路进行按摩，从而使其气血流通。

② 痏（wěi 伟）：扎针后留下的瘢痕，这里指扎针后的针孔。

③ 令何道从入，入安连过：意为合穴的脉气是从哪一条道路进入的，进入合穴后又和哪些脏腑的经脉有连属关系。

④ 别入于内：指手足阳经从络别行进入体内。

黄帝曰：取之奈何？

岐伯答曰：取之三里者，低跗；取之巨虚者，举足；取之委阳者，屈伸而索之；委中者，屈而取之；阳陵泉者，正竖膝予之齐下[①]至委阳之阳[②]取之；取诸外经者，揄申而从之[③]。

【点评】此节指出了六腑合穴的名称及取穴方法，合穴是气血汇合之处，至今针灸临床仍有指导意义。

黄帝曰：愿闻六腑之病。

岐伯答曰：面热者足阳明病，鱼络血[④]者手阳明病，两跗之上脉竖陷[⑤]者足阳明病，此胃脉也。

大肠病者，肠中切痛而鸣濯濯[⑥]，冬日重感于寒即泄，当脐而痛，不能久立，与胃同候，取巨虚上廉。

胃病者，腹䐜胀[⑦]，胃脘当心而痛，上肢两胁，膈咽不通，食饮不下，取之三里也。

小肠病者，小腹痛，腰脊控[⑧]睾而痛，时窘之后[⑨]，当耳前热，若[⑩]寒甚，若独肩上热甚，及手小指次指之间热，若脉陷者，此其候也，手太阳病也，取之巨虚下廉。

三焦病者，腹气满，小腹尤坚，不得小便，窘急，溢则水，留即为胀，候在足太阳之外大络，大络在太阳少阳之间，亦见于脉，取委阳。

膀胱病者，小腹偏肿而痛，以手按之，即欲小便而不得，肩上热若脉陷，及足小指外廉及胫踝后皆热若脉陷，取委中央。

---

① 正竖膝予之齐下：正身端坐，使两膝齐平。

② 委阳之阳：委阳穴的外侧。

③ 揄申而从之：指通过牵引或伸展肢体来寻找穴位。揄，牵引。申，通“伸”。

④ 鱼络血：指掌上手鱼部的络脉充血。

⑤ 竖陷：指足背的冲阳脉出现凸起或陷下的现象。一说：竖，为“坚”字之误。坚陷，指冲阳脉出现坚实或虚弱的情况。

⑥ 濯濯（zhuó 浊）：肠中水气冲激而发出的响声。唐·杨上善：“肠中水声。”

⑦ 䐜（chēn 嗔）胀：指上腹胀满。

⑧ 控：牵引。

⑨ 时窘之后：指小腹时时感到疼痛窘急而欲大便。

⑩ 若：或。

胆病者，善太息，口苦，呕宿汁，心下澹澹[①]，恐人将捕之，嗌中吤吤然，数唾[②]，在足少阳之本末[③]，亦视其脉之陷下者灸之，其寒热者取阳陵泉。

【点评】论六腑的病形及刺治选穴。由于胆、胃、小肠、大肠、膀胱、三焦的生理功能、形态结构、经脉循行、表里关系等各有特征，互有区别，因而各自罹病之后就会有不同的临床表现（即“病形”），所以在辨识病性和具体定位准确之后，就要分别选取各腑所属经穴予以刺治，如大肠病之“病形”为肠中切痛、肠鸣，当脐而痛，不能久立。这是冬日重感于寒之故。其病机为大肠当脐，“主津液”（《灵枢·经脉》），水流肠间，故见当脐而痛，肠鸣濯濯，是寒伤肠道，传导失司之故，当取足阳明胃经的上巨虚穴而刺。再如膀胱病之“病形”为小腹偏肿而痛，欲小便不得，肩热，外廉及胫踝后皆热。这是缘于膀胱为津液之腑，主气化排尿，当其气化不利，故见小腹肿痛，欲小便不得。经气不利，郁而化热，故在经脉循行部位有发热症状，当取委中穴（足太阳经之合穴）刺治等。对六腑病症的辨识，务必结合其生理功能、生理特性、经脉循行、发病特征等内容。

黄帝曰：刺之有道乎？

岐伯答曰：刺此者，必中气穴[④]，无中肉节[⑤]，中气穴则针染于巷[⑥]，中肉节即皮肤痛。补泻反则病益笃。中筋则筋缓，邪气不出，与其真相搏，乱而不去，反还内著[⑦]，用针不审，以顺为逆也。

【点评】此节告诫医生，刺之有道，“必中气穴”。所谓“刺之有

① 澹澹：水波动荡貌，这里形容心悸不安。

② 嗌中吤吤然，数唾：喉中就像有东西堵着似的，常常想把它吐出来。嗌，咽喉。

③ 足少阳之本末：指足少阳胆经从起点到终点的整个循行道路。

④ 气穴：穴位。因穴位是气血所注之处，与经气相通，故称。

⑤ 肉节：指肌肉之间的节界。

⑥ 针染于巷：指沿着经脉循行的路线而出现针感。染，一作“游”，义胜。

⑦ 反还内著：指用针不当，不仅不能祛邪外出，反而会把病邪留在体内。著，同“着”，附着。

道"，指针刺规律和技巧，而刺"必中气穴"，强调取穴准确、针刺手法得当，及时出现麻、胀、困、沉重等得气的感觉，即所谓"针染于巷"（张介宾注："巷，道也，中其气穴则针著脉道而经络通"），比喻刺中气穴，经气畅通无阻，如同游行于街巷一样。否则，刺中肉节会出现皮肤痛，刺中筋就会出现筋弛缓。补法、泻法用反，就会加重病情，与真气相搏，有时还会把邪气留在体内。此段所讲的针刺手法及刺中穴位要准确的内容，在针灸临床很有指导意义。

根结[1]第五 法音

【点评】论"法音"。"音律"与历法一样同为天地自然的产物。《大戴礼记·曾子天圆》之"圣人谨守日月之数，以察星辰之行，以序四时之顺逆，谓之历；截十二管，以宗八音之上下清浊，谓之律也"，就明确地指出了历法、音律同为天文所衍生，此也是《周髀算经·陈子模型》所说的"冬至夏至，观律之数，听钟之音"，音，有角、徵（zhǐ）、宫、商、羽五者，故曰"五曰法音"。

岐伯曰：天地相感，寒暖相移，阴阳之道，孰少孰多？阴道偶，阳道奇[2]。

【点评】论"阴道偶，阳道奇"。在"数"的知识中，奇数属性为阳，偶数的属性为阴。因为中华民族传统文化的源头"河图""洛书"中，奇数是用属性为阳的、太阳光能直接照耀的用实心白圈"○"表示，而偶数是用属性为阴的、太阳光不能照耀的用空心黑圈"●"表示，故有"阳道奇，阴道偶"观点。

---

① 根结：根，根本，本源。此指经气始生的穴位。结，归结，归宿，结束，指经气终止的穴位。由于本篇主要围绕六经的根穴、结穴的部位及其在治疗中的特殊作用等内容进行论述，故明·马莳："内有阴阳诸经，根结于某穴，故名篇。"

② 阴道偶，阳道奇：阴在变化中是双数，阳在变化中是单数。

发于春夏，阴气少，阳气多，阴阳不调，何补何泻？

发于秋冬，阳气少，阴气多，阴气盛而阳气衰，故茎叶枯槁，湿雨下归，阴阳相移，何泻何补？

奇邪离经[①]，不可胜数，不知根结，五脏六腑，折关败枢，开阖而走[②]，阴阳大失，不可复取。

九针之玄，要在终始[③]，故能知终始，一言而毕，不知终始，针道咸绝。

【点评】此节阐明了四时阴阳的消长变化规律，以及与针刺理论的关系。四时阴阳，各有盛衰，“春夏，阴气少，阳气多”；“秋冬，阳气少，阴气多”。人体阴阳之气的盛衰变化与自然界相应，疾病的变化也受到春夏阴气少，阳气多，或者秋冬阳气少，阴气多的影响。因此，治疗疾病时要根据自然界阴阳气多少的四时气候变化特点，运用相应的补泻刺法，勿损其不足之阴或不足之阳，如感受四时不正之邪侵入经络，治疗不当深入脏腑，从而形成多种病变。因此临床上必须审经脉根结之本末，察脏腑阴阳之盛衰，明五脏六腑三阴三阳所属开阖枢之作用，如果不掌握这些知识，人体内外的阴阳之气损伤，则病难治。

太阳根于至阴，结于命门[④]，命门者目也。

阳明根于厉兑，结于颡大[⑤]，颡大者钳耳[⑥]也。

少阳根于窍阴，结于窗笼[⑦]，窗笼者耳中也。

---

① 奇邪离经：不正之气离开经脉而流传无定。奇邪，不正之气。离经，指病邪离开经脉，并已由经而传入脏腑或其他组织。

② 折关败枢，开阖而走：邪气在五脏六腑中折损关守，败坏枢纽，横冲直撞地到处奔走流传。开阖，捭阖，此指到处流传奔走。

③ 终始：经脉循行的起止。

④ 命门：睛明穴。

⑤ 颡(sǎng 嗓)大：穴名。头维穴的别称，属足阳明胃经，位于头部额角入发际半寸处，距头正中线一寸半。

⑥ 钳耳：因头维穴钳束于耳，故云。

⑦ 窗笼：喻指耳。这里是指听宫穴。

太阳为开，阳明为阖，少阳为枢[1]。

故开折[2]则肉节渎而暴病起矣，故暴病者取之太阳，视有余不足，渎者皮肉宛膲[3]而弱也。

阖折则气无所止息而痿疾起矣，故痿疾者取之阳明，视有余不足，无所止息者，真气稽留，邪气居之也。

枢折即骨繇[4]而不安于地，故骨繇者取之少阳，视有余不足。骨繇者，节缓而不收也。所谓骨繇者，摇故也，当穷其本也。

【点评】其一，论阳经之根结腧穴部位及其主治。

其二，论三阳经开、阖、枢关系及其损伤所致病变与治疗。开、阖、枢是对人体三阴三阳经生理功能、病理特点及其相互关系的概括。其中，“开”指开达向外的作用；“阖”，言内敛向里的功能；“枢”则指枢纽作用。开、阖、枢的作用说明六经之间的密切关系。后世把开、阖、枢理论运用于阐述人体内外阴阳的配合关系，研究开、阖、枢要抓住气化观念深入研究，探讨其在医学上的作用。对于开阖枢的含义，王冰认为三阴三阳经六经的区分标准是气的多少及其功能，强调了开阖、动静、出入之间的关系，即有关必有阖，有出必有入，二者相互配合。三阴三阳开合的功能正常，气化出入才能进行，阴阳气化也才得以维持平衡。至于枢的作用，就是通过对三阴三阳的开阖从而达到对阴阳升降出入的调节。由此可见，开阖枢抽象地概括了人体三阴三阳的气化功能。马莳提出了开主出、阖主入、枢主立的论点，进一步阐述了开阖枢的运动功能，尤其是指出了开阖枢的表中里位置，对开阖枢气化有一定贡献。张介宾提出了太阳为开是阳气发于外，阳明为阖谓阳气蓄于内，少阳为枢谓阳气在表里之间的作用；并提出了开阖枢的上中下之分，扩大了开阖枢的气化范围。张志聪进一步揭示了开阖枢之间的关系，提出了“舍枢则不能开阖，舍开阖则无从运枢”的学术见解。因此至清代，开阖枢气化理论基本形成，并一直指导着中医的临床实践。

---

① 太阳为开，阳明为阖，少阳为枢：三阳经中，太阳主表，阳明主里，少阳主表里转输。

② 折（shé 舌）：亏损。

③ 宛膲：指皮肉干枯消瘦。

④ 骨繇（yáo 遥）：骨节弛缓不收，摇动不定。繇，通“摇”。

太阴根于隐白，结于太仓[①]。

少阴根于涌泉，结于廉泉。

厥阴根于大敦，结于玉英[②]，络于膻中。

太阴为开，厥阴为阖，少阴为枢[③]。

故开折则仓廪[④]无所输膈洞[⑤]，膈洞者取之太阴，视有余不足，故开折者气不足而生病也。

阖折即气绝而喜悲[⑥]，悲者取之厥阴，视有余不足。

枢折则脉有所结而不通，不通者取之少阴，视有余不足，有结者皆取之不足。

【点评】其一，论阴经之根结部位及其主治。其二，论三阴经开、阖、枢关系及其损伤所致病变与治疗。“开阖枢”理论首见于《素问·阴阳离合论》及《灵枢·根结》，前篇主要论述三阴三阳经生理特点及其相互关系，后篇则论述六经开阖枢的病理表现，为开阖枢理论的奠基著作。后世医家又做了一定的发挥，使开阖枢理论逐渐完善，并对临床诊疗有着一定的指导价值。近年来，又有一些医家对开阖枢理论及其应用做了有益的探讨。如杨力著文说，开阖枢是三阴三阳六经功能特点及其相互关系的概括，并对开阖枢的含义、源流、生理作用及其与病机发病学和治疗学的关系等方面进行了探讨；而顾植山则从阴阳消长变化规律角度，应用太极图说解释“开阖枢”亦颇有见地。

足太阳根于至阴，溜于京骨，注于昆仑，入于天柱、飞扬也。

足少阳根于窍阴，溜于丘墟，注于阳辅，入于天容[⑦]、光明也。

足阳明根于厉兑，溜于冲阳，注于下陵[⑧]，入于人迎、丰隆也。

---

① 太仓：即中脘穴。《甲乙经》：“中脘，一名太仓，胃募也。”

② 玉英：即玉堂穴。《甲乙经》：“玉堂，一名玉英。”

③ 太阴为开，厥阴为阖，少阳为枢：三阴经中，太阴主表，厥阴主里，少阴主表里转输。

④ 仓廪：收藏谷物的仓库。这里指具有贮藏和消化食物功能的脾胃。

⑤ 膈洞：病名。上见膈塞不能食，下见飧泄食不化。

⑥ 喜悲：容易产生悲哀感。喜，善，容易。

⑦ 天容：明·马莳：“当作天冲(穴)。”

⑧ 下陵：明·马莳：“当作解溪(穴)。”

手太阳根于少泽，溜于阳谷，注于少海，入于天窗、支正也。
手少阳根于关冲，溜于阳池，注于支沟，入于天牖、外关也。
手阳明根于商阳，溜于合谷，注于阳溪，入于扶突、偏历也。
此所谓十二经[①]者，盛络皆当取之。

【点评】论手足阳经之根、溜、注、入腧穴部位及其主治。

一日一夜五十营[②]，以营五脏之精，不应数者，名曰狂生[③]。
所谓五十营者，五脏皆受气。

【点评】论经脉之气循行规律。经脉之气，一昼夜中五十周于人身，以营运五脏之精气，如果有太过或不及，不能合于五十周的规律，即为失常现象。经脉之气运行正常，其脉搏才能跳动正常，亦提示脏气正常。

“五十”之数被称作为“天衍之数”，即可用以演绎天地万物之变化。就此数之由来言之，既是“河图”“洛书”（是上古时代人们为了把握宇宙万物变化规律所建构的模型）中应用的属性为阳符号（○白圈、实心圈、阳光可以照耀者）和属性为阴的符号（●黑圈、空心圈、阳光无法照耀者）各“五十”之故，也是在北斗七星历法背景下，将二十八宿、十二地支（即十二辰）、十天干按一定规律分布于天周之上，用以标记太阳回归周期的相关时空区位，而此中蕴涵有北斗历法、十二月太阳历法和十月太阳历法，都是推算年、月、日，并使其与相关天象对应的方法，都具有协调历年、历月、历日和回归年、朔望月和太阳日的功能，人体所有功能活动无不与这些天文现象有关或者同步，这就是为何《内经》要用“五十”之数表达人体经脉气血的循行的理由。

持其脉口，数其至也，五十动而不一代[④]者，五脏皆受气；四十动

---

① 十二经：此指手足三阳经。合左右而言，故称十二经。
② 营：这里指经脉血气循环的周期。详见《灵枢·五十营》。
③ 狂生：生理功能失常。
④ 代：更代。脉来中止不能自还为代，平脉中而忽见乍数乍疏也叫作代。

一代者，一脏无气[1]；三十动一代者，二脏无气；二十动一代者，三脏无气；十动一代者，四脏无气；不满十动一代者，五脏无气。予之短期[2]，要在终始。所谓五十动而不一代者，以为常也，以知五脏之期。予之短期者，乍数乍疏也。

【点评】论依据脉动状态辨脏气盛衰。通过脉搏的歇止多少，是可以推测脏气的盛衰的。其规律为，脉搏五十跳中没有歇止的为正常，有歇止的为失常。随着歇止间隔次数的变化，预示脏气损伤的程度轻重。其“代”，指止，即停止。若脉搏跳动出现“乍数乍疏”即忽快忽慢或忽跳忽止的情况，预示死期临近。其以脉动五十而无歇止以及不足五十而有歇止，预测脏腑功能损伤程度和预测死期的方法，临床有借鉴意义。当然亦不能完全拘泥于此，尚应结合临床表现来确定，文中所说“五十动而不一代者，以为常也。”这种歇止的意义，给我们揭示了脉诊所必须使用的时间。

《内经》中提出的四种代脉，含义各不相同。一是脾脉代，系指脾的正常脉象，和软而分旺四季。二是“代”仅为“止”义，并不以其节律是否规整而言，可见于正常人，如疲劳、浓茶、烟酒刺激、情绪激动、精神紧张以及冷饮等均可引起，但多见于心脏疾患、缺钾及某些药物如洋地黄、奎尼丁、锑剂、拟交感药物、β-肾上腺素能阻滞剂等过量亦可引起发作。三是脉来乍数乍疏，正常人特别是儿童亦能够见到，如窦性心律不齐，脉搏的增快与减慢常随呼吸而呈周期性的变化，吸气时脉搏跳动加快；呼气时，脉搏跳动减慢。此时不能把这种脉象视为脾的真脏脉，但疾病过程中若见此脉，提示病情严重，应当视为脾的真脏脉而给予特别的重视，如病态窦房结综合征、冠心病、急性风湿病及某些急性感染引起的心肌炎等所致的房室传导阻滞，以及洋地黄毒性反应都可能出现这种脉象。四是代为有规律的歇止脉，此种代脉一直被后世医家所重视，历代医家描述代脉，其产生的原因除因风证、痛证、惊恐跌仆及妊娠之后，脉气一时不相接续者外，多由脏气衰微所致。

---

① 无气：脏气亏虚。

② 短期：病危将死之期。

黄帝曰：逆顺五体[①]者，言人骨节之小大，肉之坚脆，皮之厚薄，血之清浊，气之滑涩，脉之长短，血之多少，经络之数，余已知之矣，此皆布衣匹夫之士也。

夫王公大人，血食之君，身体柔脆，肌肉软弱，血气慓悍滑利，其刺之徐疾浅深多少，可得同之乎？

岐伯答曰：膏粱菽藿[②]之味，何可同也。气滑即出疾，其气涩则出迟，气悍则针小而入浅，气涩则大而入深，深则欲留，浅则欲疾。以此观之，刺布衣者深以留之，刺大人者微以徐之，此皆因气慓悍滑利也。

【点评】论体质不同，刺当有别。不同社会地位的患者，因其物质生活条件的差别，会对人的体质产生很大的影响，其骨节的大小、肌肉的强弱、皮肤的厚薄、血液的清浊、气运行的滑涩、脉道的长短、血的多少等均有差异，因此，针刺治疗疾病时，要结合病人的生活条件、体质状况等多种因素，采用不同的针刺方法。其基本精神仍然强调了因人制宜的治疗原则。原文列举了王公大人、布衣之士即体质弱与强两类人不同的生理状态及针刺时所使用的针具、针刺的深度、出针的快慢。如王公大人，身体柔脆，肌肉软弱，血气运行急速滑利，其针下感应滑利，得气快，针刺当用小针、微针，宜浅刺、缓刺，疾出针；布衣之士，身体强健，肌肉壮实，血气运行涩滞，针下感应涩滞，得气慢，针刺当用大针，宜深刺，留针，缓出针。

黄帝曰：形气[③]之逆顺奈何？

岐伯曰：形气不足，病气有余，是邪胜也，急泻之。形气有余，病气不足，急补之。形气不足，病气不足，此阴阳气俱不足也，不可刺之，刺之则重不足，重不足则阴阳俱竭，血气皆尽，五脏空虚，筋骨髓枯，老者绝灭，壮者不复矣。

---

① 逆顺五体：正常与异常的五种体质。一说，古医经篇名。

② 膏粱菽藿：精良的肉食和粗淡的饭菜两种不同的食物。膏，肥肉。粱，细粮。膏粱是贵族统治者享用的食物。菽，豆类。藿，蔬菜。菽藿是一般平民食用的食物。

③ 形气：体质的外在表现。

【点评】论形气盛衰不同，针刺方法有别。此节论述了形体表现与病气程度的关系，两者，有时相符，有时相悖，临证当于鉴别，分别施以不同治法。如外似虚而内实，当用泻法；如外似实而内虚，当用补法；内外皆虚，不可针刺；体壮病实，急泻其邪。针刺的关键，在于调阴阳虚实，有余者泻之，不足者补之。刺不知逆顺，犯虚虚实实之戒，则病变丛生。

形气有余，病气有余，此谓阴阳俱有余也，急泻其邪，调其虚实。故曰有余者泻之，不足者补之，此之谓也。

【点评】论知调阴阳，补虚泻实。此又分两类：一则形气不足（形体虚弱），病气有余（邪盛正衰），应当急泻；病气不足（邪去正衰），不可刺治。二则形气有余（形体壮实），病气不足（正气已衰），宜急补之；病气有余（邪盛正衰），宜急泻之。

故曰刺不知逆顺，真邪相搏。满而补之，则阴阳四溢，肠胃充郭①，肝肺内䐜，阴阳相错。虚而泻之，则经脉空虚，血气竭枯，肠胃慑辟②，皮肤薄著③，毛腠夭膲，予之死期。故曰：用针之要，在于知调阴与阳，调阴与阳，精气乃光④，合形与气，使神内藏。

【点评】论不知顺逆，误刺后果严重。不明确形气与病气的顺逆关系，治疗时就会犯虚虚实实之戒，使虚者更虚，实者更实。如虚而泻之，则重不足，重不足则阴阳俱衰，五脏精气和经脉空虚，筋骨痿弱，骨髓枯竭，胃肠衰弱。老年人精气由衰而竭以致死亡；年少之人伤损精气难以恢复。实而补之，则重实，重实则阴阳错乱，胃肠邪气充满，肝肺二脏发生䐜胀。故告诫医者不可不慎。同时对医生提出了针刺要求：针刺前，详细观察五脏病变和脉象是否相应，经络的虚实，皮肤的柔润与粗糙状况等，实质上要求辨阴阳气

---

① 充郭：肠胃中邪气充盛胀满。
② 慑（niè 聂）辟：形容肠胃松弛无力。
③ 薄著：形容皮肤瘦薄枯涩。
④ 光：充盛。《甲乙经》作“充”。

血的盛衰情况。

故曰：上工平气，中工乱脉①，下工绝气危生。故曰：下工不可不慎也。必审五脏变化之病、五脉之应、经络之实虚、皮之柔粗，而后取之也。

【点评】其一，本篇论足六经的根、结部位及手足三阳的根、溜、注、入部位。所说的“根”，在四肢末端的井穴；“结”则在头、胸、腹的一定部位。根和结，大体上指经脉从四肢末端到头面胸腹之间的联系，强调以四肢为出发点，这与经脉起止点不同。经脉起止点，在于说明各经之间的气血循环流注；根和结，则是突出各经从四肢上达头、胸、腹的联系特点，以说明对临床辨证和取穴治疗上的指导意义。篇中三阴三阳的根结部位，说明了十二经的经气，皆出自四肢末端，而分别向头面躯干内脏，渐行渐深，渐行渐大。井、荥、输、经、合五输穴的名称就是基于根结理论而来的。

其二，本篇中的根结理论，后世医家进行了深入的研究和阐发。有认为“根”是经气起始的根源处。“结”是经气归结的聚会处。根在下肢的“井穴”，结则在头胸腹的一定部位，足三阳在头面，足三阴在胸腹的任脉上。根结理论说明四肢与头身的互相影响，经气从四肢走向头身。因此，四肢腧穴和头身部腧穴在治疗上可相互为用。根与结的关系，是从四肢走向头身，因根结走向是十二经循环流注中的组成部分，根结关系总是从四肢走向头身的，是通过腧穴进入十二经参与其循环流注，随之依随经循方向流动。这为根、溜、注、入诸穴与五输穴作用相似提供了论据。后世医家依据《内经》根结理论，创立了各种配穴法。把五输穴中的“井”穴作为根结中的根，如《针灸聚英》之“头面之疾针至阴”，是以足太阳经结于头面而根于小趾至阴穴为理论依据的。反之，当四肢有疾时，可按根结、标本有关“下病上取”理论选取头面、躯干腧穴治疗之。如《外台秘要》提出浮白穴治腿足痿软的记载。现临床常取攒竹穴配养老穴治眼疾，也是以《内经》标本理论为依据的。

---

① 乱脉：调理经脉。乱，治理。

寿夭刚柔[1]第六 法律

【点评】论“法律”。“音律”与历法一样同为天地自然的产物。定音器(竹管)，共有十二个，阴阳各六为十二律，这也是中国古代法律制度确立的依据。十二律各有固定的音高和名称：黄钟、大吕、太蔟、夹钟、姑冼、中吕、蕤宾、林钟、夷则、南吕、无射、应钟。区分开来，奇数(阳)称六律，偶数(阴)称六吕，合称律吕。《大戴礼记·曾子天圆》之“圣人谨守日月之数，以察星辰之行，以序四时之顺逆，谓之历；截十二管，以宗八音之上下清浊，谓之律也”，就明确地指出了历法、音律同为天文所衍生，故在《礼记》《吕氏春秋》《淮南子》《史记》《汉书》之中都将“历律”相提并论。因为音律有六律(属阳)六吕(属阴)，故“六曰法律”。

黄帝问于少师曰：余闻人之生也，有刚有柔，有弱有强，有短有长，有阴有阳[2]，愿闻其方。

少师答曰：阴中有阴，阳中有阳，审知阴阳，刺之有方[3]，得病所始，刺之有理[4]，谨度病端，与时相应，内合于五脏六腑，外合于筋骨皮肤。是故内有阴阳，外亦有阴阳。在内者，五脏为阴，六腑为阳；在外者，筋骨为阴，皮肤为阳。

【点评】其一，论体质、形态、性格分阴阳。此节遵循“阴阳者，天地之道也”(《素问·阴阳应象大论》)法则，按照人的性格有刚柔之异，体质有强弱之别，身体有高矮之殊，其生理功能、病理变化也必然各异，这都是可以遵循阴阳属性予以划分。

其二，论形体脏腑的阴阳属性再划分。依据阴阳的可分特性，

---

① 寿夭刚柔：寿夭，指人的生命的长短。刚柔，指性格的刚直与柔和，后文“有刚有柔”同意。本篇主要讨论了人的形态缓急、气血盛衰、性格刚柔、体质强弱等与生死寿夭的关系。故名。

② 有阴有阳：人的生理、病理变化有阴阳的属性不同。

③ 审知阴阳，刺之有方：审察属阴属阳，针刺才有规律可循。方，道，即道理，规律。

④ 得病所始，刺之有理：了解疾病的发病情况，运用针刺时才会合乎一定的法度。理，在此作“法度”解，言针刺合乎法度。

认为属阳或者属阴的事物之中还可以再分为阴和阳两个方面，即对原先已经确定为属阴或属阳的事物，可以进行更深层次的认识，于是对事物阴阳属性划分也就随着认识层次的递进而进行不断的继续认识和阴阳属性的划分。此处就以人体内外、脏腑、形体等进行了阴阳属性的再划分为例，凸显了“阴中有阴，阳中有阳”的认知理念，之所以如此，是缘于“欲知阴中之阴、阳中之阳也……皆者何也？皆视其所在，为施针石也”(《素问·金匮真言论》)这一服务于临床治疗的理念。

故曰病在阴之阴者①，刺阴之荥输②；病在阳之阳者③，刺阳之合④；病在阳之阴者⑤，刺阴之经；病在阴之阳者⑥，刺络脉。故曰病在阳者命曰风，病在阴者命曰痹，阴阳俱病命曰风痹。病有形而不痛者，阳之类也⑦；无形而痛者，阴之类也⑧。

无形而痛者，其阳完⑨而阴伤之也，急治其阴，无攻其阳；有形而不痛者，其阴完而阳伤之也，急治其阳，无攻其阴。阴阳俱动⑩，乍有形，乍无形，加以烦心，命曰阴胜其阳，此谓不表不里，其形不久⑪。

---

① 病在阴之阴者：病变部位在脏的时候。因内为阴，五脏属阴为内中之阴，故病在脏，亦称病在阴之阴。

② 阴之荥输：手足三阴经分布在四肢肘膝关节以下的井、荥、输、经、合中的荥穴和输穴。

③ 病在阳之阳者：病变部位在皮肤。因外为阳，皮肤在外为阳，故皮肤有病称病在阳中之阳。

④ 阳之合：手足三阳经的合穴，属土。

⑤ 病在阳之阴者：病变部位在筋骨。因外为阳，筋骨为外之阴，故筋骨有病，亦称病在阳之阴。

⑥ 病在阴之阳者：病变部位在腑的时候。因内为阴，六腑为内之阳，故病在腑，亦称病在阴之阳。

⑦ 病有形而不痛者，阳之类也：在体表有可见之形但无疼痛的病，如皮肤发斑疹等，属于阳病。

⑧ 无形而痛者，阴之类也：体内筋骨血脉的气血不通而致疼痛的病。如关节筋骨疼痛，在体表并无病形表现，所以称为阴病。

⑨ 阳完：阳分未受病。完，完备，完整。此指未病。

⑩ 阴阳俱动：阴阳都发生变化的意思。动，变化。

⑪ 其形不久：由于病在半表半里，且阴病偏盛，病渐入里，故在外的有形表现，不会长久，随病邪入里而消失。

【点评】论病证的阴阳属性归类。在阴阳的可分特性理念的指导下，有对病变部位进行阴阳属性的划分和确定，认为凡病在外者为阳，病在内者为阴。五脏六腑在内，其病为阴；筋骨皮肤在外，其病为阳。阴与阳又是相对的、可分的，因此病在内的五脏为阴中之阴，六腑为阴中之阳；病在外的筋骨为阳中之阴，皮肤为阳中之阳。

同理，有对病邪的阴阳属性划分和确定，认为人体不同属性的部位易于感染属性不同的邪气，于是根据不同部位的发病状况，结合致病邪气的性质和致病特点，亦可把邪气分为阴阳两类，如多伤人体体表和上部的风邪属阳，多伤人体内脏或下部的湿邪属阴，此即“病在阳者命曰风，病在阴者命曰痹”之意。

同理，疾病症状亦可进行阴阳属性的划分，认为阴邪和阳邪分别作用于人体属阴部位和属阳部位，其临床表现必有所不同。根据症状特点就可将所致病证分为阴阳两类。风邪伤人皮肤筋骨，虽有形态变化，但疼痛不明显，说明病位浅在，故其属阳；寒湿伤及内脏，虽看不到形态的改变，但有疼痛的感觉，病位较深，故其属阴，此即“病有形而不痛者，阳之类也；无形而痛者，阴之类也”。

病证阴阳属性不同，刺法有别。审知阴阳的目的，是为正确针刺提供依据。如“病在阴之阴者，刺阴之荥输；病在阳之阳者，刺阳之合；病在阳之阴者，刺阴之经；病在阴之阳者，刺络脉。”病在皮肤筋骨，阳伤则“急治其阳，无攻其阴”；病在五脏六腑，阴伤则“急治其阴，无攻其阳”；若阴阳俱动，病属阴阳俱伤，病情危重，则应阴阳同治。

黄帝问于伯高曰：余闻形气病[①]之先后，外内之应[②]奈何？

伯高答曰：风寒伤形，忧恐忿怒伤气。气伤脏，乃病脏；寒伤形，乃应形；风伤筋脉，筋脉乃应。此形气外内之相应也。

---

① 形气病：形病与气病。形病，指皮肤筋骨体表等形态发生改变的疾病。气病，指五脏六腑的精气和功能紊乱而产生的疾病。

② 外内之应：明·张介宾：“形见于外，气运于中，病伤形气，则或先或后，必各有所应。”

【点评】此节不仅指出人体不同部位对不同性质的邪气易感性不同，而且提出了疾病可分为气病、形病两大类，为后世将疾病分为内伤、外感两类之先河。

黄帝曰：刺之奈何？

伯高答曰：病九日者，三刺而已。病一月者，十刺而已。多少远近，以此衰之①。久痹不去身者，视其血络，尽出其血。

黄帝曰：外内之病，难易之治奈何？

伯高答曰：形先病而未入脏者，刺之半其日②；脏先病而形乃应者，刺之倍其日。此月内难易之应也。

黄帝问于伯高曰：余闻形有缓急，气有盛衰，骨有大小，肉有坚脆，皮有厚薄，其以立寿夭奈何③？

伯高答曰：形与气相任则寿，不相任则夭。皮与肉相果④则寿，不相果则夭。血气经络胜形则寿，不胜形则夭。

黄帝曰：何谓形之缓急？

伯高答曰：形充⑤而皮肤缓⑥者则寿，形充而皮肤急者则夭。形充而脉坚大者顺也，形充而脉小以弱者气衰，衰则危矣。若形充而颧不起⑦者骨小，骨小则夭矣。形充而大肉䐃坚而有分者⑧肉坚，肉坚则寿矣；形充而大肉无分理不坚者肉脆，肉脆则夭矣。此天之生命，所以立形定气⑨而视寿夭者。必明乎此立形定气，而后以临病人，决死生。

---

① 以此衰之：以病程长短为依据，来递减针刺的次数。病程长者，多刺；病程短者，少刺。

② 形先病而未入脏者，刺之半其日：皮肤筋骨先病尚未传入脏腑者，病情轻而且浅，针刺的时间只需要一般标准的一半就可以痊愈。

③ 其以立寿夭奈何：明·张介宾："此欲因人之形体气质，而知其寿夭也。"

④ 相果：明·张介宾："肉居皮之里，皮为肉之表，肉坚皮固者是为相果，肉脆皮疏者是为不相果，相果者气必蓄故寿，不相果者，气易失故夭。"果，通"裹"，引申为匀称协调。

⑤ 形充：形体气血充盛。

⑥ 皮肤缓：皮肤和缓柔软富有弹性。

⑦ 颧不起：面部颧骨小，其突起不显见。颧，即颧骨。

⑧ 大肉䐃坚而有分者：肌肉发达而且条块分明的人。大肉，指臀、臂、腿部的肌肉。䐃，即肌肉结聚之处。

⑨ 立形定气：通过观察以确立形体刚柔强弱，审知气血阴阳的盛衰。

【点评】“立形定气”是观察寿夭的重要方法，要推断病人的生死寿夭，必须首先掌握正常人的体质、形态、气血、经络等变化情况，并以此作为标准，来衡量病人的具体病理变化，即可推知生死寿夭。假如各个方面很完善，而且相互之间配合协调，这是身体健康生命长寿的表现。反之，如果这些方面配合不协调，如病而形肉脱，出现气胜形，就是回光返照的危象。“立形定气”亦是以常达变的方法，提示医生诊治疾病，先要掌握人的各种生理常态，这样才能准确诊断疾病，提高治疗效果。

黄帝曰：余闻寿夭，无以度之。

伯高答曰：墙基卑①，高不及其地②者，不满三十而死；其有因加疾者，不及二十而死也。

黄帝曰：形气之相胜，以立寿夭奈何？

伯高答曰：平人而气胜形③者寿；病而形肉脱，气胜形者死，形胜气者危矣。

【点评】论形体刚柔与气血阴阳盛衰关系。此节依据人体形体刚柔与气血阴阳盛衰关系，从8个方面判断人之生死寿夭，疾病预后吉凶。

1. 从形气关系测寿夭。形气相任则寿，不相任则夭。形体壮实，气血充盛，二者内外相互适应、协调，人方可长寿，二者若任何一方出现偏盛或偏衰，失去平衡协调的关系，则人的寿命短；平人而气胜形则寿，病人气胜形或形胜气则夭。常人气胜形，是气血充盛形体肌肉，是健康长寿的表现。疾病状态下，气血貌似充盛，但形肉已脱，气血无所依附，最终不免脱失，故其寿不久。或者形肉虽未脱失，而气血已衰竭，形虽胜气，其病亦危。

2. 从皮与肉的关系测寿夭。皮肤致密，肌肉坚实，二者表里相

---

① 墙基卑：指耳廓单薄瘦小。墙基，指耳廓。卑，即小的意思。

② 地：耳前的肉。

③ 气胜形：气血充盛于体表。对正常人来讲，这是精力充沛，神光焕发的表现，是健康的征象。如果病情重，形肉脱的人，出现类似气血充盛，精神突然好转的表现，是一种回光返照的假象，是危重病人临死之前的征兆。

称协调，人可长寿。肌肉消瘦，皮肤松弛，其寿必短。

3. 从气血经络与形的关系测寿夭。气血旺盛，经络畅通，充盛于形体，人体得到滋养，则生命力强，故能长寿。气血衰少，经络不畅，形体失其滋养，生命力弱，故易早死。

4. 从形体与皮肤的关系测寿夭。形体壮实，皮肤柔和，富有弹性，说明气血旺盛，经脉通畅，故能长寿。形体似乎壮实，但皮肤拘急而无弹性，说明气血已衰，经络不畅，故寿命短。

5. 从形与脉的关系测寿夭。脉内运行的是气血，因此，形与脉的关系，实质是形与气血的关系。形体充实，气血旺盛，脉道充盈，和缓有力，即为脉坚大，说明表里如一，此为顺，顺者则能长寿。形虽充实，但气血亏少，脉道不充，故脉小无力，则病危，危者短寿。

6. 从形与骨的关系测寿夭。肾主藏精，精能化髓充养于骨。肾精充足，骨得其养则壮实有力。肾精亏虚，骨失其养，则骨软无力。颧骨为肾之外候，颧不起，提示颧骨小而不坚，说明先天不足，根本不固，故易早死。

7. 从形与肉的关系测寿夭。形体壮实，肌肉丰满，纹理明显的，为后天脾胃强健，气血化源充足，故能长寿。形体虽充实，但肌肉松软脆弱瘦削的，说明脾胃渐衰，气血化生之源将竭，故早夭。

8. 从耳廓与耳前之肉的关系测寿夭。耳廓单薄瘦小，高度不及耳前之肉的，是骨衰肉胜，活不到 30 岁就可死亡。如再感受其他疾病，不到 20 岁就会死亡。肾主耳，为先天之本，脾主肉，为后天之本。因此，耳廓与耳前之肉的关系，实质揭示了先天与后天的关系，二者不相协调，即可导致夭亡。

以上测知寿夭的 8 个方面，可概之为“立形定气”，即可通过观察形体的刚柔强弱，审定气血阴阳的盛衰，并以此推断人的生死寿夭。

黄帝曰：余闻刺有三变[1]，何谓三变？
伯高答曰：有刺营者，有刺卫者，有刺寒痹之留经者。

---

① 刺有三变：针刺方法有三种不同的变化。三变，即指刺营、刺卫、刺寒痹三法。

黄帝曰：刺三变者奈何？

伯高答曰：刺营者出血，刺卫者出气，刺寒痹者内热[①]。

【点评】此节论不同体质所产生的病症以及具体刺治方法，认为刺有三变，结合不同病症，制定三种具体刺治方法。

一为刺营法，适应于营分病证，可有寒热发作，呼吸急促，邪在血分，又见血液上下妄行的临床表现。对于营分证的刺治方法是"刺营者出血"。因营与血并行脉中，营能化血，故治血所以治营。放血即给邪气以出路，营病可愈。

二为刺卫法，此法适应于卫分病证，其表现为"卫之生病也，气痛时来时去，怫忾贲响，风寒客于肠胃之中"，卫分病证浅在，其主要表现为气痛。气无定形，故时来时去，忽痛忽止。风寒外袭入肠，故腹部郁满不舒，奔动作响。卫分证之刺治方法是"刺卫者出气"，因卫属阳，其行慓疾滑利，不能入于脉，其循皮肤之中，分肉之间，散于胸中。故刺卫出气，以驱其邪，调畅气机，卫病可愈。

三是刺寒痹法。具体分析见下。

黄帝曰：营卫寒痹之为病奈何？

伯高答曰：营之生病也，寒热少气，血上下行[②]。卫之生病也，气痛时来时去[③]，怫忾贲响[④]，风寒客于肠胃之中。寒痹之为病也，留而不去，时痛而皮不仁。

黄帝曰：刺寒痹内热奈何？

伯高答曰：刺布衣者，以火焠之[⑤]。刺大人者，以药熨之[⑥]。

---

① 刺寒痹者内热：谓刺寒痹病变，必须使针下出现热感，以温经散寒。内，同"纳"。内热，指用火针或温针，使针下出现热感。

② 血上下行：明·张介宾："邪在血，故为上下妄行。所以刺营者，当刺其血分。"

③ 卫之生病也，气痛时来时去：明·张介宾："卫属阳，为水谷之悍气，病在阳分，故为气痛，气无定形，故时来时去。"

④ 怫忾贲(fú kài bēn 拂慨奔)响：谓气机失调，腹部郁闷不舒，奔动作响。怫忾，郁闷气满的意思。

⑤ 以火焠(cuì 脆)之：谓用火将针烧红后迅速刺入体内急速拔出。焠，火烧。

⑥ 以药熨之：外治法之一。用药物粗末炒热布包外熨，用以治疗风寒湿痹，脘腹冷痛等症。

【点评】论寒痹刺治方法。寒痹是风寒湿邪气(寒邪偏胜)侵袭人体引起的寒痹，部位相对固定，病程迁延日久，疼痛时常发作，皮肤麻木不仁。其表现为“寒痹之为病也，留而不去，时痛而皮不仁”。

对此证的刺治方法为“刺寒痹者内(nà)热”，因为寒湿之邪属性为阴易伤阳气，气血失于阳气温运，凝滞不通则冷痛，故在治疗时纳热以温补阳气，驱散寒邪，血脉通畅，则冷痛、麻木不仁之症可除。

由于病人体质不同，具体治法又有所区别：对于体质强者，以火针治之，即“刺布衣者，以火焠之”，因为体力劳动者，身体强健，皮厚肉坚，耐受性强，故可用火针法治之。对于体质弱者，以药热熨之，即“刺大人者，以药熨之”，因为养尊处优的王公大人，身体脆弱，不耐火针，故用药熨之法治疗。

黄帝曰：药熨奈何？

伯高答曰：用淳酒二十升，蜀椒一升，干姜一斤，桂心一斤，凡四种，皆㕮咀[①]，渍酒中。用绵絮一斤，细白布四丈，并内酒中。置酒马矢煴中[②]，盖封涂，勿使泄。五日五夜，出布绵絮，曝干之，干复渍，以尽其汁。每渍必晬[③]其日，乃出干。干，并用滓与绵絮，复布为复巾[④]，长六七尺，为六七巾。则用之生桑炭炙巾，以熨寒痹所刺之处，令热入至于病所，寒复炙巾以熨之，三十遍而止。汗出以巾拭身，亦三十遍而止。起步内中[⑤]，无见风。每刺必熨，如此病已矣，此所谓内热也。

【点评】论寒痹熨法。药巾的制作及使用方法：用醇酒二十升，蜀椒一升，干姜一斤，桂心一斤，共为粗末，浸酒中，再用棉絮一斤，细白布四丈，共浸酒中。将酒器封严置干马粪中微火煨烧，五天五夜后，将布及棉絮取出晒干后再浸，每浸一昼夜，以酒及药汁浸干为止。取布制成长六七尺的夹袋，装入药渣和棉絮，然后再用桑炭火烤布袋。针刺后将热药袋熨贴穴位部，药袋凉后再加热，反

① 㕮咀(fǔ jǔ 府举)：用嘴嚼碎，古代中药加工方法。

② 置酒马矢煴(yún 云)中：谓将酒器放在马粪火中煨烤。矢，同“屎”。煴，无焰的火。

③ 晬(zuì 醉)：一昼夜的时间。

④ 复布为复巾：复布，即双层布。复巾，即用双层布制成的夹袋，如热水袋之类。

⑤ 起步内中：在室内起床散步。

复熨贴30次，直到局部和全身出汗，擦汗后再熨。熨贴完起床后，在室内散步，避免风寒。

由于寒邪入侵经络血脉之中，久留不去，以致血脉不行，凝滞而痛。病情严重者，影响营卫运行，致成麻木不仁的寒痹证。导致寒邪的侵袭，乃是命火不足，心血虚损，肝筋失养的缘故。因此，寒痹的治法，必以补命门真火，益肝心血源，通行经络，调和营卫为原则。本方用棉布浸药酒熨贴以治寒痹，是最早的一种外治方法。方中药物，酒性热而悍急，有通行十二经循行肌肤之力。蜀椒赋纯阳之性，为交通心肾的主药；干姜健胃培土，化生血气；桂心引火归原，温养肝筋。三味又得酒力及炭火的热力，装入夹袋中，在针刺前后，熨贴患处，久久施行(30遍)，则营卫通，汗液出，寒痹自能痊愈。此方虽然制作较繁，然其理法，颇有深意。

官针[①]第七 法星

【点评】论“法星”。日月星辰是中华民族传统文化的源头，同样也是中医药文化的源头。“法星”的“星”，包括北斗七星在内的众星辰(如日月、木火土金水五星，以及二十八宿)。《内经》之“北斗历”内容(《灵枢·九宫八风》)即是对《鹖冠子·环流》《淮南子·天文训》中该历法知识的传载。“七曰法星”是针对北斗七星的，二十八宿也是以北斗之“七星”为背景，在天穹的四方各选择七颗亮星(或星群)，作为观察天象的定位依据，也是《内经》论述人体卫气昼夜运行规律的依据，故有“天周二十八宿，而一面七星，四七二十八星，房昴为纬，虚张为经……阳主昼，阴主夜。故卫气之行，一日一夜五十周于身”(《灵枢·卫气行》)之论，这也是后人崇尚“七”数的天文学背景。同时也昭示学者，北斗七星知识是《内经》建构生命科学知识体系时的重要天文背景，也是研究其中内容所必备的天文知识。

凡刺之要，官针最妙。九针之宜，各有所为，长短大小，各有所施

---

① 官针：指大家公认的针具和操作方法。明·张介宾：“官，法也，公也。制有法而公于人，故曰官针。”

也，不得其用，病弗能移。疾浅针深，内伤良肉，皮肤为痈[①]。病深针浅，病气不泻，反[②]为大脓。病小针大，气泻太甚[③]，疾必为害。病大针小，气不泄泻，亦复为败。失针之宜[④]，大者泻，小者不移，已言其过，请言其所施。

【点评】论刺治疾病，针具选择的重要性。篇首明确提出“凡刺之要，官针最妙”，认为但凡针刺务必使用合乎规格的针具，理由有二：

一是“九针之宜，各有所为”。不同规格、形状的针具有镵针、员针、锋针、鍉针、铍针、员利针、毫针、长针、大针9种，其大小、长短、粗细、形状各不相同，这是根据临床治疗不同病症的特点而精心设计的。规格型号有别的针具所治病症有所差异，临床针刺疾病时，务必要结合疾病病位的浅深、病情的轻重、病程的长短而选用不同的针具，即所谓“长短大小，各有所施”之义。

二是“不得其用，病弗能移”。倘若不能严格按照根据病情选用不同规格针具进行治疗，非但不能愈病，反而甚或加重病情，如病情轻、病位浅而深刺，就会损伤人体的肌肉组织，使人体正气耗泻；若病情重、病位深而用小针、浅刺，既不能祛除病邪，亦无益于正气，此所谓“病小针大，气泻太甚，疾必为害”之意。

病在皮肤无常处者[⑤]，取以镵针于病所，肤白勿取[⑥]。
病在分肉间，取以员针于病所。
病在经络痼痹[⑦]者，取以锋针。
病在脉，气少当补之者，取以鍉针于井荥分输。
病为大脓者，取以铍针。

---

① 内伤良肉，皮肤为痈：指针刺部位因感染引起的脓肿。痈，泛指体表针刺部位的感染灶。

② 反：原作“支”，据《太素》卷二十二及《素问·长刺节论》王注引文改。

③ 病小针大，气泻太甚：病变部位小而选大针，就会使机体正气严重损伤。

④ 失针之宜：偏离正确的用针原则。失，脱离，不能正确运用之谓。

⑤ 皮肤无常处者：指皮肤疼痛无固定的部位。

⑥ 肤白勿取：此指不要刺正常部位。

⑦ 痼(gù 固)痹：指日久不愈的痹病。痼，久治不愈的病。

病痹气暴发者，取以员利针。

病痹气痛而不去者，取以毫针。

病在中者[1]，取以长针，病水肿不能通关节者，取以大针。

【点评】论九针的不同规格及其适应证。九种不同规格、不同形状的针具所刺治的病证各不相同，这是当时官方的规范要求，也即“九针之宜，各有所为”之意。具体言之，若病在皮肤者，用镵针刺治，此针锐利，针身短，适宜浅刺；若病在肌肉者，较之皮肤病位深，用员针在病变部位施行揩摩，以流通气血，消除疾患；若病位深在经络，使用锋针，以刺络出血，可治顽疾痹病；若病位深在血脉，用鍉针刺治井、荥诸穴，补其脉气不足；若病为脓疡之类疾病，就选取较宽有刃，形如剑锋的铍针以刺痈排脓；若为急性发作的痹病，用针尖圆钝的员利针按摩局部，既不伤肌肉，又能疏通气机，祛除藏于分肉间的致痹邪气；若久痹不愈，可用针尖像蚊蚊之喙样锐利的毫针，刺入皮肤，轻微提插，久留其针，可使正气得充，痹邪消散；若病邪入里的，可取用治远痹深邪的长针治疗；患水肿病形成关节间气滞不通者，用疏通气滞的大针治疗。根据不同病情选用不同规格的九种针具，即所谓“病不同针，针不同法”之意。

病在五脏固居[2]者，取以锋针，泻于井荥分输，取以四时[3]。

【点评】论针刺“取以四时”。之所以要遵循五脏病症，“取以四时”的治疗原则，是因为人体五脏通应四时，人体正气随着季节气候的不同变化，运行的部位也有差异。因此，在注意选用不同针具刺治不同五脏疾病的同时，还应根据人与自然息息相通、五脏与四时密切相关的理论，分别采用不同的方法刺治。

所谓“井荥分输”，即各条经脉的五输穴。“输”，指经脉。“取

---

① 病在中者：指病位深而在里的疾患。中，内也，里也。

② 固居：指病变部位固定不移。

③ 取以四时：指根据时令变化取穴和针刺。

以四时”，根据四季时令的不同病变，分别选择与季节相应的腧穴，如“春取络脉诸荥”“夏取诸腧孙络”“秋取诸合”“冬取诸井诸腧之分”（《灵枢·本输》）等即是其例。

凡刺有九，以应九变。一曰输刺：输刺者，刺诸经荥输脏腧也[①]。
二曰远道刺：远道刺者，病在上，取之下，刺腑腧也[②]。
三曰经刺：经刺者，刺大经[③]之结络[④]经分也。
四曰络刺：络刺者，刺小络之血脉也。
五曰分刺：分刺者，刺分肉之间也[⑤]。
六曰大泻刺：大泻刺者，刺大脓以铍针也。
七曰毛刺：毛刺者，刺浮痹皮肤也。
八曰巨刺：巨刺者，左取右，右取左[⑥]。
九曰焠刺[⑦]：焠刺者，刺燔则取痹也。

【点评】九变刺法，是指九种疾病变化应采取的相应刺治方法，即输刺法、远道刺、经刺法、络刺法、分刺法、大泻刺法、毛刺法、巨刺法、焠刺法，规定了九种针刺方法的命名、操作规范，以及主治病证等。

凡刺有十二节[⑧]，以应十二经。
一曰偶刺[⑨]：偶刺者，以手直心若背[⑩]，直痛所，一刺前，一刺后，

---

① 刺诸经荥输脏腧也：明·张介宾：“诸经荥输，凡井荥经合之类皆腧也。脏腧，背间之脏腑腧也。”

② 远道刺者，病在上，取之下，刺腑腧也：明·张介宾：“腑腧，谓足太阳膀胱经、足阳明胃经、足少阳胆经。十二经中，唯此三经最远，可以因下取上，故曰远道刺。”

③ 大经：即十二经脉。

④ 结络：经与络之间，有结聚不通之处。

⑤ 刺分肉之间也：明·张介宾：“刺分肉者，泄肌肉之邪也。”

⑥ 巨刺者，左取右，右取左：指身体左侧有病，针刺右侧的穴位；右侧有病，针刺左侧穴位，是交叉针刺法用以治疗经脉的病变。

⑦ 焠（cuì 翠）刺：即用火针刺治。

⑧ 十二节：指十二种刺法。

⑨ 偶刺：因是胸腹与后背前后阴阳相配取穴针刺。偶，即偶合。

⑩ 以手直心若背：即用手正对着前胸和后背按压，寻找压痛点。

以治心痹，刺此者傍针之也。

二曰报刺：报刺者，刺痛无常处也，上下行者，直内无拔针，以左手随病所按之，乃出针复刺之也。

三曰恢刺[1]：恢刺者，直刺傍之，举之前后，恢筋急，以治筋痹[2]也。

四曰齐刺：齐刺者，直入一，傍入二，以治寒气小深[3]者。或曰三刺：三刺者，治痹气小深者也。

五曰扬刺：扬刺者，正内一，傍内四，而浮之，以治寒气之博大者也。

六曰直针刺[4]：直针刺者，引皮乃刺之，以治寒气之浅者也。

七曰输刺[5]：输刺者，直入直出，稀发针而深之，以治气盛而热者也。

八曰短刺[6]：短刺者，刺骨痹[7]，稍摇而深之，致针骨所，以上下摩骨也。

九曰浮刺[8]：浮刺者，傍入而浮之，以治肌急而寒者也。

十曰阴刺：阴刺者，左右率刺之，以治寒厥，中寒厥，足踝后少阴[9]也。

十一曰傍针刺：傍针刺者，直刺傍刺各一，以治留痹久居者也[10]。

十二曰赞刺：赞刺者，直入直出，数发针而浅之出血，是谓治痈肿也。

---

① 恢刺：针刺的范围宽阔，不是仅仅针刺一点，而是直刺病所后，举针，再向前向后旁刺，起而复刺。恢，阔，大的意思。

② 筋痹：《素问・长刺节论》："病在筋，筋挛节痛，不可以行，名曰筋痹。"

③ 寒气小深：邪稽留部位较小而深在的寒痹。

④ 直针刺：先用手挟持捏起穴位的皮肤，然后将针沿皮下刺入的方法。

⑤ 输刺：直入直出，以泻邪气的刺法。明・张介宾："输，委输也，言能输泻其邪，非上文荥输之谓。"

⑥ 短刺：渐渐刺入。

⑦ 骨痹：病名。《素问・长刺节论》："骨重不可举，骨髓酸痛，寒气至，名曰骨痹。"

⑧ 浮刺：斜针浅刺的一种方法。

⑨ 足踝后少阴：足内踝后肾经的太溪穴。

⑩ 以治留痹久居者也：明・张介宾："正者刺其经，旁者刺其络，故可以刺久居之留痹。"

【点评】十二节刺法，是指十二种疾病变化应采取规定的相应刺治方法，即偶刺法、报刺法、恢刺法、齐刺法(三针齐用，故叫齐刺，也叫三刺法)、扬刺法(方法是在病变部位正中一针，在病变四周各刺入四针，相当于现在的“围刺法”)、直针刺法、输刺法、短刺法、浮刺法、阴刺法、傍针刺法、赞刺法，规定了十二种病证针刺方法的命名、操作规范，以及主治病证等。

脉之所居深不见者刺之，微内针而久留之，以致其空脉气[①]也。脉浅者勿刺，按绝其脉乃刺之[②]，无令精出，独出其邪气耳。所谓三刺则谷气[③]出者，先浅刺绝皮[④]，以出阳邪；再刺则阴邪[⑤]出者，少益深，绝皮致肌肉，未入分肉间也；已入分肉之间，则谷气出。故《刺法》曰：始刺浅之，以逐邪气而来血气[⑥]；后刺深之，以致阴气之邪；最后刺极深之，以下谷气。此之谓也。

【点评】“三刺”，是指根据邪气在人体部位深浅不同，而以针刺的先后深浅分为3个步骤的刺法。当邪气伤及表浅部位时，针刺时从浅处刺透皮肤，以宣泄阳分之邪，畅通经脉气血；当邪气接近分肉之间，针刺时稍微深入皮肤而接近分肉，以祛除阴分之邪；当邪气深入分肉，针刺深至分肉之间，以达到由谷气而产生的得气感应。如张介宾《类经》说：“凡刺之浅深，其法有三，先刺绝皮，取卫中之阳邪也。再刺稍深，取营中之阴邪也。三刺再深，及于分肉之间，则谷气始下。”由“三刺”法可以提示：针刺治疗的方式方法尽管多种多样，但总以扶正祛邪，逐邪而不伤正，恢复人体正常功能为根本宗旨。从此思想出发，就可正确理解各种刺法的意义，就能灵活地掌握各种刺法治疗疾病。

---

① 致其空脉气：导致其孔穴中的脉气上行，产生感应。

② 脉浅者勿刺，按绝其脉乃刺之：对脉络浅显者不要急刺，要先将穴位所在的脉络按住，使之暂不流通，然后才可刺入。

③ 谷气：明·张介宾：“谷气，即正气，亦曰神气。”

④ 绝皮：浅刺时要刺穿皮肤。

⑤ 阴邪：明·张介宾：“绝皮及肌，邪气稍深，故曰阴邪。”

⑥ 以逐邪气而来血气：唐·杨上善：“逐邪者，逐阳邪，来血气，引正气也。”

故用针者，不知年之所加①，气之盛衰，虚实之所起，不可以为工也。

【点评】“年之所加”是指天文历法的推演。其中，太阳历法对每年所余1/4日的置闰，每4年有一个闰年(称为大年)，366天。太阴历法是用一个太阳回归年约有12次月相变化周期为历法确立依据，每年时间长度为354.37天，每月平均29.53天。有大小年之分，大年355天，当年的腊月为30天；小年为354天，当年的腊月为29天。闰年的时间为383.9天。大年或小年的其他月份均为大小月相间。阴阳合历是兼顾太阳历和太阴历的特点，既要遵循太阳回归年，又要兼顾月相圆缺规律，于是就用放置闰月的方法予以调整，由于阴历年每年与太阳回归年相差约11天，3年累积33天，于是有3年一闰，5年再闰，19年七闰的方法予以调整。此即“日行一度，月行十三度而有奇焉(360度÷27.32天≈13.18度。27.32天为恒星月)，故大小月365日而成岁，积气余而盈闰矣。立端于始，表正于中，推余于终，而天度毕矣”(《素问·六节藏象论》)。“年加”，也指五运六气理论中的气运太过不及，以及客主加临等情况，还指《灵枢·阴阳二十五人》中的“忌年”。“气之盛衰”，是指各年份及其不同季节气候变化的太过与不及。“虚实之所起”，是指不同季节气候变化给人体造成的虚实病理改变。并明确指出，作为一个针灸医生，不仅要掌握多种针刺方法，同时还必须熟悉天时气候的变化、运气的盛衰，以及因气候关系而引起疾病的情况。只有明确了这些情况，在临床施针治疗时，才能把人体病变情况与六气加临产生的不同气候特点结合，才能取得满意的疗效，所以将其列为医生入职的门槛。

凡刺有五，以应五脏②。

一曰半刺：半刺者，浅内而疾发针，无针伤肉，如拔毛状，以取皮气，此肺之应也。

---

① 年之所加：指五运六气学说中的客气加临，每一年中，各有风、寒、暑、湿、燥、火六气加临之期，是构成当年气候变化的重要因素之一。

② 凡刺有五，以应五脏：谓又有五种刺法，以与五脏相应，治疗与脏相关的疾病。

二曰豹文刺[1]：豹文刺者，左右前后针之，中脉为故，以取经络之血者，此心之应也。

三曰关刺[2]：关刺者，直刺左右，尽筋上[3]，以取筋痹，慎无出血，此肝之应也，或曰渊刺，一曰岂刺。

四曰合谷刺：合谷刺者，左右鸡足，针于分肉之间，以取肌痹[4]，此脾之应也。

五曰输刺：输刺者，直入直出，深内之至骨，以取骨痹，此肾之应也。

【点评】五刺法是针对五脏系统病症所采用的五种针刺方法，有半刺法、豹纹刺法、关刺法(关，四肢大关节。此刺法又称渊刺法、岂刺法)、合谷刺法、输刺法，规定了五脏病症针刺方法的命名、操作规范等。

本篇较为详细地论述了九针的功用、适应证、九变刺法、十二节刺法、五刺法的操作方法等内容，对后世刺法的发展有着积极的影响。文中所列刺法，是举例而言，旨在说明制定不同刺法的目的，是为了适应不同的疾病，示人不可墨守成规。学习古人的刺法，不仅要了解其具体内容，更重要的是学习古人创立刺法的指导思想和辨证论治的方法和观点，只有如此，才能使古人的针刺疗法有所发展，有所创新，达到古为今用的目的。

本神[5]第八 法风

【点评】论“法风”。“法风”之“风”泛指全年各个季节的不同气候，而“四立”“二分二至”是观察全年气候变化的 8 个重要时间节点

① 豹文刺：指用针较多，刺点分布像豹的斑纹。文，同“纹”

② 关刺：刺四肢关节部位的刺法。

③ 尽筋上：明·张介宾：“即关节之处也。”

④ 肌痹：病名。唐·杨上善：“寒湿之气，客于肌中，名曰肌痹。”

⑤ 本神：本，有本源、根本之意。神，指人在整个生命过程中的精神状态及其活动，即下文所述的“血、脉、营、气、精、神”等。本神，见篇首“先必本于神”，指的是针刺时首先必须以病人的精神状态及其活动为根本依据。

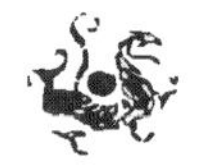

和8个空间区位（“四正”方位，“四维”方位），也就成为《内经》论病因（“此寒气之肿，八风之变也”《素问·脉要精微论》）、论发病（“八风发邪，以为经风，触五脏，邪气发病”《素问·金匮真言论》）、论养生（“从八风之理”《素问·上古天真论》）、论病证（八风所致的病症，如“汤液十日，以去八风五痹之病”《素问·移精变气论》）等理论时的重要依据。“风”有“八”，故八曰“法风”。

黄帝问于岐伯曰：凡刺之法，先必本于神。血、脉、营、气、精、神，此五脏之所藏也，至其淫泆[1]离脏则精失，魂魄飞扬，志意恍乱，智虑去身者，何因而然乎？天之罪与？人之过乎？何谓德、气、生、精、神、魂、魄、心、意、志、思、智、虑？请问其故。

【点评】论“凡刺之法，先必本于神”。针刺为何“必先本于神”呢？“神”，指病人的精神状态。在诊治病人时，必须根据病人精神变化而予以不同的治疗。因为病人有神、无神直接关系到治疗效果的好坏，并根据病人的神识变化对其预后作出判断，诊断中的得神、失神是根据病人对外界刺激的反应、语言气息、食欲口味、面色、眼神、舌象、脉象等予以分析，以此作为能否针刺、针刺效果、预后等神的判断指标。

原文还指出“血、脉、营、气、精、神，此五脏之所藏也，至其淫泆离脏则精失，魂魄飞扬，志意恍乱，智虑去身者”之例，论证物质与精神的关系，突出五脏及其所藏的血、脉、营、气、精是精神活动的物质基础，故有“血气者，人之神”（《素问·八正神明论》），“神者，水谷之精气也”（《灵枢·平人绝谷》）之论。形与神俱，形神统一，才能保障正常的生命活动。如果精神过度耗散脱离五脏（即“淫泆离脏”），就会造成“魂魄飞扬，志意恍乱，智虑去身”等形与神分离的严重后果。在养生方面也强调了精神的耗散会引起一系列病变。因此文中论述了养神的目的、方法，即下文“故智者养生也，必顺四时而适寒暑，和喜怒而安居处，节阴阳而调刚

① 淫泆：因太过而散失。泆，通“溢”，水满而外流。

柔，如是则僻邪不至，长生久视”。这就是针刺治病为何要“必先本于神”的理由。

岐伯答曰：天之在我者德也①，地之在我者气也，德流气薄而生者②也。故生之来谓之精③，两精相搏谓之神④，随神往来者谓之魂⑤，并精而出入者谓之魄⑥，所以任物者谓之心⑦，心有所忆谓之意⑧，意之所存谓之志⑨，因志而存变谓之思⑩，因思而远慕谓之虑⑪，因虑而处物谓之智⑫。

【点评】1. 论天地万物的演化规律。认为“气”是天地万物发生的物质本原，“德”，即“道”的体现(“道生之，德畜之”《老子·五十一章》)，天地乃至万物发生、存在、演化的自在规律及其自然属性。在德(规律)和气(天地万物发生的物质基础)的作用下→产生了万物(“我”)→生物(“生者”)→人类生命(“神”之广义)

2. 论精是生成人类的基本物质。此正是“烦气为虫，精气为人”(《淮南子·精神训》)观点的体现。

3. 论神和魂、魄的关系。“肝藏魂，肺藏魄”(《素问·宣明五

---

① 天之在我者德也：指天所赋予我们人类自身的东西就是德。

② 德流气薄而生者：由于天之德下流，地之气上交，人类就有了生命现象。薄，靠近，附着。此指地气升腾而与天德交合。

③ 故生之来谓之精：与生俱来维持人体生命活动的基本物质称之为精。

④ 两精相搏谓之神：男女交媾，阴阳两精结合而形成的生机称之为神。

⑤ 随神往来者谓之魂：依赖于神并与之往来活动的知觉功能称之为魂。

⑥ 并精而出入者谓之魄：依赖于先天之精并与之往来活动的生理本能称之为魄。

⑦ 所以任物者谓之心：可以承担接受外界事物刺激并做出相应反应的功能称之为心。任，负担，主持。

⑧ 心有所忆谓之意：具有接受外界事物刺激并做出相应反应的器官所进行的思维活动称之为意。忆，思念，回忆。此指思维活动。

⑨ 意之所存者谓之志：对表象、联想等意念积累之后所形成的认识称之为志。存，保存，积累。志，通“识”。

⑩ 因志而存变谓之思：根据感性认识而进行反复考虑的过程称之为思。主要是指对感性认识反复考虑的过程。

⑪ 因思而远慕谓之虑：是说在思考过程中，由近及远的推想称之为虑。

⑫ 因虑而处物谓之智：是说在进行了长远的思虑基础上，能够正确地处理外界的各种事物称之为智。“智”是理性认识。

气》)，是支撑心所藏之神的两大支系，神、魂、魄相互协同，维系着人的精神活动。

4. 论狭义神以及思维过程。经文细化了人类思维发生的过程：意(记忆、信息储存)→志(信息提取)→思(信息处理)→虑(广泛联想)→智(做出判断，制定方案，行为实施)。用“智”表达思维结果的理由在于：思维所需的信息必须是真实的，信息处理分析必须是缜密的，得出的思维结论必须是准确的，制定的处理方案必须是正确的，处理事物的结果必须是最优的，这就是用“智”表达其结果的完整理由。

故智者之养生也，必顺四时而适寒暑，和喜怒而安居处，节阴阳而调刚柔，如是则僻邪不至，长生久视。

【点评】论养生的最高境界及其最佳效果。养生的最高境界的具体做法：顺四时而适寒暑(包括形体和饮食的寒温调适)；和喜怒(即七情和合，心情愉悦)；安居处(生活起居有规律，居住环境优越)；节阴阳(性生活和谐而不过度)；调刚柔(“劳”即“刚”，“逸”即“柔”，劳逸结合。即“形劳而不倦”)。通过养生达到的最佳效果：一是僻邪不至—健康不病；长生久视—长寿(延年益寿)。

是故怵惕[①]思虑者则伤神，神伤则恐惧流淫而不止[②]。因悲哀动中者，竭绝而失生[③]。喜乐者，神惮散而不藏。愁忧者，气闭塞而不行。盛怒者，迷惑而不治。恐惧者，神荡惮而不收。

【点评】此节为不同的情志所致不同病症的举例，情之所至的病症，会表现出情绪异常的症状，如“恐惧者，神荡惮而不收”等。

心怵惕思虑则伤神，神伤则恐惧自失[④]，破䐃脱肉[⑤]，毛悴色夭，死

① 怵惕(chù tì 触替)：恐惧，惊慌不安。
② 恐惧流淫而不止：神气受到伤害后，人的情绪就惊慌不安，阴精流泄不止。
③ 竭绝而失生：因内脏精气衰竭而死亡。
④ 自失：控制不住自己。
⑤ 破䐃脱肉：指肌肉消瘦下陷。

于冬。脾愁忧而不解则伤意，意伤则悗乱[①]，四肢不举，毛悴色夭，死于春。肝悲哀动中则伤魂，魂伤则狂忘不精，不精则不正当人[②]，阴缩而挛筋，两胁骨不举，毛悴色夭，死于秋。肺喜乐无极则伤魄，魄伤则狂，狂者意不存人，皮革焦，毛悴色夭，死于夏。肾盛怒而不止则伤志，志伤则喜忘其前言，腰脊不可以俯仰屈伸，毛悴色夭，死于季夏[③]；恐惧而不解则伤精，精伤则骨酸痿厥，精时自下。是故五脏，主藏精者也，不可伤，伤则失守而阴虚，阴虚则无气，无气则死矣。

是故用针者，察观病人之态，以知精神魂魄之存亡得失之意，五者以伤，针不可以治之也。

【点评】不同的情志所致不同病症的举例，并表达观点：①不同的情志因素，所伤的脏腑不同，如“愁忧而不解”伤脾，“恐惧而不解”则伤肾等；②不同的情志因素，所致的临床表现各异，如心“神伤则恐惧自失”，肾“精伤则骨酸痿厥，精时自下”等；③情志致病，直接伤及内脏，而且所伤的内脏也有一定的针对性；④情之所至的病症，会表现出情感方面的症状，如“意伤则悗乱”“魄伤则狂，狂者意不存人”等；⑤五脏被伤，会有其功能伤害的症状，如“四肢不举”“阴缩而挛筋”“腰脊不可以仰屈伸”“骨痿厥，精时自下”等；⑥五脏严重损伤，病情加重或死亡于所不胜之时，如脾病死于春、心病死于冬等；⑦各脏的气血衰败，是病情极为严重的阶段。如“毛悴色夭”；何也？因为心“其荣色也”(《素问·五脏生成》)，“心主身之血脉”(《素问·六节藏象论》)；肺“其荣毛也”“肺者气之本”之故；⑧脏病难治；⑨“察观病人之态”，以知伤神的程度，决定是否可以进行针刺治疗，以及怎样治疗。

肝藏血，血舍魂，肝气虚则恐，实则怒。脾藏营，营舍意，脾气虚则四肢不用，五脏不安，实则腹胀经溲不利[④]。心藏脉，脉舍神，心气

---

① 悗(mán 蛮)乱：昏迷烦乱。

② 魂伤则狂忘不精，不精则不正当人：魂在受到伤害之后，人就会情绪狂乱而处事有失精明，处事有失精明神志便会邪妄不正。

③ 季夏：夏末之日。一般指夏历六月十三至三十(或十二至二十九)的时段。

④ 经溲不利：指大小便不利。经，《甲乙经》作“泾”。

虚则悲，实则笑不休。肺藏气，气舍魄，肺气虚则鼻塞不利少气，实则喘喝[1]胸盈仰息。肾藏精，精舍志，肾气虚则厥，实则胀，五脏不安。必审五脏之病形，以知其气之虚实，谨而调之也。

【点评】论五脏藏神的机理及五神脏病症的辨证。其一，五脏主藏的精气品类不同，因而主藏之神亦有差异。其二，五脏主藏的精气品类不同，功能有别，因而所患的虚实病证及其临床表现不同。其三，五脏虚实病症的辨证要点：①各脏的功能虽然相同，但是所患虚实病症的临床表现有别。如肝病“虚则恐，实则怒”。②各脏虚实病症的临床表现，既可以有所主之神失常时的表现，又会有其他功能障碍的症状。如心、肝两脏表现为神失常的症状，肺、脾、肾三脏表现为其他功能障碍的症状。其四，脾、肾两脏病症都有“五脏不安”的病理反应，既突出了脾、肾两脏在脏腑中的重要地位，同时也是后世提出“脾为后天之本”“肾为先天之本”的理论源头。

终始[2]第九 法野

【点评】论“法野”。“法野”之“野”指天地区间。天之区间称为“九野”，也谓“九宫”；地之区间称为“九野”，又名“九州”。“夫自古通天者，生之本，本于阴阳。其气九州九窍，皆通乎天气……九分为九野，九野为九脏，故形脏四，神脏五，合为九脏以应之”（《素问·六节藏象论》）之论，就是《内经》在“法野”思维模式下建构生命科学知识的范例。

凡刺之道，毕于终始，明知终始，五脏为纪，阴阳[3]定矣。阴者主

① 喘喝：呼吸急促而有声。

② 终始：终，止也，结尾的意思。始，起也，开头的意思，这里指经脉气血运行的起止。一说：古代文献的篇名。本篇对三阴三阳脏腑经脉生理、病理进行了论述，较详细地论述了经脉病变的辨证刺治原则，以及针刺补泻手法、禁忌、要求、取穴法则等；由于本篇自始至终是围绕着针刺治病这个主题，并且也是施针者自始至终所必须掌握的知识，故名“终始”。

③ 阴阳：手足阴阳经脉。

脏，阳者主腑，阳受气于四末，阴受气于五脏。故泻者迎之，补者随之[①]，知迎知随，气可令和。和气之方，必通阴阳，五脏为阴，六腑为阳，传之后世，以血为盟[②]，敬之者昌，慢之者亡，无道行私[③]，必得夭殃。谨奉天道，请言终始。

【点评】论经脉生理功能。经脉的生理，大体可归纳为：①阴经连属五脏，阳经系通六腑。“阴者主脏，阳者主腑”。此即凡是属阴的经脉直通五脏，属阳的经脉直通六腑。②阴经之气源于内脏，阳经之气源于体表。“阳受气于四末，阴受气于五脏”。阳主外，阳经承受来自四肢末梢部(实指体表部)的脉气；阴主内，阴经承受来自五脏(泛指内脏)的脉气，指出了经脉之气的分布规律。

终始者，经脉为纪[④]，持其脉口人迎[⑤]，以知阴阳有余不足，平与不平，天道毕矣。所谓平人者不病，不病者，脉口人迎应四时也，上下[⑥]相应而俱往来也，六经之脉不结动[⑦]也，本末之寒温之相守司也[⑧]，形肉血气必相称也，是谓平人。

【点评】论常人脉象标准。正常人脉象的几种标准：正常人的脉象，是其脏腑功能、气血阴阳平衡协调而在人体特定部位的反应。正常脉受体内气血阴阳状态、四时气候变化、形体素质等多种因素

---

① 故泻者迎之，补者随之：在用泻法时，要迎着经气循行的方向行针；在用补法时，要随着经气循行的方向行针。迎、随，就是针对经脉循行的方向而说的，逆其经脉循行方向进针就是“迎”；顺其经脉循行方向进针就是“随”。迎为泻，随为补。

② 以血为盟：即“歃血为盟”。古时会盟，双方口含牲畜之血或以血涂口旁，表示信誓，称为歃血。以血为盟，就是指以这种郑重的仪式缔结的同盟。这里用以表示经脉的道理和用针方法是千古不变的信条。

③ 无道行私：不遵循经脉理论而一味按照自己的意志行事。

④ 终始者，经脉为纪：是说终始是诊测经脉虚实的准则。为，相当“之”。纪，准则。一说：终始以经脉作为认识生理、病理，指导诊断、治疗的纲领。

⑤ 脉口人迎：都是切脉的部位。脉口，亦称气口或寸口，在两手腕部桡骨头内侧桡动脉搏动处，属手太阴经。人迎，在颈部结喉两侧总动脉搏动处，属足阳明经。

⑥ 上下：上指人迎，下指脉口。

⑦ 六经之脉不结动：六经的脉搏既无结涩不足的病象，又无动疾有余的病象。

⑧ 本末之寒温之相守司也：内在脏气之本与外在肌肤之脉在寒温不同的气候中都能保持正常的活动功能。守司，管束协调。

影响。但最重要的是，这些因素之间要达到调和、相称或相保状态，即可认为是正常的脉象，正常的经脉的生理表现。结合《内经》其他篇原文来看，正常人脉象大致有以下几种判定标准。

1. 脉口人迎应四时。自然界阴阳盛衰变化，常随着一年四时的迁移而发生相应变化，人们生活在自然界中，人体气血阴阳亦有适应性的变化，所以，正常人人迎、脉口的脉象当随四时气候变化而发生变化。具体而言，春夏之时，阳气当盛，人迎当微大而浮；秋冬之季，阴气当盛，脉口当微大而浮，如《灵枢·禁服》之“春夏人迎微大，秋冬寸口微大，如是者名曰平人”。

2. 人迎脉口相称。阳在上，阴在下，阳气主升，阴气主降。正常人人迎反映了阳分气血的变化，脉口反映了阴分气血的变化，故《灵枢·四时气》有“气口候阴，人迎候阳”之论。从总体言之，人迎、脉口又是相称的，即各部脉搏大小、浮沉应有其规律性、整体性、协调性，而不得失去平衡状态，亦即“阴阳上下，其动也若一”（《灵枢·动输》）。

3. 六脉和调。即所谓“六经之脉不结动”，谓六经的搏动，既没有结涩不足的病象，也没有动疾有余的病象。实指六脉搏动滑利，快慢适度，如“脉弱以滑”“徐而和”以及《素问·平人气象论》记载的“一呼脉再动，一吸脉亦再动，呼吸定息脉五动”等，均为调和之象。

4. 形脉相保。即体质状态与脉象应相一致，所谓“形肉血气必相称”，即《灵枢·寿夭刚柔》之“形充而脉坚大者，顺也”。

少气者，脉口人迎俱少而不称尺寸①也。如是者，则阴阳俱不足，补阳则阴竭，泻阴则阳脱。如是者，可将以甘药，不可饮以至剂②。如此者弗灸，不已者因而泻之，则五脏气坏矣。

【点评】1. 经脉病理举例。经脉是人体气血运行的通路，人体气血的盛衰、阴阳的变化可通过经脉予以体现，此以“少气”病证为例

① 不称尺寸：此指脉口和人迎的脉气都不符合正常的脉象标准。称，合也。尺寸，本为度量单位，引申为脉象的正常标准。一说，指尺脉与寸脉。

② 至剂：性猛量大的药剂。

说明，如人迎、脉口脉象不合正常标准，而见无力迟缓时，则表明人体气血阴阳虚衰，名曰“少气”，本证的治疗当用甘味药物以补养脾胃，滋其气血阴阳之化源；所用药性不宜过猛，量也不宜过大，所谓“不可饮以至剂”；禁用灸法，免复伤阴阳；此外，根据《灵枢·邪气脏腑病形》“阴阳形气俱不足，勿取以针，而调之甘药”的记载，针刺治疗本病自当慎重。

2. 经脉病症的治疗原则。人体气血阴阳的盛衰变化，可以随时通过经脉反映于外，其病症有虚有实，如“少气者”，即为虚证。针刺治疗时，首先辨明虚实，然后根据经气流注方向施以“泻者迎之，补者随之，知迎知随，气可令和”的针刺治疗。提示掌握经脉理论，对于制定正确的治疗原则和方法是有帮助的。

人迎一盛[①]，病在足少阳，一盛而躁，病在手少阳。人迎二盛，病在足太阳，二盛而躁，病在手太阳。人迎三盛，病在足阳明，三盛而躁，病在手阳明。人迎四盛，且大且数，名曰溢阳，溢阳为外格[②]。脉口一盛，病在足厥阴，厥阴[③]一盛而躁，在手心主。脉口二盛，病在足少阴，二盛而躁，在手少阴。脉口三盛，病在足太阴，三盛而躁，在手太阴。脉口四盛，且大且数者，名曰溢阴，溢阴为内关，内关不通死不治。人迎与太阴脉口俱盛四倍以上，命曰关格[④]，关格者与之短期。

人迎一盛，泻足少阳而补足厥阴，二泻一补[⑤]，日一取之，必切而验之，疏取之上，气和乃止[⑥]。人迎二盛，泻足太阳，补足少阴，二泻一补，二日一取之，必切而验之，疏取之上，气和乃止。人迎三盛，泻足阳明而补足太阴，二泻一补，日二取之，必切而验之，取之上，气和乃止。脉口一盛，泻足厥阴而补足少阳，二补一泻，日一取之，必切而

① 人迎一盛：指人迎之脉大于寸口一倍。盛，旺盛而大。下文“二盛、三盛、四盛”，就是人迎比寸口大二倍、三倍、四倍的意思。“脉口一盛、二盛、三盛、四盛”，也与上文句法一致，意相仿。

② 溢阳为外格：阳经的邪气过于亢盛淫溢，便会将阴经之气格拒于外。

③ 厥阴：《甲乙经》《太素》皆无此二字。当从。

④ 关格：阴阳俱盛而不相协调的实证。

⑤ 二泻一补：意为以泻为主，以补为辅。一说：泻法取二穴，补法取一穴。

⑥ 疏取之上，气和乃止：若见脉躁，当取手之相应的阴阳经脉，至经脉之气调和即停止用针。

验之，疏而取之上[①]，气和乃止。脉口二盛，泻足少阴而补足太阳，二补一泻，二日一取之，必切而验之，疏取之上，气和乃止。脉口三盛，泻足太阴而补足阳明，二补一泻，日二取之，必切而验之，疏而取之上，气和乃止。所以日二取之者，太阳[②]主胃，大富于谷气，故可日二取之也。人迎与脉口俱盛三倍以上，命曰阴阳俱溢，如是者不开，则血脉闭塞，气无所行，流淫于中，五脏内伤。如此者，因而灸之，则变易而为他病矣。

【点评】1. 人迎、脉口脉盛的诊断和治疗。人迎候阳，人迎脉盛表明阳经邪气亢盛；脉口候阴，脉口脉盛表明阴经邪气亢盛。阳经邪气盛实，易耗伤阴经之气；阴经邪气盛实，多耗伤阳经之气。所以针刺治疗时，人迎脉盛者，采取泻阳经之邪为主，补相表里的阴经之气为辅；脉口脉盛者，采取泻阴经之邪为主，补相表里的阳经之气的方法。如“人迎一盛，泻足少阳而补足厥阴，二泻一补”；“脉口一盛，泻足厥阴而补足少阳，二补一泻”。

至于脉盛而躁，除了说明邪气盛，同时也标志着正气受到较大损伤。治疗时，则针对所病经脉的表里经针刺，当补即补，当泻即泻，以消除脉盛躁象为原则，所谓“躁取之上，气和乃止”。此外，在治疗中，又当视其病变所在经脉的生理特点，确定相应的法度，或一天刺治一次，或二天刺治一次。如阳明经属胃所主，气血俱盛，所谓“大富于谷气”，因此，阳明经邪盛，一天可以刺治二次。

2. 人迎、脉口四盛的病理及预后

(1)人迎四盛和脉口四盛：“人迎四盛，且大且数，名曰溢阳，溢阳为外格。”溢阳，指六阳偏盛盈溢之意。外格，指六阳偏盛与阴格拒，阴阳脱节之意。人迎脉大于寸口四倍，大而且快，六阳偏盛到了极点，盈溢于六腑，叫溢阳；因为溢阳不能与阴气相交，所以称为外格。由此说明，是因为邪气亢盛淫溢于阳经，阴气格拒在内所致，表示病情比较危重。“脉口四盛，且大且数者，名曰溢阴，溢阴为内关，内关不通死不治。”溢阴，指六阴偏盛盈溢之意。内

① 疏而取之上：当据《甲乙经》《太素》及上下文句式为“疏取之上”。
② 太阳：《甲乙经》《太素》均作“太阴”，明·马莳、清·张志聪均认为当作“阳明”，当从。

关，关是关闭之意。六阴偏盛，拒六阳于外，有表里隔绝的意思。寸口脉大于人迎四倍，大而且快，六阴偏盛到极点，盈溢于五脏，叫溢阴；溢阴则阳气不能与阴气相交，所以称内关。阴经连属五脏，邪气亢盛于阴经，时刻有中脏的危险。因此病情极为严重，预后不良，即如原文所说："溢阴为内关，内关不通死不治。"

(2)人迎、脉口俱盛：人迎、脉口脉同时大于常人三倍或四倍以上，其病情更为严重。阴阳俱溢，是说明阴阳两气，都盛极而盈溢于脏腑。不开，乃内外不能开通之意。关格，是指阴阳两气都盛到极点，阴阳隔绝，互不相交。无论是"关格"或"阴阳俱溢"，皆说明邪气极端亢盛，人体阴阳内外不能开通，使血脉闭塞，气机受阻，使五脏内伤，大有阴阳离决之势，命在旦夕，即"关格者与之短期"。在抢救治疗此种极其危重的病症时，切勿采用灸法，以免复伤阴阳，此即"如此者，因而灸之，则变易而为他病矣"之意。

凡刺之道，气调而止，补阴泻阳[①]，音气益彰，耳目聪明，反此者血气不行。所谓气至而有效者，泻则益虚[②]，虚者脉大如其故而不坚也，坚如其故者，适虽言故，病未去也。补则益实，实者脉大如其故而益坚也，夫如其故而不坚者，适虽言快，病未去也。故补则实，泻则虚，痛虽不随针，病必衰去[③]。必先通[④]十二经脉之所生病，而后可得传于终始矣。故阴阳不相移，虚实不相倾，取之其经[⑤]。

【点评】论针刺目的及疗效判断标准。其一，针刺目的。针刺能够治疗疾病，同其他治疗方法一样，其目的就在于扶助正气，祛除

---

① 补阴泻阳：由于阴主内而阳主外，则"补阴泻阳"就是说补其内在的正气而泻其外来的病邪。一说：补阴泻阳是互文的表达方式，即补泻阴阳，就是对经脉中的阴阳之气根据情况予以补泻。亦通。

② 泻则益虚：对实证用了泻法后，便会逐渐出现一定的虚证。益，逐渐。下文"补则益实"义仿此。

③ 痛虽不随针，病必衰去：在补泻之后，疾病虽然不能随针即除，但病势必然会衰退而去。

④ 通：通晓。

⑤ 故阴阳不相移，虚实不相倾，取之其经：要使阴阳虚实保持正常的状态而不发生改变和错乱，必须取其所属经脉的穴位进行针刺。移，改变。倾，排斥，此指错乱。

邪气，调和气血，协调阴阳，使机体的疾病状态再次转化为健康状态。

其二，疗效标准。针刺是否达到预期的疗效，是否达到了治愈疾病的目的，是有一定的标准可依的。

①孔窍通利。原文以音气益彰，耳目聪明为例，表明人体气血调畅，健康无病；血气不行，脏腑有病，便可导致音气不彰，耳目失去聪明。所以，脏腑气血失调，必然会影响孔窍功能异常，而经过治疗后，孔窍的功能恢复，则表明脏腑功能恢复正常，气血得以调和。这就是孔窍通利标志针刺疗效的道理。

②经脉和调。经脉是连络脏腑组织器官的纽带，气血运行的通道。因此，人体异常变化必然可从经脉上反映出来，而人体患病经治疗，效果好坏、有无，同样可从脉象上印证。具体说来，邪气实的病证，经针刺治疗后，脉见柔和；正气虚的病证，经针刺治疗后，脉得实大，皆说明收到了疗效，达到了扶正祛邪的目的。否则，经补虚泻实治疗后，脉尚无变化，实证脉仍为坚大，虚证脉还是弱小，即使患者自觉症状有所减轻，但还不能说明病情真正好转。反之，脉象有好转的变化，而自觉症状却尚未减轻，应该说病有好转的趋势，即所谓“补则实，泻则虚，痛虽不随针，病必衰去”之意。

凡刺之属，三刺至谷气①，邪僻妄合，阴阳易居②，逆顺相反③，沉浮异处④，四时不得⑤，稽留淫泆⑥，须针而去。故一刺则阳邪出，再刺则阴邪出，三刺则谷气至，谷气至而止。所谓谷气至者，已补而实，已泻而虚，故以知谷气至也。邪气独去者，阴与阳未能调，而病知愈⑦也。

---

① 三刺至谷气：运用深浅不同的三种刺法引导谷气而产生针感。三刺，指针刺皮肤、肌肉、分肉三种深浅不同的刺法。

② 阴阳易居：内居之阳僭越于外，外居之阴沉陷于内。

③ 逆顺相反：气血运行逆顺方向失常。

④ 沉浮异处：经脉沉浮所呈现的部位发生了改变。

⑤ 四时不得：脉气不能与四季时令相协调。

⑥ 稽留淫泆：外邪滞留于体内而到处扩散。淫，盛实扩散。泆，通“溢”，水满而外流。

⑦ 知愈：表现出痊愈的迹象。知，现。一说，知，即“病愈”。

故曰补则实，泻则虚，痛虽不随针，病必衰去矣。

【点评】“三刺”是针刺治疗疾病的常用方法，指以针刺浅深度来获得不同作用的三个刺治步骤。一刺，为浅刺，可以消除阳分的病邪，故谓“一刺则阳邪出”；二刺，为深刺，可以消除阴分的病邪，故谓“再刺则阴邪出”；三刺，目的在于恢复正气，故谓“三刺则谷气至”。通过此种步骤和方法治疗，虚者可令正气充实，实者可使邪气消除。故针疗三刺，是治疗疾病的基本方法，既可治疗实证，也能治疗虚证，即或虚实夹杂证亦可用之。

阴盛而阳虚，先补其阳，后泻其阴而和之。阴虚而阳盛，先补其阴，后泻其阳而和之。三脉①动于足大指之间，必审其实虚。虚而泻之，是谓重虚，重虚病益甚。

凡刺此者，以指按之，脉动而实且疾者疾泻之，虚而徐者则补之，反此者病益甚。其动也，阳明在上，厥阴在中，少阴在下。膺腧中膺②，背腧中背③。肩膊虚者，取之上④。重舌，刺舌柱以铍针也⑤。手屈而不伸者，其病在筋，伸而不屈者，其病在骨，在骨守⑥骨，在筋守筋。补⑦须一方⑧实，深取之，稀按其痏，以极出其邪气；一方虚，浅刺之，以养其脉，疾按其痏，无使邪气得入。邪气来也紧而疾，谷⑨气来也徐而和。脉实者，深刺之，以泄其气；脉虚者，浅刺之，使精气无得出，以

---

① 三脉：足阳明、足厥阴、足少阴三脉。

② 膺腧中膺：治疗膺部腧穴所主的阴病必须针刺膺部的腧穴。膺腧，即分布于胸旁两侧高处的腧穴，如手太阴肺经的中府、云门，手厥阴心包经的天池等。

③ 背腧中背：治疗背部腧穴所主的阳病必须针刺背部的腧穴。背腧，即分布于背部的腧穴，如手少阳三焦经的肩髎、天髎，手太阳小肠经的天宗、曲垣、肩外俞等。

④ 肩膊虚者，取之上：病在肩膊之间，应当取刺与上肢经脉相通的膺背部各腧穴。肩膊，肩部和臂膊。

⑤ 重舌，刺舌柱以铍(pī 披)针也：治疗舌下肿起的重舌病，应当用铍针刺破舌柱，排出恶血。重舌，舌下肿胀高起，形如小舌，故称重舌。舌柱，即舌下大筋，其形如柱，故称舌柱。铍针，九针之一，其末如剑锋，主要用于排除脓血。

⑥ 守：守护，引申为“治疗”。下同。

⑦ 补：唐·杨上善：“量此‘补’下脱一‘泻’字。”

⑧ 方：唐·杨上善：“处也。”

⑨ 谷：原误作“邪”，据上下文义改。

养其脉，独出其邪气。

刺诸痛者，其脉皆实。故曰：从腰以上者，手太阴阳明皆主之；从腰以下者，足太阴阳明皆主之。病在上者下取之，病在下者高取之，病在头者取之足，病在足者取之腘。病生于头者头重，生于手者臂重，生于足者足重，治病者先刺其病所从生者也。

【点评】1. 论虚实病证的脉象，并作为虚实补泻治法的依据。认为“脉动而实且疾者疾泻之，虚而徐者则补之”，“邪气来也紧而疾”等。即是说脉见洪大、急数、弦紧有力者多为实证；脉见细小、迟缓、虚弱者多为虚证。掌握虚实脉象的基本特点，对正确判断虚实病证是有帮助的。

2. 以病证治疗为例，介绍几种针刺取穴方法。

(1)循经取穴法。即是依据经脉循行而选穴。所谓“膺腧中膺，背腧中背。肩髆虚者，取之上”即是。手阴经多循行在胸部两侧高处，故治疗手阴经的疾病，多取膺部腧穴。阳经在背，故治疗阳经病，多取背部腧穴。肩髆处出现的虚痛病证，则可取与上肢经脉相通的膺背处的腧穴。

(2)局部取穴法。是指针刺取穴主要着眼于病变所在部位。如原文列举的“重舌，刺舌柱”即是其例。

(3)随证取穴法。是根据疾病证候表现而进行辨证取穴的方法，如“手屈而不伸者，其病在筋，伸而不屈者，其病在骨”，针刺治疗时，“在骨守骨，在筋守筋”即是。

(4)近端取穴法。指在病位就近的经脉上取穴。如腰以上病者，在手太阴、手阳明经上取穴治疗；腰以下病者，在足太阴、足阳明经上取穴治疗，因为“从腰以上者，手太阴阳明皆主之；从腰以下者，足太阴阳明皆主之”。

(5)远端取穴法。指在距病位较远的部位取穴。如“病在上者下取之，病在下者高取之，病在头者取之足，病在足者取之腘”均为其例。

春气在毛，夏气在皮肤，秋气在分肉，冬气在筋骨，刺此病者各以其时为齐[①]。故刺肥人者，秋冬之齐；刺瘦人者，以春夏之齐。病痛者阴也，痛而以手按之不得者阴也，深刺之。病在上者阳也，病在下者阴也。痒者阳也，浅刺之。病先起阴者，先治其阴而后治其阳；病先起阳者，先治其阳而后治其阴。

刺热厥者，留针反为寒；刺寒厥者，留针反为热。刺热厥者，二阴一阳；刺寒厥者，二阳一阴。所谓二阴者，二刺阴也；一阳者，一刺阳也。久病者邪气入深，刺此病者，深内而久留之，间日[②]而复刺之，必先调其左右，去其血脉，刺道毕矣。

【点评】论针刺原则。

1. 审病本而刺。是说必须抓住疾病的关键进行治疗，即所谓“治病者先刺其病所从生者也”者是，如“病先起阴者，先治其阴而后治其阳；病先起阳者，先治其阳而后治其阴”即是其例。

2. 因人而刺。是指针刺方法应视病人体质而定，如人有胖瘦之异，针刺应随之有浅深之别。一般来说体质肥胖的当深刺，体质瘦薄的当浅刺，即所谓“刺肥人者，秋冬之齐，刺瘦人者，以春夏之齐”者是。

3. 因时而刺。是指针刺治疗时，应结合时令气候，制定适宜的法度，如人之“春气在毛，夏气在皮肤，秋气在分肉，冬气在筋骨”，表明一年之中随着时令气候的变化，人身之气亦发生相应的变化，故而不同的季节，就有不同的针刺法度，当“各以其时为齐”，仅就针刺之深浅度而言，春夏当浅刺之，秋冬应深刺之。

4. 视病而刺。包括的方面很多，从原文论述的内容来看，又可分以下几点：

(1)因疾病不同而刺，即所谓辨病论刺，如痛、痒是不同的病证，痛的部位较痒症深，故云痛病属阴，痒病属阳；在针刺治疗时，痛病当深刺，痒病当浅刺。

(2)视脉之虚实而刺，病证有虚实之别，刺法应随之不同，脉实者，当深刺，出针后勿闭针孔，使邪气易出；脉虚者，当浅刺，

---

① 齐：通“剂”。古代以针为砭剂。此指针刺深浅、次数等。

② 间日：隔日。

出针后急闭针孔，使正气不得外泄，邪不能复入。

(3)因病机不同而刺，即或同一疾病，因其病机不同，刺法也各有别，如“厥病”有寒、热厥之分，病机有阳虚、阴虚之殊(《素问·厥论》)，故寒厥刺当以补阳兼泻其阴寒，故谓“刺寒厥者，二阳一阴”；热厥刺当以补阴而兼泻阳，故谓“刺热厥者，二阴一阳”。

(4)视病程长短而刺，病有久新之异，刺法亦应有别，如“久病者”因“邪气入深”，气血损伤，病邪经久，故针刺治疗时应“深内而久留之，间日而复刺之，必先调其左右，去其血脉”的反复刺治方法方能奏效。

凡刺之法，必察其形气，形肉未脱，少气而脉又躁，躁厥者[①]，必为缪刺[②]之，散气可收，聚气可布。深居静处[③]，占神往来[④]，闭户塞牖，魂魄不散[⑤]，专意一神，精气之分，毋闻人声[⑥]，以收其精，必一其神[⑦]，令志在针，浅而留之，微而浮之，以移其神[⑧]，气至乃休。男内女外[⑨]，坚拒勿出，谨守勿内，是谓得气。

【点评】论针刺要领。此节要求施针者在对病人进行针刺前和针刺过程中，医生对疾病性质的认识，对治疗环境和病人心理状态等因素的把握。

---

① 躁厥者：躁动而厥逆之症。

② 缪刺：病在左而刺右，病在右而刺左的刺法。与“巨刺”相类，其主要区别是巨刺刺经而缪刺刺络。

③ 深居静处：医生在施针时为了避免外界的干扰而处在极为幽静的环境之中。

④ 占神往来：医生在施针时细心体察患者的思想活动。占，推测，体察。神，指病人精神活动的情况。

⑤ 魂魄不散：医生在施针时思想集中而心无旁骛。魂魄，此指医生的精神。

⑥ 精气之分，毋闻人声：医生在施针时内在的精与外在的气各安其位，不被外界人声所影响。精气之分，统而言之，即是说形神交融，内外协调。

⑦ 以收其精，必一其神：医生在施针时要敛精收神，精神集中。两句互文。

⑧ 浅而留之，微而浮之，以移其神：医生在针刺时无论采用哪种方法，都要随着病人气血的变化而灵活使用奥妙的技术。浅、留、微、浮，都是针刺的手法或形式。神，指针刺的神奇之术。

⑨ 男内女外：明·张介宾：“既刺之后，尤当戒慎。男子忌内，女子忌外。忌外者，坚拒勿出。忌内者，谨守勿内。则其邪气必去，正气必复，是谓得气。”

1. 必审病证虚实。辨证是针刺的前提，病有邪实与正虚之别，或为虚实夹杂，这就要求针刺之前“必审其虚实”，才能恰当地施行补泻，如“阴盛而阳虚”者，当“先补其阳，后泻其阴而和之”；“阴虚而阳盛”者，要“先补其阴，后泻其阳而和之”。若不明阴阳虚实之主次，便不知针刺补泻之先后，就会触犯“虚虚实实”之戒。

2. 必审形气盛衰。必须关注患者体质状况，即所谓“凡刺之法，必察其形气”，如此才能选法得当，如“形肉未脱，少气而脉又躁，躁厥者，必为缪刺之，散气可收，聚气可布”即是其例；再如证见少气、脉躁、烦躁、四肢逆冷等，证情无疑较重，不宜使用“缪刺”法，但若察见“形肉未脱”，表明体质尚好，精气尚存，则“必为缪刺之”予以救逆祛邪，匡扶正气。可见，“必察其形气”而刺治就显得尤为重要。

3. 环境安静，思想集中。治疗环境要安静，医生注意力要集中，患者神情平静，必将有利于针刺效果的提高，此即“深居静处，占神往来，闭户塞牖，魂魄不散，专意一神，精气之分，毋闻人声，以收其精，必一其神，令志在针”之意。

4. 男女有别，禁忌各异。指男女针刺之后禁忌房事。丈夫称妻子为“内人”，“入内”指男子的房事，故“谨守勿内”谓男子针刺后禁止房事，就能使正气内守；丈夫为家庭之主“外”者，故此“外”指女子的房事，故“坚拒勿出”为女子针刺后禁止房事则正气坚守而不外散。

5. 谨慎操作，消除患者恐惧心理。初次接受针疗，或是对针刺具有恐惧心理的患者，应当“浅而留之，微而浮之，以移其神，气至乃休”，应采取多种行之有效的刺法来治疗这类病人，目的在于转移消除恐惧心理，而达到针刺得气以愈病的效果。

凡刺之禁：新内[①]勿刺，新刺勿内。已醉勿刺，已刺勿醉。新怒勿刺，已刺勿怒。新劳勿刺，已刺勿劳。已饱勿刺，已刺勿饱。已饥勿刺，已刺勿饥。已渴勿刺，已刺勿渴。大惊大恐，必定其气，乃刺之。乘车来者，卧而休之，如食顷[②]乃刺之。出行来者，坐而休之，如行十

---

① 内：指性交。

② 食顷：吃一顿饭的工夫。

里顷乃刺之。

凡此十二禁者，其脉乱气散，逆其营卫，经气不次，因而刺之，则阳病入于阴，阴病出为阳，则邪气复生，粗工勿察，是谓伐身，形体淫泆，乃消脑髓，津液不化，脱其五味①，是谓失气②也。

【点评】全篇从9个方面论针刺禁忌，①针刺前后禁房事；②针刺前后禁醉酒；③针刺前后禁喜怒；④针刺前后禁劳累；⑤针刺前后禁饱食；⑥针刺前后禁饥饿；⑦针刺前后禁大渴；⑧惊恐之时禁针刺；⑨剧烈活动后禁针刺。在上述诸种情况下，营卫气血本已失常，如有此处种种因素时再妄行针刺，不仅无益于取效，反会加重阴阳气血乖乱，可能会有“乃消脑髓，津液不化，脱其五味”的严重后果。

太阳之脉，其终也，戴眼反折瘛疭③，其色白，绝皮乃绝汗④，绝汗则终矣。少阳终者，耳聋，百节尽纵，目系⑤绝，目系绝一日半则死矣，其死也，色青白乃死。阳明终者，口目动作⑥，喜惊妄言，色黄，其上下之经⑦盛而不行则终矣。少阴终者，面黑齿长⑧而垢，腹胀闭塞，上下不通而终矣。厥阴终者，中热嗌干，喜溺心烦，甚则舌卷卵上缩而终矣。太阴终者，腹胀闭不得息，气噫⑨善呕，呕则逆，逆则面赤，不逆则上下不通，上下不通则面黑皮毛燋⑩而终矣。

【点评】论六脉经终。所谓“经终”，是指经脉之气严重衰竭的病理变化，是缘于脏腑精气严重损伤，而致经脉之气终绝所表现的临

---

① 脱其五味：丧失水谷精气的营养。脱，脱落，丧失。五味，指水谷所化生的精微物质。

② 失气：失去真气。

③ 戴眼反折瘛疭（chì zòng 赤纵）：戴眼，两目上视而不转动。反折，角弓反张。瘛疭，手足痉挛。

④ 绝皮乃绝汗：绝皮，皮肤失去血色。绝汗，汗出如珠，着身不流，是人临死时出的汗。

⑤ 目系：眼球深部连于脑的脉络。

⑥ 动作：抽搐。

⑦ 上下之经：指头颈部的手足阳明之脉。

⑧ 齿长：指齿龈萎缩而牙齿变长。

⑨ 气噫：即嗳气。由于胃气阻郁不畅而上逆有声。

⑩ 燋：通“焦”。指皮毛如火灼伤而干枯的现象。

死证候。各脉经终的证候：一是主要反映其本经脉所属脏腑精气衰竭的证候；二是表现与该经循行相关联部位的病症，如太阳经脉(手太阳小肠经和足太阳膀胱经)终绝有戴眼、反折、瘛疭等症状，就与两经循行路径相关。太阳主表，为诸阳之属；膀胱为津液之腑，故经终绝则有阳气外脱，津液泄竭之“绝汗乃出”。临床上，无论是急性病，或是慢性病到濒死之时，阴阳离决，正气相脱，往往出现这些危候。其预示凶多吉少，不可救治或难以救治。总之，六经终绝证候，均为脏腑经脉之气衰竭、阴阳离决，凶多吉少，命在旦夕，可作临床判断死亡的依据。《素问·诊要经终论》亦有论述，基本内容一致。

经脉①第十

雷公问于黄帝曰：《禁脉》之言②，凡刺之理，经脉为始，营其所行③，制其度量④，内次五脏，外别六腑⑤，愿尽闻其道。

黄帝曰：人始生，先成精⑥，精成而脑髓生，骨为干⑦，脉为营⑧，筋为刚⑨，肉为墙⑩，皮肤坚而毛发长，谷入于胃，脉道以通，血气乃行⑪。

---

① 经脉：本篇强调了经脉的重要性，对十二经脉的名称、循行、病证、诊断及治则，同时对经脉气绝证、经脉与络脉的区别和十五别络的名称、循行、病证作了详尽的论述，故名。

② 《禁脉》之言：指《灵枢·禁服》中的言论。

③ 营其所行：要探求经脉的循行路线。营，度，求。一说：营，指经脉运行。“营”与“制”相对而言，以前说为妥。

④ 制其度量：应确定经脉的长短、大小等标准。制，裁断，确定。度量，指经脉的长度、大小等。制，《禁服》作“知”。

⑤ 内次五脏，外别六腑：此二句互文，指依次分辨出各条经脉与五脏六腑内外相通的联系。次、别二字，《禁服》均作“刺。”

⑥ 人始生，先成精：是说人的生命在孕育之初，首先形成的是阴阳之精。

⑦ 骨为干：骨骼构成了人体的支架。干，即筑墙时立于其两头的木架。

⑧ 脉为营：经脉构成运行血气的通道。营，输运。

⑨ 筋为刚：筋构成人体连骨属肉的网络。刚，通“纲”。

⑩ 肉为墙：肌肉构成人体的外围屏障。墙，比喻肌肉卫护机体的作用。

⑪ 谷入于胃，脉道以通，血气乃行：人在出生之后，水谷之气便进入胃而运化，经脉的通路才得以畅通，血气便能运行全身。谷，水谷的精气。

【点评】论述经脉的重要性。开篇引用《禁服》篇内容强调临床针刺经脉的重要性，经脉理论是生命科学知识体系中的重要内容，医生必须掌握其循行路线、度量方法及气血之多少。认为先天之精的形成和后天胃气的推动，经脉道路通畅，气血才能循行，人体才能生长发育。骨、脉、筋、肉、皮毛实际上是代表五脏的原始脏气，胃代表了六腑的腑气，这就意味着只有经脉道路畅通，先天与后天结合，气血运行正常了，这些组织才能在其营养联络下，形成人体，从而维护人体正常的生理功能，使生命活动正常。经络有"决死生，处百病，调虚实"的重要作用，作为医生，必须精通并能自如的运用。

经文基于唯物主义立场，简明扼要地论述了"人始生，先成精，精成而脑髓生，骨为干，脉为营，筋为刚，肉为墙，皮肤坚而毛发长"之胚胎发育过程，这是在脏腑经络理论指导下的独特中医人体形成发育学，也是"气聚成形"哲学观念的体现，是对中医气化理论的补充，否定了天神创造人的唯心观点。

雷公曰：愿卒闻经脉之始生。

黄帝曰：经脉者，所以能决死生，处百病①，调虚实，不可不通。

【点评】论掌握经脉理论的重要性。经文之所以认为经脉能"决生死，处百病，调虚实，不可不通"，缘于经脉是人体内十分重要的系统，能沟通内外，贯穿上下，将人体的脏腑、肢体、官窍及皮肉筋骨等组成有机的整体，借以运行气血，联络肢体脏腑，调节体内各部组织的一种特殊的联络系统。

其主要生理作用有：一是通达表里上下，联络脏腑官窍；二是输送气血，营养全身，如"经脉者，所以行血气而营阴阳，濡筋骨，利关节者也"(《灵枢·本脏》)者是；三是调节机体平衡与卫外固表；四是经络感传。在病理方面，能传注病邪，反映病候。在人体正虚外邪入侵情况下，经络有病可以传入内脏，内脏病也可以累及经络。当人体某脏某腑有病时，也可以在相应的经络、官窍上反映

① 决生死，处百病：判断人的生死，处理各种疾病。

出来，如心火上炎可见舌口生疮，肝火旺时眼目红赤等。所以，通过经络可以了解内脏的病变，判断病情轻重吉凶等预后情况，并可以针刺某些穴位治疗多种疾病，调整机体的虚实状态。

肺手太阴之脉，起于中焦[①]，下络大肠[②]，还循胃口[③]，上膈属肺[④]，从肺系横出腋下[⑤]，下循臑内[⑥]，行少阴心主之前[⑦]，下肘中，循臂内上骨下廉[⑧]，入寸口，上鱼，循鱼际，出大指之端；其支者，从腕后直出次指内廉，出其端。

【点评】手太阴肺经的循行路径：起于中焦→大肠→循胃口→膈→肺→喉→腋下→上肢内侧→肘→前臂桡侧→寸口→鱼际→大拇指尖。其支：从寸口上腕→食指端，交手阳明大肠经。

是动[⑨]则病肺胀满膨膨而喘咳，缺盆[⑩]中痛，甚则交两手而瞀[⑪]，此为臂厥[⑫]。是主肺所生病[⑬]者，咳，上气，喘渴[⑭]，烦心胸满，臑臂内前廉痛厥，掌中热。气盛有余，则肩背痛风寒，汗出中风，小便数而欠[⑮]。

---

① 起于中焦：手太阴经起始于中脘部位。起，经脉的起点。中焦，指中脘。

② 下络大肠：向下绕行而与大肠相联络。

③ 还循胃口：脉气返回来顺着胃的上口运行。还，指经脉改变方向，去而复回。循，指经脉沿着其部位运行。胃口，此指胃上口贲门。

④ 上膈属肺：脉气向上穿过膈膜，归入本脏，与肺相连属。上，指经脉自下而上运行。膈，指横膈膜。属，指经脉行于本脏。

⑤ 从肺系横出腋下：指经脉从喉部横着向外出于腋下。肺系，指喉咙。横，指经脉平行。出，指经脉由深部行到浅部。

⑥ 臑(nào闹)内：指上臂的内侧。臑，肩、肘之间部位。

⑦ 行少阴心主之前：指此脉从手少阴心经和手厥阴心包经的前面走过。行，指经脉从他经之旁走过。少阴心主，指手少阴心经和手厥阴心包经。

⑧ 臂内上骨下廉：指前臂内侧桡骨的前缘。廉，边，侧。

⑨ 是动：本经因受外邪影响而出现异常情况。动，变动。

⑩ 缺盆：此指锁骨上窝。

⑪ 瞀(mào冒)：视力模糊不清。

⑫ 臂厥：臂部经脉之气厥逆上行之证。

⑬ 所生病：本经脏腑发生的病变。

⑭ 喘渴：气喘有声貌。渴，当作“喝”，喘气声。

⑮ 小便数而欠：小便次数多而尿量少。欠，不足。一说：指呵欠。

气虚则肩背痛寒，少气不足以息，溺色变[①]。为此诸病，盛则泻之，虚则补之，热则疾之[②]，寒则留之[③]，陷下则灸之[④]，不盛不虚，以经取之[⑤]。盛者寸口大三倍于人迎，虚者则寸口反小于人迎也。

【点评】论手太阴肺经“是动病”“所生病”的临床表现以及诊治方法。

1. 手太阴肺经是动则病：肺胀满，喘咳，缺盆中痛，剧则交两手而瞀，臂厥。

2. 手太阴肺经所生之病：咳，上气喘咳，口渴，心烦不安，胸满，掌心发热，肩背疼痛，怕冷，气短，尿色变。

3. 人迎寸口二部合参诊法的应用：由于“人迎以候阳，寸口以候阴”(《灵枢·四时气》)，所以依据寸口、人迎脉动盛衰大小来辨别该经脉之虚实病证。

4. 刺治原则：“盛则泻之……不盛不虚，以经取之”。

大肠手阳明之脉，起于大指次指之端，循指上廉，出合谷两骨之间[⑥]，上入两筋之中[⑦]，循臂上廉，入肘外廉，上臑外前廉，上肩，出髃骨[⑧]之前廉，上出于柱骨之会上[⑨]，下入缺盆络肺，下膈属大肠；其支者，从缺盆上颈贯颊[⑩]，入下齿中，还出挟口，交人中[⑪]，左之右，右之左，上挟鼻孔。

---

① 溺色变：尿色异常。如色黄、浑浊等。

② 热则疾之：对热证要快刺快出，以泻其邪热。

③ 寒则留之：对寒证要留针，以祛寒邪而使正气来复。

④ 陷下则灸之：对阳气内衰而脉陷不起之证应采用灸法，以便温阳复脉、扶危固脱。

⑤ 不盛不虚，以经取之：如果不是血气偏实或偏虚导致的疾病，而只是经气不和，就不能用补泻，而只能在本经斟酌取穴，予以调理。

⑥ 合谷两骨之间：第一、二掌骨之间的合谷。合谷，穴名，在拇指、食指的歧骨间。两骨，第一掌骨与第二掌骨。

⑦ 两筋之中：拇长伸肌腱与拇短伸肌腱之间的过腕关节处。其穴名叫阳溪。

⑧ 髃(yú 余)骨：肩胛骨与锁骨相连的肩峰处。

⑨ 柱骨之会上：肩胛之上颈骨隆起处。因六阳经会合于此，故称“会上”。柱骨，第七颈椎棘突。

⑩ 贯颊：经脉穿过面颊。贯，经脉从某部位穿过。颊，面旁耳下曲处，当下颌角之前。

⑪ 交人中：经脉交叉于人中。交，经脉在某部位彼此交叉。

【点评】手阳明大肠经的循行路径：起于食指端→合谷→臂→肘→上臂外侧前缘→肩峰→大椎→缺盆→颊→下齿→口→鼻旁，交足阳明胃经。其支：从缺盆入胸中→肺→膈→大肠。

是动则病齿痛颈肿。是主津液所生病①者，目黄口干，鼽衄②，喉痹③，肩前臑痛，大指次指痛不用。气有余则当脉所过者热肿，虚则寒栗不复④。为此诸病，盛则泻之，虚则补之，热则疾之，寒则留之，陷下则灸之，不盛不虚，以经取之。盛者人迎大三倍于寸口，虚者人迎反小于寸口也。

【点评】论手阳明大肠经"是动病""所生病"的临床表现以及诊治方法。

1. 手阳明大肠经是动则病：牙齿疼痛，颈间肿大。

2. 手阳明大肠经所生之病：目黄，口干，鼻流清涕或出血，喉中肿痛，上臂痛，大指次指痛，经脉所过处热肿，寒栗。

3. 人迎寸口二部合参诊法的应用：由于"人迎以候阳，寸口以候阴"(《灵枢·四时气》)，所以依据寸口、人迎脉动盛衰大小来辨别该经脉之虚实病证。

4. 刺治原则："盛则泻之……不盛不虚，以经取之"。

5. 手阳明大肠经缘何"是主津液所生病"？因为"大肠者，传道之官，变化出焉"(《素问·灵兰秘典轮》)，胃肠消化的饮食物，经小肠"泌别清浊"，将浊中之浊(粪渣与部分水液的混合物)通过阑门下传至大肠，吸收其中的水分并使其成型后排出体外，故谓之"传道之官，变化出焉"。大肠功能失调所致病证多表现为大便次数、质地之改变：便次减少、质地变干者为便秘；便次增加、质地变稀甚或水样者为泄泻，当然还有排便感觉异常等病症。无论是便秘或泄泻，均与大肠"主津液"功能失常有关。

---

① 津液所生病：由于体内津液失常导致的疾病。津液，泛指体内由水谷化生的一切水液。其清稀者称为津，浊稠者称为液。

② 鼽(qiú 求)衄：鼻流清涕为鼽，鼻出血为衄。

③ 喉痹：喉中肿闭，言语、呼吸困难之症。

④ 寒栗不复：寒冷颤抖，难以恢复。

胃足阳明之脉，起于鼻之交頞中[①]，旁纳太阳之脉[②]，下循鼻外，入上齿中，还出挟口环唇，下交承浆[③]，却循颐后下廉[④]，出大迎，循颊车[⑤]，上耳前，过客主人[⑥]，循发际，至额颅[⑦]；其支者，从大迎前下人迎，循喉咙，入缺盆，下膈属胃络脾；其直者[⑧]，从缺盆下乳内廉，下挟脐，入气街中；其支者，起于胃口[⑨]，下循腹里，下至气街中而合，以下髀关[⑩]，抵伏兔[⑪]，下膝膑[⑫]中，下循胫外廉，下足跗，入中指内间；其支者，下廉三寸而别，下入中指外间；其支者，别跗上，入大指间，出其端。

【点评】足阳明胃经的循行路径：起于鼻旁→目内角→上齿→环唇→承浆→大迎→颊车→耳前→发际→额颅。其支：从大迎→人迎→缺盆→入胸内→膈→胃→脾。其支：缺盆→乳房→气街。其支：从胃→下气街，与上支相汇合→髀关→伏兔→膝→胫→次指外侧。其支：从膝下三寸处，下行到中趾之端。其支：足背→足大趾内侧与足太阴脾经汇合。

是动则病洒洒振寒[⑬]，善呻数欠颜黑，病至则恶人与火，闻木声则惕然而惊，心欲动，独闭户塞牖而处，甚则欲上高而歌，弃衣而走，贲

---

① 起于鼻之交頞(è 饿)中：足阳明胃经起始于鼻翼两侧，上行到鼻根部时左右相交。頞，鼻梁。

② 旁纳太阳之脉：足阳明胃经与旁侧足太阳膀胱经交会。

③ 承浆：下唇中央下方的凹陷处。亦穴名。

④ 却循颐后下廉：足阳明经又回过头沿着口腮后下方运行。却，指经脉进而退转。颐，口角下方、腮前下方的部位。

⑤ 颊车：下颌骨。亦穴名，在下颌角前咬肌处。

⑥ 过客主人：从上关穴旁经过。客主人，穴名，即上关穴，位于耳前颧弓上缘。

⑦ 额颅：前额骨部，位于发下眉上之处。

⑧ 其直者：从缺盆直行的脉。直，指经脉之直行者。

⑨ 胃口：指胃下口幽门。

⑩ 髀关：穴名。在股部前上方。

⑪ 伏兔：穴名。位于大腿前方肌肉隆起处。

⑫ 膝膑：膝盖骨。

⑬ 洒洒(xiǎn 显)振寒：形容寒冷发抖的样子。

响[①]腹胀，是为骭厥[②]。是主血所生病[③]者，狂，疟，温淫汗出，鼽衄，口喎唇胗[④]，颈肿喉痹，大腹水肿，膝膑肿痛，循膺、乳、气街、股、伏兔、骭外廉、足跗上皆痛，中指不用。气盛则身以前皆热，其有余于胃，则消谷善饥，溺色黄。气不足则身以前皆寒栗，胃中寒则胀满。为此诸病，盛则泻之，虚则补之，热则疾之，寒则留之，陷下则灸之，不盛不虚，以经取之。盛者人迎大三倍于寸口，虚者人迎反小于寸口也。

【点评】论足阳明胃经“是动病”“所生病”的临床表现以及诊治方法。

1. 足阳明胃经是动则病：洒洒振寒，常常呻吟，呵欠，额部暗黑，发病时怕见人和火光，听木声则怕，心慌，只想闭门窗独坐，甚则欲上高而歌，弃衣而走，肠鸣腹胀。

2. 足阳明胃经所生之病：疟疾，温病，鼻流清涕或出血，口角歪斜，口唇生疮，颈肿，喉痹，大腹水肿，膝膑肿痛，足中趾不用等身前胸腹部发热，消谷善饥，小便黄，身前胸腹部寒战，胃寒胀满。

3. 人迎寸口二部合参诊法的应用：由于“人迎以候阳，寸口以候阴”(《灵枢·四时气》)，故可依据寸口、人迎脉动盛衰大小来辨别该经脉之虚实病证。

4. 刺治原则：“盛则泻之……不盛不虚，以经取之”。

5. 足阳明胃经阳明主“血”所生病的问题。《灵枢·决气》认为，“中焦受气取汁，变化而赤是谓血”。故此处实指病由内发，中焦受气取汁，化赤为血的功能受到阻遏而发生的病。胃有病，气血生化之源不足，会使血液化生无源，故曰阳明主“血所生病”者也。主要是从血的生成源流去分析，其与心主血，肝藏血并不矛盾。

6. 疟疾是以寒热往来为特点，多从少阳论治。在临床上疟有多种，而阳明之疟是其一种，如《素问·刺疟》就有“足阳明之疟，令

---

① 贲响：肠鸣。

② 骭(gàn 干)厥：指循行足胫部位的胃经气血逆乱。骭，指小腿。

③ 血所生病：明·张介宾：“中焦受谷，变化而赤为血，故阳明为多气多血之经，而主血所生病者。”

④ 口喎(wāi 歪)唇胗：口角㖞斜、口唇生疮。胗，同“疹”。

人先寒，洒淅洒淅，寒甚久乃热，热去汗出，喜见日月光火气乃快热，刺足阳明跗上”。说明阳明与疟的发病也有关，疟的一种类型与阳明有关，故要刺阳明经穴，体现了辨证论治的特点。

7. 关于“温淫”。无论伤寒中的阳明经证，或是温病中的气分阶段，都有大热、大汗、大渴、脉洪大的特点。从病因言，一为寒邪，一为温邪。从病势言，一者导致阳衰，一者可使阴亏。但二者有一交叉点，那就是阳明阶段。对伤寒来说是寒邪郁而化热的结果。因为阳明经多气多血，故而症状突出，反应剧烈。故此把“温淫”列入阳明经是有道理的。

8. 阳明所致的狂证属热属实，这在临床上有重要意义。《素问·厥论》之“阳明之厥，则巅疾欲走呼，腹满，不得卧，面赤而热，妄见而妄言”与本节指出的“恶人与火，闻木声则惕然而惊，心欲动，独闭户塞牖而处，甚则欲上高而歌，弃衣而走”两段原文生动地描述了躁狂抑郁型精神病的特征。临床应用白虎汤、承气汤加减治疗狂躁型精神病取得良效者屡见不鲜。

9.“闻木声则惕然而惊”之“木声”，是指古代音乐分类八音中木材质乐器所奏的音乐。八音是中国历史上最早的乐器科学分类法，西周将当时的乐器按制作材料分为金(钟、镈、铙)、石(磬)、丝(琴、瑟)、竹(箫、篪)、匏(笙、竽)、土(埙、缶)、革(鼗、雷鼓)、木(柷、敔)八类，故此之“木音”非角、徵、宫、商、羽中的“角”(属性为木)音。

脾足太阴之脉，起于大指之端，循指内侧白肉际①，过核骨②后，上内踝前廉，上踹③内，循胫骨后，交出厥阴之前，上膝股内前廉，入腹属脾络胃，上膈，挟咽④，连舌本⑤，散舌下；其支者，复从胃，别上膈，注心中。

---

① 白肉际：赤白肉际。手足两侧阴阳面分界处，阳面为赤色，阴面为白色，称赤白肉际。
② 核骨：足大趾本节后内侧凸出的半圆骨。
③ 踹(shuàn 涮)：又作“腨”。指腓肠肌处，俗称小腿肚。
④ 咽：指食管。
⑤ 舌本：舌根。

【点评】足太阴脾经的循行路径：起于足大趾内侧→内踝→腿肚→股前→腹→脾→胃→膈→胸→咽喉→舌。其支：从膈走心中，交手少阴心经。

是动则病舌本强，食则呕，胃脘痛，腹胀善噫，得后与气[①]则快然如衰[②]，身体皆重。是主脾所生病者，舌本痛，体不能动摇，食不下，烦心，心下急痛，溏、瘕、泄[③]、水闭、黄疸，不能卧，强立[④]，股膝内肿厥，足大指不用。为此诸病，盛则泻之，虚则补之，热则疾之，寒则留之，陷下则灸之，不盛不虚，以经取之。盛者寸口大三倍于人迎，虚者寸口反小于人迎也。

【点评】论足太阴脾经"是动病""所生病"的临床表现以及诊治方法。

1. 足太阴脾经是动则病：舌本强，食则呕，胃脘痛，腹胀，噫气，便后轻松，但身体重滞。

2. 足太阴脾经所生之病：舌根痛，体不能动摇，食不下，烦心，心下急痛，溏、瘕、泄、尿闭、黄疸，不能卧，股膝内肿厥，足大趾不用。

3. 人迎寸口二部合参诊法的应用：由于"人迎以候阳，寸口以候阴"(《灵枢·四时气》)，因此可依据寸口、人迎脉动盛衰大小来辨别该经脉之虚实病证。

4. 刺治原则："盛则泻之……不盛不虚，以经取之"。

心手少阴之脉，起于心中，出属心系[⑤]，下膈络小肠；其支者，从心系上挟咽，系目系；其直者，复从心系却上肺，下出腋下，下循臑内

---

① 得后与气：在解过大便或排气之后。后，大便。气，矢气，即排气，俗称放屁。

② 快然如衰：感觉爽快，病情似已衰退。衰，病势衰退，病情减轻。

③ 溏、瘕、泄：溏，指大便稀薄。瘕，指腹部忽聚忽散的结块。泄，指水泻。

④ 强立：勉强站立。

⑤ 心系：心脏与其他脏器相联系的脉络。元·滑寿："五脏系皆通于心，而心通五脏系也。"

后廉，行太阴心主之后[①]，下肘内，循臂内后廉，抵掌后锐骨[②]之端，入掌内后廉，循小指之内出其端。

【点评】手少阴心经的循行路径：起于心内→心系→膈→下络小肠。其支：从心系→咽喉→目系。其支：从心系→肺→腋→上臂内侧→肘→臂→掌→小指端，与手太阳小肠经相交。

是动则病嗌干心痛，渴而欲饮，是为臂厥。是主心所生病者，目黄胁痛，臑臂内后廉痛厥，掌中热痛。为此诸病，盛则泻之，虚则补之，热则疾之，寒则留之，陷下则灸之，不盛不虚，以经取之。盛者寸口大再倍于人迎，虚者寸口反小于人迎也。

【点评】论手少阴心经"是动病""所生病"的临床表现以及诊治方法。

1. 手少阴心经是动则病：咽干，心痛，口渴欲饮，臂厥。

2. 手少阴心经所生之病：目黄，胁痛，上臂屈侧疼痛，掌心热痛手太阳。

小肠手太阳之脉，起于小指之端，循手外侧上腕，出踝[③]中，直上循臂骨下廉，出肘内侧两筋之间，上循臑外后廉，出肩解[④]，绕肩胛，交肩上，入缺盆络心，循咽下膈，抵胃属小肠；其支者，从缺盆循颈上颊，至目锐眦[⑤]，却入耳中；其支者，别颊上䪼[⑥]抵鼻，至目内眦[⑦]，斜络于颧。

【点评】手太阳小肠经的循行路径：起于手小指→腕→肘内→上臂外侧→肩胛→大椎→缺盆→心→膈→胃→小肠。其支：从缺盆→

---

① 行太阴心主之后：心经从手太阴肺经和手厥阴心包经的后面走过。太阴，指手太阴肺经。心主，指手厥阴心包经。

② 锐骨：又称兑骨。即尺骨茎突。

③ 踝：指锐骨，即尺骨茎突。

④ 肩解：肩胛关节后侧。

⑤ 目锐眦：外眼角。

⑥ 䪼(zhuō 拙)：眼眶下部，包括颧骨内连及上牙龈部位。

⑦ 目内眦：内眼角。

颈→颊→目外眦→耳。其支：从面颊→目眶下→鼻→目内眦，与足太阳膀胱经交接。

是动则病嗌痛颔[①]肿，不可以顾[②]，肩似拔，臑似折[③]。是主液所生病[④]者，耳聋目黄颊肿，颈颔肩臑肘臂外后廉痛。为此诸病，盛则泻之，虚则补之，热则疾之，寒则留之，陷下则灸之，不盛不虚，以经取之。盛者人迎大再倍于寸口，虚者人迎反小于寸口也。

【点评】论手太阳小肠经"是动病""所生病"的临床表现以及诊治方法。

1. 手太阳小肠经是动则病：咽痛，颔肿，头难以回转，肩痛，上臂剧痛。

2. 手太阳小肠经所生之病：耳聋，目黄，颊肿，颈、颔、肩、上臂、肘、前臂外侧后缘痛。

3. 手太阳小肠经为何"是主液所生病者"？小肠为"受盛之官"，有"泌别清浊"的作用，与津液代谢有一定关系，因此其病症有小便色、质、量的变化。临床治疗小便异常的病症，也常与小肠相联系，故认为小肠经"是主液所生病者"。

4. 小肠之脉上结于目的内外眦及耳，与眼和耳的功能活动关系密切，因此凡见到流泪不止、目黄或耳鸣者，可取此经刺治。故《素问·厥论》有："手太阳厥逆，耳聋泣出……治主病者。"

膀胱足太阳之脉，起于目内眦，上额交巅[⑤]；其支者，从巅至耳上角[⑥]；其直者，从巅入络脑，还出别下项，循肩髆[⑦]内，挟脊抵腰中，入循膂[⑧]，络肾属膀胱；其支者，从腰中下挟脊贯臀，入腘中；其支者，

---

① 颔（hàn 汉）：指腮下。

② 顾：回头看。此指转动头项。

③ 肩似拔，臑似折：肩痛得如同被拔开，臂痛得如同被折断。

④ 是主液所生病：小肠经由所主之液发生的病变。

⑤ 交巅：在头顶交会。巅，头顶正中最高处，当百会穴之所在。

⑥ 耳上角：即耳壳的上部。

⑦ 肩髆（bó 搏）：指肩胛骨。

⑧ 膂（lǚ 旅）：指脊椎骨两旁的肌肉。

从髆内左右，别下贯胛，挟脊内，过髀枢[①]，循髀外从后廉下合腘中，以下贯踹内，出外踝之后，循京骨[②]，至小指外侧。

【点评】足太阳膀胱经的循行路径：起于目内眦→上额交巅→项→肩髆→挟脊→腰→肾→膀胱。其支：腰→臀→腘窝。其支：肩→夹脊→髀枢→股外→与前支合于腘窝→腿肚→外踝→小趾，交足少阴肾经。

是动则病冲头痛[③]，目似脱，项如拔，脊痛腰似折，髀不可以曲，腘如结，腨如裂，是为踝厥[④]。是主筋所生病者，痔疟狂癫疾，头囟[⑤]项痛，目黄泪出鼽衄，项背腰尻[⑥]腘腨脚皆痛，小指不用。为此诸病，盛则泻之，虚则补之，热则疾之，寒则留之，陷下则灸之，不盛不虚，以经取之。盛者人迎大再倍于寸口，虚者人迎反小于寸口也。

【点评】论足太阳膀胱经"是动病""所生病"的临床表现以及诊治方法。

1. 足太阳膀胱经是动则病：头痛，目似脱，项如拔，脊痛腰似折，髀不可以曲，腨如结，踝厥。

2. 足太阳膀胱经所生之病：痔疟，狂，癫疾，头囟项痛，目黄，泪出，鼻出血，项、背、腰、尻、小腿痛，足小趾不用。

3. 人迎寸口二部合参诊法的应用：诊法原理，即"人迎以候阳，寸口以候阴"(《灵枢·四时气》)，依据寸口、人迎脉动盛衰大小辨别该经脉之虚实病证。

4. 刺治原则："盛则泻之……不盛不虚，以经取之"。

5. 足太阳膀胱经主筋的问题。该经所生病中有"是主筋所生病"，为何如此？理由有二：一是十二经筋是十二经脉之气所濡养的筋肉，随同经脉结聚布散于四肢、头身。"筋"《说文解字》解作

---

① 髀枢：指股骨上端的关节。即股骨大转子部位。
② 京骨：足小趾本节后突出的半圆骨。
③ 冲头痛：因邪气上冲而引起的头痛。
④ 踝厥：指循于外踝部位的足太阳经气血逆乱之证。
⑤ 头囟(xìn 信)：囟门。
⑥ 尻(kāo 考)：骶骨处。

“肉之力也”，即指坚而有力的肌肉。其间的联系除在头、面、胸、腹部结合外，还在各经循行于踝、腨、膝、股、髀、臀、腕、肘、腋、臂、肩、颈等关节或筋肉丰满处，与临近的经脉相连结。足厥阴肝经不仅络阴器，而且总络诸筋，所以经筋的作用是联结筋肉，约束骨骼，利于关节的屈伸，保持正常的运动功能。足太阳膀胱的经筋，与足太阳膀胱经密切相连，说其主筋，并非没有道理。二是足太阳经与人身卫阳之气关系极为密切，它分布于背部属阳，而阳气“精则养神，柔则养筋”(《素问·生气通天论》)。临床可见足太阳经受到风寒侵袭时，可见经气不舒之项背强几几。所以足太阳膀胱经主筋所生病是有其理论和临床基础的。

肾足少阴之脉，起于小指之下，邪走足心[①]，出于然谷[②]之下，循内踝之后别入跟[③]中，以上踹内，出腘内廉，上股内后廉，贯脊属肾络膀胱；其直者，从肾上贯肝膈，入肺中，循喉咙，挟舌本；其支者，从肺出络心，注胸中。

【点评】足少阴肾经的循行路径：起于足小趾→足心→内踝→腿肚→腘窝→股内→脊柱→肾→膀胱。其支：肾→肝→膈→肺→喉咙→舌根。其支：肺→心→胸中，与手厥阴心包经交接。

是动则病饥不欲食，面如漆柴[④]，咳唾则有血，喝喝而喘，坐而欲起，目𥆨𥆨[⑤]如无所见，心如悬若饥状[⑥]，气不足则善恐，心惕惕如人将捕之，是为骨厥[⑦]。是主肾所生病者，口热舌干，咽肿上气，嗌干及痛，烦心心痛，黄疸肠澼[⑧]，脊股内后廉痛，痿厥[⑨]嗜卧，足下热而痛。为此

① 邪走足心：斜着走向足心的涌泉穴。邪，通“斜”。
② 然谷：穴名。在内踝前之大骨之下。
③ 跟：指脚跟。
④ 面如漆柴：形容面色黑而枯槁。
⑤ 𥆨𥆨(huāng 荒)：视物不清貌。
⑥ 心如悬若饥状：心中空荡荡象受饥挨饿似的。悬若，空虚貌。
⑦ 骨厥：肾主骨，故因肾经脉气上逆而出现的病症称为“骨厥”。
⑧ 肠澼(pì 譬)：痢疾的古名。肾开窍于前后二阴，故病肠澼。
⑨ 痿厥：四肢痿弱、肢端发凉之症。

诸病，盛则泻之，虚则补之，热则疾之，寒则留之，陷下则灸之，不盛不虚，以经取之。灸则强食生肉[①]，缓带披发，大杖重履而步[②]。盛者寸口大再倍于人迎，虚者寸口反小于人迎也。

【点评】论足少阴肾经“是动病”“所生病”的临床表现以及诊治方法。

1. 足少阴肾经是动则病：饥不欲食，面如漆柴，咳唾有血，喘不能平卧，目无所见，心如悬如饥状。

2. 足少阴肾经所生之病：口热舌干，咽肿上气，嗌干及痛，烦心、心痛、黄疸、泻痢、痿厥思卧，足下热而痛恐惧、心惕惕如人将捕之，是谓骨厥。

3. 人迎寸口二部合参诊法的应用：诊法原理，即“人迎以候阳，寸口以候阴”(《灵枢·四时气》)，依据寸口、人迎脉动盛衰大小辨别该经脉之虚实病证。

4. 刺治原则：“盛则泻之……不盛不虚，以经取之”。

5. 足少阴肾经是动、所生病，所举病证很广，既有面色、眼目、痢疾等疾病，又有恐惧、口热舌干、咽干、烦心、心痛、黄疸等各脏腑的病症，因为足少阴肾的经脉连络多个内脏，肾“受五脏六腑之精而藏之”，与五脏六腑的关系甚为密切，故后世称其为先天之本，认为五脏六腑之病久虚，穷必及肾，并且对诸脏腑之虚证久治不愈者，则多从治肾入手。因此在分析其机理时，经脉的连属关系是其重要方面。此外，“卫出于下焦”命门学说也与肾及其经脉分不开。

心主[③]手厥阴心包络之脉，起于胸中，出属心包络，下膈，历络三焦；其支者，循胸出胁，下腋三寸，上抵腋，下循臑内，行太阴少阴之间，入肘中，下臂行两筋之间，入掌中，循中指出其端；其支者，别掌中，循小指次指出其端。

---

① 强食生肉：指生肉味厚，可以补精，故强令患者多吃生肉。

② 大杖重履而步：手持大杖，脚穿重履散步。

③ 心主：心包络之经。因心包络为心所主，故称“心主”。

【点评】手厥阴心包经脉的循行路径：起于胸中→心包→膈→三焦。其支：胸中→胁→腋→臂内侧正中→掌→中指。其支：掌→无名指，交于手少阳胆经。

是动则病手心热，臂肘挛急，腋肿，甚则胸胁支满，心中憺憺[①]大动，面赤目黄，喜笑不休。是主脉所生病[②]者，烦心心痛，掌中热。为此诸病，盛则泻之，虚则补之，热则疾之，寒则留之，陷下则灸之，不盛不虚，以经取之。盛者寸口大一倍于人迎，虚者寸口反小于人迎也。

【点评】论手厥阴心包经"是动病""所生病"的临床表现以及诊治方法。

1. 手厥阴心包经是动则病：手心发热，臂肘挛急，腋肿，胸胁支满，心中大动，面赤目黄，善笑不休。

2. 手厥阴心包经所生之病：烦心心痛、掌中热。

3. 人迎寸口二部合参诊法的应用：诊法原理，即"人迎以候阳，寸口以候阴"(《灵枢·四时气》)，依据寸口、人迎脉动盛衰大小辨别该经脉之虚实病证。

4. 刺治原则："盛则泻之……不盛不虚，以经取之"。

三焦手少阳之脉，起于小指次指之端，上出两指之间[③]，循手表腕[④]，出臂外两骨[⑤]之间，上贯肘，循臑外上肩，而交出足少阳之后，入缺盆，布膻中[⑥]，散落[⑦]心包，下膈，循属三焦；其支者，从膻中上出缺盆，上项，系耳后直上，出耳上角，以屈下颊至䪼；其支者，从耳后入耳中，出走耳前，过客主人前，交颊，至目锐眦。

【点评】手少阳三焦经的循行路径：起于无名指→腕→前臂→肘

---

① 憺憺（dàn 淡）：通"惮惮"，忧惧貌。
② 是主脉所生病：心包经所主之脉发生的病变。
③ 两指之间：指第四、第五掌骨之间。
④ 手表腕：指手背腕关节处。
⑤ 臂外两骨：指前臂外侧的尺骨和桡骨。
⑥ 膻（dàn 淡）中：胸腹间的部位，心肺居其中，为宗气积聚之处，故亦称气海。
⑦ 落：《太素》《甲乙经》均作"络"。

外→肩→缺盆→膻中(心包)→膈→三焦。其支：缺盆→项→耳后→耳上角→额→目下。其支：耳后→耳中→耳前→颊→目外眦，与足少阳胆经相交。

是动则病耳聋浑浑焞焞[①]，嗌肿喉痹。是主气所生病[②]者，汗出，目锐眦痛，颊痛，耳后肩臑肘臂外皆痛，小指次指不用。为此诸病，盛则泻之，虚则补之，热则疾之，寒则留之，陷下则灸之，不盛不虚，以经取之。盛者人迎大一倍于寸口，虚者人迎反小于寸口也。

【点评】论手少阳三焦经"是动病""所生病"的临床表现以及诊治方法。

1. 手少阳三焦经是动则病：听觉不清，嗌肿喉痹。

2. 手少阳三焦经所生之病：自汗出，眼外眦痛，颊痛，耳后、肩、上臂、肘前臂外缘皆痛，小指次指不用。

3. 人迎寸口二部合参诊法的应用：诊法原理，即"人迎以候阳，寸口以候阴"(《灵枢·四时气》)，依据寸口、人迎脉动盛衰大小辨别该经脉之虚实病证。

4. 刺治原则："盛则泻之……不盛不虚，以经取之"。

胆足少阳之脉，起于目锐眦，上抵头角[③]，下耳后，循颈行手少阳之前，至肩上，却交出手少阳之后，入缺盆；其支者，从耳后入耳中，出走耳前，至目锐眦后；其支者，别锐眦，下大迎，合于手少阳，抵于䪼，下加颊车，下颈合缺盆以下胸中，贯膈络肝属胆，循胁里，出气街，绕毛际[④]，横入髀厌[⑤]中；其直者，从缺盆下腋，循胸过季胁[⑥]，下合髀

---

① 浑浑焞焞(tūn 吞)：听觉模糊不清貌。
② 是主气所生病：指三焦经所主之气发生的病变。
③ 头角：即额角，位于前额发际左右两端弯曲下垂之处。
④ 毛际：耻骨处阴毛的边际。
⑤ 髀厌：即髀枢部位。在股骨上端关节大转子外侧的最上方，为股骨向外显著隆起的部分。
⑥ 季胁：胸肋下两侧的软骨部分。

厌中，以下循髀阳①，出膝外廉，下外辅骨②之前，直下抵绝骨③之端，下出外踝之前，循足跗上，入小指次指之间；其支者，别跗上，入大指之间，循大指歧骨④内出其端，还贯爪甲，出三毛⑤。

【点评】足少阳胆经的循行路径：起于目外眦→头角→耳后→肩→缺盆。其支：从耳后→耳中→耳前→目外眦。其支：目外眦→大迎，合于手少阳→䪼→颊车→缺盆→胸中→贯膈→肝→胆→气街→毛际→髀厌。其支：缺盆→腋→季胁→髀厌与上肢相合→股外→膝外→外踝→足第四趾端。其支：跗上→大趾爪甲，与足厥阴肝经相交。

是动则病口苦，善太息，心胁痛不能转侧，甚则面微有尘⑥，体无膏泽，足外反热，是为阳厥⑦。是主骨所生病⑧者，头痛颔痛，目锐眦痛，缺盆中肿痛，腋下肿，马刀侠瘿⑨汗出振寒，疟，胸胁肋髀膝外至胫绝骨外髁前及诸节皆痛，小指次指不用。为此诸病，盛则泻之，虚则补之，热则疾之，寒则留之，陷下则灸之，不盛不虚，以经取之。盛者人迎大一倍于寸口，虚者人迎反小于寸口也。

【点评】论足少阳胆经"是动病""所生病"的临床表现以及诊治方法。

1. 足少阳胆经是动则病：口苦，叹气，胸胁痛不能转侧，甚则面微有尘，体无膏泽，足外反热，叫作阳厥。

2. 足少阳胆经所生之病：头痛，下颌痛，眼外眦痛，缺盆中痛，腋下肿，马刀侠瘿，汗出振寒，疟，小指次指不用。

---

① 髀阳：股骨的外侧。
② 外辅骨：即腓骨。
③ 绝骨：腓骨下段凹陷处。
④ 大指歧骨：第一、第二跖骨。
⑤ 三毛：指足大趾爪甲后生毛处，相当于足大趾趾骨第二节部分。
⑥ 面有微尘：面色灰暗，如蒙一层尘土一样。
⑦ 阳厥：少阳之气上冲，气血逆乱之证。
⑧ 是主骨所生病：指由足少阳经所主之骨产生的病变。
⑨ 马刀侠瘿：凡瘰疬生于腋下、形如马刀的叫"马刀"，生于颈旁、形如串珠的称"侠瘿"。

3. 人迎寸口二部合参诊法的应用：诊法原理，即“人迎以候阳，寸口以候阴”(《灵枢·四时气》)，依据寸口、人迎脉动盛衰大小辨别该经脉之虚实病证。

4. 刺治原则：“盛则泻之……不盛不虚，以经取之”。

肝足厥阴之脉，起于大指丛毛之际①，上循足跗上廉，去内踝一寸，上踝八寸，交出太阴之后，上腘内廉，循股阴②入毛中，过阴器，抵小腹，挟胃属肝络胆，上贯膈，布胁肋，循喉咙之后，上入颃颡③，连目系，上出额，与督脉会于巅；其支者，从目系下颊里，环唇内；其支者，复从肝别贯膈，上注肺。

【点评】足厥阴肝经的循行路径：起于足大趾爪甲→内踝→内廉→股内→阴毛→胃→肝→胆→膈→咽喉→颃颡→目系→颠顶。其支：目系→颊→唇。其支：肝→肺，与手太阴肺经相接。

是动则病腰痛不可以俛仰，丈夫㿉疝④，妇人少腹肿，甚则嗌干，面尘脱色。是肝所生病者，胸满呕逆飧泄，狐疝⑤遗溺闭癃。为此诸病，盛则泻之，虚则补之，热则疾之，寒则留之，陷下则灸之，不盛不虚，以经取之。盛者寸口大一倍于人迎，虚则寸口反小于人迎也。

【点评】论足厥阴肝经“是动病”“所生病”的临床表现以及诊治方法。

1. 足厥阴肝经是动则病：腰痛不能腑仰，男子疝，好少腹肿，甚则嗌干，面尘脱色。

2. 足厥阴肝经所生之病：胸中满闷，呕吐之逆，水泻完谷不化，狐疝，遗尿或小便不通。

3. 人迎寸口二部合参诊法的应用：诊法原理，即“人迎以候阳，

---

① 大指丛毛之际：足大趾爪甲后面生长毫毛之处，亦即足大趾趾骨第一节后方皮肤横纹的部位。

② 股阴：大腿的内侧。

③ 颃颡(háng sǎng 杭嗓)：上腭与鼻相通的孔窍处。

④ 㿉疝：疝气的一种，症见睾丸肿痛下坠。

⑤ 狐疝：疝气的一种，症见腹股沟胀痛，肿块时大时小、时上时下。

寸口以候阴”(《灵枢·四时气》)，依据寸口、人迎脉动盛衰大小辨别该经脉之虚实病证。

4. 刺治原则：“盛则泻之……不盛不虚，以经取之”。

5. 关于是动、所生病争鸣。举凡十二经，均有“是动、所生”病症及其表现，于此颇有争议，张志聪认为，“夫是动者，病因于外；所生者，病因于内。”《难经·二十二难》释之曰：“经言是动者，血也，邪在气，气为是动；邪在血，血为所生病。”《难经经释》认为，“是动诸病，乃本经之病；所生之病，则以类推而旁及它经者。”张介宾则认为“所生为血，先病为气，后病为血，若乎近理；然细查本篇之意，凡在五脏，则各脏所生病，凡在六腑，则或言气，或言血，或脉或筋，或骨或津液，其所生病各有所主，非以‘气血’二字统言十二经者也。”甚大之分歧不一而足，据原文所举证分析，“是动则病”似指外邪伤犯经脉所生的病证，而“所生病”指本脏功能失常所发生的病症。

手太阴气绝则皮毛焦，太阴者行气温于皮毛者也，故气不荣[①]则皮毛焦，皮毛焦则津液去皮节[②]，津液去皮节者则爪枯毛折，毛折者则毛先死，丙笃丁死，火胜金也[③]。

手少阴气绝则脉不通，脉不通则血不流，血不流则髦[④]色不泽，故其面黑如漆柴者，血先死，壬笃癸死，水胜火也。

足太阴气绝者则脉不荣肌肉，唇舌者肌肉之本也，脉不荣则肌肉软，肌肉软则舌萎人中满，人中满则唇反[⑤]，唇反者肉先死，甲笃乙死，木胜土也。

足少阴气绝则骨枯，少阴者冬脉也，伏行而濡骨髓者也，故骨不濡

---

① 荣：通“营”。营养。

② 津液去皮节：由于肺气衰竭，津液便不能温润皮肤与关节。去，离开。

③ 丙笃丁死，火胜金也：患者在逢丙之日病情加重，在逢丁之日死亡，其原因在于属火的丙丁之日与肺金相克。

④ 髦(máo 毛)：头发。

⑤ 唇反：口唇外翻。反，同“翻”。

则肉不能著[①]也，骨肉不相亲则肉软却[②]，肉软却故齿长而垢发无泽，发无泽者骨先死，戊笃己死，土胜水也。

足厥阴气绝则筋绝，厥阴者肝脉也，肝者筋之合也，筋者聚于阴气[③]，而脉络于舌本也，故脉弗荣则筋急，筋急则引舌与卵，故唇青舌卷卵缩则筋先死，庚笃辛死，金胜木也。

五阴气俱绝则目系转，转则目运[④]，目运者为志先死，志先死则远一日半死矣。六阳[⑤]气绝，则阴与阳相离，离则腠理发泄，绝汗[⑥]乃出，故旦占[⑦]夕死，夕占旦死。

【点评】此节对各经脉的经气竭绝出现的症状及其机理的论述，是基于五脏与五体、五华联系而展开论述的。五脏气绝主要表现在五体、五华的颓败，如手太阴肺主气，与皮毛关系密切，此经之气竭绝，不能输精于皮毛，故主要表现为皮毛焦枯而不荣，爪枯毛折，毛先死等症状。其余亦然。

经文概论了五脏阴经气绝和六腑阳经气绝的关系，五脏藏神，其精气上注于目，故眼睛上翻是神亡气绝精竭的标志，“阳加于阴谓之汗”(《素问·阴阳别论》)，故六腑阳经气绝，则有绝汗出，“绝汗”出者为元阳之脱，六腑之气竭绝之症。

此处运用五行相克规律预测五脏经气终绝时的死亡时间，病情加重或死亡多在于各脏所不胜之时，如肝病死于庚辛(金)，心病死于壬癸(水)，脾病死于甲乙(木)，肺病死于丙丁(火)，肾病死于戊己(土)，这与《素问·玉机真脏论》所说五脏有病，“死于其所不胜”之论一致。但是，人的死亡因素是多方面的，时间规律只是影响因素之一，不可拘泥。

---

① 著：同“着”，附着。
② 却：收缩。
③ 阴气：当作“阴器”。
④ 目运：眼睛眩晕。
⑤ 六阳：六阳经。
⑥ 绝汗：亡阴、亡阳之汗。
⑦ 占：推测。

经脉十二者，伏行分肉[①]之间，深而不见；其常见者，足太阴过于外踝之上，无所隐故也。诸脉之浮而常见者，皆络脉[②]也。六经络[③]手阳明少阳之大络，起于五指间，上合肘中。

饮酒者，卫气先行皮肤，先充络脉，络脉先盛，故卫气已平[④]，营气乃满，而经脉大盛。脉之卒然动者，皆邪气居之，留于本末；不动则热，不坚则陷且空，不与众同，是以知其何脉之动也。

雷公曰：何以知经脉之与络脉也?

黄帝曰：经脉者常不可见也，其虚实也以气口知之，脉之见者皆络脉异也。

雷公曰：细子[⑤]无以明其然也。

黄帝曰：诸络脉皆不能经大节[⑥]之间，必行绝道[⑦]而出，入复合于皮中，其会皆见于外。故诸刺络脉者，必刺其结上[⑧]，甚血者虽无结，急取之以泻其邪而出其血，留之发为痹也。

凡诊络脉，脉色青则寒且痛，赤则有热。胃中寒，手鱼之络多青矣；胃中有热，鱼际络赤；其暴黑者，留久痹也；其有赤有黑有青者，寒热气也；其青短者，少气也。凡刺寒热者皆多血络，必间日而一取之，血尽而止，乃调其虚实；其小而短者少气，甚者泻之则闷，闷甚则仆不得言，闷则急坐之也。

【**点评**】此节运用对比方法，从理论到临床，阐述经脉与络脉的区别及其意义。

1. 经脉深行而络脉浅行。“经脉十二者，伏行分肉之间，深而不见。”“诸脉之浮而常见者，皆络脉也。”就指出经脉与络脉循行部位有深有浅之别，因此，能看得见的就是浮行于肌表的络脉，但也

---

① 分肉：指深部近骨处的肌肉。

② 络脉：由经脉分出的呈网状的大小分支。络脉可分为别络、浮络和孙络

③ 六经络：手六经的络脉。

④ 平：充足，充盛。

⑤ 细子：犹言“小子”。谦辞。

⑥ 大节：大的骨节。

⑦ 绝道：间道。指络脉所行的与纵行经脉相横的路径。

⑧ 结上：络脉上有血凝结之处。

有例外，如“足太阴过于外踝之上，无所隐故也”。

2. 经脉长而络脉短。经脉内属脏腑，外络肢节，故其循行路径长；而络脉在四肢远端连系各经，多是“起于五指间，上合肘中”，故行走路径短。

3. 经行纵而络行横。十二正经皆沿身体上下部位纵行，而络脉则多是横行串连于诸经脉之间，即所谓“诸络脉皆不能经大节之间，必行绝道而出，入复合于皮中，其会皆见于外”。其中之“绝道”是指络脉的横行交错之状。

4. 经深刺不出血，络浅刺易出血。刺络脉要刺血聚结之处，如此才能见效，故谓“出其血。”

5. 经脉诊察全身，络脉诊察局部及颜色。经脉之诊须察寸口，脉会太渊，故察寸口脉可知十二经脉气血盛衰及全身病变；络脉之诊则要察鱼际，以诊局部之病变，也可从络脉的颜色来判断病情，如“凡诊络脉，脉色青则寒且痛，赤则有热”即是其例。

6. 经脉主营，络脉主卫。“营行脉中，卫行脉外”(《灵枢·营卫生会》)，卫气日行于阳，夜行于阴，以散行状态循行，原文以饮酒为例，说明卫气先行四末分肉之间而先入络脉，而营气从中焦化生后，经肺脉沿十二经脉循行。

手太阴之别①，名曰列缺，起于腕上分间，并太阴之经②直入掌中，散入于鱼际。其病实则手锐③掌热，虚则欠故④，小便遗数，取之去腕半寸⑤，别走阳明⑥也。

手少阴之别，名曰通里，去腕一寸半⑦，别而上行，循经入于心中，系舌本，属目系。其实则支膈⑧，虚则不能言，取之掌后一寸，别走太

---

① 手太阴之别：手太阴肺经别出的络脉。别，别络。
② 并太阴之经：与手太阴肺经并行。
③ 手锐：指手的锐骨处，亦即尺骨茎突。
④ 欠故(qū 屈)：伸腰打呵欠。
⑤ 半寸：据《脉经》《太素》，应改为“一寸半”。
⑥ 别走阳明：由此别行而与手阳明大肠经相联络。
⑦ 一寸半：据《太素》及下文，应删去“半”字。
⑧ 支膈：谓膈间有支撑不舒之感。

阳也。

手心主之别，名曰内关，去腕二寸，出于两筋之间，循经以上系于心，包络心系。实则心痛，虚则为头强，取之两筋间也。

手太阳之别，名曰支正，上腕五寸，内注少阴；其别者，上走肘，络肩髃①。实则节弛肘废②，虚则生疣③，小者如指痂疥④，取之所别也。

手阳明之别，名曰偏历，去腕三寸，别入太阴；其别者，上循臂，乘肩髃，上曲颊偏齿⑤；其别者，入耳合于宗脉⑥。实则龋聋，虚则齿寒痹隔⑦，取之所别也。

手少阳之别，名曰外关，去腕二寸，外绕臂，注胸中，合心主。病实则肘挛，虚则不收⑧，取之所别也。

足太阳之别，名曰飞阳，去踝七寸，别走少阴。实则鼽窒⑨头背痛，虚则鼽衄，取之所别也。

足少阳之别，名曰光明，去踝五寸，别走厥阴，下络足跗。实则厥⑩，虚则痿躄⑪，坐不能起，取之所别也。

足阳明之别，名曰丰隆，去踝八寸，别走太阴；其别者，循胫骨外廉，上络头项，合诸经之气，下络喉嗌。其病气逆则喉痹瘁喑，实则狂巅，虚则足不收胫枯，取之所别也。

足太阴之别，名曰公孙，去本节之后一寸，别走阳明；其别者，入络肠胃。厥气上逆则霍乱⑫，实则肠中切痛，虚则鼓胀，取之所别也。

足少阴之别，名曰大钟，当踝后绕跟，别走太阳；其别者，并经上

---

① 肩髃(yú 于)：穴名。在肩端两骨间陷中，属手阳明大肠经。

② 节弛肘废：骨节松散，肘关节弛废。

③ 疣：赘瘤。

④ 小者如指痂疥：意为生出的赘疣如指间所生的痂疥一样又小又多。

⑤ 曲颊偏齿：曲颊，颊骨勾连处。因曲如环而得名。偏齿，偏络于齿龈。

⑥ 宗脉：众多的经脉，此指手太阳小肠经、手少阳三焦经、足少阳胆经、足阳明胃经。一说：指手太阴肺经的大脉。

⑦ 痹隔：膈间阻塞不通。

⑧ 不收：指肘关节松弛，不能屈曲。

⑨ 鼽窒：鼻流清涕，鼻塞不通。

⑩ 厥：此指下肢厥冷。

⑪ 痿躄：下肢痿软，不能行走。

⑫ 霍乱：病名。指具有剧烈吐泻、腹痛等症状的肠胃疾病。

走于心包，下外贯腰脊。其病气逆则烦闷，实则闭癃，虚则腰痛，取之所别者也。

足厥阴之别，名曰蠡沟，去内踝五寸，别走少阳；其别者，径胫上睾，结于茎。其病气逆则睾肿卒疝，实则挺长[1]，虚则暴痒[2]，取之所别也。

任脉之别，名曰尾翳[3]，下鸠尾，散于腹。实则腹皮痛，虚则痒搔，取之所别也。

督脉之别，名曰长强，挟膂上项，散头上，下当肩胛左右，别走太阳，入贯膂。实则脊强，虚则头重，高摇之[4]，挟脊之有过者，取之所别也。

脾之大络，名曰大包，出渊腋下三寸，布胸胁。实则身尽痛，虚则百节尽皆纵，此脉若罗络之血者，皆取之脾之大络脉也。

凡此十五络者，实则必见，虚则必下，视之不见，求之上下，人经不同。络脉异所别也。

【点评】此节主要列举十五络脉络穴的名称，起始路线，虚实两类的症状，其共同特点：一是循行方向与经脉循行方向一致，但没有经脉路径那样长而深；二是分布区域，除任脉、督脉、脾脉三经的络脉在腹、胸、背部外，其余十二条络脉均分布在手足腕踝关节至肘膝关节间；三是共同作用为加强表里两经的联系，使经络成为沟通上下表里内外的通道，共同维持人体气血津精的输布运行；四是所主的病症，多侧重于四肢末端及体表，也比较单纯，不像十二正经那样复杂；五是别出的络穴都具有主治本络及相联系经脉病症的作用，因此既可治疗络穴局部的病变，也可治疗一些内脏的疾病，对针灸取穴近远结合、执简驭繁有重要指导意义。

《内经》所创的诊络脉方法至今为临床所习用，如“小儿食指络脉望诊法”即是其例。

---

① 挺长：指阴茎勃起坚长，即阳强。一说：指阴囊纵伸不收。
② 暴痒：指阴部奇痒。
③ 尾翳：即鸠尾穴，位于心前蔽骨下端。一说：当作“屏翳”，指会阴穴。
④ 高摇之：指身体颤摇不定。一说：摇动患者的头部进行检查。

经别[1]第十一

黄帝问于岐伯曰：余闻人之合于天道也，内有五脏，以应五音[2]、五色、五时、五味、五位也；外有六腑，以应六律[3]，六律建阴阳诸经[4]，而合之十二月、十二辰[5]、十二节[6]、十二经水[7]、十二时[8]。十二经脉者，此五脏六腑之所以应天道。

夫十二经脉者，人之所以生[9]，病之所以成[10]，人之所以治[11]，病之所以起[12]，学之所始[13]，工之所止[14]也，粗之所易[15]，上之所难也。请问其离合出入[16]奈何？

【点评】论述十二经别的循行。十二经别是十二经脉别行分出，

---

① 经别：本篇主要讨论十二经别的循行路径以及表里相应的阴经与阳经离合出入的配合关系，并结合天人相应的观点，阐述十二经脉在医学上的重要作用，故名。

② 五音：又称“五声”，是五声音阶上的五个级。其名称是宫、商、角、徵、羽，唐以后又称合、四、乙、尺、工。

③ 六律：泛指十二音律。相传黄帝时伶伦截竹为管，以管的长短分别声音的高低清浊，乐器的音调都以此为准则。乐律有十二，阴阳各六，阳为律，阴为吕，合称律吕。阳六律即黄钟、太簇、姑洗、蕤宾、夷则、无射，阴六吕即大吕、夹钟、中吕、林钟、南吕、应钟。

④ 六律建阴阳诸经：比拟六律六吕的关系确立阴阳经脉的关系。建，设置，确立。

⑤ 十二辰：指子、丑、寅、卯、辰、巳、午、未、申、酉、戌、亥十二时辰。

⑥ 十二节：指一年二十四节气中，有十二节和十二气。十二节是立春、惊蛰、清明、立夏、芒种、小暑、立秋、白露、寒露、立冬、大雪、小寒。

⑦ 十二经水：指清、渭、海、湖、汝、渑、淮、漯、江、河、济、漳十二条河流。

⑧ 十二时：指夜半、鸡鸣、平旦、日出、食时、隅中、日中、日昳、晡时、日入、黄昏、人定等划分昼夜的十二个时间段。

⑨ 人之所以生：十二经脉是人体赖以生存的凭借。

⑩ 病之所以成：十二经脉是疾病赖以传注和酿成的渠道。

⑪ 人之所以治：十二经脉是人体维持健康状态的方法之所在。治，安定，正常。

⑫ 病之所以起：十二经脉是使疾病痊愈的途径。

⑬ 学之所始：十二经脉是学医之人治学基础。

⑭ 工之所止：掌握十二经脉是医生的医术达到的最高境界。一说，十二经脉是即使医术很高超的医生也要留心研究的学问。

⑮ 粗之所易：十二经脉是被技术粗劣的医生认为不花精力就易掌握的简单知识。

⑯ 离合出入：经别从经脉分出来叫作“离”，从深层向表浅层循行为“出”，两经后来相连接叫作“合”，由表浅层向深层循行为“入”。

分布于胸腹和头部，沟通表里两经并加强与脏腑的联系的重要支脉，其仍属于十二正经范围，也是人体气血通行之道，明确了十二经脉的重要性，十二经别的重要作用自在其中。

本篇认为十二经脉的重要性有二：一是基于“天人相应”观点，从普遍联系的角度，指出十二经脉与五脏六腑的一致性，与自然界诸种事物和现象相应性，是自然整体一部分，故而表现为五脏以应五音、五色、五时、五味、五位；六腑以应六律、十二月、十二辰、十二节、十二经水、十二时等；二是基于十二经脉的生理、病理作用，在生理状态下，十二经脉有内连脏腑，外络肢节，沟通表里上下，运行全身气血，感应传导，调节与平衡功能，如此人体功能才能和谐；在病理状态下，十二经脉则又成为邪气在人体传注演变的通道，即所谓“十二经脉者，人之所以生，病之所以成，人之所以治，病之所以起”之意，说明人体的生成、疾病的形成、人体的健康、疾病的痊愈，莫不与之相关。在强调十二经脉重要性的同时，就指出了学习医学必须以经脉理论为起始，即使是知识渊博者也要对此予以深入研究。

岐伯稽首[①]再拜曰：明乎哉问也！此粗之所过[②]，上之所息[③]也，请卒言之。

足太阳之正[④]，别入于腘中[⑤]，其一道下尻五寸，别入于肛，属于膀胱，散之肾，循膂，当心入散；直者，从膂上出于项，复属于太阳，此为一经也。足少阴之正，至腘中，别走太阳而合，上至肾，当十四椎，出属带脉；直者，系舌本，复出于项，合于太阳，此为一合[⑥]。成以诸

---

① 稽首：跪拜礼。行礼时叩头至地。一说：行礼时两手拱于地，头叩至手上，不触及地。

② 粗之所过：经脉是技术粗劣的医生容易忽略，一放而过的问题。

③ 上之所息：经脉是技术高超的医生留心探讨的问题。息，停歇，此指留心研究。

④ 足太阳之正：指足太阳膀胱经别出而行的正经。

⑤ 别入于腘中：足太阳膀胱经的正经与本经分道而进入腘窝中。腘，膝腘窝，其正中为足太阳膀胱经的委中穴。

⑥ 一合：十二经表里彼此配合为六对，称为“六合”。此指足太阳与足少阴相合是表里相配的第一合。下文“二合”“三合”等仿此。

阴之别，皆为正也[①]。

足少阳之正，绕髀入毛际，合于厥阴；别者，入季胁之间，循胸里属胆，散之上肝贯心[②]，以上挟咽，出颐颔中，散于面，系目系，合少阳于外眦也。足厥阴之正，别跗上，上至毛际，合于少阳，与别俱行，此为二合也。

足阳明之正，上至髀，入于腹里，属胃，散之脾，上通于心，上循咽出于口，上頞䪼[③]，还系目系，合于阳明也。足太阴之正，上至髀，合于阳明，与别俱行，上结[④]于咽，贯舌中[⑤]，此为三合也。

手太阳之正，指地[⑥]，别于肩解，入腋走心，系小肠也。手少阴之正，别入于渊腋两筋之间，属于心，上走喉咙，出于面，合目内眦，此为四合也。

手少阳之正，指天[⑦]，别于巅，入缺盆，下走三焦，散于胸中也。手心主之正，别下渊腋三寸，入胸中，别属三焦，出[⑧]循喉咙，出耳后，合少阳完骨之下，此为五合也。

手阳明之正，从手循膺乳[⑨]，别于肩髃，入柱骨，下走大肠，属于肺，上循喉咙，出缺盆，合于阳明也。手太阴之正，别入渊腋少阴之前，入走肺，散之太阳[⑩]，上出缺盆，循喉咙，复合阳明，此[⑪]六合也。

【点评】1. 论经别的分布及循行特点。十二经别，即别行的正经，就是从十二经脉别行分出，循行于胸、腹及头部的重要支脉，其循行都是从十二经脉循行于四肢的部分(多为肘膝以上)别出(称

① 成以诸阴之别，皆为正也：各阳经与其相应的各阴经相合而构成的经别也全都属于正经。

② 散之上肝贯心：据上下文义，“上”与“肝”似为倒文，改为“散之肝，上贯心”似文从字顺，且与上文“散之肾”及下文“散之脾，上通于心”句法一致。

③ 頞䪼(è zhuō 饿拙)：頞，指鼻根。䪼，眼眶的下缘。

④ 结：《太素》作“络”。

⑤ 中：《太素》作“本”。

⑥ 指地：手太阳经别出而行的正经自上而下行走。

⑦ 指天：天在上，而手少阳的正经向下而行，似指别出的处在头顶之上。

⑧ 出：《太素》作“上”。宜从。

⑨ 膺乳：侧胸和乳部之间。

⑩ 太阳：据《太素·经脉正别》当作“大肠”。

⑪ 此：《甲乙经》下有“为”字，疑脱。

为“离”)，走入体腔脏腑深部(称为“入”)，然后浅出体表(称为“出”)而上头面，阴经的经别合入阳经的经别而分别注入六阳经脉(称为“合”)。所以十二经别的循行特点，可用“离、合、出、入”来概括。

(1)十二经别皆由浅入深，再由深出浅。除手少阳经别外，都从本经的四肢部位别出(离)，深入体内(入)，然后再浅出体表(出)。本篇中明确记载了各条经别浅出体表的部位。

(2)十二经别从同名正经别出后，经过体内纵行，最后又多于头项部合入同名(阳经别)或表里(阴经别)之阳经，所以十二经别阴阳表里相合，组成六组，称为“六合”。

(3)阴经经别在体内循行过程中，多与表里阳经别相并行或会合。

(4)阳经经别在体内循行时，与同名正经所属络的脏腑发生联系；阴经经别因多合并阳经经别而行，也同这些脏腑发生关系。

(5)经别在体内循行中，大都与心相联系。根据本篇记载：足太阳经别“当心入散”；足少阳经别“上肝贯心”；手太阳经别“入腋走心”。本篇虽未明载手少阳经别与心的联系，但由于手少阳经别“入缺盆，下走三焦，散于胸中”，胸中当包括心。与之相表里的诸阴经别，因在体内与其并行，故也应联系于心(阳经经别中有手阳明未载与心之联系)。通过经别和心脏的联系，既突出了心在脏腑经络中的地位和作用，也密切了诸经之间的联系。

(6)十二经别的循行方向，皆为向心性走行。

(7)十二经别除手太阳经别外，其他皆布于头面。

(8)十二经别虽是从经脉上分出的，但其循行路线与经脉显著不同，如足三阳经脉都是从头到足，足三阳经别却相反，都是从足到头。另外，六阳经别都行过相表里的脏，如足太阳之别散于肾，足阳明之别散之脾等；六阴经别则只行过本脏，最后上行与阳经相合。另外，十二经别多是从十二经脉四肢的肘、膝以上分出的，这与十二经脉的别络都是从四肢肘膝以下分出的特点有所不同。

2. 论经别的生理功能及其临床意义。由于十二经别的循行部位有些是十二经脉循行所不及之处，因而在生理、病理及治疗方面都有其重要作用。

(1)加强了表里两经的联系。十二经别深入体内循行过程中，阴经经别多与表里阳经相并行或会合，经过相互表里的脏腑，从而使表里两经在体内的联系得以加强。此外，经别浅出体表后大多上出头项，阴阳相配构成六合，因而在头面部也加强了表里经的联系。这是临床表里配穴的理论基础之一。

(2)加强了体表和体内、四肢和躯干的向心性联系。这对于扩大经络的联系和由外而内地传导感应起着重要的作用。

(3)加强了十二经脉与头面部的联系。经别浅出体表后，阴经经别皆上于头面而合于表里阳经，从而弥补了十二经脉中六阴经循行不上头面的不足，为"十二经脉，三百六十五络，其血气皆上于面而走空窍"(《素问·邪气脏腑病形》)的理论做出了具体说明。这不仅突出了头面部腧穴的重要性，也为近代发展起来的头针、面针、耳针等奠定了理论基础。

(4)十二经别弥补了十二经脉分布之不足。如足太阳经别"别入于肛"，故足太阳膀胱经循行虽不入肛，但其腧穴承山、承筋等却可以治疗肛疾。又如足少阴经别"出属带脉"，故肾经与带脉虽无明确直接联系，但临床妇科疾患与肾密切相关。这些作用都是通过经别的作用而实现的。

(5)加强了经脉对脏腑之间的联络作用。由于诸经别大多联系于心，所以尤其突出了心与脏腑经络的联系途径，从经络学说的角度阐述了"心者，君主之官……五脏六腑之大主"(《素问·灵兰秘典论》)的理论。

经水[1]第十二

黄帝问于岐伯曰：经脉十二者，外合于十二经水，而内属于五脏六腑。夫十二经水者，其有大小、深浅、广狭、远近各不同，五脏六腑之

① 经水：水指《灵枢》成书时代我国境内的清、渭、海、湖、汝、渑、淮、漯、江、河、济、漳等十二水。本篇以援物比象的方法，用十二经水纵横交错、川流不息的态势来比喻说明人体脏腑经脉营灌全身、离合出入的生理活动，故名。

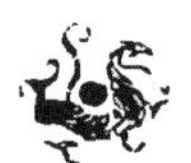

高下、小大、受谷之多少亦不等，相应奈何？

夫经水者，受水而行之；五脏者，合神气魂魄而藏之①；六腑者，受谷而行之，受气而扬之②；经脉者，受血而营之③。

合而以治奈何？刺之深浅，灸之壮数，可得闻乎？

岐伯答曰：善哉问也！天至高，不可度，地至广，不可量，此之谓也。且夫人生于天地之间，六合④之内，此天之高、地之广也，非人力之所能度量而至也。

【点评】论十二经脉内属五脏六腑，外合十二经水。本篇首用比喻方法，说明人体十二经脉的气血运行，犹如大地上的十二条河流的运行，认为清水、渭水、海水、湖水、汝水、渑水、淮水、漯水、江水、河水、济水、漳水有大有小，河水流量有多有少，其长度有远有近，其深度有深有浅，与之相应的人体手足阴阳十二经脉的气血也有多有少，经脉也有长有短，从而体现了中医天人相应的观念。

十二经脉内属于五脏六腑，手足三阴三阳经脉与相应的内脏相联系。就五脏六腑的功能而言，“五脏者，合神气魂魄而藏之；六腑者，受谷而行之，受气而扬之”，此处与“五脏者，所以藏精神血气魂魄者也；六腑者，所以化水谷而行津液者也”(《灵枢·本脏》)之论一致。脏腑的功能是五脏藏神，六腑化谷，经脉内连脏腑，将其所化生之气血津液等精微物质输布全身各处，此即所谓“经脉者，

---

① 五脏者，合神气魂魄而藏之：指五脏融合藏守精气并主宰人的精神活动。

② 六腑者，受谷而行之，受气而扬之：指六腑受纳水谷，传化糟粕，经消化而吸收水谷的精气并将其输布全身。

③ 受血而营之：指经脉受纳血液，将其营运全身，濡养筋骨关节。《灵枢·本脏》：“经脉者，所以行气血而营阴阳，濡筋骨而利关节者也。”

④ 六合：此表时间，指一年十二个月。此即“六合：孟春与孟秋合，仲春与仲秋合，季春与季秋合，孟夏与孟冬合，仲夏与仲冬合，季夏与季冬合”(《淮南子·时则训》)，否则与“天地之间”之意重复。按：《内经》中的“六合”有四义：此节表时间，指一个太阳回归年十二个月，此为一也；表空间，指天地四方，此为二也；指十二经脉表里相配所形成的六对组合，如《素问·阴阳应象大论》之“会通六合，各从其经”，王冰注：“六合，谓十二经脉之合也。”此为三也；指十二经脉表里相合中的第六个组合，即手阳明与手太阴经别的表里相合。如《灵枢·经别》之“手太阴之正，别入渊腋少阴之前”，入走肺……复合于阳明，此六合也。”

受血而营之”。

手足阴阳十二经脉气血多少之别，与其连属脏腑之气血多少相关联。而经脉气血的多少是决定针刺之深浅，施灸壮数之多少的重要依据，故张介宾评价认为：“经水者，受水而行于地也。人之五脏者，所以藏精神魂魄者也；六腑者，所以受水谷，化其精微之气，而布扬于内外者也。经脉犹江河也，血犹水也，江河受水而经营于天下，经脉受血而运行于周身，合经水之道以施治，则其源流远近固自不同，而刺之浅深，灸之壮数，亦当有所辨也。”

若夫八尺之士①，皮肉在此，外可度量切循②而得之，其死可解剖而视之，其脏之坚脆，腑之大小，谷之多少，脉之长短③，血之清浊，气之多少，十二经之多血少气，与其少血多气，与其皆多血气④，与其皆少血气，皆有大数⑤。其治以针艾，各调其经气，固其常有合乎？

【点评】1. 论解剖学知识在《内经》中的应用。《内经》对人体脏腑、经络、组织器官的生理功能和病理变化的认识，除了长期的生活观察、反复的医疗实践活动验证外，此已有解剖实验的记载，如“若夫八尺之士……皆有大数”之论，以及《灵枢·肠胃》之有关消化道各部分的大小、重量、长短、容量等，均与现代解剖学测量的结果非常近似，说明藏象理论的建构是有解剖学基础的。当然限于历史条件和科技水平，此时的解剖只是直观的、粗浅的，这也决定了中医药学重视运用宏观、整体的方法，来认知人体的生理功能和病理变化，从而形成其独特的理论体系。此处提示：一是最早提出了“解剖”概念，反映了当时于人体解剖已有了相当的成就；二是提供了从形态观察的方法研究生命科学，为藏象学说的形成奠定了从

① 八尺之士：就体长而言，指当时高度适中之人。八尺，是以当时的度量标准所测量出来的一般成年人体长的标准值。

② 度量切循：即按照一定的部位或顺序测量全身及身体各部分的长短、广狭、大小等。

③ 脉之长短：指各条经脉的长短之度。经脉的具体长度可参阅本书《脉度》及其注释。

④ 十二经之多血少气……与其皆多血气：是说十二经中血与气的多少之度。《素问·血气形志》：“夫人之常数，太阳常多血少气，少阳常少血多气，阳明常多气多血，少阴常少血多气，厥阴常多血少气，太阴常多气少血，此天之常数。”

⑤ 大数：定数，常数，规律。《甲乙经》“大”作“定”。

形态学基础（虽然藏象理论以脏腑功能为核心，但形态结构也是其不可缺无的因素）。

2. 论十二经脉气血多少。《内经》以及历代医家对此认识见解各异。此节以“多血少气”“少血多气”“多血多气”“少血少气”四项，前三项与三阳经、三阴经相匹配，可结合本书《五音五味》《九针论》及《素问·血气形志》等篇内容理解。这是古人在长期实践经验中总结出来的概括性结论，并非实质性的定量分析，但在借以阐述病机、指导疾病治疗、确定宜忌等方面，仍有一定的借鉴意义。

黄帝曰：余闻之，快于耳，不解于心，愿卒闻之。

岐伯答曰：此人之所以参天地而应阴阳也，不可不察。足太阳外合清水①，内属膀胱，而通水道焉。足少阳外合于渭水②，内属于胆。足阳明外合于海水③，内属于胃。足太阴外合于湖水④，内属于脾。足少阴外合于汝水⑤，内属于肾。足厥阴外合于渑水⑥，内属于肝。手太阳外合淮水⑦，内属小肠，而水道出焉。手少阳外合于漯水⑧，内属于三焦。手阳明外合于江水⑨，内属于大肠。手太阴外合于河水⑩，内属于肺。手少阴

---

① 清水：水名。在河南省北部，出修武县北黑山，自辉县流经获嘉县入卫河。参《水经注·清水》。一说：在今河南孟津县西北。

② 渭水：黄河主要支流之一。源出甘肃渭源县西北鸟鼠山，东南流至清水县，入陕西省境，东流至潼关入黄河。

③ 海水：百川会聚之水。

④ 湖水：明·张介宾：“湖，即五湖，谓彭蠡、洞庭、巢湖、太湖、鉴湖也。”

⑤ 汝水：水名。源出河南鲁山县大孟山，流经宝丰、襄城、郾城、上蔡、汝南，注入淮河。

⑥ 渑水：明·张介宾：“渑水即‘漳水’，源出新安县东北白石山，由渑池新安之间入洛，而洛入于河也。”

⑦ 淮水：水名。为古四渎之一。源出河南相柏山，东经安徽、江苏，再经淮阴涟水入海。宋绍熙五年黄河夺淮，淮河自洪泽湖而下，主流合于运河，经高邮湖、江都市入长江。

⑧ 漯（tà 踏）水：水名。《说文》作“湿水”。古漯水出今山东茌平县，自宋代黄河决口于商胡，朝城绝流，旧迹因而湮没。

⑨ 江水：即今长江。

⑩ 河水：即今黄河。

外合于济水[①]，内属于心。手心主外合于漳水[②]，内属于心包。凡此五脏六腑十二经水者，外有源泉而内有所禀，此皆内外相贯，如环无端，人经亦然。故天为阳，地为阴，腰以上为天，腰以下为地。故海以北者为阴，湖以北者为阴中之阴，漳以南者为阳，河以北至漳者为阳中之阴，漯以南至江者为阳中之太阳，此一隅之阴阳也，所以人与天地相参也。

【**点评**】论人与天地相参知识在经脉理论中的应用。“此人之所以参天地而应阴阳也，不可不察。”说明人体脏腑、经脉的生理活动都和自然界的阴阳变化是息息相关的。

一是以经水喻经脉。十二经脉与十二经水均有一定的对应关系。经脉与经水的远近深浅、水血多少不同，其理论用于指导针刺治疗时，针刺深度及留针时间亦有所区别。

十二经水属我国古代版图上的河流，由于历史和地理状况的变迁，其中有的河流名称和流经区域等有关情况，都发生了很大的变化，对此不可拘泥，应理解此处类比人体脏腑、经脉的气血运行，犹如自然界的江河湖海一样，有各自的源流及交会、出入、离合、纵横交错等运行规律，故有“凡此五脏六腑十二经水者，外有源泉而内有所禀，此皆内外相贯，如环无端，人经亦然”之论。

二是以部位分阴阳。经文以十二经水的流域位置为依据，运用取象比类方法，归类人体各部分以及十二经脉和其内属脏腑的阴阳属性，此即张志聪总结的那样，“腰以上为天，腰以下为地，天地上下之皆有水也。海以北者，谓胃居中央，以中胃之下为阴，肝肾之所居也。湖以北者，乃脾土所居之分，故为阴中之阴，脾为阴中之至阴也。漳以南者为阳，乃心主包络之上，心肺之所居也。盖以上为天为阳为南，下为地为阴为北也……此以人之面南而背北也。盖人生于天地之间，六合之内，以此身一隅之阴阳，应天地之上下

① 济水：水名。为古四渎之一。《东雅·释水》：“江、河、淮、济为四渎。”济水源出于河南济原县王屋山，其故道本过黄河而南，东流至山东，与黄河并行入海，后下游为黄河所夺，惟河北发源处尚存。

② 漳水：水名。山西省东部有清、浊二漳，东南流至今河北、河南两省边境合流，又东流至大名县入卫河。唐·杨上善：“漳水，清漳水也，出上党沾县西北少山，东流合浊漳入于海。”古有老漳河、小漳河，皆漳河故道，今并湮没。

四旁，所与天地参也”(《黄帝内经灵枢经集注》卷三)。此以经水喻经脉，以部位分阴阳的核心，通过类比、演绎之方法，论述人体脏腑、经脉等组织器官与自然界之间的阴阳表里雌雄对应的关系。

黄帝曰：夫经水之应经脉也，其远近浅深，水血之多少各不同，合而以刺之①奈何？

岐伯答曰：足阳明，五脏六腑之海也，其脉大血多，气盛热壮，刺此者不深弗散②，不留不泻③也。足阳明刺深六分，留十呼④。足太阳深五分，留七呼。足少阳深四分，留五呼。足太阴深三分，留四呼。足少阴深二分，留三呼。足厥阴深一分，留二呼。手之阴阳，其受气之道近，其气之来疾，其刺深者皆无过二分，其留皆无过一呼。其少长大小肥瘦，以心撩之⑤，命曰法天之常。灸之亦然。灸而过此者得恶火⑥，则骨枯脉涩；刺而过此者，则脱气⑦。

黄帝曰：夫经脉之小大，血之多少，肤之厚薄，肉之坚脆，及䐃⑧之大小，可为量度乎？

岐伯答曰：其可为度量者，取其中度⑨也，不甚脱肉而血气不衰也。若失度之人，痟⑩瘦而形肉脱者，恶⑪可以度量刺乎？审切循扪按⑫，视其寒温盛衰而调之，是谓因适而为之真也。

---

① 合而以刺之：将十二经水与十二经脉的特点结合起来运用于刺治疾病之事。

② 不深弗散：对多气多血的足阳明经如果不深刺，邪气就不会消散。弗，不。

③ 不留不泻：对足阳明经如果刺时不留针，邪气就不会被泻去。

④ 留十呼：留针时间为呼吸十次的工夫。

⑤ 以心撩之：是说针刺不同体质体型的人，医生应当具体分析，酌情处理。撩，捞取，引申为处理。一说：撩，通“料”，估量，忖度。亦通。

⑥ 恶火：伤害人体的火气。

⑦ 脱气：即“耗气”。指损伤人体正气。

⑧ 䐃：《甲乙经》作“䐃”。隆起的大块肌肉。

⑨ 中度：指体形体质适中之人的标准值。

⑩ 痟(xiāo 消)：通“消”。

⑪ 恶(wū 乌)：怎么，如何。

⑫ 切循扪按：是几种不同的诊断方法。日本·丹波元简：“切，谓诊寸口；循，谓循尺肤。盖经脉之大小，肤之厚薄，当寸尺度之。如肉之坚脆，䐃之大小，非一一扪按不能知之。故举此四字，以见其义。”

【点评】论因人而异的刺灸治疗原则及方法。由于经脉的自身有长有短，循行的部位有深有浅，运载的气血有多有少，因此，进行针刺时，就必须根据病人身体的高低、形体的胖瘦、体质的强弱、气血的盛衰等具体情况，来确定治疗原则和刺灸的手法以及针刺深度、留针时间的长短等问题。

1. 个体差异不同，针刺原则有别。人的年龄有长幼老少的不同，形体有高矮胖瘦之殊，体质有强弱的差别，针刺时必须根据这些具体情况，结合个体差异，运用恰当的治疗原则和方法，就能使病邪去、正气复。如果违背这一原则，不论是艾灸太过(即“恶火”)，或针刺太过，都会损及机体，出现骨髓枯槁，血脉凝涩的病变，或发生元气脱泄的不良后果。

2. 经脉气血不同，刺治方法有异。不同的体质，其气血多寡不同，即使同一个体中，十二经脉也存在着大小、深浅、远近、气血多少的差异。因此，在临床应用灸刺治疗疾病时，也必须细心诊察，全面详细掌握病情，在治疗时，使针之深浅、灸之壮数、留针之久暂具有严格的针对性。如足阳明经多气多血，受邪也最重，故刺治时要深刺久留针，否则邪气就不能消散，针刺六分，留针十呼；足太阳多血少气，针刺五分，留针七呼；足少阳少血多气，针刺四分，留针五呼；足太阴多气少血，针刺三分，留针四呼；足少阴少血多气，针刺二分，留针三呼；足厥阴多血少气，针刺一分，留针二呼。

手三阴三阳经，都循人体上半身，与输送气血的心肺距离近，气血运行迅速，所循行部位的肉薄、穴位浅，因此不宜深刺，也不宜久留针，一般针刺不超过二分，留针时间不超过一呼。

3. 针灸要“因适而为之真”。“因适”，恰到好处。真，即精髓。其意强调具体情况具体分析，因时、因地、因人制宜，使治疗恰到好处，才是掌握了辨证论治的精髓，如人的身材、体型、体质、经脉气血等都是可以度量的。度量的方法是选择中等身材，不消瘦也不肥胖，气血不衰也不盛的“中度”之人，以此作为标准去度量而确定针刺的深浅。确定“中度”或“寒温盛衰”之人的方法，要运用审、切、循、按、扪之法，全面、详细地进行诊察，全面地进行评断，然后选择相应方法结合特异性进行治疗。这样才能掌握治疗法则与方法，即所谓“审切循扪按，视其寒温盛衰而调之，是谓因适而为之真也”之意。

经筋[1]第十三

足太阳之筋，起于足小指，上结于踝，邪[2]上结于膝，其下循足外踝，结于踵[3]，上循跟，结于腘；其别者，结于腨外，上腘中内廉，与腘中并上结于臀，上挟脊上项；其支者，别入结于舌本；其直者，结于枕骨[4]，上头下颜[5]，结于鼻；其支者，为目上网[6]，下结于頄[7]；其支者，从腋后外廉，结于肩髃；其支者，入腋下，上出缺盆，上结于完骨；其支者，出缺盆，邪上出頄。其病小指支跟肿痛[8]，腘挛，脊反折，项筋急，肩不举，腋支缺盆中纽痛[9]，不可左右摇。治在燔针劫刺[10]，以知为数，以痛为输[11]，名曰仲春痹[12]也。

【点评】论足太阳之筋的分布部位及其临床意义。①分布部位：

---

① 经筋：本篇以介绍十二经筋的起止、病变和治法为主，由于经筋同十二经脉一样，也分手足三阴三阳，多运行于体表筋肉，故名。

② 邪：通“斜”。下同。

③ 踵：足跟的突出部位。

④ 枕骨：脑后横骨。

⑤ 颜：额部。又称“庭”“天庭”。

⑥ 目上网：位于目上，约束上眼睑开合的经筋。网，指呈网状结构的经筋。

⑦ 頄（kuí 魁）：颧骨。

⑧ 小指支跟肿痛：是说肿痛由足小趾牵引到足跟部。支，支撑。这里引申为“牵引”。下文“腋支缺盆中纽痛”的“支”同。

⑨ 纽痛：纠结作痛。亦即牵引性疼痛。

⑩ 燔针劫刺：用火烧的针速刺速出。燔针，火针，即烧红的针。劫刺，不留针，急刺急出的刺法。

⑪ 以知为数，以痛为输：以病愈为限度，以疼痛之处为取穴的部位。知，病愈。输，通“腧”，指腧穴。

⑫ 仲春痹：仲春，夏历二月。痹，邪气闭阻所引起的以疼痛、麻木等为主症的多种疾病。古人以十二经与一年十二月相配，四季中每季所属的三个月份又分别以孟、仲、季为名，各个月份所发生的痹则可以该月份的名称相称，故二月份的痹病称为“仲春痹”。下文“孟春痹”“季春痹”“孟秋痹”等理同。

其下肢部分和背部与足太阳经基本一致。②分布特征：有“一别一直四支”。③生理意义：联系着肢体相关部位的关节和官窍，维持其相关功能。④临床意义：一是所主病症为其循行部位的关节疼痛、挛急、反折、不举、功能受限(“不可左右摇”)，以及所患病症为“仲春痹”；二是所主病症的治疗，用“燔针劫刺”方法；三是“以知为数，以痛为输”取穴方法是后世“阿是取穴法”的源头。

足少阳之筋，起于小指次指，上结外踝，上循胫外廉，结于膝外廉；其支者，别起外辅骨[①]，上走髀[②]，前者结于伏兔之上，后者结于尻；其直者，上乘䏚季胁[③]，上走腋前廉，系于膺乳，结于缺盆；直者，上出腋，贯缺盆，出太阳之前，循耳后，上额角，交巅上，下走颔，上结于頄；支者，结于目眦[④]为外维[⑤]。其病小指次指支转筋[⑥]，引膝外转筋，膝不可屈伸，腘筋急，前引髀，后引尻，即上乘䏚季胁痛，上引缺盆膺乳，颈维筋急[⑦]，从左之右，右目不开[⑧]，上过右角[⑨]，并跷脉[⑩]而行，左络于右，故伤左角，右足不用，命曰维筋相交。治在燔针劫刺，以知为数，以痛为输，名曰孟春痹也。

【点评】论足少阳之筋的分布部位及其临床意义。①分布部位：其循行和分布与足少阳经基本一致。②分布特征：有“二直二支”，至头部“左右交叉”。③生理意义：联系着肢体相关部位的关节和官窍，维持其相关功能。④临床意义：一是所主病症为其循行部位的

---

① 辅骨：膝两侧之骨。内侧为内辅骨，外侧为外辅骨。一说：指胫外侧腓骨。

② 髀：股骨。

③ 䏚(miǎo 秒)：胁肋下虚软处。季胁，即季肋，软肋部位，相当于胸第十一、十二肋处。

④ 目眦(zì 自)：上下眼睑的接合处。靠近鼻子的叫内眦，又称大眦；靠近两鬓的叫外眦，又称锐眦。通称眼角。此指目外眦。

⑤ 外维：位于目外侧，约束眼球左右转动的经筋。

⑥ 转筋：筋脉拘急抽动。

⑦ 颈维筋急：颈部左右交互的经筋拘急。维筋，指人体左右交互联系的经筋。

⑧ 从左之右，右目不开：维筋左右相交，如果拘急是由左向右，右眼就不能睁开。反之亦然。

⑨ 角：额角。

⑩ 跷脉：奇经八脉之一，有阴脉与阳脉。

关节疼痛、挛急、转筋、不举、功能受限(“不可屈伸”)、“目不开”，以及所患病症为“孟春痹”；二是足少阳之筋循行与头部的部分受伤，其支配的对侧肢体功能障碍；三是所主病症的治疗，用“燔针劫刺”方法；四是“以知为数，以痛为输”取穴方法。

足阳明之筋，起于中三指，结于跗上，邪外上加于辅骨，上结于膝外廉，直上结于髀枢，上循胁，属脊；其直者，上循骭，结于膝[①]；其支者，结于外辅骨，合少阳；其直者，上循伏兔，上结于髀，聚于阴器，上腹而布，至缺盆而结，上颈，上挟口，合于頄，下结于鼻，上合于太阳，太阳为目上网，阳明为目下网[②]；其支者，从颊结于耳前。其病足中指支，胫转筋，脚跳坚[③]，伏兔转筋，髀前肿，㿉疝，腹筋急，引缺盆及颊，卒口僻[④]，急者目不合，热则筋纵，目不开。颊筋有寒，则急引颊移口[⑤]；有热则筋纵缓，不胜收故僻。治之以马膏[⑥]，膏其急者[⑦]，以白酒和桂，以涂其缓者，以桑钩钩之[⑧]，即以生桑灰[⑨]置之坎[⑩]中，高下以坐等[⑪]，以膏熨急颊，且饮美酒，啖美炙肉，不饮酒者，自强[⑫]也，为之三拊[⑬]而已。治在燔针劫刺，以知为数，以痛为输，名曰季春痹也。

【点评】论足阳明之筋的分布部位及其临床意义。①分布部位：

---

① 膝：原本无，据《类经》增补。

② 目下网：位于目下，约束下眼睑开合的经筋。

③ 脚跳坚：指小腿肚在运动时突然痉挛而显坚硬，行动不便。一说：跳跃时小腿显坚硬。脚，指小腿。

④ 卒口僻：口突然㖞斜。卒，通“猝”。口僻，口㖞斜。与下文“移口”义同。

⑤ 移口：郭霭春认为是“哆(chǐ 侈)口”之误。《说文·口部》：“哆，张口也。”循经文以言目，“急者目不合”，热则目不开。此以口言，急则张不能合，热则㖞僻，上下文义相配。

⑥ 马膏：即马脂。其性味甘平柔润，能养筋治痹。

⑦ 膏其急者：将马脂涂在拘急之外。膏，涂贴。用如动词。

⑧ 以桑钩钩之：用桑钩把歪斜的口角钩正。

⑨ 灰：《甲乙经》作“炭”。

⑩ 坎：地坑。《一切经音义》卷三引《埤苍》：“坎亦‘坑’也。”

⑪ 高下以坐等：将盛有桑柴炭火的小壶放在病人坐着时口能得到暖热之气的高度进行熏蒸。

⑫ 自强：强迫自己。

⑬ 三拊：再三按摩。拊，按摩。

其循行和分布与足阳明经基本一致。②分布特征：有“二直二支”，在头部的分布复杂。③生理意义：联系着肢体相关部位的关节和官窍，维持其相关功能。④临床意义：一是所主病症为其循行部位的关节疼痛、肿胀、挛急、转筋、不举、功能受限(“不可屈伸”)、口僻、癞疝，以及所患病证为“季春痹”；二是足阳明之筋循行与头部的部分有病，其支配的面部肌肉痉挛、口眼㖞斜、对侧“目不合”；三是足阳明之筋病症有寒热之别，病症各异；四是所主病症的治疗，用“燔针劫刺”方法，以及“马膏膏法”；五是“以知为数，以痛为输”取穴方法。

马膏膏法又称马膏桂酒热熨方，由于经筋不与内在的脏腑直接相连，而布于体表，同时其受寒必因气血之虚，因此，治疗的原则是补虚劫寒，壮阳除阴，通络和肌表，调和气血。“急者缓之”，甘以缓急，故用马膏之甘平，以缓其急。“寒者热之”“虚者补之”，故用马膏热熨，桑炭火烤以劫寒。再啖炙肉以补其虚。壮阳除阴，调和气血，通经络，和肌表，故用白酒、官桂和烧针劫刺。同时，用桑钩牵引，以正其僻。张介宾：“马膏，马脂也。其性味甘平柔润，能养筋治痹，故可以膏其急者。白酒、辣桂，性味辛温，能通经络，行血脉，故可以涂其缓者。桑之性平，能利关节，除风寒湿痹诸痛，故以桑钩钩之者，钩正其口也。复以生桑火炭，置之地坎之中，高下以坐等者，欲其深浅适中，便于坐而得其缓也。然后以前膏熨其急颊，且饮之美酒，啖之美肉，皆助血舒筋之法也。虽不善饮，亦自强者。三拊而已，言再三拊摩其患处，则病自已矣。”

足太阴之筋，起于大指之端内侧，上结于内踝；其直者，络于膝内辅骨，上循阴股，结于髀，聚于阴器，上腹，结于脐，循腹里，结于肋，散于胸中；其内者，著[①]于脊。其病足大指支，内踝痛，转筋痛，膝内辅骨痛，阴股[②]引髀而痛，阴器纽痛，下[③]引脐两胁痛，引膺中脊内

① 著：同“着”。附着。

② 阴股：股内侧近阴处。

③ 下：《甲乙经》作“上”。

痛。治在燔针劫刺，以知为数，以痛为输，命曰孟秋痹[①]也。

【点评】论足太阴之筋的分布部位及其临床意义。①分布部位：其下肢部分和躯干部的分布与足太阴经基本一致。②分布特征：有“一直一内”行支。③生理意义：联系着肢体相关部位的关节和组织，维持其相关功能。④临床意义：一是所主病症为其循行部位的关节和相关部位疼痛、转筋、“阴器纽痛”，以及所患病症为“孟秋痹”；二是所主病症的治疗，用“燔针劫刺”方法；三是“以知为数，以痛为输”取穴方法。

足少阴之筋，起于小指之下，并足太阴之筋邪走内踝之下，结于踵，与太阳之筋合而上结于内辅之下，并太阴之筋而上循阴股，结于阴器，循脊内挟膂，上至项，结于枕骨，与足太阳之筋合。其病足下转筋，及所过而结者皆痛及转筋。病在此者主痫瘛及痉[②]，在外者不能俛，在内者不能仰。故阳病者腰反折不能俛，阴病者不能仰。治在燔针劫刺，以知为数，以痛为输，在内者熨引饮药。此筋折纽，纽发数甚者，死不治，名曰仲秋痹[③]也。

【点评】论足少阴之筋的分布部位及其临床意义。①分布部位：其下肢部分和躯干部的分布与足少阴经基本一致。②分布特征：起点与足太阴之筋合于内踝，止点与足太阳之筋合于枕骨。③生理意义：联系着肢体相关部位的关节和组织，维持其相关功能。④临床意义：一是所主病症为其循行部位的关节和相关部位疼痛、转筋、痫瘛、痉、腰反折、腰不能俯仰，以及所患病症为“仲秋痹”；二是临证当辨足少阴之筋之内外侧有病，当辨其属“阳病”“阴病”，以及“筋折纽”；三是所主病症的治疗，用“燔针劫刺”方法，“熨引饮药”综合治疗；四是“以知为数，以痛为输”取穴方法。

---

① 孟秋痹：明·张介宾：“‘孟秋’当作‘仲秋’，此与下文足少阴条谬误，当迭更之，盖足太阴之经应八月之气也。”

② 痫瘛及痉：指癫痫、瘛疭和痉病。痉，手足抽搐，痉挛强直，角弓反张之症。

③ 仲秋痹：明·张介宾：“‘仲秋’，误也，当作‘孟秋’，盖足少阴为生阴之经，应七月之气也。”

足厥阴之筋，起于大指之上，上结于内踝之前，上循胫，上结内辅之下，上循阴股，结于阴器，络诸筋。其病足大指支，内踝之前痛，内辅痛，阴股痛转筋，阴器不用，伤于内[①]则不起，伤于寒则阴缩入，伤于热则纵挺不收。治在行水清阴气[②]。其病转筋者，治在燔针劫刺，以知为数，以痛为输，命曰季秋痹也。

【**点评**】此节论足厥阴之筋的分布部位及其临床意义。①分布部位：其分布与足厥阴经基本一致。②分布特征："结于阴器，络诸筋"。③生理意义：联系着肢体相关部位的关节和组织，维持其相关功能，尤其是外生殖器的性功能。④临床意义：一是所主病症为其循行部位的关节和相关部位疼痛、转筋、阳痿、缩阴证、阳强证，以及所患病症为"季秋痹"；二是临证当辨足厥阴之筋之寒证、热证；三是所主病症的治疗，要辨证施治："伤于热"则"治在行水清阴气"；"伤于寒"则用"燔针劫刺"方法；四是"以知为数，以痛为输"取穴方法。

手太阳之筋，起于小指之上，结于腕，上循臂内廉，结于肘内锐骨之后，弹之应小指之上[③]，入结于腋下；其支者，后走腋后廉，上绕肩胛，循胫[④]出走太阳之前，结于耳后完骨；其支者，入耳中；直者，出耳上，下结于颔，上属目外眦。其病小指支，肘内锐骨后廉痛，循臂阴入腋下，腋下痛，腋后廉痛，绕肩胛引颈而痛，应耳中鸣痛，引颔目瞑，良久乃得视，颈筋急则为筋瘘颈肿[⑤]。寒热在颈者，治在燔针劫刺之，以知为数，以痛为输，其为肿者，复而锐之[⑥]。本支者，上曲牙[⑦]，循耳前，属目外眦，上颔，结于角。其痛当所过者支转筋。治在燔针劫刺，以知为数，以痛为输，名曰仲夏痹也。[⑧]

---

① 伤于内：指伤于七情。一说，指伤于房劳。
② 行水清阴气：通行肾水，调理厥阴之气。
③ 弹之应小指之上：肱骨内髁的尺神经处就是其连结的准确位置。
④ 胫：当作"颈"。太阳，足太阳膀胱经筋。
⑤ 筋瘘颈肿：明·张介宾："筋瘘颈肿，即鼠瘰之属。"鼠瘰，即瘰疬。
⑥ 复而锐之：在刺后肿不消时，应再用锐针刺治。
⑦ 曲牙：又称曲颊，相当于下颌骨角。又，曲牙为颊车穴的别名。
⑧ 本支者……仲夏痹也：今诸家均认为与下节手少阳经筋文字重复，疑为错简。

【点评】论手太阳之筋的分布部位及其临床意义。①分布部位：其分布与手太阳经基本一致。②分布特征："三支一直"，头面部主要分布于面颊及目、耳部。③生理意义：联系着肢体相关部位的关节和组织，维持肩胛的活动，尤其是目和耳的功能。④临床意义：一是所主病症为其循行部位的关节和相关部位疼痛、耳鸣、耳中痛、目瞑(此指短暂性的视力障碍)、筋瘘、颈肿，以及所患病症为"仲夏痹"；二是临证当辨手太阳之筋之寒证、热证；三是所主病症的治疗，要辨证施治，以及"燔针劫刺"方法；四是"以知为数，以痛为输"取穴方法。

手少阳之筋，起于小指次指之端，结于腕，中循臂结于肘，上绕臑外廉，上肩走颈，合手太阳；其支者，当曲颊入系舌本；其支者，上曲牙，循耳前，属目外眦，上乘颔①，结于角。其病当所过者即支转筋，舌卷。治在燔针劫刺，以知为数，以痛为输，名曰季夏痹也。

【点评】论手少阳之筋的分布部位及其临床意义。①分布部位：其分布与手少阳经基本一致。②分布特征："二支"，头面部连舌本、目、耳，结于头角。③生理意义：联系着肢体相关部位的关节和组织，维持其相关功能，尤其是目和耳的功能，舌体的活动。④临床意义：一是所主病症为其循行部位的关节和相关部位僵硬、疼痛、活动不利、舌卷、转筋，以及所患病症为"季夏痹"；二是所主病症的治疗，要用"燔针劫刺"方法；三是"以知为数，以痛为输"取穴方法。

手阳明之筋，起于大指次指之端，结于腕，上循臂，上结于肘外，上臑，结于髃；其支者，绕肩胛，挟脊；直者，从肩髃上颈；其支者，上颊，结于頄；直者，上出手太阳之前，上左角，络头，下右颔②。其病当所过者支痛及转筋，肩不举颈，不可左右视。治在燔针劫刺，以知

---

① 颔：《太素》作"额"。

② 上左角，络头，下右颔：郭霭春引清·俞正燮文曰："案：筋双出，此有'右上角，交额，下左颊'之筋，文脱。"又，明·张介宾："此直者，自颈，出手太阳天窗、天容之前，行耳前上额左角络头，以下右颔。此举左而言，则右在其中，亦如经脉之左之右、右之左也。故右行者，亦上额右角，交络于头，下左颔，以合于太阳、少阳之筋。"

为数，以痛为输，名曰孟夏痹也。

【点评】论手阳明之筋的分布部位及其临床意义。①分布部位：其分布与手阳明经基本一致。②分布特征："二支二直"，循行肩部，结于头角。③生理意义：联系着上肢和肩关节，维持肩的活动。④临床意义：一是所主病症为其循行部位的关节和肩部僵硬、疼痛、活动不利、转筋，以及所患病症为"孟夏痹"；二是所主病症的治疗，要用"燔针劫刺"方法；三是"以知为数，以痛为输"取穴方法。

手太阴之筋，起于大指之上，循指上行，结于鱼后[①]，行寸口外侧，上循臂，结肘中，上臑内廉，入腋下，出缺盆，结肩前髃，上结缺盆，下结胸里，散贯贲[②]，合贲下，抵季胁。其病当所过者支转筋痛，甚成息贲[③]，胁急吐血。治在燔针劫刺，以知为数，以痛为输，名曰仲冬痹也。

【点评】论手太阴之筋的分布部位及其临床意义。①分布部位：其分布与手太阴经基本一致。②分布特征：循上肢内侧，布胸中，连胃口，结胁里。③生理意义：联系着上肢内侧和肩、胃的活动及功能。④临床意义：一是所主病症为其循行上肢关节内侧和肩部僵硬、疼痛、活动不利、转筋、息贲、胁急、吐血，以及所患病症为"仲冬痹"；二是所主病症的治疗，要用"燔针劫刺"方法；三是"以知为数，以痛为输"取穴方法。

手心主之筋，起于中指，与太阴之筋并行，结于肘内廉，上臂阴，结腋下，下散前后挟胁；其支者，入腋，散胸中，结于臂[④]。其病当所过者支转筋，前及胸痛息贲。治在燔针劫刺，以知为数，以痛为输，名曰孟冬痹也。

---

① 鱼后：《甲乙经》"鱼"下有"际"字。明·张介宾："鱼后，鱼际也。"

② 散贯贲：散布于贲门。贲，胃上口贲门。

③ 息贲：病名。为五积之一，症见气急上奔，右胁下有覆杯状结块，发热恶寒，胸闷呕逆，咳吐脓血等，久则可发为肺痈。

④ 臂：《甲乙经》《太素》作"贲"。

【点评】论手心主之筋的分布部位及其临床意义。①分布部位：其分布与手心主经基本一致。②分布特征：循上肢内侧中线，与手太阴之筋并行，布于胁前后，入腋散胸。③生理意义：联系着上肢内侧中线和胸部活动。④临床意义：一是所主病症为其循行上肢关节内侧僵硬、疼痛、活动不利、转筋、息贲、胸痛，以及所患病证为"孟冬痹"；二是所主病症的治疗，要用"燔针劫刺"方法；三是"以知为数，以痛为输"取穴方法。

手少阴之筋，起于小指之内侧，结于锐骨，上结肘内廉，上入腋，交太阴，挟乳里，结于胸中，循臂[1]，下系于脐。其病内急，心承伏梁，下为肘网[2]。其病当所过者支转筋，筋痛。治在燔针劫刺，以知为数，以痛为输。其成伏梁唾血脓者，死不治。名曰季冬痹也[3]。

【点评】1. 论手少阴之筋的分布部位及其临床意义。①分布部位：其分布与手少阴经基本一致。②分布特征：循上肢内侧后沿，过肘、入腋、挟乳、循臂、结于胸中、下脐。③生理意义：联系着上肢内侧中线和胸部活动。④临床意义：一是所主病症为其循行上肢关节内侧僵硬、疼痛、活动不利、转筋、筋痛以及伏梁、唾血脓；二是所主病症的治疗，要用"燔针劫刺"方法；三是"以知为数，以痛为输"取穴方法。

2. 论十二经筋。经筋是十二经脉连属于筋肉的体系，其功能活动有赖于经络气血的濡养，并受十二经脉的调节，所以也划分为十二个系统，称为"十二经筋"。

(1)十二经筋的生理。走行有结、聚、散、著的特点。足三阳经筋均起于足趾，循股外上行结于面部；足三阴经筋起于足趾，循股内上行结于腹部；手三阴经筋起于手指，循臑内上行，结于胸部；手三阳经筋起于手指，循臑外上行，结于头部。可见经筋均起

---

① 循臂：张介宾："'臂'字亦当作'贲'。盖心主少阴之筋，皆与太阴合于贲而下行也。"

② 肘网：指肘关节如收束状的牵急不舒之感。"网"当作"纲"。唐·杨上善："人肘屈伸，以此筋为纲维，故曰'肘纲'。"

③ 名曰季冬痹也：明·张介宾："此节旧在后'无用燔针'之下，盖误次也。今移正于此。"据此，"名曰季冬痹也"六字，当在"经筋之病"前。

于四肢末端，而后上行躯干，过肌肉丰满处，结聚于大关节周围，与十二正经的循行方向有所不同。经筋联系全身的部位，除头、面、颈、项、胸、腹、背、脊之外，还分别附着于四肢关节部，如踝、腘、膝、股、髀、臀、腕、肘、臂、肩、腋等处；有些经筋虽然进入胸腹腔，但与内脏无络属关系，并有结、聚、散、著的特点。

(2)十二经筋与十二正经的关系。十二经筋分布较广，密切联系十二经脉，十二经筋的循行与十二经脉有密切的联系，例如足太阳经筋结于肩，与手阳明经有联系；上结于完骨，与足少阳胆经有联系。足少阳经筋前结于伏兔，与足阳明经脉联系；后结于尻，与足太阳经联系；上交于巅，与督脉、足厥阴经相联系。足阳明经筋上结于髀枢，与足少阳、足太阳经脉联系；后结于脊，与督脉联系。足三阴经筋均结于阴器，与足厥阴肝经有联系。

(3)经筋有刚柔之分，阴阳之别。刚筋属阳分布在四肢项背骨骼附近，坚强而有力，联缀四肢百骸；柔筋属阴分布在胸腹头面部，柔而纤细和缓，有相互维系的作用。手足三阳之筋行于外，刚者较多，手足三阴经筋行于内，柔者较多。在正常情况下，刚柔相济来维持人体的屈伸拮抗运动；腰背部的俯和仰，肘关节、膝关节屈和伸，四肢部的外展和内收，均靠刚柔二筋对立统一的关系来完成。若阴阳刚柔二筋失调，则会出现“阳急则反折”“阴急则俯不伸”“寒则反折筋急”“热则筋弛纵不收”等病理变化。

(4)联系百骸，维络周身。经筋具有联缀四肢百骸，维络周身的功能，利于关节的屈伸活动和保持人体正常的运动功能。并能对周身各部分的组织脏器起着保护作用。正如《灵枢·经脉》篇说：“骨为干，脉为营，筋为刚，肉为墙”。所谓“筋为刚”指肌肉肌腱附着于骨骼，能屈伸活动，表现为强劲有力。

3. 论十二经筋的循行分布。十二经筋的循行分布均起始于四肢末端，结聚于关节、骨骼部，走向躯干头面。十二经筋行于体表，不入内脏，有刚筋、柔筋之分。刚(阳)筋分布于项背和四肢外侧，以手足阳经经筋为主；柔(阴)筋分布于胸腹和四肢内侧，以手足阴经经筋为主。足三阳经筋起于足趾，循股外上行结于頄(面)；足三阴经筋起于足趾，循股内上行结于阴器(腹)；手三阳经筋起于手指，循臑外上行结于角(头)；手三阴经筋起于手指，循臑内上行结于贲(胸)。

4. 论十二经筋病候。十二经筋病候，是古人在长期医疗实践中，对肌肉、肌腱、韧带、筋膜、关节等包括软组织运动器官及部分神经功能，结合解剖、病理知识概括总结出来的，指出了筋病的发生多表现为“当所过者”“支转筋痛”，对筋病进行分类、划区、归纳，确定了经脉所属的筋肉系统的症候群，多表现为肌肉和运动功能异常，当外邪侵袭经筋时，特别是风、寒、湿邪入侵经筋会出现一系列症状，如筋脉的掣行、拘急、转筋、强直、抽痛等，影响肢体的正常活动。由于十二经筋隶属于十二经脉，为经筋病的辨证治疗提供了理论根据。

5. 论十二种筋痹。“病在筋，筋挛节痛，名为筋痹”(《素问·长刺节论》)。本篇基于四季十二个月分主十二经筋理论，因筋病多系气血留闭而痛，部位多在经筋所过之处，统称为痹病，又以十二个月分别命名十二经筋病，故谓十二种筋痹。

6. 论经筋病的治疗。篇内提出“治在燔针劫刺，以知为数，以痛为输”中的治疗筋痹原则，简要指明治疗经筋病当用火针劫刺，以病愈为度，以痛为腧的原则与方法。

7. 论取穴方法。古人十分重视治疗经筋病的局部取穴法，即所谓“以痛为输”者是，也即“筋病无阴无阳，无左无右，候病所在”(《灵枢·卫气失常》)。“候病所在”就是在发病局部选穴治疗，是治疗经筋病最常用而行之有效的方法。后世所称的“阿是穴”“天应穴”等均为“以痛为输”的具体应用，即以病居痛处为腧穴，不拘经穴所限。对此《太素·经筋》释之较详：“输，谓孔穴也，言筋，但以筋之所痛之处，即为穴孔，不必要须依诸输也，以筋为阴阳气之所资，中无有孔，不得通于阴阳之气上下往来，然邪入腠袭筋为病，不能移输，遂以病居痛处为输。”杨上善之说，不仅阐明以痛为腧的原因，也指出经筋通过十二经脉营运渗灌的血气而得到濡养，其筋的形态“中无有空”当与经脉的中空有别。十二经筋的循行分布，几乎是与十二经脉伴随，十二经脉主于血气，内营五脏六腑，外营头身四肢，因此有许多经穴能主治经筋的病候。

经筋之病，寒则反折筋急，热则筋弛纵不收，阴痿不用。阳急则反折，阴急则俯不伸[1]。焠刺者，刺寒急也，热则筋纵不收，无用燔针。

【点评】1. 论经筋病的分类。篇内认为“经筋之病，寒则反折筋急，热则筋弛纵不收，阴痿不用，阳急则反折，阴急则俯不伸”，指出邪气侵袭的经筋不同，表现的病候相互有别，总体可分为寒证和热证两类。

2. 论经筋病证针刺方法。《内经》根据经筋病的特点，应用了特定针法，如原文中载有“经筋为病”，“治在燔针劫刺，以知为数”。燔针，即“焠刺”，亦名火针，“焠刺者，刺燔针则取痹也”(《灵枢·官针》)。此针法能驱除风寒湿邪，疏通筋脉，调整经筋功能，现代则多用温针(针柄加灸)治疗。“焠刺者，刺寒急也，热则筋纵不收，无用燔针”，指出治经筋的热性疾患，当禁用此法。此外，《内经》还载述了治疗经筋疾患的其他刺法，如《灵枢·官针》篇中的刺分肉的“分刺”(“分刺者，刺分肉之间也”)，刺肌腱的“恢刺”(“恢刺者，直刺傍之举之前后，恢筋急，以治筋痹也”)，刺关节周围组织的“关刺”(“关刺者，直刺左右尽筋上，以取筋痹，慎勿出血，此肝之应也”)，横刺筋膜的“浮刺”(“浮刺者，傍入而浮之，以治肌急而寒者也”)。总之，经筋病取穴以局部为主，以痛为腧，或刺浅或刺深，或深浅相结合，以针刺入所病之肌肉或筋上或关节为中的，视病的虚实而施以补泻手法，或配合艾灸温熨、敷贴药治、按摩导引等法，多能收到除疼痛于目前，愈疾病于指下的良好效果。

足之阳明，手之太阳，筋急则口目为噼，眦急不能卒视，治皆如右方也。

【点评】论“噼”证及其刺治。“口目为噼”相当于面瘫病，即西医学的“面神经炎”，以口眼向一侧㖞斜为主症，故又称“口眼㖞斜”，突然发病，春秋季节多见。多由络脉空虚，风寒之邪乘虚侵入，以致经气阻滞，经筋失调，筋肌纵缓不收而发病，至于其治疗，原文建议参照上述方法予以处置。如今以针灸治疗为主，常选的腧穴有翳风、

---

① 阳急则反折，阴急则俯不伸：背部的经筋拘急就会使人腰脊向后反张，腹部的经筋拘急就会使人前俯而身体难以伸直。

风池、颊车、地仓、合谷、太冲，并随证加减，鼻唇沟平坦加迎香，人中沟歪斜加水沟；颏唇沟歪斜加承浆；目不能合加阳白、攒竹、申脉、照海；面颊板滞加四白。初期浅刺、透刺；后期针用补法。也可用药物内治法治疗，宜祛风散寒通络，方用牵正散加减。

骨度①第十四

黄帝问于伯高曰：《脉度②》言经脉之长短，何以立③之？

【点评】骨度的意义在于通过骨度可以测知经脉的长短，为针灸循经取穴提供了依据，如“先度其骨节之大小、广狭、长短，而脉定矣”，“此众人之骨度也，所以应经脉之长短也”即是言此。其意就是要知道经脉的长短，必须先度量出各骨节的大小、宽窄和长短，而后根据这个标准才能确定人体经脉的长短度数，更能提示古人通过常人骨度而测知内脏发育情况，明确体表与内脏的关系，用以指导针灸施针操作，以避免刺中内脏，发生医疗事故，这是有其临床价值的。

伯高曰：先度④其骨节之大小、广狭、长短，而脉度定矣。

【点评】以骨度为标准确定脉度，因为人的皮肉可肥瘦增减，而骨节的长度不可延缩，所以可用骨节的长度为标准，来确定经脉的长短，故谓之“先度其骨节之大小、广狭、长短，而脉度定矣”。

黄帝曰：愿闻众人之度⑤，人长七尺五寸者，其骨节之大小长短各

---

① 骨度：本篇用骨骼的长短度数为基准，以测知脏腑的大小、经脉的长短，故名“骨度”。骨，骨骼。度，度数。

② 脉度：经脉的尺度。清·张志聪：“此言经脉之长短。从骨节之大小广狭长短而定其度数，故曰骨为干、脉为营，如藤蔓之营附于木干也。”此指《灵枢·脉度》。

③ 立：确立，确定。

④ 度(duó 夺)：度量、测量。

⑤ 众人之度：指一般成年人骨节大小、宽狭、长短的尺度。众人，指一般人，古时以高七尺五寸者为一般人。

几何？

伯高曰：头之大骨围[①]二尺六寸，胸围[②]四尺五寸，腰围[③]四尺二寸。发所复者，颅至项[④]尺二寸，发以下至颐[⑤]长一尺，君子终折[⑥]。

【点评】在测量脏腑大小、经脉长短时，应确立一个中等的骨度。古人取身高七尺五寸作为一般人的长度标准，故称“众人之度”。头、胸、腰围的长度分别为二尺六寸、四尺五寸、四尺二寸。

结喉[⑦]以下至缺盆中长四寸，缺盆以下至䯏骬[⑧]长九寸，过则肺大，不满则肺小。䯏骬以下至天枢[⑨]长八寸，过则胃大，不及则胃小。天枢以下至横骨[⑩]长六寸半，过则回肠广长，不满则狭短。

【点评】论述从骨度测知内脏的发育情况，如缺盆至胸骨剑突，超过常数九寸者肺大；不足九寸者肺小。剑突至天枢，超过八寸者胃大；不足八寸者胃小。天枢至耻骨上缘，超过六寸半者，回肠广而长；不足六寸半者，回肠狭而短。骨的大小与身体的长短有关，骨围大者，其身长超过常人的七尺五寸；骨围小者，其身长不足常人的七尺五寸。

横骨长六寸半，横骨上廉以下至内辅[⑪]之上廉长一尺八寸，内辅之上廉以下至下廉长三寸半，内辅下廉下至内踝长一尺三寸，内踝以下至地长三寸，膝腘以下至跗属[⑫]长一尺六寸，跗属以下至地长三寸，故骨围大则太过，小则不及。

---

① 头之大骨围：即头围，是指从耳尖向前平眉、向后平枕骨横围一周的标准。

② 胸围：指与两乳相平，横围一周的总长。

③ 腰围：指前与脐相平、后与十四椎相平，横围一周的总长。

④ 颅至项：指从前额发际到后项发际的距离。颅，额颅，此指前发际。项，后项，此指后发际。

⑤ 发以下至颐：指从前额发往下直到面颊的长度。颐，面颊。

⑥ 终折：根据每个人身体的高矮按比例计算他们的骨度。终，通“衷”。

⑦ 结喉：颈部正前方突起处，相当于喉头的甲状软骨部位。

⑧ 至䯏骬（hé yú 河于）：胸骨剑突，也叫蔽心骨，又名鸠尾骨。

⑨ 天枢：穴名，位于与脐相平而旁开二寸之处，左右各一。此指平脐的部位。

⑩ 横骨：耻骨。

⑪ 内辅：指膝旁由股骨下端的内上髁和胫骨上端的内侧髁组成的骨突。

⑫ 跗属：指足面的前后部位。

【点评】取仰卧位纵向度量人体的长度，耻骨的长度是六寸半，耻骨上缘至膝内侧骨突的长度是一尺八寸，股骨内上髁至胫骨上端内侧髁下缘是三寸半，膝内侧骨突下缘至内踝是一尺三寸，内踝高尖至地平面是三寸，膝腘窝向下至足面前后是一尺六寸，足面向下至地平面是三寸。所以，骨围偏大的人身高就会超过七尺五寸的标准，骨围偏小的人身高就会达不到七尺五寸的标准。

角以下至柱骨[①]长一尺，行腋中不见者[②]长四寸，腋以下至季胁长一尺二寸，季胁以下至髀枢长六寸，髀枢以下至膝中[③]长一尺九寸，膝以下至外踝长一尺六寸，外踝以下至京骨长三寸，京骨以下至地长一寸。

【点评】取侧卧位纵向度量的人体各部的长度，如头角至肩胛上方的颈骨跟部(第七颈椎棘突)一尺，第七颈椎至腋窝四寸，腋窝至季胁一尺二寸，季胁至髀枢六寸(应作九寸)，髀枢至膝中(与委中穴相平)一尺九寸，膝中至外踝一尺六寸，外踝至京骨穴三寸，京骨穴至地平面一寸等。

耳后当完骨者广九寸，耳前当耳门[④]者广一尺三寸，两颧之间相去七寸，两乳之间广九寸半，两髀之间[⑤]广六寸半。

【点评】取不同体位横向度量人体各部的长度，如耳后两完骨向后的距离宽九寸，耳前两耳门向前的距离宽一尺三寸，两颧骨之间的距离宽七寸，两乳之间的距离宽九寸半(今作八寸)，从两髀外侧至横骨端的距离宽六寸半等。

足长一尺二寸，广四寸半。

肩至肘长一尺七寸，肘至腕长一尺二寸半，腕至中指本节长四寸，

---

① 角以下至柱骨：指从头上两旁的高角到肩胛之上的颈骨的长度。角，即头角，指头侧耳上的高角。柱骨，即第一颈椎棘突。

② 行腋中不见者：指肩骨从柱骨之侧到腋中尽处的长度。

③ 膝中：指膝外侧骨缝与委中穴相平处，即髌骨外侧中点。

④ 耳门：穴名，位于耳屏前凹陷处。这里指耳前的部位。

⑤ 两髀之间：是说从横骨两端至髀(股骨大转子)外侧的距离。

本节至其末长四寸半。

【点评】人体手足的长度，如足长(足跖侧长)一尺二寸，宽(足跖侧宽)四寸半；上肢肩端(肩髃穴)至肘横纹长一尺七寸，肘横纹至腕长一尺二寸半，腕至中指本节长四寸，本节至指尖长四寸半。

项发以下至背骨[①]长二寸半，膂骨以下至尾骶[②]二十一节长三尺，上节长一寸四分分之一[③]，奇分在下[④]，故上七节至于膂骨九寸八分分之七。

【点评】取俯卧位纵向度量人体背面的长度，如项后发际至第一节大椎骨之上的大椎穴长二寸半，从脊骨的大椎向下，至尾骶骨共二十一椎，长三尺。其中在上面的七节各长一寸四分一厘，共长九寸八分七厘，余下之数，在以下各节计算。

此众人骨之度也，所以立经脉之长短[⑤]也。是故视其经脉之在于身也，其见浮而坚，其见明而大者，多血；细而沉者，多气也。

【点评】以一般人的骨度为标准，根据各处部位骨的度数，测知经脉的长短，并可了解血气的盛衰。若经脉浮而坚、明显而大的人，提示多血；若经脉细而沉的人，则多气。

《灵枢·骨度》的尺寸与《灵枢》中的穴距之间并无特定的关系，最早并不是为了针灸定穴而设，只是同一周制尺寸而已。后来穴距与骨度被联系到一起固定了两者的关系，是从骨度被用作针灸定穴折量尺寸开始的。将骨度用作针灸定穴折量尺寸的最早记载为《黄帝内经太素》，认为“今以中人为法，则大人、小人皆以为定，何者？取一合七尺五寸人身量之，合有七十五分(份)，则七尺六寸以上大人，亦准为七十五分(份)；七尺四寸以下乃至婴儿，亦准七十五分(份)。

① 项发以下至背骨：指从项后发际往下，直到第一节大椎骨的距离。背骨，项骨颈椎之下，以第一节大椎骨为标准。

② 膂骨以下至尾骶：指从第一椎骨往下直到尾骶骨部位。膂骨，脊椎骨。这里指第一椎骨。

③ 分之一：一分的十分之一，即一厘。

④ 奇分在下：是说除上七节的长度外，余下的分数都属于下部各节。奇，零数。

⑤ 所以立经脉之长短：是说骨度是用来确定经脉长短的依据。所以，用来……的依据。

以此为定分(份)，立经脉长短，并取空穴。”说明《骨度》分寸已被用作针灸定穴的折量尺寸。应用骨度作为针灸定穴的各部折量的尺寸，使实际穴距按比例增减是非常合理而准确的，如内关穴“去腕二寸”之“二寸”为西汉以前的量具标准的一尺二寸，而非如今骨度长度。

五十营[①]第十五

黄帝曰：余愿闻五十营奈何？

岐伯答曰：天周二十八宿[②]，宿三十六分[③]，人气行一周[④]千八分[⑤]。日行二十八宿，人经脉上下、左右、前后二十八脉[⑥]，周身十六丈二尺[⑦]，以应二十八宿。

【点评】论天文知识在经脉中的应用。经文从天人相应的观点出发，用比类取象的方法，以天体运转来说明营气在周身的运行规律，又以脉气之行与呼吸的比率计算营气的运行速度，以及营气正常运行的意义。

经文认为人体经脉之行上合天星之度，下应漏水之刻数，这是古人对天体运行和人体营气运行长期观察总结的经验，说明人体与自然界相应的整体观念。北斗星与二十八宿一起围绕北极星旋转(这也是南北子午线中“子”的定位)，因此斗柄(即斗杓，又称斗

---

① 五十营：本篇计算了营气在经脉的运行周次，阐发营气的运行如日月星辰的运转。提出营气在经脉中阴阳相贯，如环无端，一昼夜运行五十周次，故名“五十营”。五十，指五十周次；营，即运行之意。

② 天周二十八宿(xiù 秀)：天周，指天空一周。宿，星群留止之处。二十八宿，是古代天文学上的二十八组恒星，周天四方各有七宿。即东方苍龙七宿：角、亢、氐、房、心、尾、箕；北方玄武七宿：斗、牛、女、虚、危、室、壁；西方白虎七宿：奎、娄、胃、昴、毕、觜、参；南方朱雀七宿：井、鬼、柳、星、张、翼、轸。

③ 宿三十六分：指二十八宿的每宿之间相距的度数为三十六分。

④ 人气行一周：亦即天体运转一周天为一昼夜，营气运行五十度。人气，即营气；一周，指一周天。

⑤ 千八分：即一千零八分。每宿之间为三十六分，二十八宿共计为一千零八分。

⑥ 二十八脉：即手足十二经脉左右各一，共二十四脉；加上任脉、督脉各一，阳跷或阴跷(男子以阳跷、女子以阴跷计数)左右各一，共为二十八脉。

⑦ 周身十六丈二尺：指二十八脉的总长度，详见《脉度》篇。

纲。汉代高诱《淮南子·天文训》“斗杓”注为“第五至第七为杓”，以北斗星第五、第六、第七颗星——玉衡、开阳、摇光三星的连线为准）永远指向北极星，故而二十八宿记录四季的时间并非等分，而是春秋天数多，冬夏天数少，而且由于岁差的原因，历代还会有所变化，这与历代观察者所在纬度有关。

没有北斗星知识是不可能有二十八宿理论，古人用二十八宿表示北斗星斗柄所指的方位，可见北斗星是二十八宿发生的天文背景。北斗有七星，古人在东、南、西、北四个时空区位各选七个亮星作为标记，这就是二十八宿发生的由来，即《内经》所说的“天周二十八宿，而一面七星，四七二十八星”（《灵枢·卫气行》）。有了北斗星和二十八宿知识，古圣先贤才能在漫长的“仰观天文”过程中印证了月亮每天从一宿移动到下一宿，“镇星”（即土星）每年从一宿移动到下一宿，太阳每年沿着二十八星宿转一周，约13天移动一宿。《尚书·舜典》所说的“璇玑玉衡，以齐七政”的意义，就是以北斗星来确定日、月、五星的运行周期的。二十八宿在天周上的排布规律是各宿间隔约13度，显然是以天周二十八宿来计量人体气血循行的，自《内经》始言人体二十八脉，肯定是以北斗七星以及由此发生的二十八宿为其提出的背景。

“宿三十六分”，只能认为与二十八宿分布于椭圆天周有关，不能理解为各宿之间的平均距离，数据如何计算而得，只能存疑。

漏水下百刻[①]，以分昼夜。故人一呼，脉再动，气行三寸，一吸，脉亦再动，气行三寸，呼吸定息[②]，气行六寸。十息气行六尺，日行二分[③]。二百七十息，气行十六丈二尺，气行交通于中[④]，一周于身，下水二刻，日行二十五分[⑤]。五百四十息，气行再周于身，下水四刻，日行四十分。

---

① 漏水下百刻：指古代用铜壶滴漏计时的方法。一昼夜恰好漏水一百刻。

② 呼吸定息：一呼一吸谓之一息。

③ 气行六尺，日行二分：日行一周天共一千零八分，人一日共一万三千五百息，每息约合日行七毫四丝六忽余，二十七息合日行二分一毫五丝九忽余。

④ 气行交通于中：即营气运行贯通于经脉之中。气，指营气；中，指脉中。

⑤ 日行二十五分：“五”为衍文，当删。因为每一周所需日行分数，按一千零八除以五十计算，当为二十分一厘六毫。

二千七百息，气行十周于身，下水二十刻，日行五宿二十分①。一万三千五百息②，气行五十营于身，水下百刻，日行二十八宿，漏水皆尽，脉终③矣。

【点评】论营气循行规律。营气的运行是有一定规律的，经气从手太阴肺脉开始，沿着二十八脉，阴阳表里以次运行。当人呼吸二百七十息，营气运行十六丈二尺。在此时间内，天体运转二十分一厘六毫，漏水下二刻，正好营气循行人身一周，又回到手太阴肺脉。紧接着又开始了下一周的运行。当呼吸一万三千五百息时，营循脉运行了五十周次，漏水下百刻，天体运行一个周天，即日行二十八宿，共"千八分"，正合一个昼夜的时间，如是无已，与天地同纪，人体营气如果能够经常保持一昼夜运行五十周的话，身体可健康无病活到天赋之年。

所谓交通④者，并行一数⑤也，故五十营备，得尽天地之寿矣，凡行八百一十丈也。

【点评】论五十营。五十营理论是在古代医学实践、古人对人体生理活动的长期观察、有关天文历法等综合知识背景之下产生的，是对人体生理规律的认知。仅就"五十"之数而言，历代将其称为"天衍之数"，既可用以演绎天地万物，其发生有多方面背景知识，仅就本篇而言，是古人为了度量太阳运行轨迹(天周)而以北斗七星、北极星为坐标，将由此决定的二十八宿、十二地支(十二辰)、十天干三个要素(也是度量太阳活动周期的三个历法)按特定规律分布于椭圆天周的五十个关节点，这是此处"五十"之数发生的重要背景之一。既然北斗七星历法、十二月太阳历法、十月太阳历法可以演绎天地万物，那么由此发生的"五十"之数也就可以解说天地万物的种种

---

① 日行五宿二十分：此指气行十周的日行分数。每宿三十六分，五宿合一百八十分，再加二十分，共二百分，故曰"日行五宿二十分"。但是，根据上述标准折算，气行十周，日行分数当为二百零一分六厘，应合五宿二十一分六厘。

② 一万三千五百息：按气行一周，呼吸二百七十息，五十周时呼吸总数为一万三千五百息。

③ 脉终：谓全身二十八脉已行遍五十周。

④ 交通：交相贯通。

⑤ 并行一数：唐·杨上善："谓手足脉气并行，而以一数之。即气行三寸者，两气各三寸也。"

变化及其现象，而人体气行规律、循经感传等生理现象也就在其可以言说的范围之内，这就是《内经》多处用以表达生命活动现象的缘由。

“五十营”与诊脉独取寸口的关系。“五十营”不仅仅是经脉之气在人体中循环运行的一般性问题，还与“诊脉独取寸口”以及诊断预后等有着密切的关系。正如《灵枢·营卫生会》篇中说：“人受气于谷，谷入于胃，以传与肺，五脏六腑，皆以受气，其清者为营，浊者为卫，营在脉中，卫在脉外，营周不休，五十而复大会。阴阳相贯，如环无端。”又说：“故五十度而复大会于手太阴矣。”《难经·一难》中说：“寸口者，脉之大会，手太阴之脉动也。人一呼脉行三寸，一吸脉行三寸，呼吸定息，脉行六寸。人一日一夜，凡一万三千五百息，脉行五十度，周于身。漏水下百刻，荣卫行阳二十五度，行阴亦二十五度，为一周也。故五十度复会于手太阴寸口者，五脏六腑之所终也，故取法于寸口也”，根据《内经》和《难经》的记载都说明营卫之气在脉中运行是从肺脉开始，循二十八脉，一昼夜五十周次，复会于手太阴肺经。因此手太阴肺经为五脏六腑经脉之气循行的起止点、汇聚处，寸口又为脉之大会，五脏六腑的经脉发生病变时，就会影响到经气的运行，寸口就会出现相应的变化，故独取寸口则成为诊察疾病的重要方法。

“五十”之数的提出有多个背景，一是“河图”“洛书”之数中有五十个属阳的符号(○实心圈)和五十个属性为阴的符号(●空心圈)；二是在运用北斗七星天文背景下，为了度量日月星辰时将二十八宿、十二地支(十二辰)、十天干标记天周五十个关节点，表达太阳回归周期中的时间、空间、序列、节律和周期，这既是《易传·系辞上》用“大衍之数五十”进行占卜的背景，也是《内经》在论述生命活动相关内容是反复应用此“数”。与此相关的“数”还有一百是“河图”“洛书”之数的“和”，二十五则是其中的阳数(奇数)之和，《内经》常将一百、五十、二十五三个数放在一起表达人体营卫气血循行的节律和周期，而现代《生理学》认为成人安静状态下，窦房结、房室节、浦肯野纤维的自动节律每分钟分别是100、50、25，恐怕不能简单地用“巧合”二字概括。

《灵枢·根结》有“一日一夜五十营，以营五脏之精……所谓五十营者，五脏皆受气。持其脉口，数其至也，五十动而不一代者，五脏皆受气；四十动一代者，一脏无气；三十动一代者，二脏无气；二十动一代者，三脏无气；十动一代者，四脏无气；不满十动一代者，五脏无气。予以短期，要在终始。所谓五十动而不一代者，以为常也，以知五脏之期。予之短期者，乍数乍疏也”之记载，强调五脏健全，精气充足，经脉之气营运正常，则寸口脉搏跳动五十次内没有间歇现象。若寸口脉搏跳动四十次有一次歇止者，便是一脏气衰，以此类推，寸口脉跳不满十次而有一次歇止的，则为五脏之气皆衰的重危现象。说明内脏有病而经脉之气不能运行正常致使脉气不相接续。所以独取寸口脉，可以判断预后与吉凶。

营气[①]第十六

黄帝曰：营气之道[②]，内谷为宝[③]。谷入于胃，乃传之肺，流溢于中[④]，布散于外，精专者行于经隧[⑤]，常营无已[⑥]，终而复始，是谓天地之纪[⑦]。

【点评】本篇主要论述了人体营气是如何生成的，并详细阐明了营气生成后在经脉中的运行规律。开篇即言“营气之道，内谷为宝”，“精专者行于经隧”就明确表达了营气的生成，申明营气来源

---

① 营气：本篇主要论述营气的生成和运行规律，故名“营气”。“营”亦作“荣”，营字的意义有二，一作名词解，即荣养全身的精微物质，这种物质是构成人体和维持人体生命活动的基本物质之一。二作动词解，即营运，是指这种物质的特性精专柔顺，独行于经髓，营运不已，终而复始，故称为营气。

② 营气之道：此处谓营气生化、运行的规律。营气，由水谷精微所化生的精气之一，可以进入脉道中，具有化生血液、营养全身的作用。道，指规律。

③ 内谷为宝：明·张介宾：“营气之行，由于谷气之化，谷不入则营气衰，故云‘内谷为宝’。”内，音义同“纳”；内谷，即进饮食之意。

④ 中：内，里面，此处指内在脏腑。

⑤ 精专者行于经隧：意即饮食精微中纯而清的精粹部分行于经脉中，此实指营气。精专，犹专精，即《素问·解精微论》“五脏之专精也”。经隧，指经脉。

⑥ 常营无已：经常营运，没有停止。

⑦ 天地之纪：指自然规律。这里借自然界日月星辰的出入交会规律，说明营气的运行，也有自身的规律。纪，法度、规律。

于水谷，是由脾胃水谷精微所化生；还说明了营气是水谷精微中最精纯柔和的部分，最富有营养的部分。所以营气不像悍浊的卫气那样，只行于脉外，它是运行于经隧之中，化生血液，内养五脏六腑，外濡皮毛筋骨，即所谓“流溢于中，布散于外”，与《灵枢·营卫生会》《邪客》以及《素问·痹论》的相关论述一致。

故气从太阴出[①]，注手阳明，上行注足阳明，下行至跗上，注大指间，与太阴合[②]，上行抵髀。从脾注心中，循手少阴出腋下臂，注小指，合手太阳，上行乘腋出䪼内，注目内眦，上巅下项，合足太阳，循脊下尻，下行注小指之端，循足心注足少阴，上行注肾，从肾注心，外散于胸中。循心主脉出腋下臂，出两筋之间，入掌中，出中指之端，还注小指次指之端，合手少阳，上行注膻中，散于三焦，从三焦注胆，出胁注足少阳，下行至跗上，复从跗注大指间，合足厥阴，上行至肝，从肝上注肺，上循喉咙，入颃颡之窍，究于畜门[③]。其支别者，上额循巅下项中，循脊入骶，是督脉也，络阴器，上过毛中，入脐中，上循腹里，入缺盆，下注肺中，复出太阴。此营气之所行也，逆顺之常[④]也。

【点评】论营气循行规律。营气的特性既然是精专柔顺，所以循行必然有严格的规律性：一是循十四经常道运行，如环无端。营出中焦，注手太阴肺经，然后沿十四经常道，运行全身。在到达足厥阴肝经之后，一部分营气通过经脉之别，贯膈注肺中；另一部分继续沿肝经循喉咙之后，上入颃颡，于督脉交会于颠顶，再经督脉、任脉复注肺中。二是一昼夜五十周身，终而复始。透过“常营无已，终而复始，是谓天地之纪”经义就可窥出营气是“五十营”于周身的。所谓“天地之纪”，即是指营气的运行与日月星辰的运行一样在生命周期中永无休止而且与之同步。

---

① 气从太阴出：气，指营气。太阴，指手太阴肺经。出，指经脉由内向外，由里至表的循行。

② 合：交合、会合。本篇对阴阳表里、手足上下之经交接处，都称为“合”。

③ 究于畜门：究，深入。畜门，在颃颡之上，为通脑之门户。

④ 逆顺之常：唐·杨上善：“逆顺者，在手循阴而出，循阳而入；在足循阴而入，循阳而出，此为营气行，逆顺常也。”

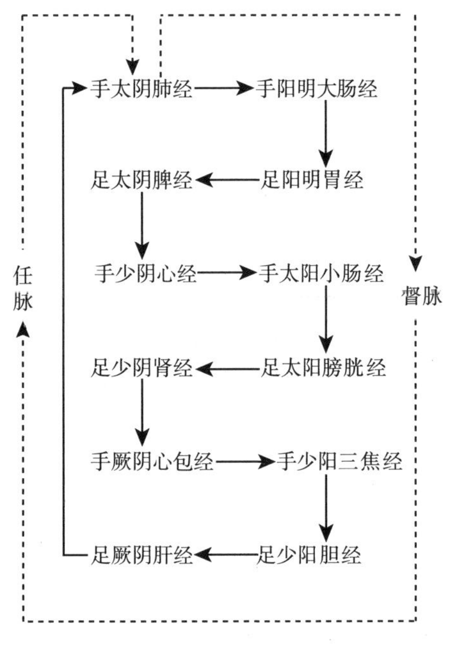

营气循行路径图

脉度[①]第十七

黄帝曰：愿闻脉度。

岐伯答曰：手之六阳[②]，从手至头，长五尺，五六三丈。手之六阴，从手至胸中[③]，三尺五寸，三六一丈八尺，五六三尺，合二丈一尺。足之六阳，从足上至头，八尺，六八四丈八尺。足之六阴，从足至胸中，六尺五寸，六六三丈六尺，五六三尺，合三丈九尺。跷脉[④]从足至目，

① 脉度：本篇论述经脉尺度，经气营运，跷脉循行及功能等。因以脉度开篇，故名“脉度”。脉，经脉。度，尺度。脉度，即经脉的长短尺度。

② 手之六阳：手太阳小肠经、手阳明大肠经、手少阳三焦经，左右手各有三条，合为手六阳经。

③ 从手至胸中：廖平《营卫运行考》指出：“按经言手之三阴，从心去手；此乃云‘从手至胸中’者，此用《根结》篇说，以四肢为根，头胸为结，一为顺行，一为逆行，所以不同。”

④ 跷脉：马莳：“跷脉有阳跷阴跷，阳跷自足申脉行于目，阴跷自足照海行于目。然阳跷左右相同，阴跷亦左右相同，则跷脉宜乎有四，今曰‘二七一丈四尺，二五一尺’，则止二脉何也？观本篇末云‘跷脉有阴阳，何脉当其数？岐伯答曰：男子数其阳，女子数其阴’，则知男子之所数者左右阳跷，女子之所数者左右阴跷也。”

七尺五寸，二七一丈四尺，二五一尺，合一丈五尺。督脉任脉各四尺五寸，二四八尺，二五一尺，合九尺。凡都合一十六丈二尺，此气之大经隧[①]也。

【点评】本篇专论脉度，说明古人对经络已有较深入、细致的研究。所谓脉度，乃指经脉的度量，规定了二十八脉的计量范围，并在分别叙述各条经脉的起止点及各自度量的基础上，得出二十八脉的总长度为十六丈二尺，是全身经脉的总长度，是我国古代医家研究人体解剖所记载经脉长度的原始数据，为研究人体生理、病理、诊断、治疗提供了依据。

脉的长度如何测知的？据《内经》时期医学成就及其所记载的资料分析，经脉的长度测定数据，是建立在骨度基础上的，如"先度其骨节之大小、广狭、长短，而脉度定矣"(《灵枢·骨度》)即是证据。因为骨骼尺度的可靠程度要比软组织高，经脉长度的测量，又是建立在当时大体解剖的基础上的，"若夫八尺之士，皮肉在此，外可度量切循而得之，其死可解剖而视之，其脏之坚脆，腑之大小，谷之多少，脉之长短，血之清浊，气之多少……皆有大数"(《灵枢·经水》)，更能证明脉度数据的产生是建立在这样一种解剖基础之上的。

"此气之大经隧也"所描述的不是血管而是人体经气感传的途径。《内经》时期的医学家，对人体经气感传线不仅做了定性的观察，而且作了定量的测定，测出十二经脉、跷脉(以性别当数)、任督二脉的总长度为十六丈二尺。其结论是"此气之大经隧也"。这里所说的"气"应理解为经气的感传，"大经隧"理解为感传线即感传途径。经脉的感传是人体的生理反应，而其感传线也应有其形态存在。

经脉为里[②]，支而横者为络[③]，络之别者为孙[④]，盛而血者疾诛之[⑤]，

---

① 气之大经隧：指经气运行较大的经脉通路。气，指经气；经隧，经脉的通道。

② 经脉为里：经脉是主干，直行而深伏于里。

③ 支而横者为络：络脉是分支，多横行于浅表。

④ 络之别者为孙：是说由络脉再分出的细小分支为孙络。

⑤ 盛而血者疾诛之：意谓络脉壅盛而血实者，应当急速祛除，亦即"盛者泻之"之意。疾，通"急"。诛，治疗、祛除。

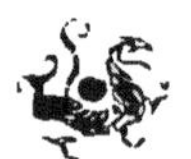

盛者泻之，虚者饮药以补之[1]。

【点评】论经脉、络脉区别。其一，经脉与络脉，均属经络系统的重要组成部分，只是形态大小、干支、分布深浅、伏浮的不同，“经脉为里，支而横者为络”。阐明经脉是经络系统的纵行干线，伏行深在，络脉是经脉的分支，纵横交错，网络全身。经脉与络脉，总称为经络。其二，本篇是以“八尺之士”为度量标准进行度量的，所讲的“脉”，既有血脉之“脉”，也有经络之“脉”的双重含义。二十八脉总长度是十六丈二尺。其计算方法是：十二正经×2(左右两侧)=24脉。跷脉2(阳跷脉、阴跷脉)，冲脉、任脉，合计28脉。只计算28脉的主干道(“此气之大经隧也”)。其三，经脉(主干)与络脉(分支)的分布特点。其四，研究“脉度”的临床意义：指导治疗，即“盛而血者疾诛之，盛者泻之，虚者饮药以补之”之义。

五脏常内阅于上七窍[2]也，故肺气通于鼻[3]，肺和则鼻能知臭香矣；心气通于舌，心和则舌能知五味矣；肝气通于目，肝和则目能辨五色矣；脾气通于口，脾和则口能知五谷矣；肾气通于耳，肾和则耳能闻五音矣。

【点评】论经脉在藏象理论建构中的作用，阐明了经气能够营运脏腑，交通表里，把脏腑与体表各部联成一个完整的统一体。经文用“五脏”与“七窍”的关系来说明经脉营运不已，七窍才能发挥正常的功能。

1.“五脏常内阅于上七窍”的意义有：①从整体立场出发，认为五脏(实则言人体所有内脏)深藏体内，其功能常常显现于体表，尤其是五官七窍；②这也是《内经》“欲知其内者，当以观乎其外”整体察病理念发生的基本思路；③五脏主五官理论发生的背景之一。

2. 五脏主五官的机理有：①经脉相连。虽然原文未说，但将其

---

① 虚者饮药以补之：谓络脉不足而血虚者，宜服汤药以补养，而不可刺络放血。

② 五脏常内阅于上七窍：阅，有经历、通过的意思。上七窍，指头部口眼耳鼻七窍。五脏藏于内，其精气常从体内上行于面部而表现在七窍。

③ 肺气通于鼻：鼻为肺之窍，故肺气上通于鼻，肺气和调，鼻才能发挥正常的嗅觉功能。

内容置于《脉度》篇中，其意就在于此；②五脏的精气营养着五官；③五脏调控着五官的功能(“气”有信息、能量，这都是五脏之神的作用)④五官能够正常发挥其生理功能的前提是各脏的和调，如“心和”“肺和”等即是如此。

3. 五官的主要功能。“鼻能知臭香”，还能助呼吸、助发音；“舌能知五味”，还能助消化(搅拌食物)、助发音；“目能辨五色”，还能传递信息，表达心理活动；“口能知五谷”，还能感“知五谷”而能“知味”，使人产生食欲，还能咀嚼消化、发音、助呼吸；“耳能闻五音”，还有平衡功能。

五脏不和则七窍不通，六腑不和则留为痈。故邪在腑则阳脉不和，阳脉不和则气留之，气留之则阳气盛矣。阳气太盛[1]则阴不利，阴脉不利则血留之，血留之则阴气盛矣。阴气太盛，则阳气不能荣也[2]，故曰关。阳气太盛，则阴气弗能荣也，故曰格。阴阳俱盛，不得相荣，故曰关格。关格者，不得尽期而死也。

【点评】1. 经脉在五脏开窍理论的意义在于服务临床，故有“五脏不和则七窍不通，六腑不和则留为痈”之说。“不通”，一指官窍的功能“不和”，二指内脏向官窍输送的精气、信息、调控指令的通路滞碍“不通”。“六腑不和则留为痈”还告诉人们，内脏功能失常，不但可以引起官窍功能障碍，还可以引起形体产生诸如“痈”之类的疾病，就从病理方面指出了五脏和六腑分别与阴经和阳经的所属关系。此处的“五脏”“六腑”要互文见义，同理，“五脏常内阅于上七窍”文中的“五脏”也不单单是指肝、心、脾、肺、肾五者。

2. 论述脏腑不和，营运失常，阴阳阻格经脉的病理变化过程。由于经脉的沟通作用，病理上常常相互影响。脏腑病变，可通过经脉反映到体表，不能正常发挥“内阅于上七窍”的作用，反映在外部，则表现为“七窍不通”，即五官七窍功能低下或发生异常变化。六腑以通为用，如果气机不利，功能失调，营运不利，郁滞于分肉

---

① 阳气太盛：《甲乙经》作“邪在脏”，根据上下文意，当改之。

② 荣：通“营”。

腠理，化腐为脓，发为痈肿，“六腑不和则留为痈。”由于阴阳的偏盛，导致营运障碍，发为“关”“格”，甚则发展为阴阳俱盛，表里隔离，不能相互营运，而发为“关格”。这就进一步说明了“脏腑不和，营运失常”，导致发病的道理。

3.《内经》中不同语境的“关格”其意涵有别，本节是指阴阳、邪正、虚实之间的病理变化过程。“关格”，意为隔阻不通，失去依存之意。如果邪犯五脏，五脏不和，导致阴脉不利，阴盛则病阳，阳气不得敷布，阴被阻于内，所谓“关阴于内”，故称“关”；邪犯六腑，就会导致阳脉不和，阳盛病阴，阴伤就不能正常营运，阳被拒于外，所谓“格阳于外”，故谓“格”；阴阳俱盛，是为脏腑同病，表里、内外、上下、阴阳之间失去相互依存关系，势必造成阴阳俱虚，终则“阴阳离决”，机体功能严重失调和紊乱，所谓“阴阳不相应”，并称为“关格”。

《内经》之“关格”还有以脉象言病理变化者，如“人迎与太阴脉口俱盛四倍以上，命曰关格”(《灵枢·终始》)；“人迎与寸口俱盛四倍以上为关格”(《素问·六节藏象论》)；后世所述之“关格”多指“呕吐伴随大小便不通”之病，与此有别。

黄帝曰：跷脉安起安止[①]？何气荣水[②]？

岐伯答曰：跷脉者，少阴之别[③]，起于然骨之后[④]，上内踝之上，直上循阴股入阴，上循胸里入缺盆，上出人迎之前，入頄属目内眦，合于太阳、阳跷而上行，气并相还则为濡目，气不荣则目不合[⑤]。

【点评】论跷脉循行。跷脉左右成对，阴阳跷脉均起于足跟(然骨之后)，其循行路径，本篇只叙述阴跷脉的循行，阴跷脉是足少阴肾经的别脉，起于然骨之后(照海)→内踝→循阴股→入阴→上循

---

① 跷脉安起安止：即跷脉起于哪里、又止于哪里。又本段言跷脉之始终，但回答却仅有阴跷，疑有脱简。安，疑问代词，什么地方。

② 何气荣水：跷脉借何经之气而营运。荣，通“营”。

③ 跷脉者，少阴之别：此指阴跷脉，是自足少阴肾经所别出。

④ 起于然骨之后：然骨，指足少阴肾经的荥穴然谷，位于足舟骨粗隆下缘凹陷处。然骨之后，指照海穴，位于足内踝下缘的凹陷处，八脉交会穴之一，通于阴跷。

⑤ 气不荣则目不合：阴跷之气不能上营于目，阳气偏盛，故目不闭合。

胸里→入缺盆→上出人迎前→入手足阳明、阴跷→目内眦→脉气并行回还上行→至脑。

阳跷脉的循行，“阳跷脉者，起于跟中，循外踝上行，入风池”（《难经·二十八难》）。

黄帝曰：气独行五脏，不荣六腑，何也？

岐伯答曰：气之不得无行也，如水之流，如日月之行不休，故阴脉荣其脏，阳脉荣其腑，如环之无端，莫知其纪，终而复始。其流溢之气①，内溉脏腑，外濡腠理。

【点评】论跷脉具有荣脏腑，行营卫的功能。跷脉具备“阴脉荣其脏，阳脉荣其腑，如环之无端，莫知其纪，终而复始”的功能。跷脉的脉气，接于足少阴，行于内与脏腑联系。又在目内眦与手足太阳，阳明相会，入脑，与髓海联系，有内外交通的作用。营气由下向上行，卫气由目内眦向下传布，而阴阳又有分别：阴跷脉内溉脏腑，与诸阴脉一起“荣其脏”；阳跷脉外濡腠理，和诸阳脉一起“荣其腑”。二者相互连接，如环无端，终而复始，在内灌溉五脏六腑，在外濡养肌表皮肤。此外，跷脉还有二个功能，其一，濡眼目，司开合。脉经气盛衰，与眼睑的开合有关，能“濡目”，主眼睑开合；又与人体睡眠有关。《灵枢·寒热病》认为“阴跷、阳跷，阴阳相交，阳入阴，阴出阳，交于目锐（内）眦，阳气盛则瞋目，阴气盛则瞑目”，能够协调阴阳，主司人体睡眠。阴跷主目瞑，故其盛而嗜睡；阳跷主目开，故其盛而失眠。临床凡与眼睑开合有关的疾患，以及失眠或嗜睡患者，均可考虑取阴阳跷脉予以治疗。其二，主运动，步矫健。跷脉功能与下肢运动有关，即所谓“阴为病，阳缓而阴急；阳为病，阴缓而阳急”（《难经·二十九难》）。临床出现惊痫，神经麻痹，瘫痪等下肢屈肌紧张足内翻，所谓“阳缓而阴急”，治取阴。相反如果下肢伸肌紧张足外翻，所谓“阴缓而阳急”，治取阳。可做参考。

---

① 流溢之气：指运行灌注的精气。

黄帝曰：跷脉有阴阳，何脉当其数①？

岐伯答曰：男子数其阳，女子数其阴，当数者为经，其不当数者为络也。

【点评】“男子数其阳，女子数其阴”，是指男子以阳跷为经，阴跷为络；女子以阴跷为经，阳跷为络。所以男子以阳跷脉计入二十八脉之数，女子以阴跷计入二十八脉之数，以补充说明在第一节中经脉长度脉仅计跷脉左右各一条度数的缘由。

原文通过阴经通行的气血运行并且营养于五脏，阳经通行气血并且营养于六腑之例，否定了“气独行五脏，不荣六腑”的说法，肯定了“气”在体内无处不到、无处不行；肯定了“气”在体内的循行特征是“如环之无端”“终而复始”的；阳跷脉、阴跷脉在男女两性经脉总长度计算中的取舍原则，即以“男子数其阳，女子数其阴，当数者为经，其不当数者为络”为原则计算的。

此篇原文所论之“脉”，就有血脉之“脉”和经脉之“脉”的双重含义。

营卫生会②第十八

黄帝问于岐伯曰：人焉受气③？阴阳焉会？何气为营？何气为卫？营安从生？卫于焉会？老壮不同气④，阴阳异位⑤，愿闻其会。

岐伯答曰：人受气于谷，谷入于胃，以传与肺，五脏六腑，皆以受

---

① 当其数：相当于前面所说的数值（跷脉从足至目，七尺五寸，二七一丈四尺，二五一尺，合一丈五尺）。

② 营卫生会：本篇着重讨论了营卫的生成与会合，故名“营卫生会”。因营卫的生成、分布与功能，均与三焦有密切的联系，故本篇又论述了三焦的部位和功能。营，即营气。卫，指卫气。

③ 人焉受气：谓人体的气是从哪里禀受来的？焉，兼词，从哪里。

④ 老壮不同气：谓老年人与壮年人的营卫之气不相同。老壮，明·张介宾：“五十以上为老，二十以上为壮。”气，指营卫之气。

⑤ 阴阳异位：谓日夜气行的位置各异。阴阳，作夜晚和白昼解；另外，也有人将阴阳作“营卫”解，谓营行脉中，卫行脉外，各走其道，故异位。根据后文之义，取前说。

气，其清者为营，浊者为卫①，营在脉中②，卫在脉外③，营周不休，五十而复大会④。阴阳相贯⑤，如环无端。卫气行于阴二十五度，行于阳二十五度，分为昼夜，故气至阳而起，至阴而止⑥。故曰：日中而阳陇为重阳⑦，夜半而阴陇为重阴。故太阴主内，太阳主外⑧，各行二十五度，分为昼夜。夜半⑨为阴陇，夜半后而为阴衰，平旦⑩阴尽而阳受气矣。日中⑪为阳陇，日西而阳衰，日入⑫阳尽而阴受气矣。夜半而大会⑬，万民皆卧，命曰合阴，平旦阴尽而阳受气，如是无已，与天地同纪⑭。

【点评】此节围绕着营卫之气的生成、特性、循行、交会以及与人体睡眠的关系予以论述。

1. 强调了饮食水谷是人类赖以存活的必需物质(“人受气于谷”)。

2. 脾胃是人体所需精微物质发生之处，也是营卫之气化源的处所(“谷入于胃”)。

3. 脾胃化生的营卫之气营养五脏六腑以及全身(“谷入于胃……五脏六腑，皆以受气”)。

---

① 清者为营，浊者为卫：清·唐容川：“清浊以刚柔言，阴气柔和为清，阳气刚悍为浊。”

② 营在脉中：《素问·痹论》：“营者水谷之精气也，和调于五脏，洒陈于六腑，乃能入于脉也。”《灵枢·邪客》：“营气者，泌其津液，注之于脉，化以为血。”

③ 卫在脉外：《素问·痹论》：“卫者水谷之悍气也，其气慓疾滑利，不能入于脉也。”

④ 五十而复大会：谓营卫之气一昼夜各自循行全身五十周次后又会合。

⑤ 阴阳相贯：谓营卫之气循着十二经的阴阳表里，依次运行，相互贯通。

⑥ 气至阳而起，至阴而止：卫气于一昼夜之间在全身运行五十周，白天行于阳二十五周，夜晚行于阴二十五周，环流不息。“平旦阴尽而阳受气”，阳气出于目，故醒寤而起；夜晚“阳尽而阴受气”“万民皆卧”，故睡眠。

⑦ 日中而阳陇为重阳：午时阳气最盛，是阳中之阳，故叫重阳。陇，通“隆”。极盛的意思。

⑧ 太阴主内，太阳主外：营行脉中，始于手太阴而复合于手太阴，故“太阴主内”；卫行脉外，始于足太阳而复合于足太阳，故“太阳主外”。太阴，指手太阴肺经。内，指营气。太阳，指足太阳膀胱经。外，指卫气。

⑨ 夜半：指子时，即23~1点。

⑩ 平旦：指寅时，即凌晨3~5点。

⑪ 日中：指午时，即11~13点。

⑫ 日入：指酉时，即17~19点。

⑬ 夜半而大会：谓营卫二气于夜半始会合于内脏，称为合阴。大，有初、始的意思。

⑭ 如是无已，与天地同纪：谓营卫之气就这样循环往复，永无休止地运行着，和天地阴阳的运转规律相一致。无已，无止境。天地，指自然界。纪，纲纪、规律。

4. 营卫之气特性：卫属阳，为浊，剽悍；营属阴，柔顺，为清。

5. 营卫之气向全身输布路径：特性决定了营行脉内，卫行脉外之不同路径。

6. 营卫之气在体内循行的规律：

(1)营气沿脉内呈环状循行。

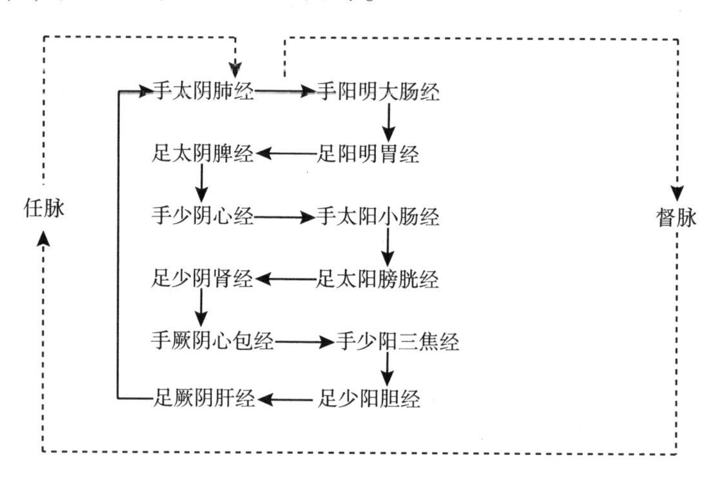

营气昼夜运行示意图

(2)卫气在脉外散行。白昼行阳分，夜晚行阴分。

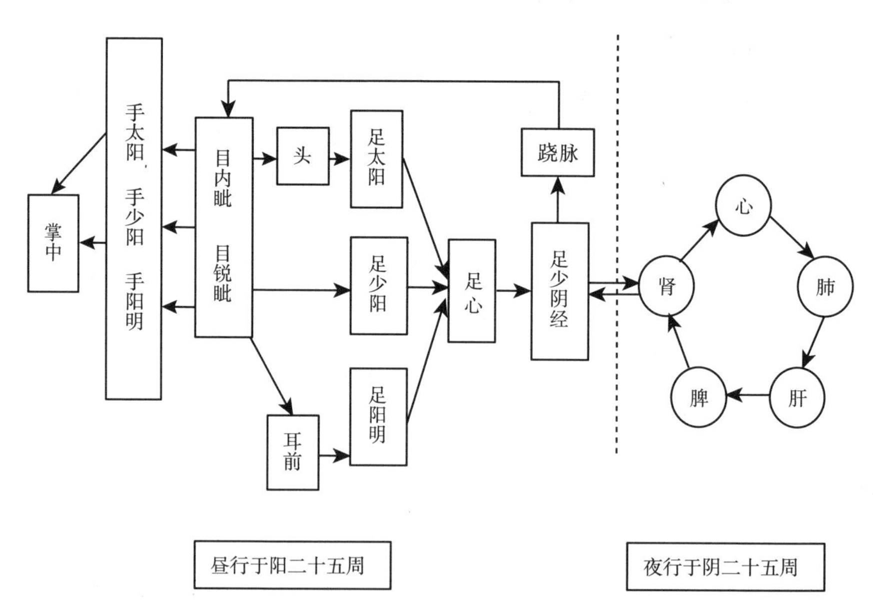

卫气昼夜运行示意图

(3)营气和卫气都是一昼夜绕周身环形50周次，都是白昼行25周次，夜晚行25周次。

(4)营卫的交会。营卫运行中的“会”，包含着营、卫各自的会合和营卫之间的会合三个内容：①营气运行中的会合。是指其起于手太阴而终复于手太阴，运行一周而言；②卫气运行中的会合。是指其起于足太阳而终复于足太阳，运行一周而言，即营卫各自运行一周即可称为“会”。③营与卫的交会。营与卫虽是“阴阳异位”各走其道，但在运行中，两者并非互不相干，而是有交会的。

营卫交会的主要表现有二：一是脉内、外的交会。营卫之气并行，在运行过程中，卫入脉变营，营出脉为卫，营卫不断交会，运行五十周次而复大会。“营在脉中，卫在脉外”，以其行于脉中则曰营，以其行于脉外则曰卫。自内言之，则曰营；自外言之，则曰卫，如“营卫稽留于经脉之中”(《灵枢·痈疽》)就简明地表达了这个道理。张介宾也认为：“虽卫主气而在外，然亦何尝无血；营主血而在内，然亦何尝无气，故营中未必无卫，卫中未必无营，但行于内者便谓之营，行于外者便谓之卫，此人身阴阳交感之道，分之则二，合之则一而已。”可见要灵活对待“营在脉中，卫在脉外”之意。正是营卫之间这种出入脉内、脉外的不断交会，才保持两者之间既各走其道，“阴阳异位”而又“阴阳相随”的平衡关系，从而发挥其正常的生理功能。

二是“五十而复大会”。营卫之气在体内的运行是“阴阳相贯，如环无端”往复循行的，营卫运行中，每昼夜一次的大会合，于夜半之时交会于手太阴肺。

黄帝曰：老人之不夜瞑者，何气使然？少壮之人不昼瞑者，何气使然？

岐伯答曰：壮者之气血盛，其肌肉滑，气道通，荣卫之行，不失其常，故昼精而夜瞑。老者之气血衰，其肌肉枯，气道涩，五脏之气相搏[1]，其营气衰少而卫气内伐[2]，故昼不精，夜不瞑。

【点评】论营卫运行和睡眠。正常情况下，人体营卫和调，气血充盛，白昼营卫之气循行于阳分，故精明而动；夜晚营卫之气行五脏(阴分)，故合阴而卧。故而少壮之人，“气血盛，其肌肉滑，气道通”，营卫和调，白昼正常循行于阳分，故“昼精”(神情清爽，精力充沛)；入夜行则营卫之气能顺利入于阴分(五脏)，故能安睡。

故失眠病人：气血不足，营卫不和，营卫之气白昼不能循行于阳分，故精神不振；而夜间营卫之气不能入于五脏(阴分)，故夜不能寐。而老人之“气血衰，其肌肉枯，气道涩”，营卫不和，白昼营卫之气不能正常循行于阳分，故“昼不精”(精神萎靡不振)，而入夜则营卫之气不能正常入于阴分(五脏)，故而夜不能瞑。

正因为营卫失调是导致失眠的重要原因，所以才用具有调和营卫功效的半夏秫米汤治疗失眠的案例记载(《灵枢·邪客》)。

黄帝曰：愿闻营卫之所行，皆何道从来？
岐伯答曰：营出于中焦[3]，卫出于下焦[4]。

【点评】论“卫出于下焦”。卫气是阳气的一部分，根源于先天，为肾阳所化，故曰“卫出于下焦”；卫气生于中焦脾胃所化生的水谷精气，《灵枢·营卫生会》《卫气》《邪客》诸篇认为生于水谷。故可称之“卫出中焦”；卫气虽然“出其悍疾”之性而行于脉外，“先行于四末分肉之间”，但其输布必赖上焦肺气之宣发，故《中藏经》等又有“卫出上焦”之说。总而言之，卫气是根源于下焦，滋养补充于中

---

① 五脏之气相搏：谓五脏的功能不相协调。相搏，相互搏击，不相协调。搏，原作“摶”，据文义改。

② 卫气内伐：即卫气不足，向内争取补给的意思。伐，争伐。由于营卫皆来源于饮食水谷精微，营行脉内，卫行脉外；营气衰少，卫气亦必不足；营气不足则内馁，卫气不足则内伐。

③ 营出于中焦：此即下文“中焦亦并胃中，出上焦之后”。中焦，包括脾胃等脏腑。

④ 卫出于下焦：本句历代医家看法不一。明·张介宾从卫气本源于下焦，根于命门的角度来理解，认为“卫出于下焦”无误。清·张志聪则根据《内经》其他篇章有关论述，认为“下焦”当为“上焦”之误。例如《灵枢·决气》说：“上焦开发，宣五谷味，熏肤，充身，泽毛，若雾露之溉，是谓气。”《灵枢·五味论》又说：“辛入于胃，其气走于上焦，上焦者，受气而营诸阳者也。”根据本篇前后文意来看，后说较妥。

焦，开发布散于上焦。在临床上对于因卫气虚衰，表卫失固所致的易感自汗之证，有用补肺气而获愈，有补脾健胃而康复，也有温补下元而收功，均能获得异曲同工之效者，乃是卫气与上，中、下三焦均有密切联系之故。

黄帝曰：愿闻三焦之所出[①]。

岐伯答曰：上焦出于胃上口[②]，并咽[③]以上贯膈而布胸中[④]，走腋，循太阴[⑤]之分[⑥]而行，还至阳明，上至舌，下足阳明，常与营俱行于阳二十五度，行于阴亦二十五度一周也，故五十度而复大会于手太阴矣。

黄帝曰：人有热，饮食下胃，其气未定[⑦]，汗则出，或出于面，或出于背，或出于身半，其不循卫气之道而出何也?

岐伯曰：此外伤于风，内开腠理，毛蒸[⑧]理泄[⑨]，卫气走之，固不得循其道，此气慓悍滑疾，见开而出，故不得从其道，故命曰漏泄[⑩]。

【点评】论上焦与营卫关系。上焦有心、肺居其中，所谓“上焦如雾”，是指心、肺相互配合，把以水谷精微为基础所化生的营、卫、气、血、津、液，布散全身，如同雾露那样均匀地弥漫各处，此与：“上焦开发，宣五谷味，熏肤，充身泽毛，若雾露之溉”(《灵枢·决气》)一致。就营卫而言，由于上焦的作用，分别行于脉中、脉外，运行全身。

经文以人们能直接观察到的出汗现象“漏泄”症为例表达了卫气与上焦的关系。卫气虽具有“温分肉，充皮肤，肥腠理，司开阖”

---

① 三焦：疑为“上焦”之误。因为本段所讲均属上焦，而中焦、下焦，黄帝再问、岐伯再答。

② 上焦出于胃上口：上焦为心肺所居，也是宗气所聚之处，它能推动中焦所出的精气运行于全身，故说上焦之气的布散开始时出自于胃上口。

③ 咽：此处指食道。

④ 胸中：张介宾：“膈上曰胸中，即膻中也。”

⑤ 太阴：手太阴肺经。

⑥ 分：范围。

⑦ 其气未定：谓饮食精微之气尚未化成。定，《礼仪·乡饮酒礼》郑注：“定，犹熟也。”

⑧ 毛蒸：皮毛为风热邪气所蒸。

⑨ 理泄：腠理开泄。

⑩ 漏泄：皮肤为风邪所伤，腠理开泄，卫气随之外越，而汗出如漏。

(《灵枢·本脏》)功能，但其输布却依赖于肺气之宣发，而无论汗孔之“开”(出汗)、之“阖”(无汗)，均受肺气宣发的卫气调控，当肺气不宣，卫气失常，不能调控汗孔开阖启闭，当其“开”而不“阖”之时，“漏汗”之症在所难免。经文将其机理总结为：“外伤于风”“内开腠理”→卫气滑利，乘虚而出，迫津外泄→“或出于面”“或出于背”“或出于身半”等。

黄帝曰：愿闻中焦之所出。

岐伯答曰：中焦亦并胃中[①]，出上焦之后，此所受气者[②]，泌糟粕，蒸津液，化其精微，上注于肺脉，乃化而为血，以奉生身，莫贵于此，故独得行于经隧，命曰营气。

黄帝曰：夫血之与气，异名同类，何谓也?

【点评】论中焦与营卫。“中焦如沤”之“沤”，指用水将物质长时间的浸泡，类比中焦腐熟消化饮食物的状况。中焦脾胃相互配合，将水谷腐熟并化为精微，其中的营卫为水谷精微所化，正表明营卫的生成与三焦的关系，并与“人受气于谷……浊者为卫”及“中焦亦并胃中……血者神气也”相照应。血与津液亦为水谷精微所化，汗以津液为源，津液又为血液的组成部分，可说是血、汗同源。故又以失血病人的身上常无汗，以及大出血，大汗出可以致死的现象，形象地说明“中焦如沤”的作用。“故夺血者无汗，夺汗者无血，故人生有两死而无两生”的用意也就在于此。

岐伯答曰：营卫者精气也[③]，血者神气也，故血之与气，异名同类焉。故夺血者无汗，夺汗者无血[④]，故人生有两死[⑤]而无两生[⑥]。

---

① 中焦亦并胃中：谓中焦之气也出于胃中。并，日刻本旁注：“一曰当作出”，故作“出”解。

② 此所受气者：指中焦受纳的饮食水谷。此，指中焦。气，食气，饮食物。

③ 营卫者精气也：营卫二气皆来源于水谷的精气。

④ 夺血者无汗，夺汗者无血：应从血、津液、汗液三者的关系去理解。津液是血液的成分之一，汗液则由津液所化，汗血同源。故伤血之人不宜再发汗，多汗之人也不宜再耗动阴血。

⑤ 有两死：人体夺血会死亡，夺汗也会导致死亡。

⑥ 无两生：指没有两夺(夺血、夺汗)后而能生存的。

【点评】论津血关系。“夺血者无汗，夺汗者无血”均在于突出血和津液之间的关系。二者均为属阴的液态物质，都有营养和滋润作用，于生理方面表现为“同源”和“互化”关系。所谓“津血同源”是指血和津液都由中焦脾胃消化吸收的水谷精微生成。所谓“津血互化”（又称“津血互生”）是指血和津液在全身循行、输布的过程中，血中津液渗出于脉外成为经脉之外的津液，流布于全身各组织器官之中，起着滋润和营养的作用，此即血能化生津液；脉外之津液在濡养组织器官的同时，有一部分通过孙络渗入脉内而成为血液的组成部分，此即津液能化血，如“津液和调，变化而赤为血，血和则孙脉先满溢，乃注于络脉，皆盈乃注于经脉”（《灵枢·痈疽》）就是言此。津液和血液的生成、血液的贯注与回流、津液出入于脉管内外等生理过程，充分体现了血与津液之间相互依存、相互转化、同源互根的关系。

在病理情况下，血与津液的病变可相互影响，如在失血过多时，脉外之津液大量渗注于脉内，以补偿血容量的不足，因之而导致脉外津液的亏损，出现口渴、尿少、皮肤干燥等病理现象。反之在津液大量耗损时，不仅渗入脉内之津液减少，甚至脉内之津液亦可较多地渗出于脉外，这样就形成了血脉空虚，津枯血燥的病变，因此对于失血的病人，临床上不宜采用汗法；对于多汗夺津或津液大亏的病人，亦不可妄用破血、逐血之峻剂，故此节有“夺血者无汗，夺汗者无血”之论。如若“夺汗”“夺血”兼而见之，则病情严重，预后凶险，故曰“有两死”。因而《伤寒论》有“衄家不可发汗”和“亡血家不可发汗”之诫。

黄帝曰：愿闻下焦之所出。

岐伯答曰：下焦者，别①回肠②，注于膀胱而渗入焉。故水谷者，常并居于胃中，成糟粕，而俱下于大肠，而成下焦，渗而俱下，济泌别汁③，循下焦而渗入膀胱焉。

---

① 别：别出。回肠：在小肠下段，上连空肠，下连大肠。

② 回肠：在小肠下段，上连空肠，下连大肠。

③ 济泌别汁：谓小肠接受胃所腐熟的食物，经过充分过滤而分清浊，清者吸收而营养周身，浊者归大肠或渗入膀胱。济泌，是过滤的意思。

黄帝曰：人饮酒，酒亦入胃，谷未熟而小便独先下何也？

岐伯答曰：酒者熟谷之液也，其气悍[①]以清[②]，故后谷而入，先谷而液出焉。

【点评】论下焦与营卫。下焦为小肠、大肠、肾、膀胱等脏腑所居之处，所谓“下焦如渎”，是指所居之脏腑相互配合，使水谷进一步分清泌浊，把水谷代谢中的无用之水和残渣化为二便，有节制地及时排出体外，如同沟渠排水一样保持通畅。正是由于“下焦如渎”的作用，才能保证中焦不断化生营卫，上焦不断布散营卫，而“营周不休”“如环无端”。本文还以先吃饭、后喝酒，未待食物消化，酒已化为尿液排出体外的事例，形象地说明了“下焦如渎”的作用。

黄帝曰：善。余闻上焦如雾[③]，中焦如沤[④]，下焦如渎[⑤]，此之谓也。

【点评】论气化三焦及三焦的形名之争。三焦是上焦、中焦、下焦的合称。《内经》之后《难经》认为其“有名无形”，自此便引发了三焦的“形名”之争。三焦有名有形之立场认为是六腑之一，此即六腑三焦说，这是《内经》的基本观点，其形质为“脏腑之外，形体之内，一腔之大腑”；有其独立功能，主持诸气，总司人体气化的作用，为通行元气和运行水谷的道路；有经脉之表里关系；有其相应的病理病症，故为六腑之一。

认为三焦“有名而无形”的立场又有三说：一为部位三焦说，即内脏划分的三区域。认为三焦并非一独立的脏腑器官，而是用以划分人体内脏的特殊概念。根据三焦有上焦、中焦、下焦之别，把人体分成上、中、下三大生理病理区域，把人体重要内脏器官分别辖于这三大区域之中，然后对三个不同区域所辖的脏腑进行研究，这

① 悍：剽悍。

② 清：《太素》《甲乙经》均作“滑”，义胜。

③ 上焦如雾：上焦宣布发散的水谷精气，其升华蒸腾，犹如雾露一样弥漫。

④ 中焦如沤：这里是形容脾胃腐熟消磨水谷食物的状况。沤，是指用水长时间地浸泡物质。

⑤ 下焦如渎：下焦泌别清浊，排泄糟粕，犹如水渠排水一样。渎，小水渠。

样有利于把个别脏或腑的生理病理系统化，更能体现脏腑功能的联系观，孙思邈在《备急千金要方》所论的三焦就不是一个独立的生理功能单位(或称为脏腑)，而是从实践的基础上提出上焦即心肺，中焦即脾胃，下焦即肝肾。虽然未明确地提出“部位三焦”这一概念，但却视三焦为区域“部位”概念，而非独立内脏，后世宗此者众。

二为气化三焦说，即物质代谢的三阶段。第一阶段即是指人体从外界摄取来的饮食物，在体内进行腐熟、消化并初步吸收阶段；第二阶段指被吸收的精微物质在体内要不断地传送，在传送过程中要化生成为精、气、血、津液等不同类型的物质以利于组织利用，同时又要不断地互相转化；第三阶段是机体把利用后的浊气、浊液等糟粕排出体外。第一阶段在中焦，第二阶段在上焦，第三阶段在下焦。所谓“上焦如雾”“中焦如沤”“下焦如渎”，就是用沤、雾、渎分别概括物质代谢三阶段的不同特征。然而“气化”是对脏腑活动的基本形式的概括，物质代谢仍是以脏腑活动为基础。很显然，物质代谢的第一阶段，即“如沤”阶段仍是以脾胃活动为中心，物质向全身输布过程，仍是由心肺把精微物质输布于全身，代谢后的废弃物质的排出，仍是在肝肾的作用下，大部分从大肠和膀胱排出。可见“气化三焦”说与部位三焦说无本质的差异，不过是从另一角度认识三焦而已，其立足点仍是内脏的区域划分。

三是辨证三焦说，温病辨证的纲领。此说也称“三焦辨证”，是清代吴鞠通在《温病条辨》中根据人体部位的三焦区域性划分，在叶天士《温热论》之卫气营血辨证方法基础上，结合他自己的临床经验，按温热(尤其是湿温病)的传变规律总结出来的各种病理变化，并以此概括证候类型。吴氏取三焦的用意有三：①用以说明温病的传变过程，则病始于上焦，次传中焦，终于下焦，吴氏说：“上焦不治，则传中焦，中焦不治，则传下焦”。②用以表示病位的深浅和病势的轻重，上焦为病之初始，病位尚浅，病势一般较轻；中焦病证为温病之中期阶段，证已转里，病位较深，病势加重；下焦代表着温病末期。③用以确定病位：上焦病在肺及心包，故指心包及肺脏的病证。中焦病在脾、胃，故中焦病证是指脾胃病。下焦病在肝、肾、大肠、膀胱，所以下焦病就指其所辖的脏和腑的病证。显然，吴氏的这种归类方法与孙思邈从病理和临床治疗角度认识三焦的观点一致，不过吴氏则是以三焦作为温病的辨证之纲，以上、中、下三焦所辖的脏腑之生理病理为温病辨证之目。使外感病的辨证论治纲目清晰，定位确切，并借“部位三焦”说为桥梁，把脏腑辨证方法巧妙地揉合于外感热病的辨证论治方法之中，使人耳目为之一新。不难看出，吴氏的“辨证三焦”说是把孙思邈所倡的部位三焦理论运用于外感热病辨证的体现。

“六腑三焦”“部位三焦”“气化三焦”“辨证三焦”均是对《内经》三焦理论的演化、拓展和阐发，无疑有助于三焦理论的研究。

四时气[①]第十九

黄帝问于岐伯曰：夫四时之气，各不同形，百病之起，皆有所生，灸刺之道，何者为定？

岐伯答曰：四时之气，各有所在[②]，灸刺之道，得气穴为定[③]。故春取经血脉[④]分肉之间，甚者深刺之，间者浅刺之。夏取盛经孙络[⑤]，取分间绝皮肤。秋取经腧[⑥]，邪在府，取之合[⑦]。冬取井荥，必深以留之。

【点评】论刺应四时。本篇是在人与自然一体观的思想指导下，根据四时寒热温凉不同气候变化对人体气血运行的影响为依据，提出应时选穴的针刺治疗原则。同时也对13种病症的发病机制、症

① 四时气：本篇主要讨论了四时气候变化对人体的影响，指出针刺治病必须根据不同的时令气候，选择相应的穴位，掌握进针的深浅和不同手法。同时还对大肠、小肠、胃、膀胱、胆等内脏的病理变化和治疗也做了说明。因为本篇从针刺治疗内容方面概括了“天人相应”的整体思想，突出了“因时制宜”的针刺原则，开篇就首先论述了“灸刺之道，顺应四时而已”（马莳）的道理，故名篇。四时，指春夏秋冬四季。气，指气候。

② 所在：此指发病部位。

③ 得气穴为定：谓针灸治病的原则，要根据四时气候与经脉穴位的关系来确定。气，四季气候；穴，经脉穴位。

④ 取经血脉：意即浅刺。

⑤ 夏取盛经孙络：夏季炎热，阳气旺盛，故应取阳经穴位；热气熏蒸于肌表，又应取皮腠间的孙络刺之。盛经，指手足六阳经；孙络，取系诸经间最细小的支络。

⑥ 秋取经腧：秋季当取各经的“经”穴和“输”穴。

⑦ 合：指“合”穴，五输穴之一，十二经各有一个合穴。多用于治疗六腑的病变。

状特点、刺治方法作了论述，篇末以人迎寸口二部诊脉方法的运用原则而结束全文。

温疟[①]汗不出，为五十九痏[②]。

【点评】以下论述十三种杂病及刺治方法。首论温疟。《素问·疟论》详细地讨论了温疟的病因病机、恶寒发热、反复发作的症状特点，以及温疟的命名依据，原文还指出温疟治不彻底，来年还会复发，这一认识对温疟的治疗有重要意义，其刺治当从热病的五十九穴中筛选有效腧穴。

风瘃、肤胀[③]，为五十七痏[④]，取皮肤之血者，尽取之。

【点评】风水，是汗出受风而成的水肿病。《素问·水热穴论》认为过劳汗出受风为其病因，病位在肾，水泛肌肤而为水肿。肤胀，是感寒而生，《灵枢·水胀》认为其症状为“腹大，身尽肿，皮厚，按其腹窅而不起，腹色不变”，是“寒气客于皮肤之间”而得。风水、肤胀的病因病机虽然有别，但均为水液运行障碍、泛溢肌肤所致，其刺治当在五十七腧穴中筛选。

飧泄，补三阴之上[⑤]，补阴陵泉，皆久留之，热行乃止[⑥]。

【点评】飧泄，“清气在下，则生飧泄”（《素问·阴阳应象大论》），故脾阳不振，运化失常，清阳之气下陷，是飧泄病形成的主要病机，病位在脾，性质属虚，故其刺治当取三阴交、阴陵泉穴，用补法，留针，待有热气运行时止针。

---

① 温疟：在此代表热病。《素问·疟论》：“此先伤于风，而后伤于寒，故先热而后寒也，亦以时作，名曰温疟。”

② 五十九痏（wěi 委）：指治疗热病的59个穴位。详见《素问·水热穴论》和《灵枢·热病》篇。痏，疤痕，指针灸施术后留下的瘢痕，这里代表穴位。

③ 风瘃（shuì 税）、肤胀：谓风水病及肌肤肿胀。瘃，水肿病。

④ 五十七痏：指适用于水肿病治疗的57个穴位。详见《素问·水热穴论》。

⑤ 补三阴之上：即刺三阴交，用补法。之，《甲乙经》卷十一作“交”。

⑥ 热行乃止：等针下有热感才可停针。

转筋于阳[①]治其阳[②]，转筋于阴治其阴，皆卒刺之[③]。

【点评】所谓“转筋者，由荣卫气虚，风冷气搏于筋故也……若血气不足，阴阳虚者，风冷邪气中于筋，随邪中之筋，筋则转”（《诸病源候论·转筋候》）。可见，转筋之证是有营卫气血亏虚在先，复感风冷之邪伤于筋在后，而致筋急转挛，因此原文提出要用焠刺法治疗，以散其寒，以温其阳。外侧转筋刺外侧，内侧转筋刺内侧。

徒㽷[④]，先取环谷[⑤]下三寸，以铍针针之，已刺而筒之[⑥]，而内之，入而复之[⑦]，以尽其㽷，必坚[⑧]，来缓则烦悗[⑨]，来急则安静，间日一刺之，㽷尽乃止。饮闭药[⑩]，方刺之时徒饮之，方饮无食[⑪]，方食无饮，无食他食[⑫]，百三十五日。

【点评】徒㽷是指单纯性水肿，不夹杂其他邪气，故不同于风水，也不同于感寒而致的肤胀。故马莳如是说：“上文言风水者，有风有水也，此曰徒水，则有水无风也。”原文认为要针药并用，取关元穴，用铍针、筒针反复提插，隔日一次，水肿消退而止针；针刺后用带子裹束所刺部位，要缚紧一点，同时服用通阳利水之剂。服药与进食要有一定的时间间隔；还应当注意饮食宜忌，“常食方

---

① 于阳：指转筋发生的部位在肢体的外侧。

② 治其阳：取阳经的腧穴治疗。

③ 卒刺之：即用火针治疗。卒，通焠，指火针。

④ 徒㽷：仅是水液内停而发生的水肿，未夹杂其他邪气。徒，仅有，只有。

⑤ 环谷：脐下三寸的关元穴。

⑥ 已刺而筒：谓铍针刺后插入筒针。筒，指中空如筒的针具。

⑦ 入而复之：指插入筒针以放水，然后抽出，如此反复操作，隔日一次，直到水排尽。

⑧ 必坚：《黄帝内经灵枢校注语译》认为“必坚”是“必急刺之”之误。又，认为针刺后用带子缚紧所刺部位。

⑨ 来缓则烦悗：针刺缓慢就会烦闷不舒。又，认为“来”为“束”之误。言束缚较松时，就会感到烦闷。

⑩ 饮闭药：内服利尿通闭之药。

⑪ 方饮无食：谓刚服药后不要进食。方，时间副词，刚刚的意思。饮，指服利尿药。食，指进食。

⑫ 无食他食：这是饮食禁忌，谓不要吃那些易致水肿的食物。

食，无食他食”，凡有碍脾胃的生湿之物要禁食135日，以防复发。

著痹[1]不去，久寒不已，卒取其三里[2]骨为干[3]。

【点评】“风寒湿三气杂至合而为痹也……湿气胜者为著痹也”(《素问·痹论》)，指出风寒湿三气夹杂伤人，壅闭经络，气血凝聚，闭阻不通，所致的病症即为痹病，但致痹邪气在伤人时各有所偏，故而会形成不同类型的痹病，若湿邪伤人偏重时，因湿邪黏滞重浊，困遏阳气，阻滞气血运行，故所致之痹则以肢体沉重，顽麻不仁，留着难愈为特点，这种痹就是著痹病。由于湿邪属阴，故用焠针刺足三里，以散寒除湿。

肠中不便[4]，取三里，盛泻之，虚补之。

【点评】肠中不便，指大、小肠功能失调所致的病症，有虚有实。实者取足三里，用泻法刺治；虚者仍取足三里，但用补法刺治。

疠风[5]者，素刺其肿上[6]，已刺，以锐针针其处，按出其恶气，肿尽乃止，常食方食[7]，无食他食。

【点评】疠风，即大麻风，是指风寒之邪伤犯于皮肤肌肉，内侵血脉之中，营血不行，郁而化热，腐肉化脓，出现皮肤麻木不仁、肌肤溃疡、鼻柱败坏、须眉脱落之症(《素问·风论》)。此节认为疠风的刺治方法，就在肿胀部位用锐利之针刺之，使恶血毒气外泄。同时要注意饮食宜忌，或“当淡其食”(张志聪注)，或“忌动风发毒”(张介宾注)的食品。

① 著痹：痹病之一，指湿邪偏盛，痹阻关节的疾患。
② 卒取其三里：即用火针刺足三里穴。卒，通焠，火针。
③ 骨为干：该句与上下文意不相连属，疑为衍文。
④ 肠中不便：即大便不调。
⑤ 疠风：大风，又谓癞风，即麻风病。
⑥ 素刺其肿上：谓可以多次针刺那些肿起的部位。素，通“数”。
⑦ 常食方食：谓经常给食以所宜的食物。方，作“宜”解。

腹中常鸣，气上冲胸，喘不能久立，邪在大肠，刺肓之原[①]、巨虚上廉、三里。

【点评】大肠为传导之官，以通降为顺，与肺为表里，倘若“邪在大肠”，腑气不降反而上逆，不但可有“腹中常鸣”症状，还会“气上冲胸”，致使肺不宣降而喘息。故针刺当取脐下一寸半（气海）刺治，或取上巨虚、足三里刺治（《灵枢·九针十二原》）。

小腹控睾、引腰脊，上冲心，邪在小肠者，连睾系，属于脊，贯肝肺，络心系。气盛则厥逆，上冲肠胃，熏肝，散于肓，结于脐。故取之肓原以散之，刺太阴以予之，取厥阴以下之[②]，取巨虚下廉以去之，按其所过之经以调之。

【点评】“控睾引腰脊上冲心者，小肠之疝气也”（《灵枢经集注》沈亮宸注），由于小肠的系膜连腰脊，上贯肝肺心系，下系于睾丸，当“邪在小肠”，可有小腹控睾引脊而痛，并上冲心胸。此证的刺治当取气海、下巨虚，以通其结；刺足厥阴、足阳明经以散其邪；补手太阴肺经以益其虚；可配合切循按摩小肠经所过之处进行调治。

善呕，呕有苦，长太息，心中憺憺，恐人将捕之，邪在胆，逆在胃，胆液泄则口苦，胃气逆则呕苦，故曰呕胆。取三里以下胃气逆，则刺少阳血络以闭胆逆，却调其虚实以去其邪。

【点评】“邪在胆”，致使胆气逆乱，一则不能主决断，出现太息，心悸动，“恐人将捕之”；二则胆气横犯于胃，使胃失和降而有呕恶，甚则呕吐胆汁；三则胆气上逆则口苦。针刺治疗时取足三里并刺足少阳胆经的血络，根据病情，虚则补，实则泻。

饮食不下，膈塞不通，邪在胃脘，在上脘则刺抑而下之[③]，在下脘则散而去之。

---

① 肓之原：《灵枢·九针十二原》：“肓之原出于脖胦。”脖胦，即脐下一寸半的气海穴。

② 取厥阴以下之：取足厥阴肝经之穴以降逆气。

③ 在上脘则刺抑而下之：病在上脘，就刺上脘穴，抑制上逆之胃气，使之和降下行。

【点评】胃脘病是邪气既犯于胃上脘，也伤及胃下脘，临证故有“饮食不下，膈塞不通，如邪在上脘，不能受纳水谷，故当抑而下之；如邪在下脘，则不能传化糟粕，故当散而去之也”（张志聪注）。针刺治疗时，邪在上脘，取上脘穴，卧而刺之，以抑制上逆之气，使胃气和降；邪在下脘，取下脘穴，以消散胃中之积滞。

小腹痛肿[①]，不得小便，邪在三焦约[②]，取之太阳大络[③]，视其络脉与厥阴小络结而血者，肿上及胃脘，取三里。

【点评】三焦约，指下焦为邪气困扰约束之故，实质是病在膀胱，而致膀胱气化不利，水湿内停，故有“小腹痛肿，不得小便”，甚则“肿上及胃脘”。针刺治疗时取足太阳之大络（飞扬穴）及足厥阴肝经的瘀血聚结处。若肿至胃脘，加刺足三里，用泻法。

睹其色，察其以[④]，知其散复者[⑤]，视其目色，以知病之存亡也。一其形[⑥]，听其动静者，持气口人迎以视其脉，坚且盛且滑者，病日进[⑦]，脉软者，病将下[⑧]，诸经实者，病三日已。

【点评】其一，论强调诸诊合参。在针刺治疗过程中必须要察色按脉，四诊合参，全面搜集病史资料，综合分析病情变化，才能做出正确的诊断和预测疾病的预后吉凶，以提高针刺疗效，此与“切

---

① 小腹痛肿：即小腹部胀满而疼痛。肿，作“胀”解。

② 邪在三焦约：张志聪：“三焦下俞，出于委阳，并太阳之正，入络膀胱，约下焦，实则闭癃，虚则遗溺，小腹肿痛，不得小便，邪在三焦约也。”日本·丹波元简：“本节三焦，即指膀胱。”张氏从病机言，丹氏从病位言，二说皆通。

③ 太阳大络：指足太阳膀胱经的飞扬穴。

④ 察其以：意即望其目。以，《太素》卷二十三“杂刺”作“目”，与《灵枢》的《九针十二原》《小针解》篇文章相吻合。

⑤ 散复：散，指正气耗散。复，指正气恢复。

⑥ 一其形：诊察患者疾病的内在变化与形体的外在症状是否一致。

⑦ 坚且盛且滑者，病日进：脉来坚劲，浮盛滑利，主邪势盛，故病势日益加重。

⑧ 脉软者，病将下：谓脉搏逐渐虚软，表明病势将退。脉软，指脉逐渐虚软。下，指病势减退。

脉动静而视精明，察五色，观五脏有余不足，六腑强弱，形之盛衰，以此参伍，决死生之分”（《素问·脉要精微论》）所论综合诊察重要性的观点一致。

其二，论脉辨预后。“持气口人迎以视其脉……病三日已”，认为根据脉象变化就可以判断疾病的轻重转归，如脉象坚实、盛大、滑利者，是邪气偏盛，故曰病进；脉来和软，是正气来复，病情将退，其“病将下”（“下”，消退）；若各经之脉充实，是正气不衰，正胜邪却，故曰“三日已”。

气口候阴[①]，人迎候阳也。

【点评】《内经》诊脉方法除有三部九候诊法（《素问·三部九候论》）、独取寸口诊法（《素问·经脉别论》）、虚里诊法（《素问·平人气象论》）外，还有人迎寸口二部合参诊脉方法，“气口候阴，人迎候阳”就是这一诊脉方法的运用依据。因为“气口在手，手太阴肺脉也，气口独为五脏主，故以候阴；人迎在颈，阳明胃脉也，胃为六腑之大源，故以候阳”（张介宾注）。此法在《内经》中广泛地运用于经脉病症的诊察，如《灵枢·经脉》中，凡阳经之实证，人迎脉皆大于气口脉，而虚证则皆反小于气口；反之，诸阴经之实证，气口脉皆大于人迎脉，而虚证则皆反小于人迎。别篇也有应用。

五邪[②]第二十

邪在肺，则病皮肤痛，寒热，上气[③]喘，汗出，咳动肩背[④]。取之膺

---

① 气口候阴：谓诊气口脉可以了解阴经、阴分及五脏的病变。气口，即寸口。阴，阴经、阴分、五脏。

② 五邪：本篇主要讨论邪气损伤五脏而出现的证候及其针刺治法，因此篇名为“五邪”。五，指心、肝、脾、肺、肾五脏。邪，指病邪。

③ 上气：指肺气不得宣散，上逆于喉间，气道窒塞，呼吸急促的表现。以呼多吸少，每兼咳嗽为特征。

④ 咳动肩背：咳嗽时牵动其肩背。

中外腧[①]，背三节五脏之傍[②]，以手疾按之，快然[③]，乃刺之，取之缺盆中以越之[④]。

【点评】邪在肺，症见恶寒发热、汗出、皮肤疼痛、气上逆而喘促、咳嗽剧烈、牵引肩背不适等。肺居上焦，位于胸中，为五脏之华盖。具有主气、司呼吸，宣发肃降，通调水道，以及外合皮毛而主表等功能。邪气犯肺，上焦开发受阻，皮毛失却卫气之温煦，故见“恶寒”；卫阳被遏郁，邪正交争于表，则又“发热”；卫气不能正常职司开阖，肌腠疏松，营阴外泄，是以“汗出”；邪束皮毛，气难行于表，营卫运行受阻，所以见“皮肤疼痛”。其次为主气失常、宣发肃降失调所致的证候。肺气以宣发肃降为常，病邪袭肺，失于宣降，肺气上逆，故见上气而喘促、咳嗽，甚则息摇肩背等。邪在肺，病属邪气犯肺之肺卫表证，治宜开宣肺气，疏表散邪，宜针刺手太阴肺经的云门、中府及肺俞穴，使肺经之邪气从上而散越。

邪在肝，则两胁中痛，寒中[⑤]，恶血在内，行善掣节[⑥]，时脚肿，取之行间[⑦]，以引胁下[⑧]，补三里以温胃中，取血脉以散恶血，取耳间青脉[⑨]，以去其掣。

【点评】邪在肝，症见两胁部疼痛，活动时易于出现筋骨关节抽掣挛急，常下肢肿胀；易患中焦虚寒及瘀血内停等证。肝具有主疏泄、喜条达、恶抑郁等特性，又为血海而主藏血，主筋，与少阳互

---

① 膺中外腧：指手太阴肺经云门、中府穴。膺中，指侧胸部。

② 背三节五脏之傍：指背部第三胸椎两旁的肺俞穴。因为它是直接内通五脏的腧穴之一，故称五脏之傍。又《甲乙经》作“背三椎之旁”。

③ 以手疾按之，快然：这是介绍取穴的方法。即用手迅速地按压局部，病人自觉爽快或有明显感觉的地方，就是穴位之所在。

④ 取之缺盆中以越之：手太阴肺经上出于缺盆，故邪在肺可刺缺盆穴，以引邪气从上而出。缺盆，锁骨上缘的凹陷处。其中有缺盆穴，属足阳明胃经。越，从上发越之义。

⑤ 寒中：指土虚木旺，肝木乘脾，所出现的中焦虚寒证候。

⑥ 掣节：即关节抽掣挛急。掣，与“瘛”同义，牵引痉挛的意思。

⑦ 行间：足厥阴肝经之荥穴。

⑧ 以引胁下：通过针刺行间穴，以疏畅肝气，祛除邪气而止疼痛。

⑨ 耳间青脉：指耳轮后青络上的瘈脉穴。

为表里，与脾胃关系密切。肝被邪气侵袭，疏泄不利，经气郁滞，故见胸胁两侧疼痛；肝气不舒，气机郁滞，气滞则血瘀，因此易"恶血在内"而患瘀血证；肝藏血而主筋，肝血不足，筋脉失养而拘急，故易出现筋骨关节抽掣挛急；邪气在肝，疏泄失常，经气不利，水湿内停下注肝经，所以常患下肢肿；木能疏土，肝脾相关，若脾胃不足，木横克土，则又易患中焦虚寒证等。治宜疏肝理脾，调和气血，可针刺足厥阴肝经的荥穴行间穴，以疏肝祛邪而止胁痛；针刺足阳明经的合穴足三里，以温脾胃而散寒邪；针刺肝经的血络并放血，以散内滞之瘀血；取足少阳胆经耳间青脉上的瘈脉穴刺之，以缓挛解痉治"掣节"。

邪在脾胃，则病肌肉痛。阳气有余，阴气不足①，则热中善饥②；阳气不足，阴气有余，则寒中肠鸣腹痛。阴阳俱有余，若俱不足，则有寒有热，皆调于三里。

【点评】邪在脾胃，故有肌肉疼痛；阳热内盛于脾胃易患"热中"证，表现为胃中灼热，消谷善饥等；阴寒内盛于脾胃，则患"寒中"证，表现为脘腹不温、肠鸣腹痛等；如果阳热与阴寒混杂于脾胃，则患"寒热错杂证"，临床既可见心烦口苦，恶心呕吐，又可见肠鸣腹痛，下利等症。治宜调理脾胃，恢复运化。虽然证候较多，寒热虚实之表现不同，但皆可取足阳明胃经之足三里穴刺之，可以通治脾胃虚实寒热病证。施针时当遵"盛则泻之，虚则补之，寒则留之，热则疾之"(《灵枢·经脉》)的原则，而采用不同的针刺补泻手法。

邪在肾，则病骨痛阴痹③。阴痹者，按之而不得，腹胀腰痛，大便难，肩背颈项痛，时眩。取之涌泉、昆仑④，视有血者尽取之。

【点评】邪气在肾则藏精生髓主骨等功能失调，骨失所养而患骨

---

① 阳气有余，阴气不足：脾胃同属土而居中焦，胃为阳土，脾为阴土。阳气有余，指胃热亢盛；阴气不足，指脾阴不足。

② 热中善饥：指中焦胃火炽盛，腐熟太过所引起的食欲过于旺盛，多食易饥等症。

③ 阴痹：阴寒较盛，病位在骨的痹病。

④ 涌泉、昆仑：涌泉是足少阴经"井"穴，昆仑为足太阳经之"经"穴。

骼疼痛证；病邪凝滞于骨骼间，故患阴痹证。阴痹，即痹证之阴寒较盛，病位在骨者，“冬遇此者为骨痹”(《素问·痹论》)。阴邪凝滞骨节之间，虽疼痛剧烈，但按之不可得；腰为肾之外府，肾精不足，邪滞于腰，故腰痛；肩背颈项，皆为骨节；邪凝骨间，是以肩背颈项强滞疼痛；肾精不足，髓海空虚，脑失其养，所以经常头目眩晕；肾为胃关，肾精不足，胃关不利，故大便困难；邪气由骨及肾，肾脉入腹，经气壅滞，故见腹部胀满等症。治当温肾散寒，通痹止痛，可选足少阴肾经的涌泉穴和足太阳经的昆仑穴刺之，还可选足少阴、太阳经血络暴露之处刺之放血，以祛除邪气。

邪在心，则病心痛喜悲，时眩仆，视有余不足而调之其输也。

【点评】心居胸中，为君主之官，主身之血脉，主神志，在志为喜，故邪之在心，心血瘀阻，故易病心痛；心为五脏六腑之大主，心病气血不得上荣其脑，清窍失养，故易于发生眩晕昏仆。“心气虚则悲，实则笑不休”(《灵枢·本神》)，邪气伤心，心气心血亏虚，神失濡养，则悲伤欲哭；相反心气盛实，神受其扰，则喜笑不休。治疗宜以调心安神为法，取手少阴心经的“输”穴神门，根据病症的虚实性质，遵“盛则泻之，虚则补之”的原则，选以不同的针刺补泻手法。

寒热病[1]第二十一

皮寒热[2]者，不可附席，毛发焦，鼻槁腊[3]，不得汗，取三阳之络[4]，以补手太阴[5]。

---

① 寒热病：本篇主要介绍皮寒热、肌寒热、骨寒热以及骨痹、热痹的症候、治疗和预后，讨论了天牖五部的部位和主治，叙述了针刺太过不及所引起的病变。因本篇是讨论寒热为主的病变，故名“寒热病”。

② 皮寒热：谓邪气侵犯肌肤皮毛，而发生恶寒发热。寒热，恶寒发热。

③ 鼻槁腊(xī 昔)：谓鼻孔干燥。槁，干也。腊，干也。

④ 三阳之络：谓当取足太阳膀胱经的络穴飞扬。三阳，足太阳膀胱经。络，指络穴。

⑤ 补手太阴：太阴肺外合皮毛，皮寒热为邪，邪束皮毛，所以取足太阳络穴以疏其表，然后补手太阴肺经。关于具体穴位，明·马莳认为当取列缺，明·张介宾认为当取鱼际、太渊。盖列缺是肺经络穴，鱼际是肺经荥穴，太渊是肺经输穴，临床可随证选用。

肌寒热者，肌痛，毛发焦而唇槁腊，不得汗，取三阳于下[①]以去其血者，补足太阴以出其汗。

骨寒热者，病无所安，汗注不休，齿未槁，取其少阴于阴股之络[②]；齿已槁，死不治。骨厥亦然[③]。

骨痹，举节不用而痛[④]，汗注烦心，取三阴之经[⑤]，补之。

身有所伤[⑥]血出多，及中风寒，若[⑦]有所堕坠[⑧]，四肢懈惰不收，名曰体惰，取其小腹脐下三结交[⑨]。三结交者，阳明、太阴也，脐下三寸关元也。

厥痹者，厥气上及腹，取阴阳之络，视主病也，泻阳补阴经也[⑩]。

【点评】本篇所论述的寒热病是指外感或内伤所引起发热恶寒同时并见的病证，由于病位深浅不同及病机的差异，故有皮寒热、肌寒热、骨寒热、骨痹、体惰、厥痹等不同证候类型的辨证和针刺取穴。虽然病在形体，病根却在内脏，如皮寒热证，病在肺，刺治手太阴肺经腧穴；骨寒热证，病根在肾，刺治取足少阴肾经腧穴等。

颈侧之动脉，人迎。人迎，足阳明也，在婴筋[⑪]之前；婴筋之后，手阳明也，名曰扶突[⑫]；次脉，足少阳脉也，名曰天牖；次脉，足太阳也，名曰天柱；腋下动脉，臂太阴也[⑬]，名曰天府。

---

① 三阳于下：指足太阳膀胱经的飞扬穴。
② 少阴于阴股之络：指足少阴肾经在下肢内侧的络穴大钟。
③ 骨厥亦然：骨厥是肾脏阴伤之病，所以其针刺治法与骨寒热相同。
④ 举节不用而痛：谓全身肢体关节不能活动而且疼痛。举，所有的。节，指关节。
⑤ 三阴之经：指太阴、少阴、厥阴三阴经。
⑥ 身有所伤：指身体有被金刃造成的创伤。
⑦ 若：作“或”解。
⑧ 堕坠：从高处坠落跌伤。
⑨ 三结交：指足阳明胃经、足太阴脾经与任脉在小腹部的结交处，即脐下三寸的关元穴。
⑩ 泻阳补阴经：谓泻足阳明，补足太阴。
⑪ 婴筋：指颈侧的筋。
⑫ 扶突：穴名，位于颈侧人迎后的二横指处。
⑬ 臂太阴：即手太阴肺经。

阳迎头痛①，胸满不得息，取之人迎；暴喑气鞭②，取扶突与舌本出血③；暴聋气蒙④，耳目不明，取天牖；暴挛痫眩，足不任身，取天柱；暴瘅内逆⑤，肝肺相搏，血溢鼻口，取天府。此为天牖五部⑥。

【点评】天牖五部是指治疗寒热病所选取的位于颈项部位的五个腧穴以及所主治的病症，有足阳明胃经的人迎穴、手阳明大肠经的扶突穴、足少阳胆经之天牖穴、足太阳膀胱经之天柱穴、手太阴肺经之天府穴，讲述了“天牖五部”所治寒热病之具体病症，体现了辨证选穴之思路。

臂阳明有入頄遍齿者⑦，名曰大迎，下齿龋⑧取之。臂恶寒补之，不恶寒泻之。足太阳有入頄遍齿者，名曰角孙⑨，上齿龋取之，在鼻与頄前。方病之时，其脉盛，盛则泻之，虚则补之。一曰取之出鼻外⑩。

【点评】“臂太阴”“臂阳明”之称谓与长沙马王堆汉墓出土帛书《臂足十一脉灸经》的提法一致，虽不能言其与《内经》之间有何源流关系，但能提示二者的经脉内容有着相近的资料来源。

足阳明有挟鼻入于面者，名曰悬颅⑪，属口，对入系目本⑫，视有过

---

① 阳迎头痛：谓阳邪上逆而头痛。迎，当作“逆”。

② 暴喑气鞭：谓突然声哑无音，舌喉强硬。喑，失音。鞭，通“硬”。

③ 舌本：有三说，一指舌根，二指廉泉穴，三指风府穴。此处似以前二说为妥。

④ 气蒙：邪气上蒙而致头昏视物不清。

⑤ 暴瘅：清·张志聪：“暴瘅，暴渴也。”

⑥ 天牖五部：谓头颈项部的五个穴位犹如楼阁大窗户，有十分重要的作用。天，诸本均作“大”，是。牖，窗户。五部，具体指人迎、扶突、天牖、天柱、天府五穴。

⑦ 臂阳明有入頄(kuí 葵)遍齿者：谓手阳明大肠经上入颧骨，而遍布于下齿。臂阳明，即手阳明大肠经。頄，颧部。因颧颊内部的骨名面頄骨，故称颧部为頄。遍齿，遍行布于(下)牙齿。

⑧ 龋(qǔ 取)：俗称虫牙。

⑨ 角孙：穴名，位于耳尖上方，该处为足太阳之气贯于手少阳之经。

⑩ 取之出鼻外：明·张介宾：“(取)手阳明禾髎、迎香等穴。”另《太素》“鼻外”作“眉外”。

⑪ 悬颅：经穴名，在头部鬓发上，当头维与曲鬓弧形连线的中点处。

⑫ 目本：指目系。

者取之，损有余，益不足，反者益其[①]。

【点评】此节“损有余，益不足”之论，反映了针刺补泻的原则。疾病的过程是人体阴阳失调的生命过程，以邪气盛为矛盾主要方面的为实，以正气虚为矛盾主要方面的为虚。因此，补虚泻实为治疗的基本原则之一。针刺治疗的原则亦不例外，损其有余，补其不足，调整经气，使之平衡协调，乃为针刺治疗寒热病的重要治则。

足太阳有通项入于脑者[②]，正属目本，名曰眼系，头目苦痛取之，在项中两筋间，入脑乃别，阴跷、阳跷[③]，阴阳相交，阳入阴，阴出阳，交于目锐眦[④]，阳气盛则瞋目[⑤]，阴气盛则瞑目。

热厥[⑥]取足太阴、少阳，皆留之；寒厥[⑦]取足阳明、少阴于足，皆留之。

舌纵涎下[⑧]，烦悗[⑨]，取足少阴；振寒洒洒，鼓颔[⑩]，不得汗出，腹胀烦悗，取手太阴。

【点评】论相关病症的刺治。面部疾病(口，目，鼻)，取足阳明胃经(损有余，补不足)；头目苦痛取之项中两筋间(玉枕)；瞋目取阳跷，瞑目取阴跷；舌纵涎下、烦悗，取足少阴(然谷)；振寒洒洒，鼓颔，不得汗出，取手太阴(少商)；热厥，取足太阴(太白)、足少阳(光明)；寒厥，取足阳明(足三里)、足少阴(太溪)。

---

① 反者益其：谓补泻反用，则病必加重。其，张介宾“作甚”。

② 足太阳有通项入于脑者：孙鼎宜：“足太阳脉有通项入脑者，盖谓玉枕穴。”

③ 入脑乃别，阴跷、阳跷：足太阳经自项入脑，分别连接着阴跷、阳跷脉。

④ 交于目锐眦：谓阴阳脉交合于目内眦的睛明穴。明·张介宾：“《脉度》篇言跷脉属目内眦，合于太阳。下文《热病》篇曰：‘目中赤痛，从内眦始，取之阴跷。’然则此云‘锐眦’者，当作‘内眦’也。”。

⑤ 瞋目：谓睁大眼睛。瞋，《广雅·释诂》云：“张也。”

⑥ 热厥：《素问·厥论》：“阴气衰于下，则为热厥。”

⑦ 寒厥：《素问·厥论》：“阳气衰于下，则为寒厥。

⑧ 舌纵涎下：谓舌体缓纵不收，口角流涎不止。

⑨ 烦悗(mán 蛮)：心烦闷乱。悗，烦闷。

⑩ 鼓颔：即鼓腮，谓寒战时两腮上下牙齿鼓动颤抖，俗称牙齿打战。

刺虚者，刺其去也；刺实者，刺其来也[①]。

【点评】此处阐述了针刺治疗寒热病必须根据病变的虚实，抓住邪正斗争的时机，不失良时，采取不同的补泻手法。补虚时，随其经脉去向进针，和经脉的去向相一致，用此法以济其不足，即“随而济之”者为补。泻实时，根据经脉的走向，朝来的方向进针，和来势相逆，以夺其邪，即“迎而夺之”者为泻。说明了针刺补泻手法中的随迎补泻法。

春取络脉，夏取分腠，秋取气口，冬取经输。凡此四时，各以时为齐[②]。络脉治皮肤，分腠治肌肉，气口治筋脉，经输治骨髓、五脏。

【点评】论针刺治疗寒热病要关注季节气候的变化。人与自然是统一的，自然界的变化对人体的生理有着直接和间接的影响，人体的气血阴阳与四时气候的变化是相适应的。针刺的部位和深浅，也应随着四时的气候变化而有所不同，如春季阳气趋向于肌表，应取表浅之络；夏季自然界阳气隆盛，热熏肌腠，应取分腠；秋季自然界阳气逐渐收敛于内，秋为肺当令之时，肺朝百脉而会于气口，应取之气口；冬日阳气潜藏于内，气血伏行于里，故取之在里的经输。因其络浮浅在肌表，故刺之以治肌肤；分腠在深一层肌肉腠理，故刺之以治肌肉；气口为脉之大会，故刺之以治筋脉；经输在里通于脏腑，深在骨髓，故刺之以治骨髓与脏腑之病。四时针刺的部位和深浅应以四时气候变化为准则。

身有五部：伏兔[③]一，腓二，腓者腨也，背[④]三，五脏之腧[⑤]四，项

---

① 刺虚者，刺其去也；刺实者，刺其来也：谓刺虚证时，当用补法，应顺着脉气运行的方向进针；刺实证时，当用泻法，应逆着脉气运行的方向进针。虚、实，分别指虚证、实证。去、来，指脉气运行的顺逆，去为顺，来为逆。

② 各以时为齐：谓针刺时应以四时变化为准则而确定。齐，同“剂”。

③ 伏兔：穴名，位于足阳明胃经，膝髌骨上缘上六寸处。这里泛指大腿前方。

④ 背：指背脊部。唐·杨上善：“自腰俞已上二十一椎两箱称背，去脏腑甚近，皮肉至薄。”

⑤ 五脏之腧：五脏位于背部足太阳经上的腧穴，为脏腑之气输注于背部之处者。

五。此五部有痈疽者死。

【点评】论针刺治疗寒热病要关注身体的重要部位。人体有五处重要部位：一是伏兔，即膝上部，此为足阳明胃经所系之处；二是腓，即小腿部，为足少阳、足太阳所系之处；三是背部，此处为足太阳膀胱和督脉所系之处；四是五脏的背俞穴，此为五脏经气所系之处；五是项部，此为督脉，阳维所系之处，这些都是经脉通行的要道，关系到人体的性命。若选取五部腧穴刺治，务要严格消毒，否则会因针刺不慎而发生痈疽，邪气内迫，易形成毒气内陷而危及生命。

病始手臂者，先取手阳明、太阴而汗出；病始头首者，先取项太阳而汗出；病始足胫者，先取足阳明而汗出。臂太阴可汗出，足阳明可汗出。

【点评】此节举例说明疾病的发生对经脉的影响有先后次第的不同，先病者为本，后病者为标，先病先治，后病后治，反映了治病求本的思想。

故取阴而汗出甚者，止之于阳；取阳而汗出甚者，止之于阴[①]。

【点评】此节以针刺后汗出更甚者为例，阐述了经络遍布全身，通上达下，出表入里，通过有规律的循行和复杂的交会把人体各个组织器官联结成为一个有机的整体。在整体观的指导下，由于经络阴阳相贯，故可以阳病治阴，阴病治阳。

凡刺之害，中而不去则精泄[②]，不中而去则致气；精泄则病甚而恇，致气则生为痈疽也。

---

① 取阴而汗出甚者，止之于阳；取阳而汗出甚者，止之于阴：谓阴阳两经相通，阴阳脉气相贯。先刺手太阴经而汗出过多时，可取足阳明经穴以止汗；先刺足阳明经而汗出不止时，可再取手太阴经穴来止汗。

② 中而不去则精泄：谓针刺治病时，若针已中病（有效）就应及时出针，如仍不出针，就会耗泄人的精气。中，指中病。去，指出针。

【点评】此节举例阐述了针刺治疗疾病，针达病所，中病即止，以期达到最佳效果为准则。如不能做到中病即止，则可能造成不应有的伤害：一是刺中病邪而留针不去，则精气耗泄，精气耗泄则病情加重而怯弱；二是针刺尚未中病即出针，则邪气不能外出而聚于内，邪气内聚则气血壅滞而发生痈疽。

癫狂[①]第二十二

目眦外决[②]于面者，为锐眦；在内近鼻者为内眦；上为外眦，下为内眦。

【点评】论癫狂病的目诊定位。眼角向外凹陷于面颊一侧的，是目锐眦；在内靠近鼻侧的，是目内眦。上眼睑属目外眦，下眼睑属目内眦。丹波元简怀疑此处26字为“与癫狂不相涉，必是古经残文”(《灵枢识》)；《甲乙经》卷十二第四将本段文字列于“足太阴阳明手少阳脉动发目病篇”之“目色赤者病在心”句前，详细推敲，与文义不属。但张介宾认为“本篇所述，皆癫狂厥逆之病，而此节所言目眦若不相涉者何也？盖以癫狂等疾，须察神气，欲察其神，当从目始。且内眦外眦，上网下网，各有分属，病在何经，于此可验。故首及之，示人以知所先也。”诸说不一，各执其理，权从丹波元简之见。

癫疾始生，先不乐，头重痛，视举[③]目赤，甚作极已[④]，而烦心，候之于颜[⑤]，取手太阳、阳明、太阴[⑥]，血变而止。

---

① 癫狂：癫狂是神志失常的疾病。本篇论述了癫狂病的发病原因，各种类型癫狂病的症状，以及针刺、艾灸治疗方法，其中对某些类型癫狂的预后也有所涉及。此外对风逆、厥逆病的证治也作了简要的叙述。由于本篇着重围绕癫狂的有关问题论述，故名“癫狂”。

② 决：通“缺”，凹陷。

③ 视举：双目上视，或两目上翻。

④ 作极已：谓严重发作以后。已，以后。

⑤ 候之于颜：谓观察患者眉目之间的情况。颜，《说文》：“眉目之间也。”即天庭部。

⑥ 取手太阳、阳明、太阴：明·张介宾：“当取手太阳支正、小海；手阳明偏历、温溜；手太阴太渊、列缺。”

【点评】本篇所论“癫疾”，《内经》有作“巅疾”（《素问·脉要精微论》等），有作“颠疾”（《素问·脉解》等），也有作“痫”者（《素问·腹中论》）。癫、巅、颠、痫，古通。《内经》所论之癫疾：一指猝然昏倒，不省人事，抽搐，牙关紧闭，口吐白沫，口中伴有异样叫声，反复发作之疾，即后世之痫病，本篇及《素问·长刺节论》所论者是。所以张介宾在《景岳全书·杂证谟》中说：“癫即痫也，观《内经》所言癫证甚详而痫则无辨，即此可知。”二指精神抑郁，表情淡漠，沉默痴呆，语无伦次，静而少动为特征的一类精神错乱病，相当于精神抑郁型精神分裂症。

《内经》所言的“巅疾”或“颠疾”，则指以头晕、头痛等头部症状为主的病证，并明确指头痛、晕眩之疾为“巅疾”者，如“气不上下，头痛巅疾”（《素问·方盛衰论》），“是以头痛巅疾，下虚上实”（《素问·五脏生成》）均指头痛、眩晕等头部疾患。

《内经》在其所列举的临床病例中不但指出了癫狂病症多因情志刺激而引发，同时也明确地指出了此类因情志过极所致或诱发的病症，都会有情志或神志失常的症状。在对情志活动长期的实践体验和反复的临床观察及验证的基础上，运用精气－阴阳－五行哲学思想及相关的思维方法，对情志的内涵、发生机理，以及成为致病因素后的致病规律都有深刻认识和研究，为情志致病理论的形成和发展，奠定了坚实的基础，也是现代《中医心理学》的理论源头。

癫疾始作而引口啼呼喘悸①者，候之手阳明、太阳，左强者攻其右，右强者攻其左②，血变而止。

癫疾始作先反僵③，因而脊痛，候之足太阳、阳明、太阴，手太阳，血变而止。

【点评】论癫疾形成的病因病机。癫疾的发生与七情所伤有关，

---

① 引口啼呼喘悸：指癫病发作时，口唇常被牵引而㖞斜。啼呼，指啼哭呼叫，口中伴随发出的异常叫声。喘悸，气喘心悸。

② 左强者攻其右，右强者攻其左：这里采用缪刺法，左侧僵硬针刺右侧，右侧僵硬则刺左侧。强，僵硬。

③ 反僵：即角弓反张，身体僵硬。

所出现的“不乐”“烦心”都是情志异常的症状，此为七情郁滞之故，所以说癫疾多由思虑太过，积忧久郁，损及心脾，气滞津停，结成痰饮，痰气上逆，神志迷蒙，不能自主所致。原文中多处提到患者有“呕多涎沫”，都是气滞痰停所致。因此说，七情所伤，是其主要病因，气滞痰阻为其主要病机。

治癫疾者，常与之居[①]，察其所当取之处。病至，视之有过者[②]泻之，置其血于瓠壶[③]之中，至其发时，血独动矣，不动，灸穷骨二十壮[④]。穷骨者，骶骨也。

【点评】论癫疾的诊察。一是察神志变化，及时掌握癫疾是否将要发作：癫疾发作的先兆症状是患者见有情志“不乐”，如果患者无缘无故地出现叹息、自悲、情绪抑郁不乐时，就提示可能要发病，应及时采取有效措施，防止发病。

二是“常与之居，察其所当取之处”。要详细观察，了解患者的病史及发病情况，才能判断出是哪一经脉的气血逆乱所致，这对辨证定位，正确选穴刺治都有不可忽视的意义。

三是置血于瓠壶之中，观察病情变化。这种通过验血察病的思路是积极可取的，若血动就提示要发病，及时艾灸长强穴。

四是观察兼症，确定病位，如见口眼㖞斜者是病在手阳明、手太阳；见有“反僵”“脊痛”则病在足太阳；见“齿诸腧分肉皆满”，骨瘦如柴者是病深至骨；全身痉挛抽搐是病深至筋；若“四肢之脉皆胀而纵”，则病深至脉等。

骨癫疾者，顑[⑤]齿诸腧分肉皆满，而骨居，汗出烦悗。呕多沃沫[⑥]，气下泄，不治。

---

① 常与之居：医生经常与病人同居一处，随时掌握病情变化，以便采取正确有效的治疗。

② 视之有过者：谓通过观察他以了解其病变部位。有过者，指有病的经脉。

③ 瓠(hù 户)壶：指成熟的干葫芦，去其瓤而做成盛水的瓢。瓠，葫芦。

④ 壮：中医艾炷灸灼的计数单位，一灼称“一壮”。

⑤ 顑(kǎn 砍)：义同“颔”，即腮。

⑥ 呕多沃沫：谓患者口中泛吐多量涎沫。沃，《太素》《甲乙经》皆作“涎”。

筋癫疾者，身倦[①]挛急[②]大[③]，刺项大经之大杼脉[④]。呕多沃沫，气下泄，不治。

脉癫疾者，暴仆，四肢之脉皆胀而纵。脉满，尽刺之出血；不满，灸之挟项太阳[⑤]，灸带脉于腰相去三寸，诸分肉本输。呕多沃沫，气下泄，不治。癫疾者，疾发如狂者，死不治[⑥]。

【点评】癫疾反复发作，久治不愈，厥逆之气会深入于筋脉和骨，而有骨癫疾、筋癫疾和脉癫疾三种类型。

骨癫疾，指出癫疾病情恶化，深入至骨，出现经气壅闭，烦闷，抽搐，形体羸瘦，骨瘦如柴，痰涎壅盛等症者，称为骨癫疾。如出现阴阳上下脱离，元气下陷者，是脾肾之气衰败之故，预后不佳。

筋癫疾，是病久深入于筋，筋脉反复抽搐痉挛，身体疲倦，长久不愈而成此。由于诸筋受累，故全身痉挛蜷屈。同样，如果出现呕吐涎沫，二便失禁的元气下泄症，则为脾肾疲惫，预后凶险。可取足太阳经的天柱、大杼和足少阳经的带脉穴艾灸。

脉癫疾，指癫病深入于脉，致使血脉失调，气血紊乱，厥气上闭清阳而突然晕倒，不省人事，由于末梢循环障碍，故血脉胀急。因血脉为邪气郁滞，故取胀满的经脉放血治疗。

上述骨、筋、脉三种癫疾，是久治不愈，反复发作之重证，预后均较差。

癫发如狂，指病程日久，正虚至极，症状如狂者是真阳外越之势，预后凶险，临床应当认真对待。

此外，癫疾也可因受惊和先天遗传而得，如“人生而有癫疾者……其母有所大惊，气上而不下，精气并居，故令子发癫疾也”

---

① 身倦：即身蜷屈不伸。

② 挛急：拘挛紧急。

③ 大：指脉大。

④ 大杼脉：指足太阳膀胱经的大杼穴。位于第一胸椎棘突下旁开1.5寸处。

⑤ 挟项太阳：指项后两侧太阳经的穴位，如天柱、大杼等。

⑥ 癫疾者，疾发如狂者，死不治：清·张志聪：“夫阴盛者病癫，阳盛者病狂，癫疾发始狂者，阴阳之气并伤，故死不治。夫阴阳离脱者死，阴阳两伤者亦死。”

(《素问·奇病论》)。这是先天因素而致癫疾的最早记载。

癫疾症见“呕多沃沫，气下泄，死不治”。“沃沫”，指痰涎，是脾虚水湿不化所致。若病久见有呕吐大量的痰涎，这是脾胃之气将绝之兆。有胃气则生，无胃气则死，故云：“死不治”。“气下泄”是元气下脱。肾主生气之源，为元阴元阳之根本，主司二阴的开合启闭，故癫疾日久，发作时见有二便失禁，是肾气衰败，元气下脱之危候。

狂始生，先自悲也，喜忘苦怒善恐者，得之忧饥，治之取手太阴、阳明，血变而止，及[1]取足太阴、阳明。

【点评】狂之为名，《内经》有作“狂越”者(《素问·气交变大论》等)，有作“狂妄”(《灵枢·本神》)者，有作“发狂”(《灵枢·厥病》)，还有称“阳厥”，如《素问·病能论》者。综《内经》所论之狂，其临床特征是一致的，以神志狂乱，动作狂越，躁扰不宁，甚或打人毁物为特征的一类疾病，相当于今之狂躁型精神分裂症。正如《灵枢·刺节真邪》说：“狂而妄见、妄闻、妄言”，以及本篇所云之“狂始发，少卧不饥，自高贤也，自辩智也，自尊贵也，善骂詈，日夜不休”。情志刺激，是本病的主要原因，与饥饿、疲劳等诱因有关。据“诸躁狂越，皆属于火”(《素问·至真要大论》)；“阴不胜其阳，则脉流薄疾，并乃狂”(《素问·生气通天论》)及“邪入于阳则狂”(《素问·宣明五气》之论，阳热亢盛，扰乱神明，是狂病的基本病机，也有因虚而致狂者，如此节之“少气之所生”者是。

狂始发，少卧不饥，自高贤[2]也，自辩智也，自尊贵也，善骂詈[3]，日夜不休，治之取手阳明、太阳、太阴、舌下少阴[4]，视之盛者，皆取

① 及：这里是“再”的意思。

② 自高贤：自认为高洁、贤良优于他人。

③ 善骂詈：谓好骂人。《说文·网部》：“骂，詈也”；“詈，骂也”，二字互训。

④ 舌下少阴：清·张志聪：“舌下少阴，心之血络也。此病心之神志而不在血脉，故当视之如盛者并皆取之，如不盛则释之不取也。”

之，不盛，释之也。

狂言、惊、善笑、好歌乐、妄行不休[①]者，得之大恐，治之取手阳明、太阳、太阴。

狂，目妄见、耳妄闻、善呼者，少气之所生也，治之取手太阳、太阴、阳明、足太阴、头、两颇。

狂者多食，善见鬼神，善笑而不发于外[②]者，得之有所大喜，治之取足太阴、太阳、阳明，后取手太阴、太阳、阳明。

【点评】按狂病发病阶段可分为2种类型：一是狂始生，即狂病发生的先兆。患者常有“喜忘，苦怒，善恐”等情志异常时，提示狂病即将发作。二是狂始作。不同患者可有不同类型的精神障碍表现，就《内经》原文可有5种表现：①智力障碍：如有“喜忘”等记忆力减退等智力障碍表现；②喜怒无常的情感障碍，如“善骂詈”“自悲”“苦怒善恐”“善笑”“好歌乐”等情感障碍症状；③狂言妄想的思维障碍，有“自高贤也，自辩智也，自尊贵也”“狂言”等表现；④种种意识障碍的幻觉，如“目妄见，耳妄闻”“善见鬼神”等；⑤妄行不休的行为障碍。临证还可兼见“妄行不休”“少卧不饥”“善呼”“多食”（见本篇）；或者“衣被不敛，言语善恶，不避亲疏”（《素问·脉要精微论》）；或者“弃衣而走，登高而歌，或至不食数日，逾垣上屋，所上之处，皆非其素所能也”（《素问·阳明脉解》）；或者“恶人与火，闻木音则惕然而惊”，“欲独闭户牖而居”（《素问·脉解》）等症。

狂而新发，未应如此者，先取曲泉左右动脉[③]，及盛者见血，有顷已，不已，以法取之[④]，灸骨骶二十壮。

【点评】此节述狂病的治法有放血疗法和灸法。《素问·病能论》

---

① 妄行不休：谓狂病患者妄行妄动，诸如逾垣上屋、登高而歌、弃衣而走等行为失常。行，活动。

② 善笑而不发于外：谓患者经常面带喜笑之色但无笑声发出。

③ 曲泉左右动脉：考针灸文献，除《外台秘要》有曲泉动脉记载外，余书皆未载。故疑此处“曲泉左右动脉”，就是左右曲泉穴。曲泉，足厥阴肝经合穴，位于膝关节内侧横纹端凹陷处。

④ 不已，以法取之：若病未减轻，则参照上述诸节治法处理。

还有控制饮食疗法，即所谓“夺其食即已”和服生铁落饮方法。

风逆暴四肢肿，身漯漯[①]，唏然时寒[②]，饥则烦，饱则善变[③]，取手太阴表里，足少阴、阳明之经，肉清取荥[④]，骨清取井、经也[⑤]。

【点评】风逆病是感受风邪，引起机体气机逆乱，表现以突然四肢肿胀、寒战、饥饿时烦闷、饱食后躁动不宁为症状特点的病证。分别取手太阴肺经、手阳明大肠经、足少阴肾经、足阳明胃经穴刺治，若兼有寒邪时则分别取上述诸经的井穴和荥穴刺治。

厥逆[⑥]为病也，足暴清，胸若将裂，肠若将以刀切之[⑦]，烦而不能食，脉大小皆涩，暖取足少阴，清取足阳明，清则补之，温则泻之。

厥逆腹胀满，肠鸣，胸满不得息[⑧]，取之下胸二胁咳而动手者[⑨]，与背腧以手按之立快者[⑩]是也。

内闭不得溲，刺足少阴、太阳与骶上[⑪]以长针，气逆则取其太阴、阳明、厥阴，甚取少阴、阳明动者之经也[⑫]。

---

① 身漯漯(tà 踏)：谓病人身体汗出较多。漯，汗出貌。

② 唏然时寒：形容病人寒冷时发出的唏嘘声。唏与“欷”同，有鼻息出气之意。

③ 饱则善变：谓饱食后气机逆乱，而躁动不安。变，变动，躁动不安。

④ 肉清(qìng 庆)取荥：唐·杨上善：“肉者土也，荥者火也，火以生土，故取荥温肉。”明·张介宾：“清，寒冷也。”

⑤ 骨清取井、经也：《太素》卷三下“风逆”在“井”下并无“经”字，疑为衍文。

⑥ 厥逆：在《内经》中涉及范围很广，含义也不统一。清·姚止庵：“厥凡三义，一谓逆也，下气逆而上也，凡言厥逆是也；一谓至极也，本篇(《素问·厥论》)之热厥寒厥也，盖言寒热之极也；一谓昏迷不省人事也。”

⑦ 肠若将以刀切之：谓患者自觉腹中疼痛剧烈，有如刀割一般。《太素》卷三十将“肠”作“腹”，宜从之。

⑧ 不得息：即呼吸困难，呼吸不利。息，一呼一吸谓之息，指呼吸。

⑨ 下胸二胁咳而动手者：指胸下左右两胁、咳嗽应手的部位即是取穴之处。明·张介宾谓“章门、期门”二穴。

⑩ 背腧以手按之立快者：谓取穴方法，以手指按压时病人感觉比较明显，或有舒快之感处，就是穴位之所在。背腧，位于背脊部的脏腑腧穴。

⑪ 足少阴、太阳与骶上：指涌泉、筑宾、委阳、飞扬、长强等穴。

⑫ 取其太阴、阳明、厥阴，甚取少阴、阳明动者之经也：指取隐白、公孙、足三里、解溪、章门、期门等穴，以及足少阴、足阳明发生变动的某经腧穴。

少气，身漯漯也，言吸吸[①]也，骨酸体重，懈惰不能动，补足少阴。短气，息短不属，动作气索[②]，补足少阴，去血络也。

【点评】此节所论厥逆病，其病位广泛，症状复杂多样，不同部位的厥逆病，其症状表现有别，治疗方法亦有区别。

1. 足少阴、足阳明厥逆。这是足少阴或足阳明受邪，经气逆乱所致，有四肢发冷，胸部像要裂开样难受，肠子像用刀割样疼痛，且有烦闷不能进食，其脉或大或小，但都带涩象。若身体发热，属于实证，当取足少阴经的筑宾穴刺治，用补法；若身体清冷的，属于虚证，当取足阳明胃经的足三里穴和解溪穴，用泻法。

2. 手太阴、足阳明厥逆。这是厥逆之气犯及手太阴、足阳明而成疾，可取在背部以手按之而有舒适快感的肺俞、膈俞等穴。

3. 足少阴、足太阳厥逆。厥逆之气犯及足少阴、足太阳二经，可使水脏(肾)、水腑(膀胱)气化失司，因而有小便癃闭不通为病。当刺足少阴肾经的涌泉穴、筑宾穴和足太阳膀胱经的委阳、飞扬、仆参、金门等穴，也可用长针刺骶骨处的长强穴，以升提下陷之气，恢复肾和膀胱的气化功能。

4. 足太阴、足阳明厥逆。若此二经气机逆乱，必致受纳腐熟水谷失常或脾失运化，从而发生与脾胃有关的病证。治疗自当刺脾经、胃经的腧穴，如陷白、公孙、足三里、解溪等穴。

5. 厥阴厥逆。此为肝经气机逆乱者，可刺章门、期门等穴。

6. 足少阴气虚。足少阴气虚而纳气无力则气不接续；精少髓亏，骨失充养而“骨酸体重，懈惰不能动”，多刺复溜穴以治此类病证。若气短更甚，气息微弱而不接续，活动后气短症状加剧者，这是肾气不能上达所致，故应补足少阴肾经，刺治时，可观察其血络，对不正常的血络可刺出其血以治之。

---

① 言吸吸：谓说话时，语音低微，气息若断若续，不能连接。吸吸，有入息而无出息的意思。

② 动作气索：因为“劳则气耗”，本已气虚，故稍劳动作之后，呼吸困难、气短等症状更加严重。动作，指活动。索，《礼记·檀弓上》郑注：“索犹散也”。故索有尽、完结之义。

热病[1]第二十三

偏枯[2]，身偏不用而痛，言不变，志不乱，病在分腠之间，巨针取之，益其不足，损其有余，乃可复也。

【点评】论偏枯。偏枯又称为偏风、偏瘫，为中风后遗症之一，"偏沮"是偏枯的先兆症状。偏枯是指营卫不通，肢体失养所致的以一侧或二侧肢体瘫痪，但神志清楚的病证。《内经》认为其病因病机为：①因外感于风，或从皮毛而入，或偏中脏腑之背俞穴，导致营卫气血虚衰，肢体失养所致，如"虚邪偏客于身半，其入深，内居荣卫，荣卫稍衰，则真气去，邪气独留，发为偏枯"（《灵枢·刺节真邪》）以及"风中五脏六腑之俞……各入其门户，所中则为偏风"（《素问·风论》），此即后世所谓中风证的风中经络证，故本篇说"言不变，志不乱"，为后世中风证的分型，即中经络，中脏腑奠定了理论基础。②心胃两虚，血不运脉，气血阻隔不通，筋脉失养所致，如"胃脉沉鼓涩，胃外鼓大，心脉小坚急，皆膈偏枯，男子发左，女子发右"（《素问·大奇论》）。盖因"阳气者，精则养神，柔则养筋"（《素问·生气通天论》），"如汗出而止半身沮湿者，是阳气虚而不能充身偏泽，必有偏枯之患矣"（《素问集注》）。③因肾虚生源不足，气虚血滞，肢体失养所致，如"肾雍，脚下至少腹满，胫有大小，髀胻大跛，易偏枯"（《素问·大奇论》）。④因膏粱厚味，生热伤阴，筋脉失养所致，如"消瘅，仆击，偏枯，痿厥，气满发逆，甘肥贵人，则膏粱之疾也"（《素问·通评虚实论》）。以上所言之偏枯，不单指脑血管病所致偏瘫，亦包括外感而致的脑或脊

---

① 热病：热病在此指外邪引起的以发热为主的一类病证。本篇是《内经》论述热病的重要篇章，主要论述了热病的辨证、转归预后和各种热病的针刺方法、禁刺原则及治热病的五十九穴的具体位置和分布，并论述了偏枯、痱、气满胸中喘息、心疝、喉痹、心痛、目中赤痛、风痉、癃、男子如蛊、女子如怚等热病类证的鉴别、刺法和要穴，故名"热病"。

② 偏枯：病名，属中风后遗症之一。其临床表现多以一侧肢体偏瘫或不能随意运动为主，故又称"半身不遂"；日久可出现患肢枯瘦、麻木不仁，因此称为"偏枯"。明·张介宾："偏枯者，半身不遂，风之类也。"

髓疾患所致偏瘫。

偏枯的治疗，用九针中之大针予以针刺补泻，常用穴位，上肢取肩髃、曲池、手三里等穴，下肢取环跳、足三里、委中、绝骨、昆仑等穴。还可用药物进行治疗，如偏枯初期常益气养血，祛瘀通络，方选补阳还五汤；继而益气通阳，调和营卫，方选黄芪桂枝五物汤。

痱[①]之为病也，身无痛者，四肢不收，智乱不甚，其言微知[②]，可治，甚则不能言，不可治也。病先起于阳，后入于阴[③]者，先取其阳，后取其阴，浮而取之。

【点评】1. 论痱病。痱，废也，又称风痱，也属中风后遗症之一，是中风入深而致肢体不能随意运动，并兼神志不清的病证。

其病因病机，一是由于风从外中所致。风为阳邪，极易耗伤阴液，动夺营血，故可致四肢萎废不用，如先言智乱不甚，为邪入脏未深，如果不能言，提示邪入脏已深；二是肾虚内伤于风，即所谓“内夺而厥，则为喑痱，此肾虚也”(《素问·脉解》)之意。

该病的治疗，当先取其阳即驱邪之意，后取其阴即扶正之意，浮而取之提出在治疗阴分病时，要采用浅刺法。后世发展其治法，上肢常取合谷、手三里、肩髃、肩贞、巨骨、养老，或内关透外关、曲池透少海；下肢取肾俞、环跳、殷门、伏兔、风市、足三里、承山、昆仑、太溪，或三阴交透绝骨、阳陵泉透阴陵泉；每次选穴三四个，每日一次，可配合推拿方法促进气血运行，以助肢体功能的恢复。用药主张以温补心肾为主，如《河间六书》的地黄饮子等方，至今仍为临床治疗痱病的常用方剂之一。

2. 论偏枯与痱的鉴别。偏枯与痱均为中风后遗症，同属于肢体瘫痪类病症，故虽有差别，当是一个病症轻重不同的两个阶段，加

---

① 痱(fèi 费)：又名风痱，亦属风病之一种。以身体不痛而四肢不能活动为主症。明·楼英说：“痱即偏枯之邪气深者，痱与偏枯是二疾，以其半身无气营运，故名偏枯；以其手足废而不收，或名痱，或偏废，或全废，皆曰痱也。”

② 其言微知：指病人说话声音细微，但可以让人听明白。

③ 先起于阳，后入于阴：阳，指分肉、腠理、经络。阴，指内脏。

之痱病如上所述有一个由表入里的过程，如楼英所言，“痱，废也。痱即偏枯之邪气深者，痱与偏枯是二疾，以其半身无气荣运，故名偏枯，以其手足废而不收，故名痱。或偏废和全废，皆曰痱也”（《医学纲目·偏枯》）。巢元方、王焘、张介宾等均认为痱与偏枯均为风寒所伤，早期伤及分腠而未入脏腑，则为偏枯，入脏腑则为痱。二者不同之处在于：偏枯病在分腠之间，病位表浅，主症为半身不遂而痛，神志清楚；痱病在五脏，病位深在，主症为四肢废而不用，身无疼痛，并有意识障碍。

3. 论偏枯、痱与热病的鉴别。偏枯和痱从症状上看似与热病无关，但从病因上讲，三者均可为外邪所伤，必定都有发热之症，但前二者是以肢体运动不灵为主症，后者则以发热为主症。从神志上看，痱病所见之意识障碍在热病过程中也可见到，只是前者因血不养神，后者因热扰神明而已。三者在治疗上均可应用九针针刺驱邪。临证应注意此三病的区别。

热病三日，而气口静①、人迎躁者，取之诸阳，五十九刺②，以泻其热而出其汗，实其阴以补其不足者。身热甚，阴阳皆静者，勿刺也③；其可刺者，急取之，不汗出则泄④。所谓勿刺者，有死征也。

热病七日八日，脉口动喘而短者，急刺之，汗且自出⑤，浅刺手大指间⑥。

热病七日八日，脉微小，病者溲血，口中干，一日半而死，脉代⑦者，一日死。热病已得汗出，而脉尚躁，喘且复热，勿刺肤⑧，喘甚者死。

热病七日八日，脉不躁，躁不散数，后三日中有汗；三日不汗，四

① 气口静：谓寸口脉不躁疾，无明显变化。静，无明显变化。气口脉属阴。

② 五十九刺：谓在治疗热病的五十九个穴位中选穴施刺。

③ 身热甚，阴阳皆静者，勿刺也：身热甚而阴阳脉皆静，是脉证相反，故不宜针刺。

④ 不汗出则泄：虽不出汗，邪热亦可由此而外泄。

⑤ 汗且自出：谓病人即将要出汗。且，将要。

⑥ 浅刺手大指间：谓手太阴肺经大指间的穴位少商穴。

⑦ 脉代：即代脉，其特征为脉缓而一止，止有定数，良久复来，是脏气衰竭之危兆，故主“一日死”。

⑧ 勿刺肤：身热脉躁而喘等症状不能随汗而解，说明邪热已入里，故曰勿浅刺其肤。

日死。未曾汗者，勿腠刺[①]之。

热病先肤痛窒鼻充面[②]，取之皮，以第一针[③]，五十九，苛轸鼻[④]，索皮于肺[⑤]，不得索之火[⑥]，火者心也。

热病先身涩，倚[⑦]而热，烦悗，干唇口嗌，取之皮，以第一针，五十九，肤胀口干，寒汗出[⑧]，索脉于心，不得索之水，水者肾也。

热病嗌干多饮，善惊，卧不能起，取之肤肉，以第六针[⑨]，五十九，目眦青，索肉于脾，不得索之木，木者肝也。

热病面青脑痛，手足躁，取之筋间，以第四针[⑩]，于四逆[⑪]，筋躄[⑫]目浸[⑬]，索筋于肝，不得索之金，金者肺也。

热病数惊，瘛疭而狂，取之脉，以第四针，急泻有余者，癫疾毛发去[⑭]，索血于心，不得索之水，水者肾也。

热病身重骨痛，耳聋而好瞑[⑮]，取之骨，以第四针，五十九刺，骨病不食，啮齿[⑯]耳青[⑰]，索骨于肾，不得索之土，土者脾也。

热病不知所痛，耳聋不能自收[⑱]，口干，阳热甚，阴颇有寒者，热

---

① 勿腠刺：指不要刺分腠以求发汗。

② 窒鼻充面：此指鼻窒如塞。另有人将“充面”释为面肿，似欠妥。

③ 第一针：根据九针的排列顺序，第一针是镵针，见《灵枢·九针十二原》。

④ 苛轸鼻：有二说：一谓鼻子上生小疹子。苛，小也；轸，通疹。一谓病鼻肿。“苛”即“病”；“轸”本作“胗”，“胗，肿也”（《一切经音义》卷六）。鼻为肺之外窍，火热郁肺，上注清窍所致，故两说皆通。

⑤ 索皮于肺：肺合皮毛，开窍于鼻，故皮毛肌肤，鼻窍之病当求于肺经腧穴。索，求索。

⑥ 不得索之火：心属火，谓不得求之于心经。

⑦ 倚：靠也。谓患者四肢乏困无力，不能久立，须倚物而站。

⑧ 寒汗出：即出冷汗。

⑨ 第六针：指九针的第六针，即员利针。

⑩ 第四针：指九针的第四针，即锋针。

⑪ 于四逆：四肢厥逆。“于”为衍文。

⑫ 筋躄（bì 闭）：谓筋病而引起的下肢活动不灵。躄，两足萎废不用的病症。

⑬ 目浸：指目障，亦即目翳。《释名·释疾病》：“目生肤入眸子曰浸。浸，侵也，言侵明也。”

⑭ 毛发去：指毛发脱落。

⑮ 好瞑：即嗜睡多眠。瞑，古“眠”字。

⑯ 啮（niè 聂）齿：即咬牙。啮，咬也。

⑰ 耳青：谓耳朵发凉。青，《脉经》卷七第十三作“清”。

⑱ 不能自收：此谓精神萎靡不能振作。《广雅·释言》：“收，振也。”

在髓[①]，死不可治。

热病头痛颞颥目瘳脉痛[②]，善衄，厥热病[③]也，取之以第三针[④]，视有余不足，寒热痔[⑤]。

热病体重，肠中热，取之以第四针，于其腧[⑥]及下诸指间[⑦]，索气于胃胳[⑧]，得气也。

热病挟脐急痛，胸胁满，取之涌泉与阴陵泉，取以第四针，针嗌里[⑨]。

热病而汗且出，及脉顺可汗[⑩]者，取之鱼际、太渊、大都、太白，泻之则热去，补之则汗出，汗出太甚，取内踝上横脉[⑪]以止之。

热病已得汗而脉尚躁盛，此阴脉之极[⑫]也，死；其得汗而脉静者，生。热病者脉尚盛躁而不得汗者，此阳脉之极[⑬]也，死；脉盛躁得汗静者，生。

【点评】论热病辨证。本篇所论之热病为外感热病。

1. 热病辨脉辨汗。脉象是反映全身脏腑气血经脉变化的一个窗口，通过辨脉可以判断疾病的病位、性质、邪正盛衰以及预后吉凶；汗为津液所化，汗出的多少及有无，反映着机体内的津液变化情况及疾病的预后转归。仅就本篇而言，就有20多处提到了汗的

---

① 阳热甚，阴颇有寒者，热在髓：谓表热炽盛，里热也十分炽盛，表里内外皆热。

② 颞颥(niè rú 聂儒)目瘳脉痛：谓两太阳穴与眼睛的经脉抽掣疼痛。颞颥，耳前动脉搏动处，两侧太阳穴处，又叫鬓骨。瘳，通“瘈”，抽掣之意。

③ 厥热病：厥者，逆也。因热邪逆于上而致，故名厥热病。

④ 第三针：指九针的第三针，即鍉针。

⑤ 寒热痔：该句与上下文意没有联系，疑为衍文。

⑥ 于其腧：指脾胃二经的腧穴太白和陷谷。

⑦ 下诸指间：指各足趾之间的穴位，如厉兑、内庭。

⑧ 索气于胃胳：谓治疗当取胃经的络穴丰隆。胃胳，《太素》《脉经》《甲乙经》皆作“胃络”。

⑨ 针嗌里：指针刺舌下廉泉穴。

⑩ 脉顺可汗：脉顺，指脉证相符；可汗，指可以采取发汗法。

⑪ 内踝上横脉：指足太阴脾经三阴交穴，位于内踝上三寸，胫骨后缘处。

⑫ 阴脉之极：谓阴脉之气虚弱至极。明·张介宾：“若汗后脉尚躁盛者，孤阳不敛也，此阴脉之虚极，有阳无阴耳，乃为逆证。”

⑬ 阳脉之极：谓阳脉之邪热亢盛至极。明·张介宾：“热病脉尚躁盛者，必当邪解汗出也。若脉虽盛而汗不得出，以阳脉之亢极，而阴虚不能外达也，故死。”

问题，一部《伤寒论》390余条原文，涉及汗的条文达60余条之多，尤其是温病自成辨证体系后，医家们进一步认识到了汗液与热病的关系，提出了“存得一分津液，便有一分生机”的著名观点，辨汗是热病辨证的重要一环。在临床辨证中，常辨脉辨汗并提互参。热病过程中可有“有汗”与“无汗”两种情况，脉象也随之有不同变化，分述如下。

(1)热病无汗。热病若“身热甚”，本应脉显躁象而有汗出，反见寸口、人迎脉静而无汗，提示邪盛正衰，无力作汗，无力鼓动血脉，故“勿刺也”；若“热病……后三日中有汗；三日不汗，四日死”，提示有汗无汗对疾病预后好坏至关重要；热病脉盛躁又不得汗出者，为阳热亢盛之极，津液亏乏，邪不能从汗而解，故预后不良；如果脉盛躁能够有汗使邪从汗解，则预后较好，再次强调了汗液的有无在热病过程中的重要性。

(2)热病有汗。热病有汗出，提示正气未衰，邪有出路，预后良好；但在热病危重阶段，虽有汗出，但脉显躁象，说明此时邪盛正衰，预后多不良。如“有病温者，汗出辄复热，而脉躁疾，不为汗衰，狂言不能食……病名阴阳交，交者死也”(《素问·评热病论》)即与此节一致。

2. 热病辨病位。通过对热病症状的分析，可以判断疾病部位的深浅乃至在何经、何脏。如“气口静，人迎躁者，取之诸阳”，提示病位表浅，邪尚在三阳经；若“热病先肤痛窒鼻充面……苛轸鼻”，提示病位在皮属肺；若“热病先身涩，倚而热，烦惋，干唇口嗌……肤胀口干，寒汗出”，提示病位在脉属心；若“热病体重，肠中热”“热病挟脐急痛，胸胁满”者，提示病位在足少阴、太阴二经。辨清热病病位所在，可予以准确施治。

3. 热病辨主症兼症。热病的主症是发热，由于发病时日不同，邪客部位有别，伴随症状又有差异，应注意识别。病变时间短，症状就单纯，主要观察了解其脉象的大小、汗的有无及发热的程度。脉盛躁有汗或得汗而解者，预后一般较好；脉微小，身热甚，无汗者，预后一般较差。病变时间越长，症状也就越复杂，不但要关注脉象的大小、汗的有无和发热的程度，还要重视辨别邪客不同部位的症状差异。热病的症状与邪在部位、邪客脏腑的生理功能及经脉循行部位有关，如邪在三阳经则人迎脉躁，气口脉静；邪客于头部则头痛；邪在皮肤则肤痛；邪热客肺，肺宣肃失常则可出现窒鼻、喘息、苛轸鼻等症状；邪热客于心脉，心神被扰，则可见烦、惊狂等症状；邪热客肾，则见身重骨痛，耳聋等症；邪在足太阴、少阴经，则见脐痛、胸胁满等经循部位的症状。临证辨清其主症、兼症，有助于判断病位，抓住病机，恰当诊治。

4. 热病刺治。关于热病的刺治，本篇论述颇详，不但详细说明了不同热病的针具选择，还详细介绍了各病热病的施刺和禁针，尤其对皮毛、肌肉、血脉、筋骨等各种不同部位的热病，依照五行相克的关系，详细介绍了在相应之脏的经脉进行刺治的方法，同时还介绍了五十九个治疗热病的穴位。

(1)针具选择："九针之名，各不同形。一曰镵针……二曰员针……三曰鍉针……四曰锋针……五曰铍针……六曰员利针……七曰毫针……八曰长针……九曰大针"(《灵枢·九针十二原》)，不同的针具具有不同的治疗作用。因此，原文对于病位表浅的热病，选用镵针进行治疗，以泻肌表之热，如"热病肤痛，窒鼻充面""热病先身涩，倚而热，烦悗，干唇口嗌"均"取之皮，以第一针"；邪气在筋、骨、心、肠中及足太阴少阴经，病位深在的热病，均选用锋针，以放血治痼疾；邪热上逆之厥热病，则选用鍉针，以按摩经脉，匡正驱邪；邪在肌肉，嗌干、多饮、善惊、卧不能安的热病，则选用员利针，以治暴乱之气等。可见恰当地选择针具对于治疗是十分必要的。

(2)针刺方法：①根据病情取穴：发热程度不同，刺法不同。如"热病三日，气口静，人迎躁者，取之诸阳，五十九刺"，指出如热病邪尚在表，可随证选用阳经穴位，发汗除表邪，并要补阴经的有关穴位，以滋补阴液；"身热甚，阴阳皆静者，勿刺也，其可刺者，急取之"，指出发热甚者，应用疾刺法；"热病七日八日，脉口动喘而短者，急刺之，汗且自出，浅刺手大指间"，指出病变深及手太阴肺经者，应立即用浅刺法泻肺热。②随证选穴：热病有在阳经、阴经之不同，有肺热、心热、脾热、肝热、肾热之别，兼证亦不全同，故原文选穴用针也不同。如热病体重，肠中热者，取之以第四针锋针，选穴用其腧(太白、陷谷)及下诸趾间(历兑、大都、内庭)，索气于胃络(丰隆)；热病挟脐急痛，胸胁满，取之井穴涌泉与合穴阴陵泉，针嗌里(廉泉)。③根据五行生克理论选穴刺治：如原文对于邪在浅表皮毛属于肺热之热病，用浅刺皮肤的刺法，如不见效，则加刺其所不胜之脏的经脉，即属火的心经来治疗；邪客血脉属心热的热病，在治心经不见效时，加刺肾经属水的经脉；邪客肌肉属脾热的热病，在治脾经不见效时，加刺肝经属木的经脉；邪客筋脉属肝热的热病，治肝经不效时，加刺肺经属金的经脉；邪客于骨属肾热之病变，刺治肾经不效时，加刺脾经属土的经脉。④根据汗出情况选穴补泻：如篇中所列："热病而汗且出，及脉顺可汗者，取之鱼际、太渊、大都、太白，泻之则热去，补之则汗出，汗出太甚，取内踝上横脉以止之。"汗出是热病很重要的症状，故临床可根据汗出间甚，灵活选穴补泻，热病虽可汗出而解，但汗为阴液，为阳气所化。寒邪入里，化热伤阴或素体阴虚，或在亡血、失精的情况下，则无力作汗，此时应补足太阴经之大都、太白穴，使津液得出，汗出邪解，如汗出太甚，则取三阴交以止汗。

5. 热病预后。全篇是从多个思维视角对疾病预后吉凶予以判断的。一是以脉象变化判断热病预后，如"身热甚，阴阳皆静者，勿刺也……所谓勿刺者，有死征也。"说明邪盛正衰、无力鼓动血脉，故预后不良；二是脉象结合汗出症状判断预后，如"热病七日八日，脉微小，病者溲血，口中干，一日半而死，脉代者，一日死。热病已得汗出，而脉尚躁，喘且复热，勿刺肤，喘甚者死。""热病七日八日，脉不躁……三日不汗，四日死"，提示津液枯竭，脉气衰微，预后不良；三是据发热程度及兼症辨预后，如"热病不知所痛……热在髓，死不可治"，说明邪热深在，病情严重，预后不良；四是依据脉证关系判断预后，如"热病已得汗而脉尚躁盛，此阴脉之极也，死；其得汗而脉静者，生。热病者脉尚盛躁而不得汗者，此阳脉之极也，死；脉盛躁得汗静者，生。"如阳证见阳脉为顺证，即症见发热、汗出而脉盛有力，为正气不衰，津液外达，热随汗解，汗后应脉静身凉，邪去正安。如果发汗后，脉尚躁盛，为邪未去，阳热独盛，有阳无阴，故为逆；如果脉躁盛而不得汗，为津液亏虚，阴精不足，不能作汗，正气虚衰的表现，故亦为逆证，逆证则预后不良。

另外如所列九种“死证”也是对热病预后的判断，说明脾、胃、肾气败绝，真阴亏竭，脏气衰微者，预后均不良。总之，热病的预后与脉的大小、汗的有无、邪的轻重、正气的强弱密切相关。凡热病汗出脉静者，为邪随汗解之佳兆；若汗出热不退，脉躁者为正不胜邪之凶象；脉微小或代者，为正虚无力鼓动之凶象；热病无汗，病位深在者也为邪盛正虚之凶象，治疗应以扶正驱邪为主。

热病不可刺者有九：一曰，汗不出，大颧发赤，哕者死[①]；二曰，泄而腹满甚者死[②]；三曰，目不明，热不已者死；四曰，老人婴儿，热而腹满者死；五曰，汗不出，呕下血者死；六曰，舌本烂，热不已者死[③]；七曰，咳而衄，汗不出，出不至足者死；八曰，髓热者死；九曰，热而痉者死。腰折，瘛疭，齿噤龂[④]也。凡此九者，不可刺也。

【点评】论热病刺禁。对于死症，不可妄行刺法治之，如“身热甚，阴阳皆静者，勿刺也”，说明正气衰微，无力鼓动者，预后不良，不宜妄刺；“热病不知所痛，耳聋不能自收，口干，阳热甚，阴颇有寒者，热在髓，死不可治”，说明邪热深在骨髓，预后不良，不可妄刺。此节集中论述了热病的九种死证，强调指出此九者不可刺，告诫人们脾胃气败、精气衰竭、真阴亏耗太甚、脏气衰微者，采用针刺疗法，一不能作汗驱邪，二不能益气扶正，反而可使真气从针孔外泻，正气更亏，故不可妄行针刺。虽然随着医疗水平的提高，许多不治之症已成为可生之症，但临床仍应注意恰当补泻

---

① 大颧发赤，哕者死：大颧发赤，即两颧部发赤，为阴盛格阳于上之“戴阳”；哕，即呃逆，由胃气上逆所致。

② 泄而腹满甚者死：明·张介宾：“泄则不当胀满，况其满甚，以邪伤太阴，脾气败也，故死。”

③ 舌本烂，热不已者死：心肝脾肾诸脉都系于舌本，舌本烂，加之热盛不退，三阴俱损，故预后不良。

④ 齿噤龂：谓牙关紧闭，上下牙齿切错有声。这些皆属痉病的主要表现。噤，指牙关紧闭不开。龂，指牙齿相切有声。

刺治。

所谓五十九刺者，两手外内侧各三[①]，凡十二痏；五指间各一[②]，凡八痏，足亦如是[③]；头入发一寸傍三分各三[④]，凡六痏；更入发三寸边五[⑤]，凡十痏；耳前后口下者各一[⑥]，项中一，凡六痏；巅上一[⑦]，囟会一，发际一[⑧]，廉泉一，风池二，天柱二。

【点评】治热病五十九穴的分布、名称。

1. 手足部腧穴。两手外侧指少泽、关冲、商阳三穴及两手内侧指少商、中冲、少冲三穴，左右共十二穴；“五指间各一”即后溪、中渚、三间、少府四穴，左右共八穴；“足亦如是”足趾间各有一穴，即本节后的束骨、足临泣、陷谷、太白四穴，左右共八穴，以上二十八穴均为五输穴，这些腧穴以阳经穴居多，五输穴是分布于膝肘关节以下的特定穴，有其特殊的治疗作用，是古人通过长期的医疗实践观察，发现人体的阳气是从四肢的末端开始运行的，故有“阳受气于四末，阴受气于五脏”(《灵枢·终始》)之论。而热病之所以发热，正是在邪气侵袭人体时，正气与之抗争，正邪交争，阳气郁遏于肌表所致，故取五输穴以泻阳热之气。

2. 头部穴位。头部入发际一寸，中行向两侧旁开分为三处，每侧各有五处、承光、通天三穴，左右共六穴，均属足太阳膀胱经；从入发际的中间向后三寸的两边各有足少阳胆经的临泣、目窗、正

---

① 两手外内侧各三：指手外侧太阳经之少泽、少阳经之关冲、阳明经之商阳、手内侧太阴经之少商、厥阴经之中冲、少阴经之少冲穴，左右两手合计一十二穴。

② 五指间各一：指手五指本节后的后溪、中渚、三间、少府，左右两手共计八穴。

③ 足亦如是：在足五趾间也如此，左右两足共有八穴。它们是足太阳经的束骨、足少阳经的临泣、足阳明经的陷谷、足太阴经的太白。

④ 头入发一寸傍三分各三：头部入发际一寸，中行向两侧旁开分为三处，每侧各有三穴，它们是足太阳经的五处，承光、通天穴，两侧共为六穴。三分，指分为三处。

⑤ 更入发三寸边五：即再从入发际的中间向后三寸，每侧各有五穴。它们是足少阳经的头临泣、目窗、正营、承灵、脑空穴，两侧共有十穴。

⑥ 耳前后口下者各一，项中一：指耳前听会穴、耳后完谷穴、口下承浆穴，项中哑门穴。左右两耳前后共四穴，故共计六穴。

⑦ 巅上一：指巅顶百会穴。

⑧ 发际一：指前发际神庭穴，后发际风府穴。

营、承灵、脑空五穴，左右共十穴；耳前后各有耳前的听会，耳后的完谷，两耳计四穴，均为足少阳胆经穴，口下一穴即任脉之承浆穴；项中哑门穴，巅顶百会穴，囟会穴，前发际神庭穴或后发际风府穴，均为督脉经穴；任脉之廉泉穴；风池为足少阳胆经(二穴)穴；天柱为足太阳膀胱经穴(二穴)，除承浆、廉穴外均为阳经穴位，督脉为“阳脉之海”，膀胱经行于背部阳分之地，为“诸阳之属”(《素问·热论》)，故针刺督脉及膀胱经穴位可起到调节诸阳，治疗热病的作用。

本篇与《素问·水热穴论》均载有治热病59穴，二者除百会、囟会、五处、承光、通天、临泣、目窗、正营、承灵、脑空等18穴相同外，其余皆异，有些医家认为本篇有错误，应从《水热穴论》，张介宾根据《灵枢》在前，《素问》在后和穴位的治疗应用情况，认为二篇是互相补充的，非孰正孰谬的问题。比较二篇的59个穴位，《素问·水热穴论》的59个穴位，偏重于病邪所在的局部，如“泻胸中之热也”“泻胃中之热也”“泻五脏之热也”，可作为泻热的治标之用，而本篇提出的59个穴位，偏重于头面及四肢，而作为泻热的治本之用，如二者结合应用，标本兼治，则效果更佳。故张介宾说：“除去重复十八穴，则总得一百一十四穴，皆热俞也。均不可废。凡刺热者，当总求二篇之义。各随其宜而取用之。庶乎尽刺热之善矣。”

气满胸中喘息，取足太阴大指之端[①]，去爪甲如薤叶[②]，寒则留之[③]，热则疾之，气下乃止[④]。

【点评】论喘刺治。“气满胸中喘息”即喘证，《内经》认为其原因有外感六淫致喘，饮食劳倦情志所伤致喘，还有气滞血瘀水气泛溢致喘和脏腑功能失调致喘及误刺治喘。喘证有实证，也有虚证，有热证，也有寒证，此处所言显为邪热壅滞于肺而致的实热喘证，

---

① 足太阴大指之端：指足太阴脾经的足大趾端的隐白穴。

② 去爪甲如薤叶：谓穴位的位置在距爪甲如一韭叶宽处。

③ 寒则留之：寒证气至迟缓，故宜留针候气。

④ 气下乃止：谓逆气下降，喘息平复，就可以停针。

为外感热病发展过程中的深重阶段，病位主在肺，故本病除具有喘咳症状外，可兼发热、自汗、心烦、恶风寒、舌苔黄、胸膺背痛等症状。其治疗，当刺足太阴脾经之井穴隐白穴，因井穴多有泻除表热之效，也是治热病的常用穴位，刺时出针要快，气降喘平为止。临床治疗肺热喘证，多宣肺降气，清热平喘，风热犯肺者可用《伤寒论》麻杏石甘汤，痰热壅肺者可用《景岳全书》桑白皮汤，兼胸膺背痛者，可用《伤寒论》小陷胸汤合千金苇茎汤化裁。

心疝暴痛，取足太阴、厥阴，尽刺去其血络。

【点评】论心疝刺治。心疝是由寒邪侵犯心经而导致的一种急性腹痛证，如“诊得心脉而急，此为何病……病名心疝，少腹当有形也”(《素问·脉要精微论》)。“心脉……微滑为心疝引脐，小腹鸣”(《灵枢·邪气脏腑病形》)。可见心疝的病机是寒邪犯心，或寒夹肝风之邪乘心，症状特点为少腹肿胀有形，疼痛上引心下，小腹鸣，脉弦急。心疝的治疗，当取足太阴和足厥阴之穴进行刺治，以泄其邪，邪散而疝痛也止，也可选用骆龙吉《增补内经拾遗方论》的盏落汤(石菖蒲、吴茱萸、高良姜、香附子、陈皮)治疗。

喉痹舌卷，口中干，烦心心痛，臂内廉痛，不可及头，取手小指次指爪甲下①，去端如韭叶。

【点评】论喉痹刺治。喉痹为邪毒结聚，咽喉肿痛，局部气血瘀滞痹阻所致，这是《内经》论述本病的主要成因。而心痛证是以心胸部发生疼痛为主症的疾病，可因邪气直犯于心而致，也可因肝、肺、脾、肾、胃等脏经气厥逆，从经脉上乘于心而发。如“手心主少阴厥逆，心痛引喉，身热，死不可治”(《素问·厥论》)，此处显指邪热伤喉犯心所致，乃邪热累及心经经脉循行部位的症状，故治疗取手少阳三焦经之井穴关冲以泻除邪热。

---

① 手小指次指爪甲下：指手少阳三焦经位于无名指外侧端的关冲穴。

目中赤痛，从内眦始，取之阴跷[1]。

【点评】论目赤疼痛刺治。目赤目痛是由风热或疫毒所致的白睛红肿热痛的急性眼病。《内经》认为，一是风助火郁于上(《素问·六元正纪大论》)，二是火邪上炎(《素问·五常政大论》)，三是燥邪伤肝(《素问·气交变大论》)。目赤为病，有急性和慢性之分，有流行与不流行之别，有外感内伤之异，有虚实之不同。因外感而致者，多为风火热毒之邪；因内伤者，多由心肝火盛，或肝肾阴虚。之所以列入本篇，是由于本症常伴热病而发，故在此提出鉴别。

风痉身反折，先取足太阳及腘中[2]及血络出血；中有寒[3]，取三里。

【点评】论风痉刺治。风痉系因感受风寒热邪所致的突然发作的以项背强直、角弓反张为主症的病变，属痉病之类。病位以足太阳膀胱经及督脉为主，属于筋脉拘急痉挛之病，其症状多在热病邪热过盛，热极生风阶段发生。如本篇指出热病热在心，“瘛疭而狂”“热而痉者死，腰折，瘛疭，齿噤龂也”等，其治疗取足太阳膀胱经之合穴委中及刺血络泻血驱邪，与热病治疗原则一致。

癃，取之阴跷及三毛上[4]及血络出血。

【点评】论癃刺治。癃为小便不畅或点滴而出之疾。多属膀胱病变。凡膀胱虚寒、湿热，致其气化失常均可引起，此即“膀胱不利为癃”(《素问·宣明五气》)，以及“胞移热于膀胱为癃”(《素问·气厥论》)之意。故在热病过程中邪热壅滞膀胱，可致此病，治疗宜选阴跷、血络泻热驱邪、足厥阴肝经之井穴大敦。

---

① 取之阴跷：明·张介宾说：“阴跷之脉，属于目内眦，足少阴之照海，即阴跷之所生也。”

② 足太阳及腘中：谓取足太阳经在腘窝中的委中穴。“及”为“之”误。

③ 中有寒：谓有里寒者。

④ 三毛上：指足厥阴肝经位于足大趾外侧丛毛中的大敦穴。

男子如蛊[①]，女子如怚[②]，身体腰脊如解[③]，不欲饮食，先取涌泉见血，视跗上盛者，尽见血[④]也。

【点评】论“男子如蛊，女子如怚”。“男子如蛊”，历代注家见解不一，多从丹波元简之论，“《玉机真脏论》云：‘脾传之肾，病名曰疝瘕，少腹冤热而痛，出白，一名曰蛊’。盖男子如蛊，谓如疝瘕而非疝瘕也。”即膨胀一类病证。

“女子如怚”，即类妊娠恶阻一类病证，丹波元简：“怚作阻为是。阻即妊娠阻病，谓其证如恶阻而非恶阻也。”

“男子如蛊，女子如怚”即如表现为“身体腰脊如解，不欲饮食”，腹胀大等症状，在热病过程中也可出现，如热病早期，邪尚在表时，邪犯足太阳膀胱经，可致该经经气不利，出现“身体腰脊疼痛如解”之症。热病的各个阶段，由于热耗真阴，胃阴不足可见“不欲饮食”之症，在治疗方面，此处言取足少阴肾经之井穴涌泉及刺足背络脉以通经散瘀，而热病治疗也可取涌泉穴泻热除邪。

厥病[⑤]第二十四

厥头痛[⑥]，面若肿起而烦心，取之足阳明、太阴。

【点评】此节把头痛分为厥头痛、真头痛和其他头痛 3 种类型，分别指出其临床特点及其针刺治法。

厥，有气逆不顺之意。厥头痛，主要是因脏腑经脉气机逆乱，

---

① 男子如蛊：日本·丹波元简：“《玉机真脏论》云：‘脾传之肾，病名曰疝瘕，少腹冤热而痛，出白，一名曰蛊。’盖男子如蛊，谓如疝瘕而非疝瘕也。”

② 女子如怚(jù 巨)：怚，指妊娠恶阻。日本·丹波元简：“怚作阻为是，阻即妊娠阻病，谓其证如恶阻而非恶阻也。”

③ 身体腰脊如解：谓患者身体腰脊倦怠无力。解，通懈，松懈、懈怠之意。

④ 尽见血：即刺后略微出血。尽，略微的意思。

⑤ 厥病：本篇主要讨论因气机逆乱而引起的头痛、心痛等病证及其针刺治疗，故名“厥病”。厥，逆也，气逆不顺之意。

⑥ 厥头痛：明·张介宾：“厥，逆也，邪逆于经，上干头脑而为痛者，曰厥头痛。”

邪气上犯于头脑而引起的头痛。所以临床虽以头痛为主要表现，但病机却涉及脏腑六经。故临证应根据其主症和伴见症状，来审证求因，分析病机，分经论治。

足阳明厥头痛。阳明经气逆乱，循经上冲于头面，因此见头痛面肿；足阳明与足太阴互为表里，太阴支脉注心中，所以足阳明经气逆乱，可致烦心不宁。当取足阳明经、足太阴经的穴位刺之，以表里同治，调和两经的经气。

厥头痛，头脉痛[①]，心悲善泣，视头动脉反盛者[②]，刺尽去血，后调足厥阴。

【点评】论足厥阴厥头痛。厥阴肝经气机逆乱，疏泄失职，七情不畅，故情绪悲伤，易于哭啼；经气上逆，血随气升，所以头部脉络疼痛且自觉有跳动感。治疗当先在脉络跳动明显处刺络放血，以泄邪势而止疼痛，然后再刺足厥阴本经的穴位调理气机。

厥头痛，贞贞头重而痛[③]，泻头上五行行五[④]，先取手少阴，后取足少阴。

【点评】论少阴厥头痛。少阴经气逆乱，水亏于下，火逆于上，则阴虚火旺，虚火上逆于头，故头目眩晕、沉重而疼痛。治宜泻实补虚，壮水制火。首先选刺头上五条阳经（督脉、左右足太阳经、左右足少阳经）各五个穴位，以散越上逆之火邪；然后再刺手少阴经泻有余之火，补足少阴不足之水。使水火既济，阴阳协调，眩晕头痛可愈。

---

① 头脉痛：指头部沿一定的经脉循行而疼痛。

② 视头动脉反盛者：指观察头部脉络充盛且搏动处。

③ 贞贞头重而痛：即眩晕头重而疼痛。

④ 头上五行行五：头上五行，指头部的五条经脉，正中是督脉，左右两侧分别有足太阳经、足少阳经，共计五条。行五，每条经脉上又各有五个穴位。如督脉上有上星、囟会、前顶、百会、后顶；两旁足太阳膀胱经上有五处、承光、通天、络却、玉枕；两侧足少阳经上有临泣、目窗、正营、承灵、脑空。共计25个穴位。

厥头痛，意善忘[1]，按之不得[2]，取头面左右动脉[3]，后取足太阴。

【点评】论足太阴厥头痛。足太阴脾经经气逆乱，上犯于头，故头痛部位不定，按之不可得；脾与胃相表里，脾经气逆则胃气不降，浊气上逆，故常伴嗳气；太阴之支脉流注于心中，而心主神志，故脾经气逆于心，则健忘。正如《素问·调经论》所说："气并于上，乱而喜忘。"治宜表里兼顾，泻实补虚。可先针刺头面两侧足阳明经穴，以泄上逆之邪；然后调补足太阴本经。

厥头痛，项先痛，腰脊为应[4]，先取天柱，后取足太阳。

【点评】足太阳厥头痛。太阳经气逆乱，逆气犯脑，故头痛，且颈项先痛，腰脊也随之而痛。治宜疏导太阳经气，可先刺头项部的天柱穴(后正中线入发际0.5寸，旁开1.3寸处)，然后取本经的其他穴。

厥头痛，头痛甚，耳前后脉涌有热[5]，泻出其血，后取足少阳。

【点评】论足少阳厥头痛。少阳经布耳前后，行头之侧；少阳内属于胆，司相火而主枢。少阳经气逆乱，相火循经上窜于头，故头痛剧烈，耳前耳后脉络涌盛且发热。治宜泻火降逆，先局部取穴，针刺耳前后涌起之络脉，并出其血，以泄邪热，然后取本经的其他穴位刺之。

真头痛[6]，头痛甚，脑尽痛，手足寒至节，死不治。

【点评】真头痛，是邪气直入脑户所致，脑为髓海，真气所聚，元阳之府。邪入于脑，可见头痛剧烈难忍，引脑及巅尽痛，手足逆冷

---

① 意善忘：意，通"噫"，即嗳气。善忘，即健忘。
② 按之不得：疼痛的部位不固定。
③ 头面左右动脉：头面部的左右足阳明经大迎、上关穴处。
④ 项先痛，腰脊为应：指患者颈项部先痛，继之腰脊部也痛。
⑤ 耳前后脉涌有热：指耳前后足少阳经充盛且发热。
⑥ 真头痛：为邪气直中脑髓，而剧烈头痛的危重病证。

至肘膝关节，病情和病势都十分危重，预后不良，故曰“死不治”。

头痛不可取于腧者，有所击堕，恶血在于内，若肉伤，痛未已，可则刺，不可远取也。

【点评】其他因素所致头痛，包括外伤头痛、大痹头痛、头半寒痛三种。这些头痛都不是脏腑经脉气机逆乱所致，列此是与前述各种厥头痛鉴别。

击堕外伤头痛是由于头部有所撞击、跌堕外伤，损伤头中脉络，使“恶血在内”不除，瘀阻头部脉络，因而致头痛。或瘀血留滞于肌肉，或肌肉损伤等，皆可致局部疼痛。该类外伤所致疼痛，多在局部取穴，不必取远端的穴位。

头痛不可刺者，大痹为恶，日作者，可令少愈，不可已。

【点评】论大痹头痛。“风寒湿三气杂至，合而为痹”(《素问·痹论》)。痹邪入脑，闭阻脉络，凝滞气血，而致大痹头痛。由于邪气深痼，此属顽疾，患者经常头痛，反复发作，日久不愈。所以针刺也只能稍微减轻疼痛症状，难以根治。

头半寒痛，先取手少阳、阳明；后取足少阳、阳明。

【点评】偏头冷痛证的针刺治法。感受寒邪，偏客于头部一侧经脉，寒主凝敛收引，“痛者，寒气多也，有寒故痛也”(《素问·痹论》)；因此经常感头之一侧寒冷疼痛。治疗当疏通经络，散寒止痛，取行于头侧之少阳、阳明两经的穴位。宜先刺手少阳、手阳明以治标，后刺足少阳、足阳明治其本。这是因为手少阳、手阳明经脉始于手而终于头面，其本在手而标在头；足少阳、足阳明经脉始于头面而终于足，其本在头而标在足。所以头痛先针刺手经，后刺足经，就是先治标后治本了。

厥心痛，与背相控[①]，善瘛，如从后触其心，伛偻[②]者，肾心痛也。先取京骨、昆仑，发狂不已，取然谷[③]。

【点评】论厥心痛。厥心痛是因脏腑气机逆乱，影响及心而导致的心痛。如《难经·六十难》："其五脏气相干，名厥心痛。"杨玄操解释说："诸经络皆属于心，若一经有病，其脉逆行，逆则乘心，乘心则心痛，故曰厥心痛。是五脏气冲逆致痛，非心家自痛也。"由于不同脏腑的逆气犯心，所表现出的证候特点不同，因此可以通过脏腑经脉与心的密切联系来分析厥心痛的病机，并按照"治病必求于本"的原则，调治导致气机逆乱之脏腑本经来治疗厥心痛。这里仍根据脏腑经络病机，把厥心痛分为肾心痛、胃心痛、脾心痛、肝心痛、肺心痛五种证候。

肾心痛。足少阴肾经贯脊属肾，向上过膈入肺络心脏注于胸中。肾脏经气逆乱，邪气循经上乘于心，故出现心痛，且牵引到背脊；《素问·宣明五气》说："并于肾则恐"，邪气并于肾，是以患者自感恐惧害怕；经常自觉有东西从背后触动其心；腰为肾之外府，足少阴肾经失调，则腰痛以致曲背弯腰，如驼背状。上述就是肾心痛的典型表现，治疗以表里经远端取穴为原则，先针刺足太阳膀胱经的京骨穴、昆仑穴，一般针刺后即可止痛；如果心痛不止，可再刺足少阴本经的然谷穴。

厥心痛，腹胀胸满，心尤痛甚，胃心痛[④]也。取之大都、太白。

【点评】胃心痛。脾与胃相表里，足阳明胃经从缺盆下膈属胃络脾，胃居腹中。阳明胃气逆乱，上逆犯心，则心痛剧烈；胃气不行，气机壅滞，故腹胀胸满，此因胃气逆乱所致，故名胃心痛。治宜疏通经络、调理气机，以表里经远端取穴为原则。针刺足太阴脾

---

① 与背相控：即疼痛牵引到背部。控，引也，牵引之意。

② 伛偻(yǔ lǚ 羽吕)：即背屈腰弯，呈驼背状。

③ 发狂不已，取然谷：《甲乙经》作"发针立已，不已取然谷"。似妥。

④ 胃心痛：《诸病源候论·心痛候》："足太阴为脾之经与胃合，足阳明为胃之经，气虚逆乘心而痛，其状腹胀归于心而痛甚，谓之胃心痛。"

经的大都穴、太白穴，此属腑病取于脏俞之例。

厥心痛，痛如以锥针刺其心，心痛甚者，脾心痛也。取之然谷，太溪。

【点评】脾心痛。足太阴脾经入腹属脾络胃，通过横膈流注于心中；脾主运化，赖肾阳之温煦。太阴脾运不健，湿气循经上逆于心，则心痛剧烈，状如锥刺。然脾湿生于肾寒，治病必求于本；治宜补肾阳以暖脾土，取足少阴肾经之然谷、太溪穴。

厥心痛，色苍苍如死状，终日不得太息，肝心痛也。取之行间，太冲。

【点评】肝心痛。心主血脉而肝主藏血，心系通于肝。厥阴肝经气机逆乱，逆气犯心，疏泄失常，故心痛终日不止，难以深呼吸；肝色青，心痛甚而面色青灰。此皆肝气逆乱，气血不利所致。治宜疏调肝气，取本经远端穴位，刺足厥阴经行间、太冲穴 。

厥心痛，卧若徒居，心痛间[①]，动作痛益甚，色不变，肺心痛也。取之鱼际、太渊。

【点评】肺心痛。肺主气、心主血，同居胸中；心脉出心系而上行于肺部。太阴肺脏气机逆乱。影响及心则心痛；“劳则气耗”，是以活动则心痛加剧，安卧休息可使疼痛缓解；病在气而不在血，所以面色无明显改变。此皆肺气逆乱所致，治宜泻肺降气，取本经远端的穴位，可针刺手太阴肺经的鱼际、太渊穴。

真心痛[②]，手足清至节，心痛甚，旦发夕死，夕发旦死。

【点评】论真心痛。此节论真心痛的证候特点和预后。心为君主之官，神明出焉；心主血脉，为五脏六腑之大主。邪气直犯心君，使心中阳气痹阻，心血瘀滞，心脉不通而致此证。其发作时卒然感觉心痛十分剧烈，伴足手逆冷至膝肘关节；如心阳暴脱，尚可见面

---

① 卧若徒居，心痛间：谓卧床或者闲居、休息，心痛即可缓解减轻。若，作“或”讲。徒居，闲居、休息之意。

② 真心痛：邪气直犯心脏而致的剧烈心痛。

色苍白，冷汗淋漓、昏厥等。此证属心主受邪的危重疾患，预后大多不良，故有“旦发夕死，夕发旦死”的临证经验结论。

心痛不可刺者，中有盛聚，不可取于腧。

肠中有虫瘕[1]及蛟蛔[2]，皆不可取以小针。心肠痛，侬作痛肿聚，往来上下行，痛有休止，腹热喜渴涎出者，是蛟蛔也。以手聚按而坚持之，无令得移，以大针刺之，久持之，虫不动，乃出针也。恲腹侬痛[3]，形中上者。

【点评】其他原因所致心腹痛。其一，积聚心痛。“心痛不可刺者，中有盛聚，不可取于腧”。说明积聚心痛的病因病机和治疗禁忌。盛聚，谓比较严重的积聚。积聚是指腹内结块，或胀或痛的病证。《金匮要略》说：“积者，脏病也，终不移；聚者，腑病也，发作有时，展转痛移。”积聚多由七情郁结、气滞血瘀，或饮食内伤，痰滞交阻所致；其病在脏腑，无涉经脉。虽然也有心腹疼痛的症状，但一般不取经脉穴位针刺，而应当内服汤药行气活血，化瘀消积调治。

其二，蛟蛔心腹痛。蛟蛔，泛指肠道寄生虫。虫寄生于肠中，上下窜扰，使肠腑气机紊乱，故心腹疼痛，懊侬作痛；虫动则痛，虫静则痛止，故痛有休止，呈阵发性发作；虫聚则成块即为虫瘕，故腹内有肿聚，且上下移动，无有定处；虫扰于胃肠，故腹热口渴，口中流涎。正如《灵问·口问》所说：“胃中有热则虫动，虫动则胃缓，胃缓则廉泉开，故涎下。”张仲景《金匮要略》亦有“蛔虫之为病，令人吐涎，心痛发作有时”之记载。

详述蛟蛔虫瘕心腹痛的针刺治疗方法，先选取大针，用手按住虫聚之结块，不要让其移动；然后用大针刺它，并且较长时间用手按住，待虫块不动后才可出针。此种刺法有待验证。

耳聋无闻，取耳中。耳鸣，取耳前动脉。耳痛不可刺者，耳中有

---

① 虫瘕：由肠道寄生虫结聚而形成的瘕病。
② 蛟(jiāo 交)蛔：泛指蛔虫等肠道寄生虫。蛟，古代传说蛟龙。
③ 恲（pēng 怦）腹侬痛：恲，胀满的意思。侬痛，懊侬而疼痛。

脓，若有干耵聍[1]，耳无闻也。耳聋，取手[2]小指次指爪甲上与肉交者，先取手，后取足。耳鸣，取手中指爪甲上，左取右，右取左，先取手，后取足。

【点评】论耳聋、耳痛、干耵聍、耳鸣的临床表现及治法。所论“耳聋无闻”“耳无闻”是指耳窍听力减退，甚至听力丧失的疾病。中医认为，人体是一个有机的整体，外在之官窍与内在之脏腑经络皆有密切的联系，即所谓“肾气通于耳，肾和则耳能闻五音矣”(《灵枢·脉度》)。《灵枢·决气》认为，“精脱者，耳聋”，故肾精亏损，肾气虚败可导致耳聋；耳与手足少阳经关系密切，手少阳三焦经由颈项部沿耳后直上，出耳上方，从耳后入耳中，出走耳前；足少阳胆经起于目外眦，上达颞部，下至耳后，进入耳中，出耳前，手足少阳经皆布耳前后、入耳中。少阳受邪，经气郁滞，邪气上逆于耳，亦可致耳聋。耳道中若有耵聍耳垢凝结成块，阻塞于外耳道，也可影响耳之听力功能而致耳聋，本篇所论者，以少阳经气郁滞及耵聍阻塞为主。耳聋的治疗，以疏通经络、开窍为大法；针刺以局部取穴和循经远端取穴为原则。前者可刺耳中(即听宫穴)；后者取手少阳三焦经关冲穴、足少阳胆经的足窍阴穴，而且应先刺关冲穴，后刺足窍阴。

足髀不可举，侧而取之，在枢合中[3]，以员利针[4]，大针不可刺。

【点评】论髀不可举。患者大腿不能抬起，主要因足少阳经气不畅，髋股关节不利所致。治疗宜在本经局部取穴，让患者侧卧，用员利针刺足少阳经环跳穴。

病注下血，取曲泉。

---

① 耵聍：耳中垢也。

② 取手：《太素》“手”下有“足”字，据后文“先取手、后取足”，可从。

③ 枢合中：指髀枢与尻骨之相合处，乃环跳穴。

④ 员利针：九针之一，长一寸六分，针身细小，针尖稍大而员利，用于治疗痈肿和痹证。详见《灵枢·九针十二原》。

【点评】论大便下血。此病属足厥阴肝经，盖肝为血海，主藏血，又主疏泄，与脾胃关系密切。肝经气机逆乱，乘脾犯胃，血海不藏，因此大便下血如注。治宜本经远端取穴，刺足厥阴经曲泉穴。

风痹淫泺[1]，病不可已者，足如履冰，时如入汤中，股胫淫泺，烦心头痛，时呕时悗，眩已汗出，久则目眩，悲以喜恐，短气不乐，不出三年死也。

【点评】关于风痹，根据《灵枢·寿夭刚柔》所论，属阴阳俱病之证，即脏腑经络、表里上下，内外皆病。如病在上，清窍失养，则头痛目眩；病在下，寒温不调，故患者下肢困乏无力，有时足冷如踩冰雪，有时足热如入烫水；病在表，肌腠不固，则汗出；病在里，升降紊乱，故常呕吐饱闷；七情不调，则闷闷不乐，多悲伤，易恐惧等。风痹迁延不愈，病势日益深重，故预后不良，一般不出3年就会死亡。

病本[2]第二十五

先病而后逆者，治其本。先逆而后病者，治其本。先寒[3]而后生病者，治其本。先病而后生寒者，治其本。先热而后生病者，治其本。先泄而后生他病者，治其本，必且调之[4]，乃治其他病。先病而后中满者，治其标。先病后泄者，治其本。先中满而后烦心者，治其本。有客气，有同气[5]。大小便不利，治其标；大小便利，治其本。

---

① 风痹淫泺：指风痹迁延日久之意。风痹，《灵枢·寿夭刚柔》："病在阳者命曰风，病在阴者命曰痹，阴阳俱病命曰风痹。"明·张介宾："淫泺者，浸淫日深之谓。"

② 病本：本篇以多种病症为例，反复说明在临床治疗复杂疾病时，必须首先分清标本，明辨不同证候的先后缓急及轻重，才能妥当地决定治疗的先后主次，从而正确地掌握治本、治标的原则，故名"病本"。

③ 寒：既指寒邪，也指寒性病证。

④ 必且调之：意即应首先调治引起泄泻的脾胃功能。且，《甲乙经》作"先"，宜从。

⑤ 有客气，有同气：谓先病者为本，后病者为标。客气，指新受之邪气，为标。同，作"固"。固气，指原来存在于体内的邪气，为本。

【点评】本篇列举多种病症为例，说明在临床处理比较复杂的疾病时，应当分清标本，治疗有所先后主次。要做到这一点，就要求医者必须综合分析病因、病机、病位、病势以及发病之先后。找到影响疾病发展的根本原因，才能获得对疾病的正确认识和治疗。

1. 论先病为本，后病为标。先病和后病，就是原发病与后起之继发病的关系。继发病多因原发病的存在而引起的，所以先病之原发病是本，后起之继发病为标，在这种情况下，标本治法又当区分先病与后病之缓急而定。

(1)本重标缓，以治本为主：①“先病而后逆者，治其本。”先患了某种疾病，进而出现气血逆乱；先患之疾病是导致气血逆乱的根本原因，只有治好原发病，才能从根本上解决气血逆乱的问题，故以治疗原发的本病为主。②“先逆而后病者，治其本。”首先由于机体气血逆乱，而进一步出现某些症状，气血逆乱是出现这些症状的根本病机，治病必求于本，故应当以调理气血治本为主。③“先大小便不利而后生他病者，治其本也。”病人先有大小便不利，浊阴不得外泄，腑气不得通畅，进而影响其他脏腑而生他病；此时二便不通就是出现其他病症的根本原因，只有通导二便，使腑气得降，浊阴得泄，其他病症才能从根本上得以缓解，故宜通导二便治其本。

(2)标急本缓，治其标：在先病为本，后病为标的前提下，如果后病危重急迫，甚至已危及病人的生命，此时即不必拘泥“治病求本”，而应当先治其标，以迅速解除患者的痛苦，救其危急。①“先病后中满者，治其标。”先患其他疾病，逐渐出现腹部胀满，且日益加剧，腹大如鼓者，此时宜先治腹满之标，缓解病人的痛苦，待腹满解除以后，再图其本。②“大小便不利者，治其标。”在患其他疾病的过程中，又出现了二便闭结不通，腹部胀满疼痛拒按。虽然二便不通属继发之标病，但病势危急，亦当先治，急宜通导二便治其标。假如“大小便通利者”，则仍当治疗先病之本。

2. 论病因为本，症状为标。病因是导致疾病发生的根本原因；症状是在病因作用下，机体生理功能紊乱而产生的病理变化。针对疾病来说，病邪(因)为本，症状为标；因此治病应以祛除病因为主。

(1)“先寒而后生病者，治其本。”先感受寒邪，而后出现了各种病变(症状)；寒邪是病因，为本，故治疗应以祛除寒邪治本为主。

(2)“先热而后生病者，治其本。”患者先感受邪热，而后出现了多种病变(症状)；热邪是病因，为本，故治疗应以清泄邪热为主。

3. 论病机为本，症状为标。病机是对疾病病因、病位、病性的高度概括，亦即该疾病产生的病理机制；症状仅属疾病某些病理变化的反应。因此，针对疾病来说，病机为本，症状为标，治病当“谨守病机”，所以应以遵循病机治本为主。

(1)“先病而后生寒者，治其本。”先患病，如脾肾阳虚，而后出现畏寒怯冷，四肢不温等症状。治疗宜以温补脾肾为主；待其脾肾阳气旺盛，全身得其温煦，则畏寒肢冷诸症自除。

(2)“先病后泄者，治其本。”先患其他疾病，如脾气虚弱，运化失司，而清气下陷，逐渐出现泄泻。其治疗宜补气健脾为主，待脾气健旺，清气上升，则泄泻自止。

(3)“先中满而后烦心者，治其本。”先患腹部胀满、疼痛拒按、大便不通，继之又出现心烦懊侬不安等症状；此属阳明热结腑实，浊气不降、循经上扰于心所致。故治疗只宜通腑泻实治其本，腑气通畅，浊热得泄，则心烦自除。

4. 论内病为本，外病为标。内部脏腑之疾患，病深且重，影响较大，为本；外部体表之疾患，邪浅且轻，影响较小，为标。

(1)“先泄而后生他病者，治其本，必先调之，乃治其他病。”先患泄泻，此属内病，脾胃虚弱所致。若失于调治，脾虚日甚一日，泄泻亦日益加重。此时正气亏虚，更易发生其他疾病。诸如复感外邪，易患表证等。其治疗宜以调理脾胃为主。待脾运胃纳正常，泄泻停止，则化源充足，气旺血充，他病自除。

(2)“有客气，有同(固)气”者，“客气”属新感，邪浅病轻为标；“固气”属旧病，邪深病痼，为本。治疗亦当辨其缓急轻重，或先治客气标病，或先治固气本病。张仲景《金匮要略》曾云：“夫病痼疾，加以卒病，当先治其卒病，后乃治其痼疾也。”此属先治客气，后治固气之例。

病发而有余，本而标之，先治其本，后治其标；病发而不足，标而本之，先治其标，后治其本。

【点评】针对正邪关系而言，正气之盛衰是疾病发生与否的决定因素，邪气是导致疾病发生的外在条件。因此，正气为本，邪气为标。

1.“病变而有余，本而标之，先治其本，后治其标。”疾病发作而且邪气有余，此属邪盛之实证；邪气盛则易传，将由先患之本病传及他脏而致标病，故曰：“本而标之”。此时宜治先病之本，以祛除盛邪；然后再治他病之标。

2.“病发而不足，标而本之，先治其标，后治其本。”发生疾病而为精气内夺之虚证，本虚则更易受邪侮，他脏之标病将更损正气而加重本病，故曰：“标而本之”；此时宜先治他脏之标病，祛邪以安正顾本，然后再调治本脏之虚。

谨详察间甚[①]，以意调之，间者并行，甚为[②]独行。先小大便不利而后生他病者，治其本也。

【点评】论标本治则的运用。这一治则不外治本、治标或标本兼治三个方面。临证应如何掌握运用这些治则？原文提出了两个基本原则：其一，“间者并行”，病情较轻，病势较缓，邪正虚实相兼，标证本证相当者，可采取标本同治法。其二，“甚为独行”，病情较重，病势较急，或以邪气盛为主，或以正气衰为主，标证、本证悬殊者，则应集中力量单独治本或单独治标。

总之，临床治本、治标，或标本兼顾等治法的应用，都必须建立在详细观察，了解病情发生之先后，病势之缓急轻重基础上，由医者灵活地掌握处理。

---

① 间甚：病轻而浅为“间”，病重而深为“甚”。

② 为：《素问·标本病传论》及《甲乙经》卷六均作“者”。

杂病[①]第二十六

厥[②]挟脊而痛者至顶，头沉沉然，目䀮䀮然，腰脊强，取足太阳腘中[③]血络。

厥胸满面肿，唇漯漯然[④]，暴言难，甚则不能言，取足阳明。

厥气[⑤]走喉而不能言，手足清，大便不利，取足少阴。

厥而腹向向然[⑥]，多寒气，腹中榖榖[⑦]，便溲难，取足太阴。

嗌干，口中热如胶[⑧]，取足少阴。

膝中痛，取犊鼻[⑨]，以员利针，发而间之[⑩]。针大如牦[⑪]，刺膝无疑。

喉痹不能言，取足阳明；能言，取手阳明。

疟不渴，间日而作，取足阳明；渴而日作，取手阳明。

齿痛，不恶清饮，取足阳明；恶清饮，取手阳明。

聋而不痛者，取足少阳；聋而痛者，取手阳明。

衄而不止衃血流[⑫]，取足太阳；衃血，取手太阳，不已，刺宛骨下[⑬]，不已，刺腘中出血。

---

① 杂病：杂，众多也。本篇论述了多种疾病的临床表现及其治疗方法，由于病证范围广泛，所涉及的病症多而庞杂，互不关联，故名“杂病”。

② 厥：逆也，指经气上逆，合称为厥逆。

③ 腘中：指窝中，即委中穴。

④ 唇漯漯(tà 榻)然：谓口唇肿起，流涎湿润的样子。漯，《说文》作“湿”。

⑤ 厥气：即逆气。指逆乱不顺的经气。

⑥ 腹向向然：谓腹部胀满，膨响有声。向向，《甲乙经》作“膨膨”；也有作“响”。

⑦ 腹中榖榖(hù 户)：谓腹中鸣响有声如水流状。榖榖，流水声。

⑧ 口中热如胶：指足少阴经气逆乱，可有口中发热而黏腻胶滞。如，连词，意同“而”。胶，黏腻胶滞。

⑨ 犊鼻：穴位名称，属足阳明胃经，位于外膝眼凹陷中。

⑩ 发而间之：谓针刺后稍隔片刻可以再刺。发，指针刺。间，《列子·黄帝》释文：“间，少时也。”

⑪ 针大如牦（máo 毛）：此谓员利针细长，状如牦牛尾部的长毛。

⑫ 衃(pēi 胚)血流：此指流出黑色血凝块。《说文·血部》：“衃，凝血也。”

⑬ 宛骨下：指手太阳小肠经的腕骨穴。宛骨，即腕骨。

腰痛，痛上寒[①]，取足太阳阳明；痛上热，取足厥阴；不可以俯仰，取足少阳；中热而喘，取足少阴、腘中血络[②]。

喜怒而不欲食，言益小[③]，刺足太阴；怒而多言，刺足少阳。

顑痛，刺手阳明[④]与顑之盛脉[⑤]出血。

项痛不可俯仰，刺足太阳[⑥]；不可以顾，刺手太阳[⑦]也。

小腹满大，上走胃，至心，淅淅[⑧]身时寒热，小便不利，取足厥阴。

腹满，大便不利，腹大，亦上走胸嗌，喘息喝喝然，取足少阴[⑨]。腹满食不化，腹向向然，不能大便，取足太阴。

心痛引腰脊，欲呕，取足少阴。

心痛，腹胀啬啬然[⑩]，大便不利，取足太阴。

心痛引背不得息，刺足少阴；不已，取手少阳[⑪]。心痛引小腹满，上下无常处，便溲难，刺足厥阴。

心痛，但短气不足以息，刺手太阴[⑫]。

心痛，当九节刺之[⑬]，按已刺按之，立已；不已，上下求之[⑭]，得之立已。

---

① 痛上寒：谓腰痛且在疼痛部位有寒冷感。

② 腘中血络：明·马莳："腘中血络，足太阳膀胱经委中穴也。"

③ 言益小：谓说话越来越少，沉默寡言。《太素》《甲乙经》并作"言益少"，与后文"多言"相对。

④ 手阳明：明·马莳："手阳明当是商阳穴。"

⑤ 顑之盛脉：指足阳明胃经在下颔部的颊车穴。阳明为多气多血之经，故称盛脉。

⑥ 刺足太阳：项背痛，仰头低头都困难，取足太阳膀胱经，是因为该经经过项部。

⑦ 刺手太阳：明·马莳："顾则属肩与项，故曰手太阳也。"因手太阳小肠经经过肩、项，故取之。

⑧ 淅淅：谓恶寒的样子。与"洒洒"通，《广雅·释古》："淅，洒也。"

⑨ 取足少阴：唐·杨上善："足少阴脉行腰脊，上至心，故痛引腰脊欲呕，取足少阴经腧穴也。"

⑩ 啬啬然：此谓大便干涩不畅。《说文·水部》："啬，不滑也。"引申为干燥。

⑪ 心痛引背不得息，刺足少阴；不已，取手少阳：明·张介宾："足少阴之脉贯脊，故痛引于背；手少阳之脉布膻中，故不得息。"

⑫ 刺手太阴：唐·杨上善："手太阴主于气息，故气短息不足，取此脉疗主输穴。"

⑬ 当九节刺之：谓针刺筋缩穴。九节，指第九胸椎棘突下的筋缩穴，属督脉。

⑭ 不已，上下求之：谓如果针刺筋缩穴后不见效者，就在筋缩穴上下部位重新选穴针刺。

颇痛，刺足阳明曲周动脉[①]见血立已；不已，按人迎于经[②]，立已。

气逆上[③]，刺膺中陷者[④]与下胸动脉[⑤]。

腹痛，刺脐左右动脉，已刺按之，立已；不已，刺气街，已刺，按之立已。

【点评】篇中所论杂病35证，名目繁多，内容庞杂，乍看是杂乱无章，然仔细玩味推敲，内容除痿厥和哕病外，余皆围绕十多条经脉的气机逆乱及这些经脉相关内脏功能失常所致病症进行讨论。此处仅据篇中所述杂病的证候、刺治取穴经脉和刺法，联系有关经脉的循行部位和相关脏腑的生理、病理特点进行综合分析。

1. 足少阴肾经病证。表现为两种类型：一是肾阳不足所致之证，无论何种原因引起肾阳不足，命火衰微，都可能出现经脉失养等证发生。如阳虚阴寒之气上逆于喉，肢体也失其温养，大肠失其温化，传导失职，就会有"厥气走喉而不能言，手足清，大便不利"，或"腹满，大便不利，腹大，亦上走胸嗌，喘息喝喝然"，或肾阳虚不能上济心阳，致使胸阳不展，而至"心痛引腰脊，欲呕"，和"心痛引背，不得息"，火不暖土，胃失和降故有"欲呕"之症等。二是肾阴亏虚之证，阴虚阴不制阳，阳亢化火生热，而见虚热之症。因肾脉过咽入口抵舌下，故虚火上熏咽喉，可有"嗌干，口中热如胶"，或见"中热而喘"之虚热症状。无论是肾阳虚或肾阴不足，均取穴于足少阴经刺治。

2. 足太阳膀胱经病证。当邪伤经脉，经气逆乱，就会出现"挟脊而痛者至顶，头沉沉然，目然，腰脊强"之症；也会发生鼻"衄而不止，血流"的症状；若寒伤太阳之脉，可见"腰痛，痛上寒"，或经气不利而引起"项痛不可俯仰"。此类病证就在足太阳膀胱经的腧穴刺治。

---

① 足阳明曲周动脉：曲周动脉，指颊车穴。

② 按人迎于经：谓按足阳明本经刺人迎穴。

③ 气逆上：谓患病气逆上冲，或咳逆上气。

④ 膺中陷者：指胸膺部足阳明胃经屋翳穴，位于乳中线上第二肋间隙。

⑤ 下胸动脉：注家见解不一。明·马莳认为"膻中穴"，明·张介宾认为"中府穴"，或随证选用。

3. 足太阴脾经病证。太阴脾脉经气逆乱，运化失常，中气虚少，水湿及精气的布化均受影响。故临床可见“腹向向然，多寒气，腹中穀穀，便溲难”。或见“喜怒而不欲食，言益小”；或有“腹满食不化，腹向向然，不能大便”；或见有“心痛，腹胀，啬啬然，大便不利”等症。上述诸症是脾及足太阴经气逆乱所致，可取足太阴脾经的腧穴刺治。

4. 足阳明胃经病证。阳明胃经脉气机逆乱，易见热证实证。如临床可有“胸满面肿，唇漯漯然，暴言难，甚则不能言”；或有“喉痹不能言”；或有“齿痛，不恶饮”；或“痛”，或“腹痛”，或“膝中痛”，或生“间日疟”。凡此诸症，均取足阳明经之腧穴刺治。如面颊肿痛取颊车，膝关节痛取犊鼻穴刺治。

5. 足少阳胆经病证。胆经厥逆，可见有“聋而不痛”，或“腰痛……不可以俯仰”。若胆、肝气郁，可有“怒而多言”，见此诸证，均可刺足少阳经腧穴调治。

6. 足厥阴肝经病证。肝失疏泄，气机郁滞，或横犯脾胃，或影响水液代谢。因此，肝脉经气不利，可出现“少腹满大，上走胃，至心，淅淅身时寒热，小便不利”；或见“心痛引小腹满，上下无常处，便溲难”；或见“腰痛……痛上热”。由于是足厥阴肝脉之病，故取足厥阴经穴刺治。

7. 手太阴肺经病证。肺有病，宣降不利，呼吸障碍，故其经气不利，可有“心痛，但短气不足以息”；或有胸闷“气逆上”的症状。针刺治疗，可取手太阴肺经的腧穴刺治。

8. 手太阳小肠经病证。此经之气逆乱，可有“项痛”“不可以顾”，以及“衄血”“血”之症，取手太阳小肠经脉的腧穴刺治。

9. 手阳明大肠经病证。该经气机逆乱，可有“喉痹”“疟”“齿痛”“聋而痛”“颔痛”等症状，取手太阳经腧穴刺治。

10. 手少阳三焦经病证。此经气机逆乱，可有“心痛引背不得息”之症，临床若刺足少阴经不愈时，那就是手少阳三焦经病症，故取此经之穴刺治。

11. 督脉病证。若此经之气机逆乱，也可发生“心痛”，可在第九椎节或其上下刺治。

痿厥为四末束悗[1]，乃疾解之，日二，不仁者十日而知，无休[2]，病已止。[3]

【点评】论痿厥病。结合"秋伤于湿，上逆而咳，发为痿厥"(《素问·生气通天论》)，"三阳为病……为痿厥"(《素问·阴阳别论》)，"下气不足，则乃为痿厥"(《灵枢·口问》)之论，痿厥的发病与秋令伤湿有关，病变涉及手足二阳诸经，或下焦气虚。其临床症状则以肢体萎废不用、感觉迟钝或消失为主，本篇中采取的治疗方法是紧缚患肢，使患肢有胀闷感时，迅速松解，以疏导气血，通达经脉。朱永年认为，"为四末束者，束缚其手足，使满闷而疾解之，导其气之通达也。夫按之束之，皆导引之法，犹尺蠖之欲伸而先屈也"(《黄帝内经灵枢集注》)。此正是"不塞不流"、塞因塞用反治方法的运用实例。

哕[4]，以草刺鼻，嚏，嚏而已；无息而疾迎引之，立已；大惊之，亦可已。

【点评】论哕。哕，即呃逆，是胃气上逆所致。《灵枢·口问》中对其病因病机均有详细叙述，认为是胃有寒气，与刚进食之谷气相互搏结，气逆上冲喉间而致。故《灵枢·九针论》有"胃为气逆哕"之论。

本篇介绍了三种简便的治哕方法：一是刺激鼻孔，引嚏治哕。证之临床，对突然性呃逆者确实有效。二是调息止哕。即"无息而疾迎引之，立已"，当要呃逆时，屏住呼吸，待呃逆气上冲时，迅速深吸气以提其气，闭气少顷，然后呼出，也可使呃逆消失。三是

---

① 四末束悗：谓将患者的四肢捆绑起来，使其感到烦闷，然后解开，可以促使气血流通，用以治疗痿厥病。此属古代的一种导引疗法。四末，四肢。束，束缚、捆绑。

② 无休：谓不要停止治疗。

③ 痿厥……病已止：清·孙鼎宜："此言治痿厥法，当缚其手足，良久觉烦闷，又必须疾解之，隔半日又缚，后解如故。不仁者，谓缚久不觉烦闷。知者，谓十日方觉烦闷。止，谓止其束。"

④ 哕：即呃逆，俗称"打嗝"。以气逆上冲，喉间呃呃连声，声短而频，令人不能自制为主症的疾病。

以惊治哕。如"大惊之，亦可已"。突然之惊恐，"恐则气下"，可以使逆上之胃气下降而愈。

周痹[①]第二十七

黄帝问于岐伯曰：周痹之在身也，上下移徙随脉[②]，其上下左右相应[③]，间不容空[④]，愿闻此痛，在血脉之中邪[⑤]？将[⑥]在分肉之间乎？何以致是[⑦]？其痛之移也，间不及下针[⑧]，其慉痛[⑨]之时，不及定治[⑩]，而痛已止矣，何道使然？愿闻其故。

岐伯答曰：此众痹也，非周痹也。

黄帝曰：愿闻众痹。

岐伯对曰：此各在其处[⑪]，更发更止，更居更起[⑫]，以右应左，以左应右[⑬]，非能周也，更发更休也。

黄帝曰：善。刺之奈何？

---

① 周痹：风寒湿邪进入血脉之中，随血脉流行全身，发生全身游走性疼痛的病证，叫周痹。本篇首先指出周痹与众痹的区别，然后详述两痹的疼痛特点、病变机理和治疗方法。由于是以周痹为例概述了同类疾病的鉴别诊断和治疗，故名"周痹"。

② 上下移徙(xǐ 喜)随脉：谓邪气随着血脉的流动而上下游走。"移"和"徙"同义。

③ 上下左右相应：指该痹病的疼痛部位上下左右对称。

④ 间不容空：指本病疼痛遍历全身，无处不到，无所不入，几乎没有一点点空隙。间，间隙。空，孔也。

⑤ 邪：通"耶"，语气助词，表示疑问。

⑥ 将：犹"抑"也，有"还是""或者"之意。

⑦ 致是：有"此"意，指代众痹的疼痛特点。

⑧ 间不及下针：谓疼痛的部位转移很快，尚来不及针刺，就又移动到别处去了。间，指时间很短，相当快的意思。

⑨ 慉痛：日本·丹波元简："慉痛，谓聚痛也。"慉，通"蓄"，聚积之意。

⑩ 不及定治：指来不及决定治法和施以针刺。

⑪ 此各在其处：谓众痹的疼痛散发在人体各处，病位广泛，哪里有疼痛，哪里就有病邪停留。此，指众痹。其，指代众痹的疼痛症状。

⑫ 更居更起：谓痹邪在发病部位时聚时散，因此局部疼痛就时作时止。居，同聚，指痹邪聚积；起，指邪气消散，症状缓解。

⑬ 以右应左，以左应右：注家看法不一。明·马莳："左右之脉相同，故左可应右，右可应左耳，非能周身而痛也。"清·张志聪："以右应左，以左应右，左盛则右病，右盛则左病也……病在左而右痛，病在右而左痛。"两说都未尽其意，结合临床，当指疼痛部位左右对称。

岐伯对曰：刺此者，痛虽已止，必刺其处[1]，勿令复起。

【点评】本篇论周痹与众痹的临床鉴别，症状特点，病位病机以及治疗方法。先论众痹。

1. 论病名。众痹是指痹痛患发部位广泛，左右对称，呈阵发性疼痛的一种痹病。黄帝将众痹的症状特征误为周痹，认为痹痛“上下移徙随脉，其上下左右相应，间不容空……其痛之移也，间不及下针，其慉痛之时，不及定治，而痛已止矣”。正因为此种痹痛部位广泛，故曰众痹。

2. 论症状特点。一是疼痛部位变换不定；二是痹痛呈阵发性发作，每次发作时间短暂；三是疼痛呈对称性，或左或右，更发更休，患处不定。

3. 论病变部位。众痹的病变部位，是风寒湿邪伤犯于肌肉之间，外不在皮肤，内不在脏腑，也不在血脉之中。这正是其疼痛不游走的原因所在。

4. 论病因病机。原文详细地阐述了众痹的病因病机，认为是风寒湿邪伤犯肌肉，致使津液内停，化为痰湿之邪凝聚，痰湿之邪排挤压迫了肌肉和经脉，破坏了经脉气血的正常协调关系，致使真气不能周流而闭塞不通，故而疼痛。时痛时止，是在疼痛时，心神专注于痛处，机体的阳气在神的驱使下聚于痛处，于是原来的痛处因得阳气温煦而有温热感觉，“血气者，喜温而恶寒，寒则泣不能流，温则消而去之”(《素问·调经论》)。所以心神专注之处的疼痛就会缓解。由于病根未除，疼痛缓解后别处邪气又发生逆乱，于是疼痛就在别处发作。总之是痹邪犯于肌肉，阻滞真气在体内的周流环行，哪里发生了阻闭不通，就会在哪里出现疼痛。

5. 论治疗方法。“刺此者，痛虽已止，必刺其处，勿令复起”，指出刺治众痹，只要发生过疼痛的部位，局部都可针刺，即或某一局部痛已暂时停止也要刺之，以防其复发。

帝曰：善。愿闻周痹何如?

---

① 痛虽已止，必刺其处：谓疼痛虽已缓解，但还应坚持针刺原疼痛之处。

岐伯对曰：周痹者，在于血脉之中，随脉以上，随脉以下，不能左右，各当其所①。

黄帝曰：刺之奈何？

岐伯对曰：痛从上下者，先刺其下以过之②，后刺其上以脱之③；痛从下上者，先刺其上以过之，后刺其下以脱之。

黄帝曰：善。此痛安生？何因而有名？

岐伯对曰：风寒湿气，客于外④分肉之间，迫切而为沫⑤，沫得寒则聚，聚则排分肉而分裂⑥也，分裂则痛，痛则神归之⑦，神归之则热，热则痛解，痛解则厥，厥则他痹发⑧，发则如是。

帝曰：善。余已得其意矣⑨。

此内不在脏，而外未发于皮，独居分肉之间，真气不能周，故命曰周痹⑩。故刺痹者，必先切循其下之六经⑪，视其虚实，及大络之血结而不通⑫，及虚而脉陷空者而调之，熨而通之，其瘛坚⑬，转引而行之⑭。

黄帝曰：善。余已得其意矣，亦得其事⑮也。

---

① 各当其所：谓痹邪窜走于哪个部位，就在哪个部位出现疼痛。所，处也，病变部位。

② 先刺其下以过之：谓治疗疼痛从上而下的周痹时，应先针刺下部的穴位，疏通经络，就可以阻遏病邪随脉流动。

③ 后刺其上以脱之：然后刺病人上部的穴位，以祛除痹邪，消除疼痛。脱，指病解。

④ 外：《甲乙经》卷十第一、《太素》卷二十八痹论并无此字，疑衍。

⑤ 迫切而为沫：谓邪气留居分肉之间，阻遏津液不得输布，留居而成为痰涎等病理产物。迫，逼也。切，按、压也。沫，指津液内聚而产生的痰涎等病理产物。

⑥ 分裂：谓痰涎等病理产物凝聚，使分肉之间经脉气血的和调关系受到破坏。

⑦ 神归之：谓周痹疼痛发作，使患者的精神紧张，注意力集中于疼痛之处。神，心藏神。

⑧ 厥则他痹发：指厥气上逆而导致其他部位的痹痛发作。厥，逆也。

⑨ 帝曰：善。余已得其意矣：考下文之意，仍为岐伯回答黄帝所问，疑衍，当删。

⑩ 周痹：当为“众痹”之误。

⑪ 必先切循其下之六经：谓在针刺之前，要根据疼痛的部位，沿着足六经循行部位切压检查，以明辨病在何经，为治疗提供依据。切，按压。循，沿着一定顺序。下之六经，指足六经。

⑫ 大络之血结而不通：谓观察十五络有无血瘀阻滞不通的情况，即有无血瘀络脉壅盛充盈现象。大络，指十五大络。

⑬ 瘛坚：谓筋脉收缩拘紧而坚劲。瘛，筋脉收缩拘急。坚，坚劲。

⑭ 转引而行之：指用针刺或按摩等治法进行导引，以行其血气。

⑮ 事：此指针刺周痹、众痹的方法。

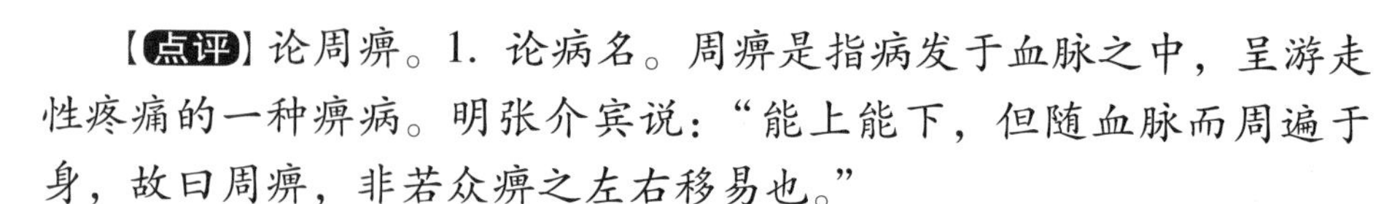

【点评】论周痹。1. 论病名。周痹是指病发于血脉之中，呈游走性疼痛的一种痹病。明张介宾说：“能上能下，但随血脉而周遍于身，故曰周痹，非若众痹之左右移易也。”

2. 论症状特点。一是游走性疼痛。这是由于痹邪犯于血脉之中，“随脉以上，随脉以下”，走窜作痛，全身无处不到。二是疼痛不对称。原文明确地指出，周痹之痛“不能左右，各当其所”，即邪气随血脉游走到哪里，疼痛也就在哪里出现。其中“不能左右”语，显然是针对众痹之痛“以右应左，以左应右”，左右对称相应的特点进行鉴别的。

3. 论病变部位。“周痹者，在于血脉之中”，就明确了周痹不同于众痹，其病变部位是在血脉中。血脉是运行不止，环周不休的，因此周痹的疼痛就呈游走性。

4. 论治疗方法。如果痹痛是从身体上部向下部游走，就要“先刺其下以过(遏)之”，截断痹邪随脉下移的去路。“后刺其上以脱之”，使正在上部游走之邪得以祛除。倘若痹痛从身体下部向上部走窜，就要“先刺其上以过(遏)之”，截断痹邪向上移动的去路。“后刺其下以脱之”，然后在下部疼痛正发作的部位刺治，以驱逐痹邪。这种在邪气传变游移前方和正在作痛的部位双管齐下，同时刺治的前堵后截的治疗方法，体现了《内经》中灵活多变的用针方法。

至于“故刺痹者，先必切循其下之六经，视其虚实”至篇末的原文，是针对众痹、周痹两病讲的。不论是何种痹病，大凡针刺治疗之前，必须要先观察经脉的虚实盛衰，然后选择相应的针具和治疗方法。上述众痹的“必刺其处”，用痹的截断刺法，以及篇末提出用熨法治疗关节强直痉挛变形(“瘛坚”)，以及导引之法的运用，都是在先诊察辨证的前提下所采用的相应治法。

九者，经巽[1]之理，十二经脉阴阳之病也。

---

① 经巽(xùn 迅)之理：指掌握九针的性能并正确地运用。巽，顺，具也。

口问[1]第二十八

黄帝闲居，辟左右[2]而问于岐伯曰：余已闻九针之经，论阴阳逆顺六经已毕，愿得口问[3]。

岐伯避席再拜曰：善乎哉问也，此先师之所口传也。

黄帝曰：愿闻口传。

岐伯答曰：夫百病之始生也，皆生于风雨寒暑，阴阳[4]喜怒，饮食居处，大惊卒恐[5]。则血气分离，阴阳破败[6]，经络厥绝[7]，脉道不通，阴阳相逆，卫气稽留，经脉虚空，血气不次[8]，乃失其常。论不在经者[9]，请道其方。

【点评】概述了疾病常见的病因，这与“夫邪之生也，或生于阴，或生于阳。其生于阳者，得之风雨寒暑。其生于阴者，得之饮食居处，阴阳喜怒”(《素问·调经论》)的病因分类一致。“则血气分离，阴阳破败……血气不次，乃失其常”则是对以上病因所致疾病机理的阐述，言疾病之病机可概括为阴阳失调(阴阳破散、阴阳相逆)、血气不和(血气分离、血气不次)和经脉虚空(经络厥绝、脉道不通、卫气稽留)三个方面。然而，在论述了泛论疾病的病因病机之后，却说“论不在经者，请道其方”，并随之讨论了欠、哕等十二种病症的病因病机，显然是在指出这十二种病症的病因病机“论不在经”，即非风雨寒暑等外因，也非情志内伤饮食居处等内因，它们往往不

---

① 口问：本篇主要论述了欠、哕、唏、振寒、噫、嚏、泣、涕、太息、涎下、耳鸣与啮舌等十二种病证的病因病机治疗和发病，由于这些内容过去经书上没有记载，是由口问师授而得到的，故名。

② 辟左右：谓避开周围的侍从人员。辟，通“避”。左右，指周围的从人。

③ 口问：指岐伯从其先师口传而得来的医学知识。

④ 阴阳：指房事过度。

⑤ 大惊卒恐：泛指剧烈的七情刺激。卒，通“猝”。

⑥ 阴阳破败：谓阴阳的平衡关系失调，而发生阴阳的偏盛偏衰。败，诸本多作“散”。

⑦ 经络厥绝：谓经脉和络脉绝而不通，亦即闭塞。

⑧ 血气不次：谓血气的运行失去了正常规律。次，次第，引申为规律。

⑨ 论不在经者：谓这些内容都不见于古代的医经。经，指古代的医学经典著作。

见经传，仅以口传心授，从先师口中问得，故下文有“凡此十二邪者，皆奇邪之走窍者也”之论，提示本篇内容是“口问”面授整理而成，非文献传载。

黄帝问：人之欠者，何气使然？

岐伯答曰：卫气昼日行于阳，夜半则行于阴。阴者主夜，夜者卧。阳者主上，阴者主下。故阴气积于下，阳气未尽，阳引而上，阴引而下，阴阳相引，故数欠①。阳气尽，阴气盛，则目瞑；阴气尽而阳气盛，则寤矣②。泻足少阴，补足太阳③。

【点评】欠又称“呵欠”“欠怯”，自觉困乏而伸腰张口，故称呵欠。其发生与卫气运行密切相关，卫气行于阴分时，阴主静，阴气盛则寐，卫气行于阳分时，阳主静，阳气盛则寤。当人将入睡之前，正是卫气渐入阴分，阴气积盛于下，阳气尚未尽，阳欲引而上，阴欲引而下，阴阳上下相引，所以呵欠频作。此本属于正常的生理现象。如果不是由于生理变化而出现的呵欠甚多，则为卫阳损伤，阳不胜阴而致阴盛阳衰的病理现象。张介宾注曰：“夫阳主昼，阴主夜。阳主升阴主降，凡人之寤寐，由于卫气。卫气者昼行于阳则动而为寤，夜行于阴则静而为寐，故人于欲卧未卧之际，欠必先之者。正以阳气将入阴分，阴积于下，阳犹未静，故阳欲引而升，阴欲引而降，上下相引而欠出生也。今人有神疲劳倦而为欠者，即阳不胜阴之候。”张仲景在《金匮要略》中所云“夫中寒家喜欠”即是。宋代高胜说：“呵欠连绵，知病之欲作”，所以有时“数欠”是疾病

---

① 阴阳相引，故数欠：明·张介宾：“人之寤寐，由于卫气。卫气者，昼行于阳，则动而为寤，夜行于阴，则静而为寐。故人欲卧未卧之际，欠必先之者，正以阳气将入阴分，阴积于下，阳犹未尽，故阳欲引而升，阴欲引而降，上下相引而欠由生也。今人有神疲劳倦而欠者，即阳不胜阴之候。”

② 阳气尽……则寤矣：《灵枢·大惑论》：“卫气不得入于阴，常留于阳，留于阳则阳气满，阳气满则阳盛，不得入于阴则阴气虚，故目不瞑矣……卫气留于阴，不得行于阳，留于阴则阴气盛，阴气盛则阴满，不得入于阳则阳气虚，故目闭也。”

③ 泻足少阴，补足太阳：明·张介宾：“卫气之行于阳者，自足太阳始；行于阴者，自足少阴始。阴盛阳衰，所以为欠。故当泻（足）少阴之照海，阴所出也；补（足）太阳之申脉，阳所出也。”

的先兆症候。因为卫气行于阳自足太阳开始，行于阴自足少阴开始，且呵欠是阴盛阳衰，阳不胜阴之故，且本篇原文在最后还指出："肾主为欠"，因此治疗应"泻足少阴，补足太阳"。具体可在足少阴肾经的照海穴施行泻法，在足太阳膀胱经的申脉穴施行补法。

黄帝曰：人之哕者，何气使然？

岐伯曰：谷入于胃，胃气上注于肺[①]。今[②]有故寒气与新谷气，俱还入于胃，新故相乱，真邪相攻，气并相逆[③]，复出于胃，故为哕。补手太阴，泻足少阴[④]。

【点评】哕，即呃逆，膈肌痉挛之故，其发生多为胃气上逆所致。此节认为胃中本有"寒气(邪)"，与新入于胃的谷气相遇，相互攻击，致使胃失和降，气逆上冲，又从胃中排出，冲击喉间产生一种不能控制调高而短的声音。缘于"肺主为哕"，故治疗宜"补手太阴，泻足少阴"。但哕证有虚实之分和寒热之别，病机可涉及肺、心、脾等脏，严重者可致肾逆，故临证时要辨证施治。

黄帝曰：人之唏者，何气使然？

岐伯曰：此阴气盛而阳气虚，阴气疾而阳气徐，阴气盛而阳气绝，故为唏。补足太阳，泻足少阴[⑤]。

【点评】唏，即悲泣时哽咽抽息之声。人悲泣时，由于情志所伤，气郁而不得疏达，以致"阴气盛而阳气虚，阴气疾而阳气徐，

---

① 胃气上注于肺：饮食水谷入胃，化生精微，得以向上转输于肺。

② 今：犹"若"。

③ 新故相乱，真邪相攻，气并相逆：谓新入之谷气与宿有之寒气都留于胃中，正气与邪气相互冲击，胃气不得和降而逆于上。新、真，俱指胃气。故、邪，皆指寒气。气并，指胃气与寒气相并。此言哕之病机。

④ 补手太阴，泻足少阴：明·张介宾："手太阴，肺经也；足少阴，肾经也。寒气自下而升，逆则为哕，故当补肺于上以壮其气；泻肾于下以行其寒。盖寒从水化，哕之标在胃，哕之本在肾也。"

⑤ 补足太阳，泻足少阴：明·张介宾："补太阳之申脉，阳所出也；泻少阴之照海，阴所出也。"

阴气盛而阳气绝”，所以当人哭泣而哽咽抽息时，吸气较快，呼气较慢，因而发出抽咽的声音。故张介宾认为，“悲忧之气生于阴惨，故为阴盛阳虚之候。”治疗时“补足太阳，泻足少阴”。《太素》认为“以膀胱太阳气绝，故须补之；肾脏少阴气盛，故须泻之”。补太阳可宣发阳气，泻少阴可抑制阴气，取穴“当亦是阳申脉，阴照海也”，机理同欠证。

黄帝曰：人之振寒[①]者，何气使然？

岐伯曰：寒气客于皮肤，阴气盛，阳气虚，故为振寒寒栗。补诸阳[②]。

【点评】振寒，又谓“寒栗”，即寒冷发抖。其病因为“寒气客于皮肤”，病机为“阴气盛，阳气虚”。寒性收引凝滞，寒邪侵入皮肤，则皮肤收引，阳气郁遏而不得宣发，寒邪独在体表，以致阴盛阳虚，人之体表不得阳之温煦而产生“振寒寒栗”的症状。所以治疗时“补诸阳”。张介宾认为，“补诸阳者，凡手足三阳之原、合及阳跷等穴，皆可酌而用之”，即取手足三阳经的原穴和合穴，用补法刺治，从而发越阳气而疏散阴寒之邪。

黄帝曰：人之噫者，何气使然？

岐伯曰：寒气客于胃，厥逆从下上散，复出于胃，故为噫。补足太阴、阳明。一曰补眉本[③]也。

【点评】噫，即嗳气，俗称“打饱嗝儿”，是指胃中气体上出于咽喉，由口排出，同时发出声音的现象，其声低沉且长，正常人食后嗳气，是所常见。病理上也是胃气上逆的表现，此节认为其病因病机为寒气犯胃，胃失和降，厥逆之气从下向上疏散，冲击喉间从口排出。故张介宾注云：“按此节与上文之哕。皆以寒气在胃而然。

---

① 振寒：即寒战。《素问·调经论》：“阳受气于上焦，以温皮肤分肉之间，今寒气在外，则上焦不通，则寒气独留于外，故寒。”

② 补诸阳：明·张介宾：“补诸阳者，凡手足三阳之原、合及阳跷等穴，皆可酌而用之。”

③ 补眉本：明·张介宾：“眉本，即是太阳经攒竹穴，是亦补阳气也。”

但彼云故寒气者，以久寒在胃，言其深也；此云寒客于胃者，如客之寄，言其浅也。故厥逆之气，从下上散，则复出于胃而为噫。”噫的治疗，“使脾胃气温，则客寒自散而噫可除”（张介宾注）。

黄帝曰：人之嚏者，何气使然？

岐伯曰：阳气和利[①]，满于心[②]，出于鼻，故为嚏。补足太阳荣[③]眉本，一曰眉上也[④]。

【点评】嚏，即喷嚏，是指急剧吸气，然后气由口鼻迅速喷出并发出声音，故也叫打喷嚏。其产生机理为“阳气和利，满于心，出于鼻”。《素问·宣明五气》认为“肾为欠、为嚏”。言其与肾有关。嚏的产生：一是异物刺激鼻腔而为嚏；二是阳气振奋以抗邪而为嚏。故张介宾认为，“人有感于风寒而为嚏者，以寒邪束于皮毛，则阳气无从泄越，故喷而上出。是嚏从阳气而发，益又可知。仲景曰：欲嚏不能，此人肚中寒。正谓其阳虚也。故人病阳虚等证者，久无嚏而忽得之，则阳气渐回之佳兆也。”说明嚏是肺气宣泄，驱邪外出的表现，外感风寒多见此症，常为早期症状，若外感内伤病久不愈，突然发现喷嚏，属气复阳回之佳兆，其病有好转趋势。嚏的治疗，应当取足太阳荥穴通谷与攒竹穴。

黄帝曰：人之亸[⑤]者，何气使然？

岐伯曰：胃不实则诸脉虚，诸脉虚则筋脉懈惰，筋脉懈惰则行阴用力，气不能复，故为亸[⑥]。因其所在，补分肉间[⑦]。

【点评】何谓亸？医家认识不一，如巢元方认为“肢体弛缓不收

---

① 阳气和利：指阳气和调畅利。

② 心：当作“胸”。孙鼎宜曰：“‘心’当作‘胸’字误。”

③ 太阳荣：荣为“荥”之误，足太阳经荥穴为通谷穴，位于足第五趾跖关节前下方凹陷处。

④ 一曰眉上也：《甲乙经》卷十二无此五字，疑衍。

⑤ 亸（duǒ 朵）：垂下貌。此指头部及肢体下垂，抬举无力的懈惰状态。

⑥ 气不能复，故为亸：清·张志聪：“夫阳明主润宗筋，阳明虚则宗筋纵，是以筋脉懈惰，则阳明之气行于宗筋，而用力于阴器矣，行阴用力，则阳明气不能养于筋脉，故为亸。”

⑦ 补分肉间：唐·杨上善：“筋脉皆虚，故病所在分肉间补之。”

摄也。人以胃气养于肌肉经络也，胃若衰损，其气不实，经脉虚则筋肉懈惰，故风邪搏于筋而使亸也”(《诸病源候论》)。张介宾、马莳均释“亸”为“下垂貌”，张志聪认为是垂首斜倾懈惰之态，均属痿证之范畴，是指形体疲乏，四肢困倦无力的病证。此节言其病因病机是胃气虚而复房劳过度所致。胃气不足，则全身诸脉得不到胃气营养因而皆虚，诸脉虚则筋脉松弛，懈惰无力，此时又勉强用力行房，以致精气更虚，筋脉失养，故见形体疲乏困倦无力。针刺治疗则据病变部位而补分肉间，以壮脾胃之气，此与《素问·痿论》“取阳明”刺治并“各补其荥而通其俞”一致。

黄帝曰：人之哀而泣涕出者，何气使然？

岐伯曰：心者，五脏六腑之主也；目者，宗脉之所聚也[①]，上液[②]之道也；口鼻者，气之门户也。故悲哀愁忧则心动，心动则五脏六腑皆摇[③]，摇则宗脉感[④]，宗脉感则液道开，液道开故泣涕出焉。液者，所以灌精濡空窍者[⑤]也，故上液之道开则泣，泣不止则液竭，液竭则精不灌，精不灌则目无所见矣，故命曰夺精。补天柱，经侠颈[⑥]。

【点评】人因悲哀而泣涕俱出之机理为悲哀愁忧则心神不宁，导致脏腑功能失常，诸脉皆动，泪涕之道皆开，故致涕泣俱出。悲忧泣涕过度外泄，可致精液枯竭，失其濡润孔窍之功能而进一步致视物不明，即所谓“夺精”，故张介宾注云：“精由液而化，孔窍得液而充，故以灌精濡孔窍也。液去精伤则目昏，以致渐无所见者，是夺其精也。世之因泣而丧目者，盖亦不少矣。”治疗补挟颈而行的足太阳膀胱经天柱穴，以资津液上灌。

---

① 宗脉之所聚也：盖手足六阳经，手少阴经，足厥阴经等皆上汇聚于目，故曰“宗脉之所聚”。宗，众也。

② 上液：头面诸窍的液体为上液，如泪、涕、涎等；下窍诸液为下液，如大小便等。

③ 摇：动摇、不安。

④ 宗脉感：谓五脏六腑不安，宗脉亦因之而动。

⑤ 灌精濡空窍：谓液的功能是灌注津液以濡润孔窍。精，指津液。

⑥ 补天柱，经侠颈：谓针刺天柱穴，用补法，天柱穴属于挟行项部的足太阳膀胱经。侠，通“挟”。颈，《太素》作“项”。

黄帝曰：人之太息者，何气使然？

岐伯曰：忧思则心系[①]急，心系急则气道约，约则不利，故太息以伸出之。补手少阴、心主，足少阳留之也[②]。

【点评】太息又称“叹息”“出长气”，是指一种以呼气时明显可闻到的深长呼吸声，若频频叹气则称“善太息”。多由情志所伤，肝气郁结所致。其机理为过度的忧愁思虑则致心系脉络拘急，进而引起气道约束，气机不畅，呼吸不利，故每以深吸长呼而舒发抑郁之气，故有“情志变动之声”之说。但体弱之人因气虚（尤其是心肺气虚者）不运而致气机阻滞不畅，亦可时常发出长吁短叹之声，故太息一症也有虚实之分，临证当辨之。治疗当取手少阴、手厥阴、足少阳脉针刺留针以补之。

黄帝曰：人之涎下者，何气使然？

岐伯曰：饮食者皆入于胃，胃中有热则虫动，虫动则胃缓，胃缓则廉泉开[③]，故涎下。补足少阴[④]。

【点评】涎下，即“流口水”。其发生机理为胃热虫动，因涎为脾所主，脾胃相表里，饮食入胃，胃中有热，则胃中的寄生虫因热扰而蠢动，虫动则胃脉弛缓，于是廉泉开放，不能固摄津液，故涎下。对此证的治疗，张介宾认为“肾为胃关，而系于舌，故当补之，以壮水制火，则涎有所主而涎自止也”。《杂病源流犀烛》认为“宜乌梅丸去人参、附、桂，合平胃散服，是病更兼乎胃也，而不得专取脾。”

临床所见之流涎，多由心脾有热、迫津上泛所致，也可因脾气

---

① 心系：指维系于心脏的脉络。

② 补手少阴、心主，足少阳留之也：明·张介宾：“手少阴，心经也；心主，手厥阴经也；足少阳，胆经也，助木火之脏，则阳气可舒，抑郁可解，故皆宜留针补之。”

③ 廉泉开：唐·杨上善：“廉泉，舌下孔，通涎道也。人神守，则其道不开；若为好味所感，神者失守，则其孔开涎出。亦因胃热虫动，故廉泉开，涎因出也。”廉泉，穴名，位于舌下，属任脉。

④ 补足少阴：明·张介宾：“肾为胃关而脉系于舌，故当补之，以壮水制火，则液有所主而涎自止也。”

虚弱，津液不固而致，如“中热则胃中消谷，消谷则虫上下作，肠胃充郭故胃缓，胃缓则气逆，故唾出”（《灵枢·五癃津液别》）。临证当细辨之。

黄帝曰：人之耳中鸣者，何气使然？

岐伯曰：耳者，宗脉之所聚也[①]，故胃中空则宗脉虚[②]，虚则下溜[③]，脉有所竭者，故耳鸣。补客主人[④]，手大指爪甲上与肉交者也[⑤]。

【点评】耳鸣是听觉异常的症状，指病人自觉耳内有声鸣叫，或如蝉鸣，或如钟响，或如潮水之声响。在《内经》中耳鸣有多种提法，如耳中鸣、耳苦鸣、耳数鸣、啸等。其产生的机理：一为精气不足，二为脾胃虚弱，《内经》还认为耳鸣的形成还可因六淫所犯，如“厥阴司天，客胜则耳鸣掉眩”（《素问·至真要大论》）等。治疗宜取耳区及少阳经穴为主，如耳门、听宫、听会、翳风、中渚、外关等，中强度刺激。可配合药物治疗，若肾阳虚者用肾气丸补肾填精，温肾壮阳；肾阴虚者用耳聋左慈丸之类补肾益精，滋阴潜阳；脾胃虚弱者用补中益气汤加石菖蒲；肝胆有热者，可选用青黛丸等药。

黄帝曰：人之自啮舌者，何气使然？

岐伯曰[⑥]：此厥逆走上，脉气辈至也[⑦]。少阴气至则啮唇舌，少阳气至则啮颊，阳明气至则啮唇矣。视主病者则补之。

【点评】自啮舌，即自咬舌头症状，其形成的机理为经脉失调，

① 耳者，宗脉之所聚也：手足三阳经、三阴经皆入于耳，所以耳也是各脉汇聚之处。

② 胃中空则宗脉虚：胃为后天之本，气血生化之源；脉为血之府。胃中空虚，气血化源不足，诸经脉皆缺乏气血的充养，故宗脉虚。

③ 下溜：即下流。谓宗脉虚而阳气不升，精气不得上升反而下流。

④ 客主人：即足少阳胆经的上关穴。位于颧骨弓上缘凹陷处。

⑤ 手大指爪甲上与肉交者：指手太阴肺经少商穴，位于手大拇指桡侧，距指甲角约一分处。

⑥ 岐伯曰：此三字原本脱，据《太素》补。

⑦ 此厥逆走上，脉气辈至也：此谓厥逆之气上走头面，随各经脉气所到之处，而发生自啮现象。

厥气上逆而致。张介宾认为："辈者，类也，厥逆走上，则血涌气腾，至生奇疾，所至之处，各有其部，如少阴之脉行舌本，少阳之脉循耳颊，阳明之脉环唇口，故或为肿胀，或为怪痒，各因其处，随而啮之，不独止于舌也。"所以少阴厥气上至则啮舌；少阳厥气上至则啮颊；阳明厥气上至则啮唇，非独啮舌。治疗当视啮咬部位所属何经，随经取穴以补之。

凡此十二邪者，皆奇邪之走空窍[①]者也。

故邪之所在，皆为不足。故上气不足，脑为之不满，耳为之苦鸣[②]，头为之苦倾[③]，目为之眩；中气不足，溲便为之变，肠为之苦鸣；下气不足，则乃为痿厥心悗[④]。补足外踝下留之[⑤]。

黄帝曰：治之奈何？

岐伯曰：肾主为欠，取足少阴。肺主为哕[⑥]，取手太阴、足少阴。

唏者，阴与阳绝，故补足太阳，泻足少阴。

振寒者，补诸阳。噫者，补足太阴、阳明。嚏者，补足太阳、眉本。

亸，因其所在，补分肉间。

泣出，补天柱经侠颈，侠颈者，头中分也。

太息，补手少阴、心主，足少阳留之。

涎下，补足少阴。

耳鸣，补客主人、手大指爪甲上与肉交者。

自啮舌，视主病者则补之。

目眩头倾，补足外踝下留之。

---

① 空窍：指头面的孔窍，如口、眼、耳等。

② 耳为之苦鸣：即经常耳鸣之意。苦，《太素》作"善"。《诗·载弛》郑笺："善，犹多也。"

③ 头为之苦倾：谓患者经常头昏晕而欲倒地。倾，倒也。

④ 痿厥心悗：痿，痿证，两足痿弱无力。厥，厥证，四肢清冷。悗，即闷，指心胸闷乱。

⑤ 补足外踝下留之：选足太阳膀胱经外踝下的昆仑穴，采取补法并且留针。

⑥ 肺主为哕：明·张介宾："上文言哕出于胃，此言哕主于肺。盖寒气上逆而为哕，气病于胃而主于肺也。"

痿厥心悗，刺足大指间上二寸留之[①]，一曰足外踝下留之。

【点评】以上十二种病证非常规因素所致，故称之为“奇邪”，即“不同常疾”(张介宾注)。其发生机理仍不外乎是阴盛阳虚(欠、唏、振寒、噫)，胃气上逆(哕、噫)、脏腑精气虚弱(涎下、亸、耳鸣、哀而泣涕出)，经气逆乱(自啮舌)，气滞于内(太息)，皆为头面孔窍失调而病邪上走所致，与寻常外感风寒，内伤七情等病因有所区别，只能口问面授相传，时至今日，这些病症仍少见于相关文献。

经文认为十二奇邪的发病机理为“邪之所在，皆为不足”，与“邪之所凑，其气则虚”(《素问·评热病论》)及“两虚相得，乃客其形”(《灵枢·百病始生》)重视正气的思想是一脉相承的。可见，中医在发病学上重视正气，在临床治疗上强调扶正培本，有重要的指导意义。故本节进一步指出，“上气不足，脑为之不满，耳为之苦鸣，头为之苦倾，目为之眩；中气不足，溲便为之变，肠为之苦鸣；下气不足，则乃为痿厥心悗”，将头面孔窍病的论述扩大至全身，而以上、中、下三部分类，并得出气不足的共性。李东垣在《脾胃论》卷中注云：“此三元真气衰惫，皆由脾胃先虚而气不上行之所致也。”创用益气聪明、补中益气等方，而均以补中益气升阳立法，临床用于头面孔窍，躯干四肢，内脏各部病症的治疗，凡见中气虚者皆屡验不爽。

师传[②]第二十九

黄帝曰：余闻先师，有所心藏[③]，弗著于方[④]。余愿闻而藏之，则而

---

① 刺足大趾间上二寸留之：明·张介宾：“大趾间上二寸，足厥阴之太冲也；或曰足太阴之太白也。”

② 师传：师，先师。传，心传口授。本篇主要讨论了如何通过问诊掌握病情和生活上的顺逆情况，以及相应的治疗方法；其次，对通过观察外部形体以测知脏腑虚实常变的方法，也作了一般性介绍。因其内容是先师心传的宝贵经验，而弗著于方，故名“师传”。

③ 心藏：心得体会。

④ 弗著于方：没有著成书。方，即版牍，是记载文字的木板。

行之[1]，上以治民，下以治身，使百姓无病，上下和亲，德泽下流[2]，子孙无忧，传于后世，无有终时，可得闻乎？

【点评】篇首认为医学教育和学习之目的，一是在于救死扶伤，保障民众的身体健康；二是使医药知识发扬光大，永传后世，造福子孙，“无有终时”。

岐伯曰：远乎哉问也。夫治民与自治[3]，治彼与治此，治小与治大，治国与治家，未有逆而能治之[4]也，夫惟顺而已矣[5]。顺者，非独阴阳脉论[6]气之逆顺也，百姓人民皆欲顺其志也。

【点评】为治之道，贵在于“顺”。“顺”，即全面了解患者病情，做到主观认识与客观实际相符合，因“顺”方能知证，知证后才能正确立法施治，较确切地发挥医疗作用。正如张介宾所云：“顺之为用，最是医家肯綮，言不顺则道不行，志不顺则功不成，其有必不可顺者，亦未有不因顺以相成也。”

“顺”为法，一要顺其病情，全面了解病变性质之寒热虚实，病位之表里上下，据证立法用药，因势利导以祛邪外出，而达愈疾之目的；二要顺其情志，情志的变化影响着人体正气的虚实及运行，从而影响疾病的进退预后，故医生临证时务要体察病人的情绪和意愿，顺其志而调治之，即所谓“顺者，非独阴阳脉论气之逆顺也，百姓人民皆欲顺其志也”。

黄帝曰：顺之奈何？

岐伯曰：入国问俗，入家问讳，上堂问礼，临病人问所便。

黄帝曰：便病人奈何？

---

① 则而行之：即谓在医疗实践中把它作为准则来遵循。则，准则、法则。

② 德泽下流：即谓将这种使百姓无病的恩惠流传于民间。德泽，指恩惠。

③ 自治：《太素》卷二“顺养”作“治自”。

④ 之：《太素》卷二“顺养”及《甲乙经》卷六并作“者”。

⑤ 夫惟顺而已矣：唐·杨上善：“人之与己、彼此、大小、国家八者，守之取全，循之取美，须顺道德阴阳物理。故顺之者吉，逆之者凶，斯乃天之道。”

⑥ 论：详文义“论”字疑衍，《太素》卷二杨注正无“论”字。

岐伯曰：夫中热消瘅则便寒[①]，寒中之属则便热。胃中热，则消谷，令人县心[②]善饥，脐以上皮热；肠中热，则出黄如糜[③]，脐以下皮寒[④]。胃中寒，则腹胀；肠中寒，则肠鸣飧泄。胃中寒，肠中热，则胀而且泄；胃中热，肠中寒，则疾饥[⑤]，小腹痛胀。

黄帝曰：胃欲寒饮，肠欲热饮，两者相逆，便之奈何？且夫王公大人血食[⑥]之君，骄恣从欲[⑦]，轻人，而无能禁之，禁之则逆其志，顺之则加其病，便之奈何？治之何先？

岐伯曰：人之情，莫不恶死而乐生，告之以其败，语之以其善[⑧]，导之以其所便，开之以其所苦，虽有无道之人，恶[⑨]有不听者乎？

【点评】治病以“顺”为贵，要做到“顺”，首先须明察病情，问诊就是重要方法之一。

一要了解患者的生活习俗。所谓“入国问俗”，就是要了解患者的饮食起居习惯，避讳、礼节为人们约定俗成之法，了解此可避免造成不必要的不愉快，以免影响患者的情绪及治疗效果。二要临病人问所便。“所便”，指病人的喜恶、相宜之事。内脏病变表现于外，除特有的症状外，尚表现在饮食起居方面喜恶的变化，不同病人有不同的喜恶和相宜，通过询问病者的症状及喜恶可以了解其病变的性质及病位等，这对临床辨证很有意义。如喜寒多为热病，喜热多为寒病，消谷悬心善饥为胃热，“出黄如糜”则为肠热，腹胀为胃寒，肠鸣飧泄为肠寒，“胀而且泄”为胃寒肠热，善饥小腹痛胀则为胃热肠寒。病人的这些饮食起居之喜热喜冷，五味之偏嗜喜食，腹痛之拒按喜按等，只有通过问诊方能了解。另外，人是生活在复

---

① 中热消瘅则便寒：指中焦热盛，胃火旺盛。消瘅：即消渴病，以多饮、多食、多尿、消瘦等为主症。便寒，适宜于寒凉的饮食药味。

② 县心：县，同“悬”。谓胃脘部有空虚的感觉。

③ 出黄如糜：谓病人排出黄色糜烂的粪便。出黄，指排出黄色的粪便。

④ 脐以下皮寒：肠居脐下，肠中有热则脐下必热。寒，疑为“热”之误。

⑤ 疾饥：指饿的较快，仍属消谷善饥之意。疾，速也。

⑥ 血食：以血出于肉。引申为肉食。

⑦ 骄恣从欲：骄傲任性，轻视别人，为所欲为，且恣情纵欲。从，通“纵”。

⑧ 告之以其败，语之以其善：谓将不遵守医嘱的危害和遵守医嘱的好处都告诉给病人。

⑨ 恶(wū 乌)：疑句代词，哪里，怎么之意。

杂的社会环境中的，因此病人的“所便”，还包括情志的喜恶，只有详细了解这些内容，才能掌握病情。可见，问所便是问诊的关键之一，也是取顺之道。

黄帝曰：治之奈何？

岐伯曰：春夏先治其标，后治其本；秋冬先治其本，后治其标[①]。

黄帝曰：便其相逆者[②]奈何？

岐伯曰：便此者，食饮衣服，亦欲适寒温[③]，寒无凄怆[④]，暑无出汗。食饮者，热无灼灼[⑤]，寒无沧沧[⑥]。寒温中适，故气将持[⑦]，乃不致邪僻也。

【点评】了解病情，做出诊断，是“顺”的先决条件，进一步则应选用相应方法加以治疗和护理。

1. 言语开导法。病人的要求、喜恶常和病情一致，但有时却出现了复杂的情况，二者相逆，如王公大人，既要治病，又骄恣纵欲，此时宜用心理治疗中的言语开导法，“告之以其败，语之以其善，导之以其所便，开之以其所苦”。“败”，指保健失败的原因，帮助患者进行心理病机的分析。“善”，正确的做法为善，让病人了解却病愈病，保持心身健康的常识。“便”，指导病人选择适当方便的治疗方法。“苦”，开导病人之苦处，使之情志舒畅。如此使病人的不正确要求得以改变，从而合乎病情，以利于治疗。言语开异法治病的机理在于人们都有健康长寿的良好愿望，恶死而乐生。当患者明白自己疾病发生的原因、危害及后果，多会通情明理，所谓

---

① 春夏先治其标……后治其标：本句结合四季气候变化，谈治病原则的确立。春生夏长，万物之气上升在标；秋收冬藏，万物之气下流在本；因此春夏先治其标，秋冬先治其本。标，指枝与叶，代表外在的现象。本，指根与主干，代表内在的本质。

② 便其相逆者：指前述胃欲寒饮，肠欲热饮等病情矛盾，或病人的喜恶有违医者施治者。

③ 适寒温：即谓寒温适宜之意。适，适宜。

④ 凄怆(qī chuàng 妻创)：寒冷貌。凄，亦作“悽”。怆，《汉书·王褒传》颜注：“怆，寒冷也。”

⑤ 灼灼：在此形容饮食过烫，烧烫。《说文·火部》：“灼，炙也。”

⑥ 沧沧：寒凉。此指食饮过冷。

⑦ 气将持：谓正气才能内守。将，犹“乃”。持，有“守”意。

"人之情，莫不恶死而乐生。"

2. 标本先后。人与自然界相应，春夏之时，自然界阳气升发于外，人病亦在外，秋冬之时，阳气敛藏于内，病亦在内，内与外相对而言，内为本而外为标，治疗疾病亦应顺应自然界季节气候之变化，因时制宜，故原文指出："春夏先治其标，后治其本，秋冬先治其本，后治其标。"说明了"顺"的原则在人与自然关系方面的运用。

3. 食饮起居调理。食饮起居的调理是治疗疾病的重要方面之一，其原则亦不外乎"顺"，并应掌握一定的度，使其"寒温中适"，衣着"寒无凄怆，暑无出汗"，食饮"热无灼灼，寒无沧沧"。如此正气方能支持不惫，不致再被病邪侵害。

黄帝曰：《本脏》[①]以身形支节䐃肉[②]，候五脏六腑之小大焉。今夫王公大人、临朝即位之君而问焉，谁可扪循之而后答乎？

岐伯曰：身形支节者，脏腑之盖[③]也，非面部之阅也。

黄帝曰：五脏之气，阅于面者，余已知之矣，以肢节知而阅之奈何？

岐伯曰：五脏六腑者，肺为之盖[④]，巨肩陷咽[⑤]，候见其外。

黄帝曰：善。

岐伯曰：五脏六腑，心为之主，缺盆为之道，𩩲骨[⑥]有余，以候𩩲骬[⑦]。

【点评】身形肢节候脏腑是中医诊断学的重要内容之一，《内经》除本篇外，还有多篇也论述这方面的内容，例如《本脏》等篇，认为以身形、肢节、肉等都可以候五脏六腑，尽管各篇述说有稍异之

---

① 本脏：指《灵枢·本脏第四十七》篇。

② 身形支节䐃(jiǒng 窘)肉：指身体形状、肢体关节及肌肉隆起处。支，通"肢"。䐃肉，指身体肌肉隆起的部分。

③ 脏腑之盖：意谓身形肢节内合于脏腑，故它们是内在脏腑的外在表象。

④ 肺为之盖：肺在五脏中的位置最高，故有肺为五脏华盖之说。

⑤ 巨肩陷咽：巨，疑是"上"之误，《说文》："上，高也。"巨(上)肩，即指肩骨的高度。陷咽，指咽喉处的凹陷处。

⑥ 𩩲(guā 瓜)骨：即肩端骨，指胸骨上方锁骨内侧端部分。

⑦ 𩩲骬(hé yú 合于)：指胸骨剑突部位，亦称蔽心骨。

处，但都贯穿着这一精神。

“脏腑之在胸胁腹之内也，若匣匮之藏禁器也，各有次舍”（《灵枢·胀论》），而身形肢节通过经络与脏腑相联系，脏居于内，形见于外，凡外部形体的表现、强弱、孔窍的开合及病变都是脏腑的表征，故“视其外应，以知其内脏，则知所病矣”（《灵枢·本脏》）。这就是通过身形肢节可以候察内脏的原理。

黄帝曰：善。

岐伯曰：肝者主为将，使之候外，欲知坚固，视目小大[①]。

黄帝曰：善。

岐伯曰：脾者主为卫[②]，使之迎粮[③]，视唇舌好恶，以知吉凶。

黄帝曰：善。

岐伯曰：肾者主为外[④]，使之远听，视耳好恶，以知其性。

【点评】此节专论身形肢节候五脏：肝开窍于目，通过目之形态变化可以候察肝的相关功能；脾开窍于口，主管消化，所以通过食欲、口味变化，即可候察脾之功能状态；肾开窍于耳，通过听力以及耳轮形态，就可以候察肾之相关功能等。

黄实曰：善。愿闻六腑之候。

岐伯曰：六腑者，胃为之海[⑤]，广骸[⑥]、大颈、张胸，五谷乃容；鼻隧以长，以候大肠；唇厚，人中长，以候小肠；目下果大[⑦]，其胆乃横[⑧]；鼻孔在外，膀胱漏泄；鼻柱中央起，三焦乃约[⑨]。此所以候六腑者

---

① 视目小大：凡物象，大则明，小则暗；视目之明暗，明则很清亮，暗则很混浊。肝开窍于目，故通过观察眼睛的明暗，即可测候肝脏的状况。小大，作“暗明”解。

② 脾者主为卫：谓脾主运化水谷精微，化生气血，充养肌肉脏腑，捍卫全身。

③ 迎粮：脾（胃）为仓廪之官，受纳腐熟运化水谷，故曰迎粮。

④ 肾者主为外：外，疑是“水”之误。

⑤ 胃为之海：谓胃是容纳水谷的脏器。

⑥ 广骸（hái 孩）：即面颊部肌肉丰满。骸，指胫骨或泛指骨骼。

⑦ 目下果大：谓下眼胞宽大。

⑧ 胆乃横：谓胆气刚强而恣横。横，恣横、横逆。

⑨ 约：约束，固密，好的意思。《广雅·释诂》：“约，好也。”

也。上下三等①，脏安且良矣。

【点评】论身形肢节候六腑。经文列举目窠、鼻、唇、人中、颈、胸等身形肢节的形体状态作为候察六腑功能活动的依据，与《灵枢·本脏》内容一致。

决气②第三十

黄帝曰：余闻人有精、气、津、液、血、脉，余意以为一气耳，今乃辨为六名，余不知其所以然③。

【点评】篇名为“决气”，开篇就提出了精、气、津、液、血、脉六者之名，六者虽名称、性质、功能、病理有别，然总由一气所化，即本于先天真元之气，而生于后天水谷之气。本文将一气分为六气，分别论述了六气的生理、病理及其关系和化源，故以“决气”名篇。正如张志聪所说：“此篇论精、气、津、液、血、脉，生于后天而本于先天也。本于先天，总属一气；成于后天，辨为六名。故帝意以为一而伯分为六焉。决，分也。决而和，故名决气。谓气之分判为六，而合为一也。”

岐伯曰：两神相搏，合而成形，常先身生，是谓精。

【点评】论精。“两神相搏，合而成形，常先身生，是谓精”。两神在此指男女两性；搏，交合，聚合之意。“两神相搏”，指男女两性相交合，也即男女之精的结合。《太素》曰：“雌雄二灵之别，故曰两神，阴阳二神相得，故谓之搏。”此处所言之精，显然是指源于父母的先天生殖之精，因此“常先身生”，“合而成形”则言其

---

① 上下三等：即由发际至印堂为上部，山根至鼻准为中部，人中至地阁为下部。这三个部位距离相称、谐调。三，指面部的三个区域。

② 决气：决，区别、区分、辨别之意。气，统指精、气、津、液、血、脉。此六者虽名称、性质、功能、病理有别，然总由一气所化，即本于先天真元之气，而生于后天水谷之气。本文将一气分为六气，分别论述了六气的生理、病理及其关系和化源，故名“决气”。

③ 余不知其所以然：《太素》卷二六气“所以”下无“然”。

有构成生命并发育成新形体的生理效应，故这里的精就是构成人体生命的原始物质，又叫“先天之精”“生殖之精”“狭义之精”，其与生俱来，具有遗传的特性，需靠后天水谷之精的不断培育和充养。

何[①]谓气？

岐伯曰：上焦开发，宣五谷味，熏肤，充身泽毛，若雾露之溉，是谓气。

【点评】论气。此处所言之气，来源于水谷之气(宣五谷味)和自然清气(上焦开发隐含了肺纳清气)，为二者相合而成。《灵枢·刺节真邪》“真气者所受于天，与谷气并而充身者也。”此气在上焦肺的宣发作用下，以雾露状态输布于全身的皮肤分肉之间，发挥“熏肤，充身泽毛”的生理效应，即可温养皮肤，充养肌肉脏腑，滋润形体皮毛，这显然是指卫气，概括了卫气的部分功能。根据“卫气者，所以温分肉、充皮肤，肥腠理，司开合者也”；“卫气和则分肉解利，皮肤润柔，腠理致密矣”(《灵枢·本脏》)的论述，卫气的生理功能可纳之为三：一是温养脏腑、肌肉、皮毛；二是调节控制腠理的开合、汗液的排泄，以维持体温的相对恒定等；三是护卫肌表，防御外邪入侵。此三个功能，第一个为最基本的功能，后两者均是在前者基础上和前提下实现的。

何谓津？

岐伯曰：腠理发泄[②]，汗出溱溱[③]，是谓津。

【点评】论津。此以汗液论津液，缘于汗是体内津液化生而成，是津液在阳气的蒸腾气化作用下，从汗孔排出于体表的部分。“阳加于阴谓之汗”(《素问·阴阳别论》)，当津液运行至皮肤腠理之时，在适当的条件下(阳气的蒸腾)，腠理开泄，津液就会从腠理溱

---

① 何：《灵枢略》六气论此上有“帝曰”二字。

② 腠理：指皮肤、肌肉的纹理及汗孔。

③ 溱溱(zhēn 真)：众盛的样子，盛多貌。这里形容汗出很多的样子。

溱而出，变为了汗液。因津液运行于体内不易观察，故本文以汗引出了津的概念及其相关生理。

津来源于水谷精气，其生理功能有：①布散周身、充养组织，如“温肌肉，充皮肤，为其津”（《灵枢·五癃津液别》）；②补充血液，成为血的重要组成部分，如“津液和调，变化而赤，是谓血”（《灵枢·痈疽》），以及“营气者，泌其津液，注之于脉，化以为血”（《灵枢·营卫生会》），即津进入脉中就变为了血液；③生成汗液，调节体温。津的概念可归纳为是人体中能变为汗液的具有滋润和营养作用的那部分质地清稀的体液。

何谓液？

岐伯曰：谷入气满，淖泽注于骨，骨属屈伸，泄泽[①]，补益脑髓，皮肤润泽，是谓液。

【点评】论液。此节论述“液”的来源及生理作用。“液”源于水谷的液态物质，形质为脂膏状。其作用有三：①补充骨髓、脑髓；②滋润骨骼关节；③润泽皮肤。因其质地浓稠，故言“淖泽”“泄泽”，所以，液是人体内质地浓稠、主要分布于骨腔、颅腔等深在部位的那部分体液。

津与液合称津液，是机体内含有丰富营养成分的一切正常水液的总称。包括各脏腑组织器官的内在体液及其正常的分泌物，如胃液、肠液、涕、泪等，同气血一样，是构成和维持人体生命活动的基本物质。其中，津，质地清而稀薄，流动性较大，可随三焦之气出入于体表皮肤、肌肉、孔窍，并能渗注于脉，随气血运行全身，滋润机体组织；液，质地浊而稠厚，流动性较小，主要灌注于骨节、脏腑、脑、髓等组织，起濡润作用。二者虽在性质、分布部位及功能上不同，但从其来源上看，则同源于水谷精微，化生于中焦脾胃，实属同类而异名，如“三焦出气，以温肌肉、充皮肤，为其津，其流而不行者为液”（《灵枢·五癃津液别》），正如张介宾所说：“津液本为同类，然亦有阴阳之分，盖津者液之清者也，液者，

---

① 泽：同“泄”，有渗泄、渗出的意思。

津之浊也，津为汗而发腠理，故为阳，液注骨而补脑髓，故属阴。”二者异名同类，可相互转化，病理上伤津液也伤，脱液津也亏，故津与液常同时并称，治疗用药也津、液同调共治。

何谓血？

岐伯曰：中焦受气取汁[①]，变化而赤，是谓血。

【点评】论血。血液也来源于中焦脾胃摄取的水谷精微，通过体内复杂的生理变化气化而成。《灵枢·营卫生会》认为因为“此所受气者，泌糟粕，蒸津液，化其精微，上注于肺脉，乃化而为血……故独得行于经隧”，表达了中焦是血液生成之原料供给处。血液于人体主要表现为三方面功能：①营养，如“肝受血而能视，足受血而能步，掌受血而能握，指受血而能摄”（《素问·五脏生成》）。②滋润，“血和则经脉流行，营复阴阳，筋骨强劲，关节清利矣”（《灵枢·本脏》）；③维持生命活动的重要物质，如“以奉生身，莫贵于此”（《灵枢·营卫生会》）。血液存在脉道中的状态是循环往复，如环无端，营周不休的，使各脏腑组织器官不断得到营养和滋润，从而发挥其各自的生理功能。

何谓脉？

岐伯曰：壅遏营气[②]，令无所避，是谓脉。

【点评】论脉。此处从脉之功能进行定义的，明确指出了脉是血液运行的道路，具有运行，约束血液，使其沿着一定的通道，朝着一定的方向运行，而不致外溢的功能。脉形成于先天之精（《灵枢·经脉》），但必须靠后天水谷精气的充养，才能致密而富有弹性，从而发挥其运行、约束营血的作用。

---

① 取汁：提取其中的汁液精微。汁，指最精微的物质。

② 壅遏营气：明·张介宾：“壅遏者，堤防之谓，犹道路之有封疆，江河之有涯岸，俾营气无所回避而必行其中者，是谓之脉。然则脉者，非气非血，而所以通乎气血者也。”壅遏，限制、约束之意。

黄帝曰：六气者[1]，有余不足，气之多少，脑髓[2]之虚实，血脉之清浊[3]，何以知之？

岐伯曰：精脱者，耳聋[4]；

【点评】论精脱。因精是藏于肾中的，故有“肾者，主蛰，封藏之本，精之处也”（《素问·六节藏象论》），“肾者，主水，受五脏六腑之精而藏之”（《素问·上古天真论》）之论。耳为肾之窍，为听觉器官，听觉灵敏与否，与肾中精气的盈亏密切相关，如果肾精充足，则髓海得养，听觉灵敏准确，即所谓“肾气通于耳，肾和则耳能闻五音矣”（《灵枢·脉度》）。反之，肾精不足，耳失所养，就可出现耳鸣或听力减退，甚至耳聋。人到老年时，由于肾精衰退，听力也常减退，治宜滋肾摄精，临证常用耳聋左慈丸加减。

气脱者，目不明；

【点评】论气脱。气脱之所以有目不明的机理在于“五脏六腑之精气，皆上注于目而为之精”（《灵枢·大惑论》）的缘故。目之所以能视物辨色，全赖真气上注充养，如果脏腑之气久衰或真气大伤，均可使目失却精气的充养而出现视物不清的症状。视觉功能障碍，不独气虚所致，精血不足、津液耗伤均可见到。此节强调“气脱者，目不明”的意义在于强调气对精血津液具有统帅作用，气属阳，精血津液属阴，气能生血行血摄血，还可化生、布散、固摄津液，气旺不但能促进先后天之精的化生，而且能使其密固不失。从病理反证了气的统帅地位，这为临床治疗精亏、血虚、伤津脱液等多种原因引起的视力下降提供了新的思路，结合“清阳出上窍”（《素问·阴阳应象大论》）之论，气还有向上向外的趋势，故治疗时以补气之

---

① 六气：指精、气、津、液、血、脉六者。

② 脑髓：根据前后文意，似为“津液”之误。宜改。

③ 血脉之清浊：清·张志聪：“清浊者，营卫之气也。”

④ 精脱者，耳聋：肾主藏精，开窍于耳，故肾精亏损之人，耳失其养，则听力减退，甚至耳聋无闻。脱，有亏损、消耗、亏虚之意，下同。

品来促精上奉，增强疗效。当然还因气虚不能行血而致气虚血瘀之视力障碍者。

津脱者，腠理开，汗大泄；

【点评】论津脱。上文以汗液论及津液的生理，此处又以“汗大泄”为津脱的机理论述津伤病证。汗为津液所化，若疾病时，腠理开，汗大泄，必然耗伤津液而致津脱之证。

津为汗之化源，津液大量耗伤，汗之化源不足，则可见少汗或无汗，决不会出现“汗大泄”的症状。至于津脱的临床表现，根据津滋润、营养的生理功能，可以表现出口渴、咽干唇燥或唇裂、大便干结、小便短赤、皮肤干燥脱屑等症状，甚者可累及血液的化源而致血虚。

液脱者，骨属屈伸不利①，色夭②，脑髓消，胫酸，耳数鸣③；

【点评】论液脱。因“液”有充盈骨腔、外溢脑髓、滑润关节、濡润孔窍等作用。因此，液伤不能充养骨髓，则骨失所养而见“胫酸”，脑失充养则“脑髓消”，孔窍失养而“耳数鸣”，关节失其润滑则见“骨属屈伸不利”。肾开窍于耳，耳为肾之官，故“肾者主为外，使之远听，视耳好恶，以知其性”(《灵枢·师传》)。这是由于肾中精气上充于耳的结果，而液为体液中的黏稠部分，有填精补髓充脑的作用，所以“液脱者”“耳数鸣。”

血脱者，色白，夭然不泽，其脉空虚④，此其候也。

【点评】论血脱。此处仅从血脱患者的皮肤等方面的色泽变化来判断血虚证，其机理在于血液除了对人体各组织器官具有营养、滋润的作用外，因其本身色赤，故又有荣色的特点。血液耗伤，

---

① 骨属屈伸不利：谓骨骼关节缺乏液的濡润，而活动屈伸不利。骨属，指骨骼关节。
② 色夭：指皮肤缺乏液的润泽而色泽枯槁无华。
③ 耳数鸣：《卫生宝鉴》卷二十二、《普济方》卷一百一十七并无“数”字。
④ 其脉空虚：《甲乙经》在“其脉空虚”前，有“脉脱者”三字。

血量不足，皮肤、爪甲、舌等器官失于血液的荣养，就会表现为色淡白无华，枯槁无泽，还可见“其脉空虚”，即因血虚而脉空虚无力。

文中未言及脉脱的征象，有认为有脱简者，如《甲乙经》在“其脉空虚”前，加有“脉脱者”三字。丹波元简从之，“本经脱‘脉脱者’三字，当补。若不然，则六脱之候不备。”也有认为脉脱症寓于“血脱”之中。因脉是气血运行的隧道，血亏，脉道不充，必然导致脉道空虚，如“脉中无血，故空虚”（杨上善注）。可见血脱时必然有脉脱的存在，二者不能截然分开，所以血脱与脉脱并论，是完全符合实际的，此节之“血脱者……其脉空虚”即是明证，故并非脱简，而是血与脉并论。

黄帝曰：六气者，贵贱[①]何如？

岐伯曰：六气者，各有部主[②]也，其贵贱善恶，可为常主[③]，然五谷与胃为大海也[④]。

【点评】论六气“各有部主”。篇末是对全文的总结，是对六气与一气关系的进一步阐述。六气虽然各自的来源、性质、功能、分布部位、病理状态不同，但都是维持生命活动必需的物质基础，都来源于脾胃所化生的水谷精微，体现了“脾胃为后天之本”的精神，同时也体现了整体观念。因此，在临床辨证时，对于六气所发生的病症不能孤立看待，要从其相互联系上全面分析。例如临床大汗伤津者，亦有营血亏虚；突然大出血者，亦可出现津伤，在治疗时就要根据津液气血之间的相互影响及相互关系，分清主次，兼顾治疗，方能施治得当，取得满意效果。

---

① 贵贱：贵，指主要。贱，指次要。

② 各有部主：谓六气各有所分布的部位，也各有所主的脏腑。如心主脉，肝主血，脾主津液，肺主气，肾主精等。

③ 可为常主：谓六气各有固定的脏腑所主，它们的贵贱善恶，也可以根据其所主脏腑的作用来分。

④ 然五谷与胃为大海：谓饮食五谷和胃是六气化生的源泉。

肠胃[1]第三十一

黄帝问于伯高曰：余愿闻六腑传谷者，肠胃之小大长短，受谷之多少奈何？

伯高曰：请尽言之，谷所从出入浅深远近长短之度：唇至齿长九分[2]，口广[3]二寸半。齿以后至会厌[4]，深三寸半，大容五合[5]。舌重十两，长七寸，广二寸半[6]。咽门[7]重十两，广一寸半，至胃长一尺六寸[8]。胃纡[9]曲屈，伸之，长二尺六寸，大一尺五寸[10]，径五寸[11]，大容三斗五升。小肠后附脊，左环回周迭积[12]，其注于回肠[13]者，外附于脐上，回运环十六曲[14]，大二寸半，径八分分之少半[15]，长三丈二尺。回肠当脐，左环回周叶积而下[16]，回运环反十六曲，大四寸，径一寸寸之少半，长二丈一尺。广肠[17]传脊[18]，以受回肠，左环叶脊，上下辟[19]大八

---

① 肠胃：本篇主要说明消化道各器官的大小、长短和部位。因消化道以胃肠为主，故名“肠胃”。

② 唇至齿长九分：谓从嘴唇到牙齿的距离当为九分。长，有“当”义。

③ 口广：即口的宽度。

④ 会厌：指喉头上的软骨片，在气管和食道的交会处，当呼吸及谈话时，会厌开启以通气；当吞咽或呕吐时，会厌将气管盖住，以免食物进入气管。

⑤ 合（gě 葛）：容量单位，一升的十分之一。

⑥ 舌重十两，长七寸，广二寸半：《太素》卷十三肠度无此十一字。

⑦ 咽门：位于食道上端，会厌后方。

⑧ 一尺六寸：此指食道之长度，其中尺寸为古代度制标准，与现代不同。

⑨ 胃纡（yū 迂）：指胃的形状弯曲屈伸。纡，弯曲。

⑩ 大一尺五寸：唐·杨上善：“围之有一尺五寸曰大。”大，指周长。

⑪ 径五寸：谓胃的直径为五寸。径，指直径。

⑫ 左环回周迭积：谓小肠由左向右回环重叠排列。叠积，层层折叠。

⑬ 回肠：指小肠下段和大肠上段的部分。

⑭ 回运环十六曲：谓回环叠绕了十六个弯曲。

⑮ 径八分分之少半：谓直径为八又三分之一分。少半，即小半。

⑯ 叶积而下：像树叶一样重叠而下。

⑰ 广肠：即直肠，起于结肠下，止于肛门，其间有二曲，一为荐骨弯曲，一为会阴弯曲。

⑱ 传脊：指广肠附着于腰脊上下而至尾骶。传，当作“傅”。通“附”，附着。

⑲ 上下辟：上下偏斜之意。

寸，径二寸寸之大半，长二尺八寸。肠胃所入至所出①，长六丈四寸四分，回曲环反，三十二曲②也。

【点评】其一，本篇以古代解剖学为基础，较详细地记述了各消化器官的名称和解剖学特点，消化器官包括唇、齿、会厌、口腔、舌、咽门、胃、小肠、回肠和广肠。以胃肠为主将其组成一个有机的整体，各消化器官依次相接构成了整个消化系统。这个系统中各个器官的功能密切配合，协调统一，共同完成水谷的消化、精微的吸收、糟粕的排泄。饮食物从上而下，以降为顺，以通为用，接纳排空，虚实更作，不断传导输化。

其二，古代解剖学知识为中医藏象的确立和形成奠定了形态学基础，促进了中医理论的发展。此节以消化系统中各器官的长度为例，试分析古代解剖学的光辉成就。“咽门……至胃长一尺六寸”为食管的长度；小肠长度“长三丈二尺”；回肠“长二丈一尺”；广肠“长二尺八寸”，共计五丈五尺八寸，合五百五十八寸，食管的长度与大小肠之比为16：558约为1：35，这与近代斯巴德何辞所著《人体解剖图谱》所记载的食管长25cm，小肠长750cm，大肠长175cm，共计大肠小肠长度为925cm，食管与大肠小肠长度比值为1：37非常相近，说明此处解剖计数是古人实际测量的结果，彰显当时解剖学领先的成就。所述小肠的长度与其部位对照，并与今之小肠相同，当是今之十二指肠和空肠；回肠的长度来看，当是今之回肠与结肠；广肠当为今之乙状结肠和直肠。

其三，本篇将唇、口腔、牙齿、会厌、咽门、食道、胃、小肠、回肠、广肠从解剖学上衔接起来，已构成了消化系统的雏形，因消化系统以胃肠为主，故名“肠胃”。这对中医学产生了重要的影响作用，如张仲景将胃肠等消化道称为胃家。消化系统各个器官之间有重要的关隘相连通，《内经》称为门户，《难经·四十四难》谓之“七冲门何在？唇为飞门，齿为户门，会厌为吸门，胃为贲门，太仓下口为幽门，大肠小肠会为阑门，下极为魄门”；“飞”通

① 肠胃所入至所出：指从口至肛门，即整个消化道的长度。
② 三十二曲：小肠十六曲，大肠十六曲，共计三十二曲。

“扉”，口唇像门扇一样自由开合，故为飞门。户有把持之意，饮食物进入口中，须经牙齿的咀嚼，才能下咽，故为户门。会厌位于食管与气管相合处，既是食物下达食管的必经之处，又是呼吸之气出入之门，故称吸门。贲者，奔也，谓饮食水谷经食管直流下奔于胃，故将胃上口称贲门。幽，即幽长叠积之意，小肠幽长弯曲，故称胃下口为幽门。阑，有遮拦之意，饮食水谷中的精华在此得到遮拦，糟粕进入大肠，故称小肠大肠相会处为阑门。下极即消化道的末端，魄，通“粕”，即糟粕排出之门户。饮食水谷在消化道各个器官中，经过各自的不同作用，共同完成饮食水谷的消化。

平人绝谷[①]第三十二

黄帝曰：愿闻人之不食，七日而死何也[②]？

【点评】开篇以“人之不食，七日而死何也”发问，阐述了水谷在生命活动中的重要性。水谷泛指所有的饮食物，是人体精、气、血、津液生化之源，是生命动力之源。人得水谷，则“五脏安定，血脉和利，精神乃居”。“食气入胃，散精于肝，淫气于筋；食气入胃，浊气归心，淫精于脉；脉气流经，经气归于肺，肺朝百脉，输精于皮毛；毛脉合精，行气于六腑；腑精神明，留于四脏，气归于权衡”(《素问·经脉别论》)。概括了饮食物在体内的代谢过程以及它滋润荣养脏腑组织的作用，只有饮食有源，生命才能生生不息。一旦断绝了水谷，生化泛源，生命就要消失。故谓“人以水谷为本，故人绝水谷则死”。至于“平人不食饮七日而死者”，是古人根据肠胃的容积及人正常代谢的速率估算出来的，有一定的科学依据，但不必拘泥于7日之数。

伯高曰：臣请言其故。胃大一尺五寸，径五寸，长二尺六寸，横

---

① 平人绝谷：平人，指健康正常之人。绝，断绝。谷，泛指饮食物。本篇讨论正常人断绝食物后的生理病理变化以及肠胃吸收功能的有关知识，故名。

② 何也：《太素》卷十三肠度此上有“其故”二字。

屈[①]受水谷三斗五升。其中之谷常留二斗，水一斗五升而满。上焦泄气[②]，出其精微，慓悍滑疾，下焦下溉诸肠[③]。

小肠大二寸半，径八分分之少半，长三丈二尺，受谷二斗四升，水六升三合合之大半。

回肠大四寸，径一寸寸之少半，长二丈一尺。受谷一斗，水七升半。

广肠大八寸，径二寸寸之大半，长二尺八寸，受谷九升三合八分合之一。

肠胃之长，凡五丈八尺四寸[④]，受水谷九斗二升一合合之大半，此肠胃所受水谷之数也。

【点评】此节记载了胃肠大小、长短、容积等早期数据。根据汉代度量衡与现代的折算，大体汉一尺约合今之6寸，一斗合2000毫升，折合如下：

1. 肠胃的结构

胃：大一尺五寸(约3米)，径五寸(约1米)，长二尺六寸(约5米)；小肠：大二寸半(约0.5米)，径八分分之少半(约0.16米)，长三丈二尺(约6.6米)；回肠：大四寸(约0.83米)，径一寸寸之少半(约0.26米)，长二丈一尺(约4米)；广肠：大八寸(约1.65米)，径二寸寸之大半(约0.5米)，长二尺八寸(约0.5米)。

古人观测与现代大体解剖学是符合的，有少部分有差距，不足为奇。

2. 肠胃容积

胃：受水谷三斗五升(约7000ml)，常留谷二斗(约4000ml)，水一斗五升(约3000ml)；小肠：受谷二斗四升(4800ml)，水六升三合合之大半(约1400ml)；回肠：受谷一斗(2000ml)，水七升半(1500ml)；广肠：九升三合八分合之一(1860ml)；肠胃总容积：九

---

① 横屈：横，指胃在腹腔中横处于上腹部。屈，指胃的形态屈曲。

② 上焦泄气：谓上焦宣发卫气之功能。泄，宣发之意。

③ 下焦下溉诸肠：指肠道内容物输送至下焦的肠腔中。溉，指清涤排泄。

④ 凡五丈八尺四寸：本篇未计唇齿九分，齿后到会厌三寸半，咽门到胃一尺六寸(共二尺零四分)，故曰五丈八尺四寸。若加此数，则与前述六丈零四寸四分相符。

斗二升一合合之大半(约18420ml)。

这个容积是算出来的，并不是胃肠真正的进食进水量。至于“此肠胃所受水谷之数也，平人则不然，胃满则肠虚，肠满则胃虚，更虚更满，故气得上下”之论，提示常人肠胃容量约为总量的一半左右(9000ml左右)，这样虚(排空)实(充盈)更替，才能完成人体消化吸收的需要。理解本篇原文时，既要考虑到古今度量衡的折算比率不是绝对可靠的，也要考虑人个体差异以及代谢中盛虚更替的特点，才能准确地理解经文原意，也才不会责难古人。

平人则不然，胃满则肠虚，肠满则胃虚，更虚更满[①]，故气得上下[②]，五脏安定，血脉和利，精神乃居。故神者，水谷之精气也[③]。

【点评】其一，对肠胃消化吸收过程的认识。

“胃满则肠虚，肠满则胃虚，更虚更满，故气得上下，五脏安定，血脉和利，精神乃居”是对肠胃消化吸收过程的概括。肠胃均属六腑，其气以和降下行为顺，主传化物而不藏，《素问·五脏别论》之“水谷入口，则胃实而肠虚，食下，则肠实而胃虚”与此说法类似。这种虚实更替对于受纳腐熟，泌别清浊，传化输送的消化吸收过程十分重要，只有将食物在肠胃中进行充分转化分解，才能保证其中的精华被充分吸收入血，再将渣滓下传排出体外。如果不是盛虚更替，食物充塞肠胃，阻碍和降下行，影响传化调畅，就会有腹满胀，嗳腐吞酸，厌食呕恶，矢气奇臭的食积证。这是古人结合对肠胃长短、大小的测量之后，认识到消化吸收的生理解剖学知识，并用之服务临床治病。

其二，“气得上下”，是正常胃肠消化吸收的关键。据《太素》注云：“食满胃中，则胃实肠虚也，肠虚故气得下也。糟入肠中，则胃虚肠实也，胃虚故气得上也。以其肠胃盈虚，气得上下也。”这

---

① 更虚更满：谓饮食通过肠胃时，胃肠在形态上所发生的实虚交替变化。更，更替，交替。

② 气得上下：谓胃肠功能协调，则清气得升，浊气得降。

③ 故神者，水谷之精气也：谓水谷精气是人体生命活动的物质基础。神，指人体生命活动的规律及其外在表现。

与其他篇章对六腑传化物而不藏的“实而不能满”的认识一致，只有肠道“气得上下”才能升降有序，清升浊降，气化畅通，水谷精微不断送至全身，营养五脏六腑、四肢百骸，而废水废渣及时清除，保持肠道乃至身体之洁净。

故肠胃之中，当[①]留二斗，水一斗五升。故平人日再后[②]，后二升半，一日中五升，七日五七三斗五升，而留水谷尽矣。故平人不食饮七日而死者，水谷精气津液皆尽故也。

【点评】水谷精微是神的物质基础。“故神者，水谷之精气也”，既说明水谷精气是神的物质基础，而神是人精神意识思维乃至水谷精气活动的外在表现，神气之健旺与衰弱关系到生命活动的质量。神必须不断得到后天水谷精微的滋养，才能发挥其作用，精气旺盛则气血充足，脏腑合调，精神就充沛，外则表现为面色红润光泽，两目炯炯有神等；反之，如果水谷精气不足，血脉空虚，脏腑不调，则精神萎靡，面无光泽，目无神采，就是神气衰弱之象；若再发展，水谷精气枯竭，精神就会由委顿至衰竭，意识不清，气息奄奄，直至死亡，此即“故平人不食饮七日而死者，水谷精气津液皆尽故也”。故本篇虽然以正常人断绝水谷为例，实为强调水谷精气在人体的重要性而言，进而寓含在治疗疾病时重视脾胃，重视后天生化来源的立意。

海论[③]第三十三

黄帝问于岐伯曰：余闻刺法于夫子，夫子之所言，不离于营卫血气。夫十二经脉者，内属于腑脏，外络于肢节，夫子乃合之于四海乎？

---

① 当：《甲乙经》《太素》均作“常”。

② 日再后：谓一日解两次大便。后，指大便。

③ 海论：海，是自然界百川汇聚之处。论，是分析和说理的文章。本篇主要论述人体的胃、冲脉、膻中、脑四者分别是水谷、血、气、髓汇聚之处，为人体精气血的来源，功类于海，故称为人体之四海，以此与自然界四海相比拟，并进一步论述四海的流注所在、病证和针刺调治的方法。由于本篇论述的中心内容是人体的四海，故名“海论”。

岐伯答曰：人亦有四海、十二经水。经水者，皆注于海，海有东西南北，命曰四海。

【点评】本篇用类比思维论述人之四海应自然界之四海为命题，以自然界百川汇聚于海的事实，论证人体经脉“内属于腑脏，外络于肢节”，将营卫气血汇聚人体四海，从而引出人体四海的概念及经络在人体整体性方面的重要性的论述。

黄帝曰：以人应之奈何？

岐伯曰：人有髓海，有血海，有气海，有水谷之海，凡此四者，以应四海也。

黄帝曰：远乎哉，夫子之合人天地四海也，愿闻应之奈何？

岐伯答曰：必先明知阴阳表里荥输①所在，四海定矣。

【点评】“必先明知阴阳表里荥输所在，四海定矣”，表明人身经脉、脏腑的阴阳属性及其表里配合关系，是通过各经脉分布体表的腧穴体现的，故谓“荥输所在”，以此强调整体观念是划分四海的依据。而确定人身四海医学基础是人体四海与经脉、脏腑、气街有着十分密切的关系，所以无论划分四海，还是判断四海的功能正常与否，都不能脱离脏腑和体表腧穴的情况。此即后文之“得顺者生，得逆者败”之意，意谓四海功能正常和反常，也是要从经脉、脏腑、气街、肌表腧穴分布情况及其相互关系予以认识，才能得出“四海”顺逆的正确判断。

黄帝曰：定之奈何？

岐伯曰：胃者水谷之海，其输上在气街，下至三里。脉者为十二经之海②，其输上在于大杼，下出于巨虚之上下廉③。膻中者为气之海，其

① 荥输：五输穴之一。十二经都有井、荥、输、经、合五输穴。这里用荥输代表四海经气流注、输注的穴位。

② 十二经之海：冲脉能涵蓄十二经气血，故称为十二经之海，亦即血海。

③ 巨虚之上下廉：指足阳明胃经的上巨虚（位于外膝眼下六寸处）和下巨虚穴（位于上巨虚下三寸处）。

输上在于柱骨之上下①，前在于人迎。脑为髓之海，其输上在于其盖②，下在风府。

【点评】论四海划分及其与四气街关系。

1. 胃为水谷之海。因胃主受纳腐熟水谷，为人体气血等营养物质化生之源，人体的五脏六腑，四肢百骸，筋骨肌肉均靠胃化生的营养而维持其正常的功能，胃对人体生命活动的正常进行有至关重要的意义，故喻胃为水谷之海。“胃者，太仓也”（《灵枢·胀论》），“阳明者，五脏六腑之海也”（《素问·痿论》）均同此意“腹有气街”在腹部，是肝、胆、脾、胃、肾、膀胱、大肠、小肠、胞宫等腹腔诸脏腑气血灌注的通路，输转气血的腧穴部位，上为本经的气街穴，下输本经的足三里穴。

2. 冲脉为血海。冲者要冲的意思，冲脉上至于头，下至于足，贯串全身，成为气血的要冲，冲脉在循行过程中与诸经有广泛的联系与交会，并蓄足少阴肾经、足阳明胃经的经气，能调节十二经之气血，因冲脉为十二经精血所汇聚之处，它有总领诸经气血之功，并蓄藏先天肾经与后天脾胃的经气，调节全身经络之气血以供应五脏六腑的生理活动之需要，故喻之为血海，亦有“冲脉者，十二经脉之海”（《灵枢·动输》）之说。“胫气有街”在气冲与足踝之间，是下肢气血灌注的通路，输转气血的腧穴部位，上为大杼，下为上巨虚和下巨虚。

3. 膻中为气海。肺位于胸中，肺主呼吸和一身之气，宗气是肺所吸入的天然之气与脾胃化生的水谷精气在胸中密切结合所形成的后天大宗之气，其生成于胸中又通过胸中之肺宣发布达全身，上走息道，以司呼吸，下贯血脉，以行气血。《灵枢·五味》之“其大气之抟而不行者，名曰气海”同于此意。“胸有气街”在“胸与背”，是心、心包络、肺三脏气血灌注的通路，输转气血的腧穴部位，前为人迎，后为哑门和大椎。

---

① 柱骨之上下：这里指位于督脉的哑门穴（位于第一、二颈椎之间，后发际上半寸处取穴）和大椎穴（位于第七颈椎下）。柱骨，又叫天柱骨，即颈椎。

② 在于其盖：即督脉位于巅顶部的百会穴。盖，指脑盖。

4. 脑为髓海。肾主藏精，精化髓，髓充于骨腔之中，通过脊髓汇聚于头脑，脑髓是精神活动的物质基础，脑髓来源于先天，培补于后天，故脑髓的盈亏与肢体的活动、耳目聪明、精神、思维、意识活动相关，故喻脑为髓海，如“人始生，先成精，精成而脑髓生”(《灵枢·经脉》)，“谷入气满，淖泽注于骨，骨属屈伸，泄泽，补益脑髓”(《灵枢·决气》)即是明证。“头气有街”在脑，是全身气血灌注脑髓的主要通路，输转气血的腧穴部位，上在于其盖(百会)，下在风府。

“四街”即“胸气有街，腹气有街，头气有街，胫气有街”(《灵枢·卫气》)，是经络的重要组成部分，为经络之外营卫气血汇聚、运行的通道，分为头、胸、腹、胫四段，人体在有机整体活动之下各节段又有相对独立的功能。“四气街”将人身“四海”有机地联系在一起。其中胸之气街加强了心、心包、肺及气海与胸背段的前后联系，腹之气街加强了横膈以下腹腔中所有内脏的腹段联系，头、胫气街是以上下相连的纵向结构为特点。人身四街有纵有横，使经络系统表现为多层面、全方位的立体网络状结构，将人体各部分组织有机地联系在一起。

黄帝曰：凡此四海者，何利何害？何生何败？

岐伯曰：得顺者生，得逆者败；知调者利，不知调者害。

黄帝曰：四海之逆顺[①]奈何？

岐伯曰：气海有余[②]者，气满胸中，悗息面赤；气海不足，则气少不足以言。

血海有余，则常想其身大，怫然不知其所病[③]；血海不足，亦常想其身小，狭然不知其所病。

水谷之海有余，则腹满；水谷之海不足，则饥不受食。

髓海有余[④]，则轻劲多力，自过其度；髓海不足，则脑转耳鸣，胫酸眩冒，目无所见，懈怠安卧。

---

① 逆顺：偏义词，偏“逆”义，谓不正常的、发生病变的情况。

② 气海有余：指邪气盛实，胸中气机壅遏所致的病症。

③ 怫然不知其所病：即说不清楚有何痛苦。怫然，郁闷愤怒的样子。

④ 髓海有余：多由肾之精血旺盛，化源充足，而非邪盛，故其表现亦非病态。

【点评】论四海的虚实病证。

1. 气海虚实病证。气海有余，邪热壅肺，气满胸中则烦悗喘息，上逆则面赤。气海不足，宗气虚亏，鼓动无力，则见声音低微，语言无力。

2. 血海虚实病证。血海有余，血行瘀滞，形体充盛，常自觉身体胀满；血海不足，失于充养，则常自觉身体狭小紧敛，神失所养，则莫名所苦，说不出自己病在何处。

3. 水谷之海虚实病证。水谷之海有余，饮食积滞不化，腑气不通，腹部胀满；水谷之海不足，脾胃功能衰虚，虽然饥饿但却不欲进食。

4. 髓海虚实病证。髓海有余，精气旺盛，则活动轻劲有力，身体健康，超过一般人，其寿命也超过一般人；髓海不足，精气亏损，脑失所充，脑似旋转，耳中作鸣，腰膝酸软，头昏目眩，看不清东西，身体懈怠无力，常善安卧。

黄帝曰：余已闻逆顺，调之奈何？
岐伯曰：审守其输而调其虚实，无犯其害，顺者得复①，逆者必败。
黄帝曰：善。

【点评】论四海病的治则。其一，审守其输。仔细观察四海病证，刺治其输穴。其二，调其虚实。补虚泻实，使之恢复正常。其三，无犯其害。不得违犯虚补实泻的原则，不要犯“盛盛”“虚虚”的禁忌。

五乱②第三十四

黄帝曰：经脉十二者，别为五行，分为四时，何失而乱？何得而治？

---

① 顺者得复：谓遵从正确的治法，可使患者恢复正常，得以平安。顺，指顺从，遵守。复，平安，恢复正常之意。

② 五乱：乱，指气机逆乱，气机运行失调。本篇论述气机逆乱所致五种病证的临床表现和治疗问题，故名“五乱”。

岐伯曰：五行有序，四时有分，相顺则[1]治，相逆则乱。

黄帝曰：何谓相顺？

岐伯曰：经脉十二者，以应十二月。十二月者，分为四时。四时者，春秋冬夏，其气各异，营卫相随[2]，阴阳已和[3]，清浊不相干，如是则顺之而治。

【点评】生理状态，相顺而治。所谓顺：一是指人体经脉之气的运行，顺应着一年之中四时五行的变化规律，即“足之十二经脉，以应十二月……正月……主左足之少阳……六月，主右足之少阳……二月，主左足之太阳……五月，主右足之太阳……三月，主左足之阳明……四月，主右足之阳明……七月……主右足之少阴；十二月，主左足之少阴……八月，主右足之太阴……十一月，主左足之太阴……九月，主右足之厥阴……十月，主左足之厥阴”（《灵枢·阴阳系日月》）十二经与十二月对应一致，说明十二经与十二月相应，经脉流行，环周不休是相顺。脉与四时相合呈现出不同形态亦是相顺，遵循这一规律而刺就是相顺则治。

二是人机体内部的各个方面保持着相对的平衡，文中所论有三：①营卫相随。营行脉中，卫行脉外，昼行于阳，夜行于阴，阴阳相贯，如环无端。这样才能保证营卫运行方面达到“相顺”的状态。②阴阳已和。阴阳平衡是保持健康的前提，各个脏腑的阴阳平衡是完成其生理功能的必备条件，只有各个局部阴阳平衡，才能保证全身整体的阴阳平衡，即“阴平阳秘，精神乃治”（《素问·生气通天论》）之意；③清浊不相干。清气上升，浊气下降，升降有序，是物质代谢的正常形式，如此清者滋养全身，“熏肤，充身泽毛，若雾露之溉”（《灵枢·决气》），浊者归于六腑。经过进一步气化，又分出各层级的清与浊，其清者要被机体利用，浊者要排出体外，如此则升降相宜，是谓“相顺”。

---

① 则：《甲乙经》卷六第四作“而”。

② 营卫相随：谓十二经脉之营卫气血也与四时季节气候的变化相适应。亦有人将此作“营在脉中，卫在脉外，内外相顺，故曰相随”解。观本段文意，主要讨论十二经脉以应四时，并非探讨营卫的关系，故取前说。

③ 已和：《甲乙经》卷六第四“已和”作“相合”。

如此“相顺”是保证人与自然相统一，人体内部各部分相协调的正常运转形式，是中医整体观念的核心内容，也是中医理论上认识生理状态的早期方式。

黄帝曰：何谓逆而乱？

岐伯曰：清气在阴，浊气在阳，营气顺脉①，卫气逆行，清浊相干。

【点评】论相逆则乱病机。此节论述了气机逆乱、失去“常态”而致疾病发生的病理状态。

一则清浊相干，升降逆乱。“清者归五脏，浊者归六腑”(《素问·阴阳应象大论》)，清浊是不相干的为其常态。若清者属阳当升而反降，浊者属阴当降而反升者，即是气机升降逆乱之病态，如“受谷者浊，受气者清。清者注阴，浊者注阳。浊而清者，上出于咽；清而浊者，则下行。清浊相干，命曰乱气”(《灵枢·阴阳清浊》)，即是清浊相干，升降逆乱导致物质代谢紊乱的总病机。此处则仅指清浊相干、气乱于胸中引起的“大悗”，表现有胸中烦闷，心烦急躁、呼吸困难等。

二则营卫运行逆乱。“营气阴性精专，行常顺脉。卫气阳性剽悍，昼当行阳，夜当行阴。若卫气逆行，则阴阳相犯，表里相干，乱于胸中而为烦闷，总由卫气之为乱耳”(张介宾注)即卫气昼当行于阳，夜当行于阴，若逆此常规而行，应在阳而反入于阴，应在阴而反出于阳，便是逆行，即为营卫循行逆乱之病态。由此所致之病症较广，如感冒、汗证、不寐、内热、风疹、麻木等。

乱于胸中，是谓大悗②。故气乱于心，则烦心密嘿③，俯首静伏；乱于肺，则仰俯喘喝，接手以呼④；乱于肠胃，则为霍乱；乱于臂胫，则为四厥；乱于头，则为厥逆，头重眩仆。

【点评】论五乱病证。

---

① 营气顺脉：谓营气顺行于阳分。《太素》卷十二“脉”作“行”。

② 大悗(mán 蛮)：是清浊相干，气乱于胸中证候的概称。悗，闷乱。

③ 密嘿：形容沉默无声的样子。嘿，同“默”。

④ 接手以呼：谓手按于胸部而呼吸。接，《甲乙经》作“按”。

气乱于心：心主神明，为君主之官，气乱于心则心神不宁、心烦意乱、沉默寡言、俯首静伏，呈现一派情绪抑郁、神明无主的表现。

气乱于肺：肺主气，司呼吸，是气体交换的场所。气乱于肺则肺气壅塞，宣肃不畅，气机升降出纳失常，表现为呼吸困难、张口抬肩、胸高气粗、按手以呼等喘证症状。

气乱于肠胃：肠胃乃受盛、传化水谷之腑，泌别清浊，使清升浊降、腑气调畅。若气机逆乱，扰动肠胃，升降悖逆，就会出现霍乱，表现为猝然发病、恶心呕吐、腹痛腹泻等，《诸病源候论·霍乱病诸候》之“霍乱者温凉不调，阴阳清浊二气有相干之时，其乱在于肠胃之间者，因遇饮食而变发”于此相合。

气乱于臂胫：四肢为诸阳之末，气乱于四肢则阳气不达四末而出现四肢厥逆，《伤寒论》将此应用于临床，认为“凡厥者，阴阳气不相顺接，便为厥。厥者，手足逆冷是也”。

气乱于头：“头者，精明之府”(《素问·脉要精微论》)，气乱于头则逆气上扰，清阳逆乱，则发生头重如裹，眩晕跌仆，如“血之与气，并走于上，则为大厥”(《素问·调经论》)，即属此类。

黄帝曰：五乱者，刺之有道乎？

岐伯曰：有道以来，有道以去，审知其道，则谓身宝。

黄帝曰：善。愿闻其道。

岐伯曰：气在于心者，取之手少阴、心主之输。气在于肺者，取之手太阴荥、足少阴输。气在于肠胃者，取之足太阴、阳明[①]；不下者，取之三里。气在于头者，取之天柱、大杼；不知[②]，取足太阳荥输[③]。气在于臂足，取之先去血脉，后取其阳明、少阳之荥输[④]。

【点评】论五乱治疗。

---

① 取之足太阴、阳明：取足太阴脾经输穴为太白，取足阳明经之输穴陷谷。

② 不知：谓针刺后无效。《广雅·释诂》：“知，愈也。”

③ 足太阳荥输：足太阳膀胱经的荥穴为通谷，输穴为束骨。

④ 阳明、少阳之荥输：明·张介宾：“在手取手，在足取足。手阳明之荥输，二间、三间也；手少阳之荥输，液门、中渚也；足阳明之荥输，内庭、陷谷也；足少阳之荥输，侠溪、临泣也。”

1. 治疗原则，刺之有道。人身经脉循行有一定的规律，而邪侵人体，必然有其道路；邪之退去，也必有其道。因而，针刺必须遵循一定的规律，审其道而治之，即“有道以来，有道以去，审知其道，是谓身宝”，“此四句，虽以针刺为言，然实治法之要领，不可不知也。大凡疾病之生，必有所自，是有道以来也。知其所自而径拔之是有道以去也。能审其道，则自外而入者，自表而逐之；自里而生者，自里而除之。自上来者可越之，自下来者可竭之。自热来者不远寒，自寒来者不远热。自虚而实者，先顾其虚，无实则已；自实而虚者，先去其实，无虚则已。皆来去之道也。俗云：‘来处来，去处去。’此言虽浅，殊有深味，诚足为斯道之法”(张介宾注)只有探索清楚针刺治疗五乱的规律，才能治愈疾病。

2. 治疗方法，分经取穴。如“乱气在心”取手少阴之输神门穴和心主(心包)厥阴之输大陵；乱气在肺取手太阴之荥鱼际穴和足少阴之输太溪穴；乱气在臂足先刺其局部瘀血，若乱气在手在先，先取手阳明之荥、输，二间、三间穴，手少阳之荥、输，液门、中渚穴，之后乱气在足，则后取足阳明之荥、输，内庭、陷谷穴，足少阳之荥、输，侠溪、足临泣穴等。

黄帝曰：补泻奈何？

岐伯曰：徐入徐出，谓之导气[①]，补泻无形，谓之同精，是非有余不足也，乱气之相逆也。

【点评】论针刺手法，是谓导气。针刺时，“徐入徐出，是谓导气”，即导引气之来去，上逆者使之下行，中结者使之旁达，下陷者使之升举，以消解气机逆乱。导气法是针对气机逆乱而设，旨在导除邪气，保存精气，与一般针刺补泻的手法有别，故曰“补泻无形，谓之同精”。张介宾予以分析，认为“凡行针补泻，皆贵和缓，故当徐入徐出，在导气复元而已，然补者导其正气，泻者泻其邪气，总在保其精气耳。故曰补泻无形，谓之同精”。此处导气，仅

① 徐入徐出，谓之导气：即慢慢地进针、慢慢地出针，以引导经气。这种手法，俗称“平补平泻。”

指疏导、疏通、调理内部气机的意思，使逆乱、不通、失调的气机恢复到正常状态，以达到调乱以平的目的。

黄帝曰：允①乎哉道，明乎哉论，请著之玉版，命曰治乱②也。

【点评】论气机逆乱的学术价值。人体气机升降出入是脏腑活动、气血运行、气化功能的基本形式，各个脏腑经络的功能活动、脏腑经络以及气血阴阳的相互联系，无不依赖于气机的升降出入。肺的宣发与肃降，脾的升清与胃的降浊，心肾水火相济等，都是气机升降运动的具体体现。由于气机的升降关系到脏腑经络、气血阴阳各个层级的功能活动，所以气机逆乱、升降失常可波及五脏六腑、表里内外、四肢九窍而发生种种病理变化，如肺失宣降的胸闷咳喘；胃失和降的嗳气呕恶；脾不升清的头晕泄泻；阴阳气血逆乱的中风、眩晕、头痛、厥证；肾失摄纳之孤阳上越；清阳不升之气虚下陷；心肾不交之水气凌心等，无不关乎气机逆乱、升降失调之病机。

在全身气机升降出入活动总画面中，脾胃升降为其枢纽，缘于脾胃乃后天之本，居于中焦，通上联下，其升降正常，出入有序，就可维持“清阳出上窍，浊阴出下窍；清阳发腠理，浊阴走五脏；清阳实四肢，浊阴归六腑”(《素问·阴阳应象大论》)的有序状态。肝之升发，肺之肃降；心火下降，肾水上升；肺主呼吸，肾主纳气等，无不相互配合以完成机体总体气机活动，任何脏腑发生了气机逆乱，都会引起相关病证。

气机逆乱是精气血津液和脏腑经络失常而致临床各科疾病的基本病机，仅以内科疾病五脏病症为例，如肺失宣肃，气机逆乱可以导致咳嗽、哮病、喘病、肺胀等病症；肝气、肝火上逆，损伤脉络就可以导致吐血、衄血、咳血等；气机逆乱，上扰于心就会导致心悸、胸痹、不寐、郁病、癫狂、厥病等病证；脾胃气机逆乱、胃失和降就会导致胃痛、噎膈、呃逆、呕吐、霍乱、鼓胀、耳鸣、瘿气等病证；肝气肝阳暴涨、化风化火，上扰清空就会导致头痛、眩

---

① 允：有平允、恰当、诚实、真实之意。

② 治乱：顾氏《校记》云：“篇题五乱，而此云治乱，必有一误。”

晕、中风等病证；膀胱气化不利就会导致癃闭、淋证等。

因而调理气机，纠正气机逆乱就成为治疗此类疾病的基本方法，如临证常用的升清法、降逆法、解郁法、和解法、宣散法、重镇法、收敛法等都是“导气”达到调理气机之目的。可见气机逆乱的理论对于临证识病、治病均有现实价值。这就是以“允乎哉道，明乎哉论，请著之玉版，命曰治乱”17字置于篇末之意义所在。

胀论①第三十五

黄帝曰：脉之应于寸口，如何而胀？

岐伯曰：其脉大坚以涩者，胀也。

黄帝曰：何以知脏腑之胀也？

岐伯曰：阴为脏，阳为腑。

【点评】其一，论胀病主脉。经文指出了胀病的主脉特点为宽大、坚劲而且涩滞不利。脉形宽大者，为邪气盛实有余；脉势坚劲，搏指有力，为邪气不散；脉来涩滞不利，是邪气过盛，水湿内停，遏阻气血，气血运行涩滞不利之象。此处以脉测证，因邪气盛实而致胀，故胀病以实证为主。

其二，论脏腑胀病脉象的差异。“阴为脏，阳为腑”，即病见阴脉为病变部位在脏，病见阳脉为病变部位在腑。结合“其脉大坚以涩，胀也”，是谓脉象涩而坚者属于“阴脉”，主胀病在脏，脉象大而坚者属于“阳脉”，主胀病在腑。脉应于寸口，寸口部寸脉为阳主腑，尺脉属阴主脏。故寸脉大坚以涩，主胀在腑；尺脉大坚以涩，主胀在脏。

黄帝曰：夫气之令人胀也，在于血脉之中耶，脏腑之内乎？

岐伯曰：三者皆存②焉，然非胀之舍③也。

---

① 胀论：胀，谓支撑、胀满也。本篇论述了胀病之概念、病因、分类，并以脏腑分证的方法，阐明五脏六腑胀的症状、脉象及治法。由于本篇专论胀病，故名“胀论”。

② 三者皆存：日本·丹波元简：“《甲乙》三作二，是。按三者，一指血脉，二指五脏，三指六腑。若五脏六腑合为一，则为二。”

③ 胀之舍：指胀病的发生部位。

黄帝曰：愿闻胀之舍。

岐伯曰：夫胀者，皆在于脏腑之外，排脏腑而郭胸胁，胀皮肤[①]，故命曰胀。

【点评】本篇原文依次论述了胀病之概念、病因、分类，五脏六腑胀的症状、脉象及治法。

胀病，是以患者自觉胸腹有支撑、胀满不适症状的病症。其中“夫胀者，皆在脏腑之外，排脏腑而郭胸胁，胀皮肤，故命曰胀”，明确了胀病发生的病位。“夫气之令人胀也”指出了胀病的基本病机。胀病有内胀和外胀证之分，内胀证“排脏腑而郭胸胁”，在空廓之内，脏腑之外；外胀证则“胀皮肤”，在皮肤分肉间。其基本病机是卫气运行失常，气机不利，气水不行，聚积于气分，内排脏腑而外扩胸胁，患者自觉支撑、胀满不适。

黄帝曰：脏腑之在胸胁腹里之内也，若匣匮之藏禁器也，各有次舍，异名而同处，一域之中，其气各异[②]，愿闻其故。

黄帝曰：未解其意。再问[③]。

岐伯曰：夫胸腹，脏腑之郭也。膻中者，心主之宫城也[④]。胃者，太仓[⑤]也。咽喉小肠者，传送[⑥]也。胃之五窍者，闾里门户也[⑦]。廉泉玉英[⑧]者，津液之道也。故五脏六腑者，各有畔界，其病各有形状。营气

---

① 排脏腑而郭胸胁，胀皮肤：谓胀病发生后，其病势向内排挤脏腑，向外扩张胸胁，在表使皮肤胀满。排，排斥，排挤。郭，外城，引申为扩张，扩充的意思。胀，胀满，此处为使动用法。

② 一域之中，其气各异：谓五脏六腑同居在一身之中，但其各自的精气及其功能并不相同。

③ 黄帝曰：未解其意。再问：《甲乙经》《太素》均无此九字，且与文义不相关涉，当是衍文。

④ 膻中者，心主之宫城也：指胸廓之中乃是君主之官心脏的所居之处。膻中，即胸中，胸廓之中。

⑤ 太仓：原意为京城储存粮食的大仓，此处用以喻胃腑受纳的功能。

⑥ 传送：谓传导输送。咽喉将水谷自口而传导输送入胃中，小肠将经过消化的食糜自胃而传导输送于大肠。

⑦ 胃之五窍者，闾里门户也：谓胃肠的咽门、贲门、幽门、阑门、魄门就像是闾里的门户。胃，此处指胃肠。闾里，古时人们聚居的处所。二十五家为闾，五十家为里。

⑧ 廉泉玉英：唐·杨上善：“廉泉乃是涎唾之道，玉英复为溲便之路，故名津液道也。”

循脉，卫气逆为脉胀[1]，卫气并脉循分为肤胀[2]。三里而泻[3]，近者一下，远者三下[4]，无问虚实，工在疾泻[5]。

【点评】论胀病脏腑辨证的依据。原文在"脏腑之在胸胁腹里之内也，若匣匮之藏禁器也，各有次舍，异名而同处，一域之中，其气各异"，以及"五脏六腑者，各有畔界，其病各有形状"的背景下论述了胀病的脏腑辨证。认为人的脏腑居于胸胁和腹腔之内，就好像禁秘的器物藏在匣匮之中一样，各有居处的部位或位置("次舍")和"畔界"。虽然都在人体之内(即"一域之中")但各脏各腑的功能是有区别的，因而会有不同特征的胀病。"气"，此指脏腑功能。

六腑为传化之腑，主管饮食的消化。所谓"胃之五窍者，闾里门户也"，谓胃肠的咽门、贲门、幽门、阑门、魄门就像是闾里的门户一样，即是各腑之间的"畔界"，又是彼此相互连通的关隘要道。各有不同的生理功能，所以气机逆乱引起的各腑胀病会有不同的表现，即是六腑胀病的辨证依据。"胃"，此指胃肠。"闾里"，人类聚居的处所，此指胃肠道。

黄帝曰：愿闻胀形[6]。

岐伯曰：夫心胀者，烦心短气，卧不安。

肺胀者，虚满而喘咳。

肝胀者，胁下满而痛引小腹。

脾胀者，善哕，四肢烦悗，体重不能胜衣，卧不安。

---

① 营气循脉，卫气逆为脉胀：谓营气循行于经脉之中，若卫气阻逆，则营气受病而运行不畅，因而发生脉胀。循，沿行。逆，逆阻不顺。

② 卫气并脉循分为肤胀：谓卫气与脉并行，循行分肉，若受病则滞留充塞于分肉之间而发生肤胀。分，指分肉之间。

③ 三里而泻：谓针刺治疗时取三里穴而行泻法。三里，穴名，属足阳明胃经。

④ 近者一下，远者三下：唐·杨上善："其病日近者，可以针一泻；其日远者，可三泻之。下者，胀消也。"近、远，指病位的深浅或病的新旧。

⑤ 工在疾泻：谓至精至妙的治法在于迅速地泻除邪气。工，精妙，此处意为至精至妙的治法。疾，迅速。

⑥ 胀形：胀病之形态症状。

肾胀者，腹满引背央央然[1]，腰髀痛。

六腑胀：胃胀者，腹满，胃脘痛，鼻闻焦臭[2]，妨于食[3]，大便难。

大肠胀者，肠鸣而痛濯濯，冬日重感于寒，则飧泄不化。

小肠胀者，少腹䐜胀，引腰而痛。

膀胱胀者，少腹满而气癃[4]。

三焦胀者，气满于皮肤中，轻轻然而不坚[5]。

胆胀者，胁下痛胀，口中苦，善太息。

【点评】1.论胀病分类

(1)脉胀。“营气循脉，卫气逆为脉胀”，指出脉胀是邪正交争于脉，致使脉内气机逆乱而出现的胀病。寒邪侵袭导致营卫失调，气血涩滞是脉胀的病变机理。

(2)肤胀。“卫气并脉循分为肤胀”，指出邪气伤于分肉，影响卫气运行，卫气逆乱于分肉之间为肤胀。

(3)脏腑胀。所谓脏腑胀，是指病变部位在脏腑之外而起因于脏腑的一类胀病。此类胀病的病变机理是脏腑功能失常，导致气机逆乱，故以脏腑之外、胸胁之内胀满为特点。

2. 论胀病的脏腑辨证

(1)论五脏胀辨证：

心胀病患者，因心气壅滞，会出现心烦、气短、睡眠不宁等临床症状。

肺胀病是因肺失宣降，气机上逆而致虚满、喘咳。“虚满”谓胸中虚空而外见胀满。

肝胀病是因肝失疏泄，经气不利，故有肝胀者，胁下满而痛引小腹。

脾胀病是缘于脾胃为气机升降之枢纽，邪犯于中焦，脾失健

---

① 央央然：困苦不适的样子。央，通“怏”。

② 鼻闻焦臭：焦臭指消化不良，出现的嗳腐、泛酸之味。鼻闻焦臭是指病人自觉鼻中可闻到嗳腐、泛酸的宿食气味。

③ 妨于食：谓妨碍饮食。妨，碍，阻碍。

④ 气癃：指因膀胱气化失司而致小便癃闭不通。

⑤ 轻轻然而不坚：空虚而不坚实。

运，胃失和降而致本证，“四肢烦悗”，指四肢苦楚不适而觉心烦郁闷。“体重不能胜衣”是肢体肿胀困重以致不能穿着衣服。

肾胀病，缘于腰为肾之府，邪犯于肾，气化不利，经气不畅，故有此证。

(2)论六腑胀辨证：

胃胀病为胃腑气机逆乱，受纳失常，胃气上逆而不降所致，当以“腹满，胃脘痛，鼻闻焦臭，妨于食，大便难”为辨证要点。

大肠胀病为大肠气机壅滞，传导糟粕失常所致，可见腹痛，“冬日重感于寒，则飧泄不化”为辨证要点。

小肠胀病为小肠气滞，清浊不分，受盛失职所致，可见清浊不分之泄泻，以及“少腹䐜胀，引腰而痛”为辨证要点。

膀胱胀病为膀胱气化失常，小便潴留所致，当以“少腹满而气癃”，指因膀胱气化失司而致小便癃闭不通之症为辨证要点。

三焦胀病为三焦气化失司，腠理不畅所致，病症涉及范围较广、较重，可以“气满于皮肤中，轻轻然而不坚”为辨证要点。

胆胀病为胆失疏泄，气机上逆所致，故以“胁下痛胀，口中苦，善太息”为辨证要点。

凡此诸胀者，其道在一①，明知逆顺，针数不失。泻虚补实，神去其室，致邪失正，真不可定②，粗之所败，谓之夭命。补虚泻实，神归其室，久塞其空③，谓之良工。

黄帝曰：胀者焉生？何因而有？

岐伯曰：卫气之在身也，常然并脉循分肉，行有逆顺④，阴阳相随⑤，乃得天和，五脏更始⑥，四时循序⑦，五谷乃化。然后厥气⑧在下，

① 其道在一：谓五脏六腑胀病的发生机理是相同的。道，此指胀病发生的机理。

② 真不可定：谓真精不能安守内藏。真，指真精，亦即精气。

③ 久塞其空：谓精气归藏其脏，日久而充溢于肤腠孔窍。塞，充塞、充溢。空，此处指人身的肤腠孔窍。

④ 行有逆顺：谓卫气的循行在体中有上行、下行的不同。

⑤ 阴阳相随：营行脉中，卫行脉外，卫气与营气相伴而循行。

⑥ 五脏更始：即五脏分主四时。

⑦ 四时循序：四时按一定的次序与五脏相应而配合。

⑧ 厥气：指厥逆不和之气。

营卫留止，寒气逆上，真邪相攻，两气相搏，乃合为胀也。

黄帝曰：善。何以解惑？

岐伯曰：合之于真，三合而得[①]。

黄帝曰：善。

【点评】论胀病机理。文中提到“寒气逆上”的外因与人体本身功能紊乱“厥气在下”的内因两个方面，但通观《内经》涉及胀病各篇相关原文，其病因病机可归纳为四：

一是外感风、寒、湿、热邪气致胀，如风邪犯胃有“鬲塞不通，腹善满，失衣则胀”（《素问·风论》）；寒伤中焦则“胃中寒则胀满”（《灵枢·经脉》）；寒邪直中则“脏寒生满病”（《素问·异法方宜论》）；湿为阴邪，遏伤阳气，易阻气机，脾脏为病，故有“诸湿肿满，皆属于脾”；邪热内盛，气机逆乱，“诸胀腹大，皆属于热”（《素问·至真要大论》）等因素，皆可引起营卫失调，脏腑气机逆乱而致胀病。

二是饮食起居失节。无论是饮食不节或起居失调，都可引起脏腑气机运行紊乱而导致胀病，如“食饮不节，起居不时者阴受之……阴受之则入五脏……入五脏则䐜满闭塞”即是其例（《素问·太阴阳明论》）。

三是脏腑功能失常脾胃居于中焦，是气机升降之枢纽，无论是脾病或胃病，皆可导致气机运行逆乱而致胀病。“胃病则大腹水肿”（《灵枢·经脉》）；“脾气实则腹胀泾溲不利”（《灵枢·本神》）。此外，心、肝、肾三脏功能失常也能致胀。

四是卫气失常，由于“卫气之在身也，常然并脉循分肉，行有逆顺，阴阳相随，乃得天和”，所以“厥气在下，营卫留止，寒气逆上，真邪相攻，两气相搏，乃合为胀也”。

胀病的基本病机是“厥气在下”，“寒气逆上”，真气与寒邪相攻，两气相搏，气机运行不畅，就形成了胀病。故有“凡病胀者，

---

① 合之于真，三合而得：谓诊断胀病必须综合察辨各种临床症状产生的真正机理，如果能综合察辨血脉、五脏、六腑三种胀病的真正机理，就算是掌握病本了。真，此处指胀病的真正机理。三，指血脉、五脏、六腑。

皆发于卫气”(《类经·疾病类》)这一胀病关键病机的论点。所谓“天和”，即自然所赋予人体的冲和之气。

黄帝问于岐伯曰：胀论言无问虚实，工在疾泻，近者一下，远者三下，今有其三而不下者，其过焉在？

岐伯对曰：此言陷于肉肓[①]而中气穴[②]者也。不中气穴，则气内闭；针不陷肓，则气不行；上越中肉[③]，则卫气相乱，阴阳相逐。其于胀也。当泻不泻，气故不下，三而不下，必更其道，气下乃止，不下复始，可以万全，乌有殆者乎。其于胀也，必审[④]其胗[⑤]，当泻则泻，当补则补，如鼓应桴，恶有不下者乎？

【点评】论胀病辨治。本节所论胀病辨治的要点如下：

1.明辨虚实

(1)工在疾泻。“三里而泻，近者一下，远者三下，无问虚实，工在疾泻”。足阳明胃主肌肉，其经多气多血，为诸经之长；“胃者，太仓也……胃之五窍者，闾里门户也”。

说明水液进入人体后，其代谢过程与胃有着密切的关系，故水液代谢障碍而致胀病多从足阳明胃经治疗。针刺取足阳明胃经合穴(足三里)泻之，以疏通气血之壅滞，即所谓“三里而泻”。“近者一下，远者三下”的“远”“近”，既指病位的深浅，又指病程的长短。“一下”“三下”，约针刺次数的多少，但不限定为针刺的固定次数，提示治疗时要权衡整个过程，根据疾病发展的不同情况，采取相应的方法治疗。“无问虚实，工在疾泻”，指因胀病的脉证多表现为实证，所以至精至妙的治法在于迅速地泻除邪气，使邪去则正自安。“工”，精妙，意为至精至妙的治法。“疾”，迅速。

(2)虚实补泻。“必审其脉，当泻则泻，当补则补”，强调治疗胀病的基本诊病辨证的思路和治疗原则。“凡此诸胀者，其道在一，

---

① 肉肓：指分肉的间隙。

② 气穴：针刺的穴位。

③ 上越中肉：谓针刺时入针过浅，未至肉肓，而仅仅刺中肌肉。

④ 审：慎重的意思。

⑤ 胗：《甲乙经》《太素》均作“诊”。是。

明知逆顺，针数不失。泻虚补实，神去其室，致邪失正，真不可定，粗之所败，谓之夭命。补虚泻实，神归其室，久塞其空，谓之良工”。原文运用对比的方法，论证了胀病的治疗。批判了“粗工”辨证不精，虚实不明，误用“泻虚补实”，导致“夭命”的恶果；肯定了“良工”辨证准确，正确使用“补虚泻实”，精气归藏其脏腑，人体各处得以充实的良好效果。

2. 误刺的补救措施。“不中气穴，则气内闭；针不陷肓，则气不行；上越中肉，则卫气相乱，阴阳相逐”，指出了取穴与手法不准，当补不补，当泻不泻，邪气不能消除而胀病不愈。其补救措施为“三而不下，必更其道”“不下复始，可以万全，乌有殆者乎”，指出如取穴不准就要重新选穴，手法不准确就要及时加以修正。只有取穴准确，手法得当，才能达到预期的治疗效果，也就不会有失治误治的不良后果出现。

3. 论胀病理论的现实意义。从胀病的脏腑分证表现及脉象特点可知，胀病多实证。故以“无问虚实，工在疾泻”为治疗原则。但篇末又强调要全面审察病情，“当泻则泻，当补则补”。由此可知，胀病实证居多，可在气滞、血瘀、痰饮、食滞、水湿等多种条件下形成。因此，重点讨论了胀病之实证。虚证较少，多为气虚、阳虚而致胀病。正虚所致之胀病，其胀必兼有气滞、水湿停留等病理性产物滞留，证属本虚标实。可见，无论胀病之虚实，其“胀”的病机必在于病邪。这也是“无问虚实，工在疾泻”胀病治疗原则确定的依据。

五癃津液别①第三十六

黄帝问于岐伯曰：水谷入于口，输于肠胃，其液别为五，天寒衣薄

① 五癃津液别：癃，指水液癃闭产生水胀病。津液，是人体重要物质，可以转化成汗、尿、唾、泪、髓五种不同形式。本篇主要论述五种津液的生理病理以及与脏腑经络、气血精的联系；其次涉及水液癃闭产生水胀的病因病机和临床表现。其实应该称津液五别，但因沿用已久，故名。

则为溺与气[①]，天热衣厚则为汗，悲哀气并则为泣[②]，中热胃缓则为唾[③]。邪气内逆[④]，则气为之闭塞而不行，不行则为水胀[⑤]，余知其然也，不知其何由生，愿闻其道。

【点评】本篇从多方面论述津液的生成、代谢、运行、转化、分类等内容，强调津液与脏腑经络、气血精的密切联系，津液的代谢受情志、环境等因素的影响，其病理变化与五脏功能失调密不可分。

津液有三层涵义：①饮食精微通过肺、胃、脾、肾、三焦等脏腑的作用所化生的营养物质，即本篇所言具有"和调于五脏，洒陈于六腑"的作用物质；②泛指人体中的各种体液，如胃液、肠液、胰液、组织间液、血浆、关节腔液等；③是某些器官分泌并排泄于外的液体和某些代谢产物，如汗、泪、涕、涎、唾、尿等。此类液体既有润泽器官的作用，又有宣泄情志活动的效果，还具有排出代谢后水液，包括平衡水液代谢和排泄体内有毒物质的作用，故有"其液别为五，天寒衣薄则为溺与气，天热衣厚则为汗"，"汗出溱溱，是谓津"(《灵枢·决气》)，"膀胱者，津液之腑"(《灵枢·本输》)之论。当其代谢失常，就会发生诸如"水胀"等"闭塞不行"之证。

岐伯曰：水谷皆入于口，其味有五，各注其海[⑥]，津液各走其道。故三焦出气[⑦]，以温肌肉，充皮肤，为其津；其流而不行者[⑧]，为液。

---

① 则为溺与气：谓转化为尿和气。溺，同"尿"。气，指天气寒冷时人体散发出的可见水气。

② 悲哀气并则为泣：谓人悲哀则气聚于心中，津液上出而化为眼泪。并，聚合。此有气聚于心中之意。泣，指眼泪。

③ 中热胃缓则为唾：脾胃有热，脾胃功能出现障碍，出现唾液分泌过多的病理现象。中热，指中焦脾胃有热。缓，即松弛。

④ 邪气内逆：指邪气侵袭人体导致体内的气运动失常的一种病理表现。

⑤ 水胀：病名。指水液潴留而致胀满的病证。

⑥ 其味有五，各注其海：谓饮食水谷的性味有五种，而且五味分别输注到相关的脏器。五，这里指酸、苦、甘、辛、咸五味。海，脑、冲脉、膻中、胃四种脏器分别为髓海、血海、气海、水谷之海，故称。此处指周身的脏器。

⑦ 气：指由三焦气化而滋生的精微，如出于上焦的宗气，出于中焦的营气，出于下焦的卫气以及津液等。

⑧ 其流而不行者：指液相对津而言，流动性较差，其运动方式是内渗骨空，而不向外布散。

天暑衣厚则腠理[①]开，故汗出；寒留于分肉之间，聚沫[②]则为痛。天寒则腠理闭，气湿[③]不行，水下留[④]于膀胱，则为溺与气。

【点评】1. 论津液的生成及代谢。开篇即言“水谷入于口，输于肠胃，其液别为五”，就阐明津液来源于水谷精微，而“饮入于胃，游溢精气，上输于脾，脾气散精，上归于肺，通调水道，下输膀胱，水精四布，五经并行”(《素问·经脉别论》)则对津液生成与输布的表达更为详细，指出津液来源于饮食水谷，在脾的主导之下胃肠“游溢”而成。其输布过程是在脾的转输、肺的宣降、心脉输送、水道通调、肾的气化以及升清降浊作用，其中肾的作用最其关键，故谓“肾者水脏，主津液”(《素问·逆调论》)。津液的运行输布以三焦为通道完成的，曰：故有“三焦者，决渎之官，水道出焉”(《素问·灵兰秘典论》)之研究结论。由胃下降到小肠的津液，被小肠、大肠吸收，经脾、肺、三焦而发于皮毛而成为汗；通过三焦下输膀胱而成为尿；在五脏气化之下分别生成泪、汗、涎、涕、唾而滋润五官，内荣五脏六腑，外润四肢百骸。

2. 论津液的生理功能。津与液虽然同源于水谷，但其功能是有区别的。

津的功能主要有三：①布散全身，以滋润充养脏腑、经络、肌肉、皮毛等以维持其正常的生理活动，即所谓“温肌肉，充皮肤，为其津”；②血的主要成分，不断补充血液中的水分，如“津液和调，变化而赤为血”(《灵枢·痈疽》)，使血液保持基本恒定的容量和流体状态，以周流身不息；③汗、尿、涕、泪、唾、涎的物质基础，津液在阳气蒸化及相关脏腑气化作用下，化为五液而充润官窍，并以汗、尿方式及时适当排出体外，即“天暑……汗出”“天寒……为溺与气”即是其例，阐明人体可据外界气温变化维持机体水液代谢的动态平衡，以保障机体各种生理功能的正常运行。正是由于津是血的成分，又是汗、尿的物质基础，故汗、尿排出过多，

① 腠理：此处指汗孔。

② 聚沫：津液因寒气凝滞不行而聚为水液。沫，指凝滞不行的水液。

③ 湿：《甲乙经》卷一第十三、《太素》卷二十九津液并作“涩”。

④ 留：《甲乙经》卷一第十三、《太素》卷二十九津液并作“溜”。

伤津且耗血，正如《灵枢·营卫生会》此即“夺血者无汗，夺汗者无血”临床治疗戒禁产生的生理、病理学基础，后世血汗同源、津血同源说也就由此形成。

液的功能主要有二：①填精补髓，即构成脑髓(髓海)、骨髓、精髓的基本物质，即“五谷之津液和合而为膏者，内渗入于骨空，补益脑髓，而下流于阴股”者是，提示脑为髓海，脑中液体既是构成脑的物质，又是脑的营养；②滑利关节、润泽空窍、滋养皮肤，即“谷入气满，淖泽注于骨，骨属屈伸，泄泽，补益脑髓，皮肤润泽，是谓液”(《灵枢·决气》)之意，强调液具有滑利关节关节的功能。

3. 论津、液的区别及分类。“津液各走其道”为起论，运用以病理反证生理的方法，把津液分为五种，即“津液五别”之意，有津液上走泪道为泪、为泣，受肝、肺气化支配；上走廉泉之道为唾、为涎受脾肾气化影响；发于腠理为汗者，受心阳蒸化；出于鼻窍为涕者，是肺之气化作用的结果，此即“五脏化液：心为汗，肺为涕，肝为泪，脾为涎，肾为唾，是谓五液”(《素问·宣明五气》)之意。本节补充了津液下走膀胱为尿，内走骨空为髓的内容。提示在研究津液病变时，务要联系脏腑功能，不可孤立地看待津液。

五脏六腑，心为之主耳为之听，目为之候[①]，肺为之相[②]，肝为之将[③]，脾为之卫[④]，肾为之主外[⑤]。

【点评】此处完全是基于津液输布代谢活动之主题而概述五脏功能的，理解经文时务必遵循其主旨大意。认为脏腑和经脉的功能障碍均可影响津液代谢，其所起的作用各有侧重。

1.“心为之主”，是指在五脏六腑中心起主导作用，在心的统一协调下，其他脏腑、组织器官才能发挥其正常功能，以保持津液代谢的平衡。“心悲气并则心系急”，说明心受悲哀情绪的刺激，则五

---

① 候：察辨。此指眼睛的视觉。
② 肺为之相：肺脏主治节，主一身之气，犹若宰相一般。
③ 肝为之将：肝脏主疏泄，主谋虑，犹若将军一般。
④ 脾为之卫：脾脏主运化而奉养于周身，犹若护卫一般。
⑤ 肾为之主外：肾脏主骨，构架支持人体的外形。又，肾主卫气而卫护于外。

脏六腑之气皆上并于心，就会使心的脉络(心系)呈现紧张状态。

2.“肺为之相”，由于肺主治节，像丞相一样治理调节心血的运行，调理主持一身之气。“心系急则肺举，肺举则液上溢。夫心系与肺，不能常举，乍上乍下，故咳而泣出矣。”说明由心影响到肺，使肺叶抬举张大，水液随着气行而充溢于上，气的运行伴随呼吸运动忽上忽下，故出现咳嗽流泪的情况。

3.“肝为之将”，言肝为将军之官，又主谋虑决断，犹如智勇双全的将军。肝疏泄调节气机运行和水液代谢的功能失常，就会使津液留而成饮，产生津液病变。又，“将”，有扶助、协调之意(《广雅》)，指肝能扶助、协调相关内脏完成机体气机活动和水液代谢。

4.“脾为之卫”，脾主运化水谷精微，营养五脏六腑、肌肉组织、四肢百骸。张仲景曰：“四季脾旺不受邪”。所以脾和人体防御功能有着密切关系，故曰：“脾为之卫”。如果脾运失常，化源不足，津液无由化生可以产生津亏液少的一系列病变。

5.“肾为之主外”，肾主骨，藏元阴元阳，是一身阴阳之根，又是卫气的发源地。古人有“卫气根源于下焦，滋养于中焦，宣发于上焦”之说，故云“肾为之主外”。其次，肾主水，是津液代谢中的主导环节。如果肾不主水，阳不温煦，阴不上承，均能出现津液病变。

6.“中热则胃中消谷，消谷则虫上下作，肠胃充郭故胃缓，胃缓则气逆，故唾出。”肠胃是水谷消化吸收、泌别清浊的主要场所。通过胃和肠的虚实更替，清者上输于脾，浊者下泄于广肠，以保证津液有充沛的来源。如果中焦积热，邪火杀谷，故出现消谷善饥的表现。热蕴中焦，蛔虫受邪扰动，故上下窜动不止。肠胃被食物充塞使胃腑弛缓，胃气上逆，故涎唾自出。

7. 四海与三焦，“阴阳气道不通，四海闭塞，三焦不泻，津液不化，水谷并行肠胃之中，别于回肠，留于下焦，不得渗膀胱，则下焦胀，水溢则为水胀。”生理情况下，四海是参与气血津液代谢的四个器官。“髓海有余，则轻劲多力，自过其度。”气海是清气、宗气、真元之气汇聚之地。水谷之海是津液气血的化源。血海是月经和妊娠的源泉。如果阴阳失调，气道不通，使四海闭塞，失去其滋润、宣泄、生化之能，则三焦水道不通，水津下泄受阻。津液不能布散全身，饮食不得运化而集合并于肠胃之中，其糟粕也不得入于回肠，浊阴浊水留蓄下焦，不得渗入膀胱，产生下焦胀满，水津泛溢的表现。

故五脏六腑之津液，尽上渗于目①，心悲气并则心系急，心系急则肺举，肺举则液上溢②。夫心系与肺，不能常举，乍上乍下③，故咳而泣出矣。中热则胃中消谷，消谷则虫上下作④，肠胃充郭⑤故胃缓，胃缓则气逆，故唾出。五谷之津液和合而为膏⑥者，内渗入于骨空，补益脑髓，而下流于阴股⑦。阴阳不和⑧，则使液溢而下流于阴⑨，髓液皆减而下⑩，下过度则虚，虚故腰背痛而胫酸。

阴阳气道不通，四海闭塞，三焦不泻⑪，津液不化⑫，水谷并行肠胃之中，别于回肠，留于下焦⑬，不得渗膀胱，则下焦胀，水溢则为水胀，此津液五别之逆顺⑭也。

【点评】此节从三个方面论述了影响津液代谢的因素。

---

① 尽上渗于目：因眼睛是十二经脉汇聚上注之处，所以五脏之精气津液都上渗而灌注于目。

② 肺举则液上溢：肺主气，肺叶抬举张大水液随着气行而冲溢于上。

③ 乍上乍下：指气的运动伴随着呼吸运动忽上忽下。

④ 消谷则虫上下作：这里指肠道的寄生虫因中焦脾胃有热而被扰动，则或上或下地窜动于肠胃之间。虫，指肠道寄生虫。

⑤ 充郭：谓充塞扩张。郭，通“廓”。

⑥ 膏：脂膏，此处指津液相合，聚凝而成的黏稠营养物质。

⑦ 下流于阴股：谓膏向下渗注于阴部。流，渗注而濡养。阴股，指阴部。

⑧ 阴阳不和：明·马莳注：“阴阳各经之气不和。”

⑨ 液溢而下流于阴：津液溢泄而向下自阴窍流出。液，津液，此指其中较黏稠的部分，亦即上文所言的“膏”。溢，充满而溢出。阴，指前阴之窍。

⑩ 减而下：消损减少。减、下，都有减损之意。

⑪ 三焦不泻：三焦气化失司，不能通行输泻水液。

⑫ 津液不化：指津液不能布散于全身。

⑬ 水谷并行肠胃之中，别于回肠，留于下焦：谓水谷饮食物不能化生精微和津液，清浊同时沿胃肠下行，出于回肠而入下焦之大肠。水谷，在这里指清浊当分未分的胃肠内容物。别，离开，出。

⑭ 津液五别之逆顺：指津液代谢障碍，津液流通之道闭塞不通而发生水胀等病。五别，指津液分别出的溺、汗、泣、唾、髓五液。逆顺，偏义副词，意在于逆，即反常。

一是脏腑因素。脏腑不同功能活动是其最为重要者，如“心为之主”，“肺为之相”，“肝为之将”“脾为之卫”，“肾为之主外”，四海与三焦为气机气化的重要场所。

二是情志因素。此节先后2次谈到津液代谢与情志的关系，其他篇章也有类似论述。如《灵枢·口问》等，均涉及情绪因素可影响水液代谢，这是研究该知识时必须要关注的。

三是环境因素。“天暑……故汗出”，“天寒……则为溺与气”，提示人体对外界环境变化适应性的一种调节反应，也说明自然界的气候变化对人体津液代谢的影响，后世据此提出“夏不用麻黄”，南方气温较高而有“细辛不过钱”之说，就是基于这一观点提出的。

影响津液代谢的三因素，完全基于整体观念认知方法，无论是何种因素，当影响到内环境的平衡或内外和调受到干扰，就会使津液代谢紊乱而出现相应病变。

五阅五使[①]第三十七

黄帝问于岐伯曰：余闻刺有五官五阅[②]，以观五气[③]。五气者，五脏之使[④]也，五时之副[⑤]也。愿闻其五使当安出？

岐伯曰：五官者，五脏之阅也。

黄帝曰：愿闻其所出，令可为常[⑥]。

岐伯曰：脉出于气口，色见于明堂[⑦]，五色更出，以应五时，各如

---

① 五阅五使：五，指五脏。阅，谓观察。使，是“指令”“指使”的意思。五阅，指五脏藏于中，五官见于外，历历可察；五使，言五官气色为五脏所使。本篇主要讨论五官五色与五脏生理病理之间的联系，故名“五阅五使”。

② 五官五阅：谓五官是察阅五脏情况的依据。五官，意思是五脏的官窍，即在肝为目，在心为舌，在脾为口，在肺为鼻，在肾为耳。

③ 五气：指五脏外现于面部的色泽。五脏藏于内，而其精气荣于面，故此称为五气。

④ 使：受命出使于外的使者。在这里用以比喻五气是五脏精气在面部五官显露的征象。

⑤ 五时之副：五气与自然界的五时相互称应。副，符合，在这里是相称或相应的意思。

⑥ 常：常规，常法。在这里指医生们所奉行的常规方法。

⑦ 明堂：古代帝王宣明政教的地方。在这里用以比喻鼻在面部居中而且高大。

其常，经气入脏，必当治里①。

【点评】其一，论五脏色脉以应五时。人体五脏六腑，四肢百骸，五官九窍，皮肉筋脉等，都是有机联系、密切相关共同组成一个完整的有机体。这个有机体又生存在大自然这个环境之中，所以自然界的寒暑更替、日月星辰、风雨雷电均对人体有一定影响。这就是中医理论整体观念的精神实质，此从人与自然的整体观念出发，说明五脏、五色、五官、五脉、五时之间的相应联系。其中以五脏为中心，五色五脉随其五脏，以应天之五时，维持着和谐统一的关系。这种相应关系，与古代哲学阴阳五行学说有很大关系，是人类在长期生活实践和医疗实践中总结出来的带有规律性的经验，有其符合实际的一面，但未免带有机械唯物论的成分，不可绝对化。

其二，论明堂决五脏。反映出明堂决五脏的问题。明堂者，鼻也，居中属土。脾土乃后天之本，五脏六腑皆赖以养，在人体生命活动中至关重要。所以，脏腑的盛衰就会显现于明堂，医生根据明堂颜色的改变就可以探测疾病。张仲景《金匮要略·脏腑经络先后病脉证第一》中曰："鼻头色青，腹中痛，苦冷者死；鼻头色微黑者，有水气；色黄者，胸上有寒；色白者，亡血也；设微赤非时者，死……又色青为痛，色黑为劳，色赤为风，色黄者便难，色鲜明者有留饮。"这是对明堂决五脏的实际应用。因为青属肝木，主痛，鼻居中央属脾，脾主腹。鼻头色青，为木郁克土，肝脾气滞故见腹痛。黑色属肾，肾主水，今黑色见于脾位，乃水反侮土，故病水气，出现寒水泛滥的情况。把明堂颜色与五行生克、脏腑主色、脏腑功能、五运六气、四时六淫等内容结合起来诊察疾病，是一个很复杂的操作程序，历代医家对此多有精研，各有建树，逐渐形成了很有特色的望诊系统，在临床上发挥着重要作用。

---

① 经气入脏，必当治里：谓邪气循着经络内传入脏而致脏病，虽然病色显现于面部五官，但治疗时却一定要针对内在的脏器。经气，在这里指邪气，邪气内传必循经络而入，故称。

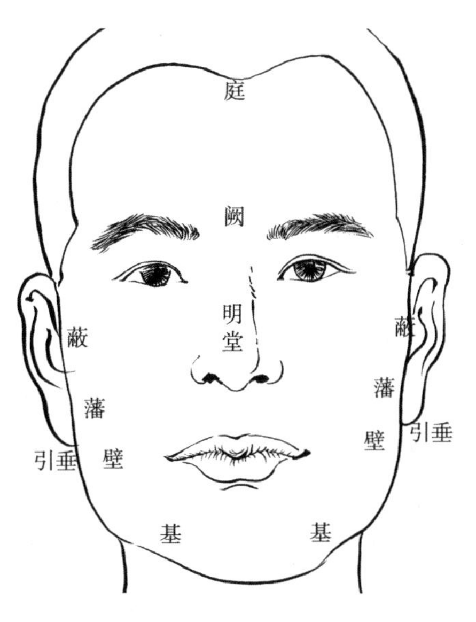

面部色诊图

五色明堂图是《内经》运用了古代建筑学的设计理念并移植于面部色部的命名，其中所用的术语，是一个完整建筑群的建构名称，可见，《内经》所载生命科学知识受当时多学科知识的影响。

帝曰：善。五色独决于明堂乎？

岐伯曰：五官已辨①，阙庭必张，乃立明堂②。明堂广大，蕃蔽见外③，方壁高基④，引垂居外⑤，五色乃治，平博广大⑥，寿中百岁。

见此者，刺之必已，如是之人者，血气有余，肌肉坚致，故可苦

---

① 五官已辨：谓人之面部五官必当端正清晰。已，一定，必当。辨，判别，察辨，在这里有清晰，明晰的意思。指人的面部五官清楚明晰，亦即五官端正，眉目清楚。下文“五官不辨”句与此句照应。

② 阙庭必张，乃立明堂：意思是一定要先将阙和庭的位置确定，而后才设立明堂。用来比喻面部五官的形状和相对位置。阙，原指宫门外两边的楼台，中间有道路。在这里用来比喻眉毛及两眉之间。庭，喻指前额，也称颜。

③ 蕃蔽见外：谓两侧的颊和耳门分别像篱笆和屏障一样围护于外周。蕃，通“藩”，篱笆，在这里用来比喻两颊。蔽，屏障，此喻指耳门。

④ 方壁高基：谓面部肌肉像墙壁一样丰厚，骨骼像墙基一样隆立。

⑤ 引垂居外：谓两侧下颌方正而外向。

⑥ 平博广大：面部平正，五官挺秀。

已针[①]。

【点评】其一，论察形气以定寿夭。预测人体的安危寿夭，五官脉色固然要辨，而颜面的形气亦当详察。这是因为，不单五官色脉与五脏相应，颜面形气亦与五脏相同。提示形体素弱，根基不牢，平时就血气衰少，筋骨不坚。如果再遇到灾病，就更危险。这种根据形体气色预测疾病，预测寿夭，预测吉凶的观点，源于古代《易经》等古代文献，内容宏博，理论深奥，义理环周，难以尽述。易学是古代科学的分支，其思想在《内经》中多有体现，构成中医学术宝库中不可缺少的部分，于临床有一定价值。

其二，论体质与治疗和寿夭的关系。同样的疾病，在不同体质的病人身上，会有不同的治疗方法，今人谓之"同病异治"。此节就体质命题有两点启示：一是体质与治疗的关系。经文通过望诊确定体质的强弱，如"五官已辨，阙庭必张……五色乃治，平博广大"，认为这种体魄健壮、血气有余之躯，偶尔患病，"刺之必已"。因为"如是之人者，血气有余，肌肉坚致，故可苦已针"，即对于体质强健的人，单纯用针刺的方法就能治愈疾病。对于体质素弱之人，如"小其明堂，蕃蔽不见……虽平常殆，况加疾哉!"如此之人，形体瘦弱，根基不固，平常无病时亦少气乏力，弱不禁风，更何况在得病之后，邪势侵凌，饮食少进，长期服药亦难奏效。二是体质与寿夭的关系。人的寿命和遗传、体质、患病及意外等因素有关。如"明堂广大，蕃蔽见外，方壁高基，引垂居外，五色乃治"者"寿中百岁"，而"小其明堂，蕃蔽不见，又埤其墙，墙下无基，垂角去外"之人"虽平常殆"，缘其平素气血衰少，筋骨不坚，根基不固，若再遇患病，稍有失宜或治疗不当，就危及性命。

黄帝曰：愿闻五官。

岐伯曰：鼻者，肺之官也；目者，肝之官也；口唇者，脾之官也；舌者，心之官也；耳者，肾之官也。

---

① 可苦已针：可以用针刺疗法来治疗。

【点评】论五脏主五官。五脏主五官理论是基于五官功能活动直接受五脏(生理、病理)影响的认知，如“五脏常内阅于上七窍也，故肺气通于鼻，肺和则鼻能知臭香矣；心气通于舌，心和则舌能知五味矣；肝气通于目，肝和则目能辨五色矣；脾气通于口，脾和则口能知五谷矣；肾气通于耳，肾和则耳能闻五音矣。五脏不和则七窍不通”(《灵枢·脉度》)。此处充分体现了《内经》理论源于实践(生活体验，如五官的感知功能；临床实践，如五脏失调出现五官症状)的认识方法。

黄帝曰：以官何候？

岐伯曰：以候五脏。故肺病者，喘息鼻胀①；肝病者，眦青；脾病者，唇黄；心病者，舌卷短，颧赤；肾病者，颧与颜黑。

【点评】论五脏病之外候。根据五脏与五官五色的关系，从测外以候内的观点出发，提出了五脏病的外在表现，即“故肺病者，喘息鼻胀……肾病者，颧与颜黑”，临床就是根据这些表现来推断疾病属于何脏，用现代语言表述，肺病可见呼吸困难、鼻翼扇动，类似于现在的喘息性支气管炎、肺炎、支气管哮喘等；肝病者眼圈发青，类似于现在的慢性肝炎、肝硬化之类；脾病者唇黄面黄，类似于现在的缺铁性贫血、营养不良等；心病者舌体短缩，伸不抵齿，语言謇涩，双颧发红，类似于现在的脑梗死、脑溢血、脑栓塞等；肾病者颧部及颜面发黑，类似于肾病综合征后期，或垂体功能减退症和皮质功能减退症等，察其外候以揣其内部病变，这是中西医都使用的方法。然不可拘泥于此，当遵张介宾之认知格言，“此虽以五脏之色见于五脏之官为言，然各部有互见者，又当因其理而变通之。”

黄帝曰：五脉安出，五色安见，其常色殆者②如何？

---

① 喘息鼻胀：指肺病引起的病人气喘并伴有鼻翼翕动的表现。

② 其常色殆者：这类人虽然面色如常，但一旦罹患疾病，情况比较危重。

岐伯曰：五官不辨，阙庭不张①，小其明堂②，蕃蔽不见③，又埤其墙④，墙下无基⑤，垂角去外，如是者，虽平常殆⑥，况加疾哉。

黄帝曰：五色之见于明堂，以观五脏之气，左右高下⑦，各有形乎？

岐伯曰：腑脏之在中也，各以次舍，左右上下，各如其度也⑧。

【点评】论面色与五脏定位。此节将面部区域划分和内脏的左右高下加以联系，下图是《内经》认知的面部生命全息映象图示。

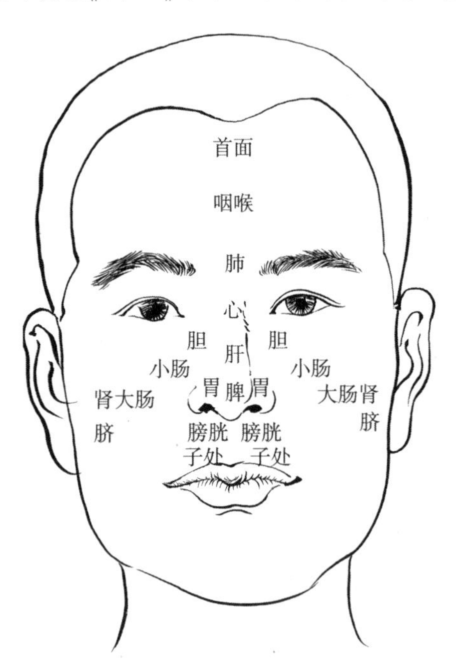

---

① 阙庭不张：两眉之间和前额部拘狭而不够宽朗。

② 小其明堂：鼻子低矮而小。

③ 蕃蔽不见：两侧的颊和耳门瘦削而不够饱满，以致从正面看不到。

④ 埤其墙：面部的肌肉瘦削凹陷。埤，通“卑”，低下之意。

⑤ 墙下无基：面部骨骼低平，不能鼓隆于肌肉之下。

⑥ 虽平常殆：即使是平常无病之时也常常虚弱困苦。平，指平常无病之时。殆，虚弱困苦。

⑦ 左右高下：指五脏六腑在体腔中各有相应的位置。

⑧ 腑脏之在中也，各以次舍，左右上下，各如其度也：明·张介宾：“脏腑居于腹中，各有上下左右之次舍，而面部所应之色，亦如其度。如后篇所谓庭者首面，阙者咽喉之类皆是也。”

逆顺肥瘦[1]第三十八

黄帝问于岐伯曰：余闻针道于夫子，众多毕悉矣，夫子之道应若失[2]，而据未有坚然者也[3]，夫子之问学熟[4]乎，将[5]审察于物而心生之乎？

岐伯曰：圣人之为道者，上合于天，下合于地，中合于人事，必有明法[6]，以起度数，法式检押[7]，乃后可传焉。故匠人不能释尺寸而意短长[8]，废绳墨[9]而起平木也，工人不能置规[10]而为圆，去矩[11]而为方。知用此者，固自然之物[12]，易用之教[13]，逆顺之常也。

【点评】论针刺必须“明法”。此节以“匠人”为喻，强调针刺治病必须遵循规范要求之意义。为了提高针刺疗效，就必须首先熟悉针刺疗法理论，并能融会贯通，达到熟能生巧的地步，若能正确运用针刺治疗法则，遵循针刺疗法具体操作的法度去治疗疾病，就一定会达到如鼓之应桴，手到病除之极佳效果，即使是疑难顽疾，也同样是会治愈的。如果违背这些法则法度，其结果必然适得其反，

---

① 逆顺肥瘦：逆顺，是指经脉走向与气血上下往来之逆顺，也指依针刺法则施针为顺，反之则为逆。肥瘦，是指人体的胖瘦，也泛指体质状况而言。本篇重在讨论依据不同体质，采用不同针刺法则，指出形体肥瘦、皮肤黑白及壮士婴儿的气血特征，是运用相应的不同针刺方法的基础，故名“逆顺肥瘦”。

② 应若失：临证取验，病患如失。应，应验。

③ 据未有坚然者：据以治疗病患，没有顽固不愈的。坚，坚固。此指顽固难愈的病患。

④ 问学熟：勤于问道学习。问，向他人讨教。熟，熟习，孜孜勤勉。

⑤ 将：还是，或者是。选择之词。

⑥ 明法：洞达通晓其中的规律。

⑦ 以起度数，法式检押：用以创制相应的规矩和法度。起，建立，在这里有创制的意思。检押，也作“检柙”，法度，规矩。

⑧ 释尺寸而意短长：弃置量尺而主观臆测长短。释，弃置不用，废置。意，即主观猜测，臆断。

⑨ 绳墨：木工用以画线取直的工具，犹今之墨斗。

⑩ 规：圆规，用以画圆。

⑪ 矩：方尺，用以取方。

⑫ 自然之物：指自然的事物之理。物，事，在这里指事物之常理。

⑬ 易用之教：指平易实用的法则。易用，谓平易而切于实用。

难以取得良好的治疗效果，即所谓“知用此者，固自然之物，易用之教，逆顺之常也”之意。

黄帝曰：愿闻自然奈何？

岐伯曰：临深决水[①]，不用功力，而水可竭也。循掘决冲[②]，而经可通也。此言气之滑涩，血之清浊，行之逆顺也。

【点评】论针刺应因势利导。因势利导，顺势治疗是中医治疗疾病的特色，原文以“气之滑涩，血之清浊，行之逆顺也”为例，应用“临深决水，不用功力，而水可竭也。循掘决冲，而经可通也”之喻，论证了针刺治病应循着经络穴道的顺逆施治，方能收到事半功倍之治疗效果。如张介宾所说：“水有通塞，气有滑涩，血有清浊，行有顺逆，决水通经，皆因其势而利导之耳。宜通宜塞，必顺其宜，是得自然之道也。”“血清气滑者，犹临深决水，泄之最易，宜从缓治可也；若疾泻之，必致真气竭矣。血浊气涩者，犹循掘决冲，必借人力，但疾泻之，其经可通也。”

黄帝曰：愿闻人之白黑肥瘦小长，各有数乎？

岐伯曰：年质壮大，血气充盈，肤革坚固，因加以邪，刺此者，深而留之，此肥人也。广肩腋项，肉薄厚皮而黑色，唇临临然[③]，其血黑以浊，其气涩以迟，其为人也，贪于取与[④]，刺此者，深而留之，多益其数也。

黄帝曰：刺瘦人奈何？

岐伯曰：瘦人者，皮薄色少，肉廉廉然[⑤]，薄唇轻言，其血清气滑，易脱于气，易损于血，刺此者，浅而疾之。

黄帝曰：刺常人奈何？

---

① 临深决水：自高处疏导而使水向下流。临，居高而视下。决，疏导水流。

② 循掘决冲：顺着洞穴来疏导并破除其中的淤塞。掘，通“窟”，窟穴，此指导水的洞穴。冲，破除淤塞之物。

③ 临临然：肥厚而大的样子。

④ 贪于取与：贪求于获取。取与，义偏在“取”。

⑤ 廉廉然：瘦损如刀削的样子。

岐伯曰：视其白黑，各为调之，其端正敦厚[①]者，其血气和调，刺此者，无失常数[②]也。

黄帝曰：刺壮士真骨[③]者奈何？

岐伯曰：刺壮士真骨，坚肉缓节监监然[④]，此人重[⑤]则气涩血浊，刺此者，深而留之，多益其数；劲[⑥]则气滑血清，刺此者，浅而疾之。

黄帝曰：刺婴儿奈何？

岐伯曰：婴儿者，其肉脆[⑦]血少气弱，刺此者，以豪[⑧]针，浅刺而疾发针，日再可也。

【点评】论因人而刺。人的体质各不相同，“白黑肥瘦小长”各有差别，气行的滑涩，血液之清浊，肌肉的厚薄等均有不同，因而在针法的运用上应各有方寸，因人而异。如对于年青体壮，气血旺盛之受邪患者，因肌肉厚而气迟血滞，针刺时宜深刺并要留针；对于形消肌瘦之人，针刺时宜快而浅刺不留针；对于常态体质的人，针刺时掌握好尺度，“无失常数”即可；针刺体质强壮，骨骼坚劲壮实，“人重则气涩血浊”的病人，应深刺而久留针，并应适当增加针刺的次数；若为“劲则气滑血清”体质的病人，不但要浅刺而且要快出其针；刺治婴幼儿，因“其肉脆，血少气弱”，宜选用毫针浅刺，操作手法要快且不留针，必要时一天可针刺两次等。因人而刺的理论，既丰富了中医学内容，也是临床辨证施针的重要依据。

黄帝曰：临深决水奈何？

岐伯曰：血清气浊，疾泻之，则气竭焉。

黄帝曰：循掘决冲奈何？

岐伯曰：血浊气涩，疾泻之，则经可通也。

---

① 端正敦厚：体格端正，肌肉丰厚。

② 常数：指针刺深浅常数而言。

③ 壮士真骨：形体强壮、骨骼坚实的人。真骨，骨骼粗壮而有力。

④ 监监然：强壮有力的样子。

⑤ 重：性格沉稳少动。

⑥ 劲：性格好胜多动。

⑦ 肉脆：谓内肉柔弱。脆，弱也。

⑧ 豪：通“毫”，长而细锐，此指毫针。

黄帝曰：脉行之逆顺奈何？

岐伯曰：手之三阴，从脏走手；手之三阳，从手走头。足之三阳，从头走足；足之三阴，从足走腹。

【点评】论十二经走行规律。手、足三阴三阳经，即十二经脉，是人体气血运行的主要通道，其与人的五脏六腑相联属，外络于肢节、筋骨、皮肉，是经络学说系统理论的主体，是中医理论的重要组成部分。明确十二经的走向循行规律，对于学习掌握中医理论有着极其重要的意义。此节总结了十二经脉的走向循行规律，标志着此时经络学说已经发展到相当成熟的境地。

示意如图：

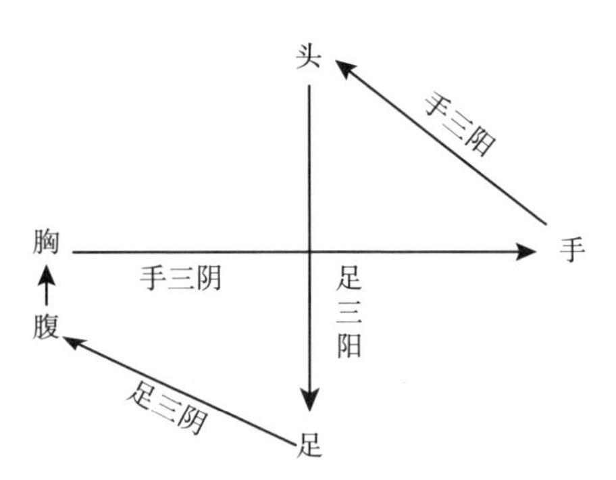

黄帝曰：少阴之脉独下行何也？

岐伯曰：不然。夫冲脉者，五脏六腑之海也，五脏六腑皆禀焉[①]。其上者，出于颃颡，渗诸阳，灌诸精；其下者，注少阴之大络，出于气街，循阴股内廉，入腘中，伏行骭骨内，下至内踝之后属[②]而别；其下者，并于少阴之经，渗三阴；其前者，伏行出跗属，下循跗入大指[③]间，渗诸络而温肌肉。故别络结则跗上不动，不动则厥，厥则寒矣。

【点评】论冲脉循行路径及其意义。冲脉为奇经八脉之一，其循行路径的文献记载互有出入，就《内经》而言，当与《灵枢·五音五味》内容相互参照。结合此节经文而论其生理意义，一是具有调节十

---

① 五脏六腑皆禀焉：五脏和六腑都从冲脉中禀受气血。焉，兼词，相当于“于之”。

② 内踝之后属：指踝关节内侧偏后的位置。属，关节，两骨相连的部位。

③ 大指：指足大趾。指，同“趾”。

二经气血，因其上至于头，下至于足，贯串全身，为总领诸经气血的要冲，当经络脏腑气血有余时，冲脉能加以涵蓄和贮存；经络脏腑气血不足时，冲脉能给予灌注和补充，以维持人体各组织器官正常生理活动的需要，故有“十二经脉之海”“五脏六腑之海”和“血海”(《灵枢·海论》)之称；二是主生殖功能，因其起于胞宫，又称“血室”“血海”。冲脉有调节月经的作用，其与生殖功能关系密切，如女子“太冲脉盛，月事以时下，故有子”“太冲脉衰少，天癸竭地道不通”即言其对女性生殖生理的影响作用，男子或先天冲脉未充，或后天冲脉受伤，均可导致生殖功能衰退(《灵枢·五音五味》)；三是调节气机升降，其在循行路径中并于足少阴，隶属于阳明，又通于厥阴、太阳二经，故而兼有调节某些脏腑(主要是肝、肾和胃)气机升降的功能。

就其病理意义而言，则有“血气盛而充肤热肉；血独盛则澹渗(《甲乙经》作渗灌)皮肤，生毫毛。今归人之生，有余于气，不足于血，以其数脱血也。冲任之脉，不荣口唇，故须不生焉”(《灵枢·五音五味》)，认为伤及冲脉，男性的第二性征出现异常，提示生殖功能受到伤害。《素问·骨空论》认为“冲脉为病，逆气里急”，表现为气机逆乱以及肠道疾患。其临床病候与月经不调，崩漏，不孕不育有关，还会有胸腹气逆而拘急、燥热、瘕疝、喘动应手、痿病等病理改变。

有关冲脉的循行路线，其记载多有出入，历代多有发挥，其论点仍难归一，大体有以下三种不同认识：一是“并”作合并解释，如王冰认为“冲脉循腹侠脐旁，各同身寸之五分而上”，此距离与少阴经距离等同；二是作“并”足阳明经而上为解，如《难经·二十八难》之“冲脉者，起于气冲，并足阳明之经，夹脐上行，至胸中而散”即持此说，《针灸甲乙经》《太素》多从此说；三是“并”行于少阴、阳明两经之间，如李时珍之《奇经八脉考·冲脉》认为冲脉“其浮而外者，起于气冲，并足阳明、少阴二经之间，循腹上行至横骨，挟脐左右各五分”。综合各家见解，结合临证实践分析，冲脉“并少阴之经，夹脐而上”的“并”字应作“并行”之解为宜。何况冲脉、阳明、少阴三者夹脐而行于腹，只是与脐的距离及深浅上下层次不同而已，故“并行”之解，更为清楚明白。

黄帝曰：何以明之？

岐伯曰：以言导之，切而验之，其非必动[1]，然后乃可明逆顺之行也。

黄帝曰：窘乎哉！圣人之为道也。明于日月，微于毫厘，其非夫子，孰能道之也。

【点评】本篇论述了医家必须熟悉针刺理论，遵循针刺法度，依据体质差异而施针，掌握气血顺逆和疾病情势的因势利导施治，以及十二经脉循行、走向、交接规律和冲脉的相关内容，既是临床针刺治病的重要理论，也是临证必须遵循的法则，故谓之圣人之道。

血络论[2]第三十九

黄帝曰：愿闻其奇邪[3]而不在经者。

岐伯曰：血络[4]是也。

【点评】论针刺血络的依据。经文认为，之所以要用刺血络的方法治病，是奇邪在络而不在经的缘故。《内经》所论之“奇邪”，一指滞留于大络的邪气，如“今邪客于皮毛，入舍于孙络，留而不去，闭塞不通，不得入于经，流溢于大络，而生奇病也”（《素问·缪刺论》），认为“奇病”就是因经脉闭塞不通，外邪壅滞，不能深入经脉，而发生较为奇特的病变，能引发“奇病”之邪即为奇邪；二指具有特殊致病特征之邪，如“凡此十二邪者，皆奇邪之走空窍者也”（《灵枢·口问》）；三即此节所论唯在络而不入经，舍无定处，有别于一般外感之邪。缘于“奇邪”为滞留血络的外邪，可按“邪气盛则实”病机思路将其所致之证判定为“实证”，故用刺血络之法而祛除之。通过刺络泻血，使郁结之气血得到疏通，祛除邪气，调理气

---

① 其非必动：谓如果不是冲脉别络的气血凝结，那么足背之上必有脉气搏动。其，若，如果，表示假设。

② 血络论：血络，即布散于全身体表的络脉，其分布深浅不一。本篇特指人体浅表可见的络脉，主要论述观察血络的方法，针刺血络所出现的各种不良反应的原因和防治原则等内容。由于文中以刺络泻血为中心进行论述，故名“血络论”。

③ 奇邪：受于外界，流于络脉而不入经脉的邪气。

④ 血络：指外见于皮肤的孙络、浮络。

血，平衡阴阳以达到治愈疾病的目的，这实际上也就是刺血络泻血疗法治疗疾病的机理。

黄帝曰：刺血络而仆者，何也？血出而射者，何也？血少黑而浊者，何也？血出清而半为汁者，何也？发针而肿者，何也？血出若多若少[①]而面色苍苍[②]者，何也？发针而面色不变而烦悗者，何也？多出血而不动摇[③]者，何也？愿闻其故。

【点评】论针刺血络后的反应。经文列举刺血络后病人会有8种表现，其中7种属于不良反应，可以归纳为：①刺血络使患者突然昏倒；②出血，而出血又有不同类型，如出血量多向外喷射（实乃刺伤动脉而致），血少黑而浊，血清稀薄且有部分似澄澈的液汁等；③针刺后伴随的其他不良变化，如“发针而肿”即针后皮下血肿；④晕针，如出针后“血出若多若少而面色苍苍”，如“发针而面色不变而烦悗者”，甚者晕倒（“仆”）者是。而针刺血络后病人“不动摇”，即病人毫无不良反应者，是为正常反应。

岐伯曰：脉气盛而血虚者[④]，刺之则脱气，脱气则仆。
血气俱盛而阴气多者[⑤]，其血滑[⑥]，刺之则射；
阳气畜积[⑦]，久留而不泻[⑧]者，其血黑以浊，故不能射。
新饮而液渗于络，而未合和于血[⑨]也，故血出而汁别焉；

---

① 若多若少：意为或多或少。若，或者，选择之词。

② 面色苍苍：谓面色苍白。苍苍，灰白色。

③ 不动摇：不能动摇其体内的正气，即不能使正气虚损。

④ 脉气盛而血虚者：指经脉中气盛血虚的人，放血易使其产生气脱而导致昏倒。

⑤ 血气俱盛而阴气多者：血和气均属盈盛但其中阴血相对更为盈盛。阴气，指阴血，亦即血。

⑥ 滑：流利，血液流动滑疾流利。

⑦ 畜积：即蓄积。畜，通“蓄”。

⑧ 久留而不泻：谓阳气蓄积日久而不能疏泄宣通。

⑨ 新饮而液渗于络，而未合和于血：明·张介宾“新饮入胃，未及变化而深入于络故血汁相半也。”

其不新饮者，身中有水，久则为肿①。

阴气积于阳，其气因于络②，故刺之血未出而气先行，故肿③。

阴阳之气④，其新相得而未和合⑤，因而泻之，则阴阳俱脱⑥，表里相离，故脱色而苍苍然。

刺之血出多，色不变而烦悗者，刺络而虚经⑦。

虚经之属于阴者⑧阴脱⑨，故烦悗。

阴阳相得⑩而合为痹者，此为内溢于经，外注于络，如是者，阴阳俱有余⑪，虽多出血而弗能虚也。

【点评】归纳经文之意，针刺血络发生反应的机理有四：

1. 针刺血络的反应与病人体质有关。病人的体质有阴阳气血之盛衰，形体强弱以及精神状态等方面的差异。人的体质不同，对针刺血络的反应强弱、大小就会有差别，如“刺血络而仆者”即因针刺血络而发生突然昏倒，是由于“脉气盛而血虚者，刺之则脱气，脱气则仆”。此即临床所见晕针反应，多发生在体质虚弱，或饥饿、疲劳、精神紧张等。再如“血出而射者”，是因患者气血俱盛，血行急而流利，故而刺血络泻血则见血喷射于外，实乃刺伤小动脉之故。

---

① 其不新饮者，身中有水，久则为肿：那些不是刚刚喝过水的人也出现“血出清而半为汁”的现象，是由于体中本来就有水液停积的原因，而像这样的人日久不治便会发生水肿之病。

② 阴气积于阳，其气因于络：谓脏腑经脉中的阴气外出而蓄积于属于阳分的皮肤肌腠，敷布于皮肤肌腠的气便流溢到络脉之中。阴气，指脏腑经脉之气。阳，阳分，指皮肤肌腠。

③ 故刺之血未出而气先行，故肿：施行针法后，血还没有外出而气已先行逸散，血液便聚而成肿。

④ 阴阳之气：脉内的阴气和脉外的阳气。

⑤ 其新相得而未和合：经脉内的阴气和经脉外的阳气适才逢遇，还没有来得及融合协调。新，刚刚，适才，表示时间。得，逢，遇见的意思。

⑥ 因而泻之，则阴阳俱脱：谓在表在脉外的阳气与在里在脉内的阴气都会离散而且相互脱失。“阴阳”说经脉内外的二气，“表里”谓其所循行的部位，“阴阳”与“表里”有互文之意。

⑦ 刺络而虚经：针刺血络且出血过多，从而导致经脉中的气血虚损。

⑧ 虚经之属于阴者：气血受到损伤的经脉若属于与脏相连的阴经。

⑨ 阴脱：五脏中所藏的精气脱失。阴，指属阴的五脏。

⑩ 阴阳相得：在表在阳分的邪气与在里在阴分的邪气两相逢遇。阴，指阴分之邪气，在里。阳，指阳分之邪，在表。

⑪ 阴阳俱有余：指在阴阳、经络、表里之间，都属邪盛有余。

2. 针刺血络的反应与饮食活动有关。认为针刺血络“血出清而半为汁者”，是“新饮而液渗于络，而未合于血”所致。人体摄入的营养物质，经中焦气化后，将其精微部分转注于脉，方能化赤而为血液。未能入脉化赤的水谷津液渗于络而未与血结合，若针刺血络泻血，就会见到出血最清，内有半为清汁状。

3. 针刺血络的反应与疾病性质有关。如“阳气畜积，久留而不泻者，其血黑而浊，故不能射”，如果患者久有阳气蓄积，阻遏气机不畅，势必血行不利，有的可能阳气郁久化火，火热灼伤血脉，形成瘀血，所以针刺血络就可出现血少而黑，黏稠不畅反应；又如“其不新饮者，身中有水，久则为肿”者，或为新饮之水所致，或为体内久有水饮停留，日久可能会形成水肿。

4. 针刺血络的反应与操作手法有关。经文虽未明言操作方法，但其相关内容已有蕴涵。就一般而言对操作手法的要求是较严格的，放血的多少，针刺的效果，必然与操作者手法的轻重，着力的大小，针刺的浅深，用针的方向，距离动脉血管的远近等关系极为密切，若医家用针稍有疏忽与不慎，就可能发生意外的不良反应，这就要求医家必须精研医理，熟练掌握刺络手法，方可避免或减少刺血络引起的不良反应。

经文强调针刺血络出现不良反应的目的在于要求医生务要掌握预防发生不良反应的要点，依据上述针刺血络后发生的反应分析，施行刺络放血时，必须视其患者的具体情况而定，细察血络的部位、形态等，要严格掌握刺络标准和相关的操作规范。

黄帝曰：相①之奈何？

岐伯曰：血脉者，盛坚横以赤②，上下无常处，小者如针，大者如箸，则而泻之万全也，故无失数③矣，失数而反，各如其度④。

---

① 相：观察、审察、诊测。

② 血脉者，盛坚横以赤：皮肤的血络粗大坚实充溢而且颜色发红。盛，盛大而满。

③ 无失数：医生在施行治法时不可违背相应的法则。无，通“毋”，不要。

④ 失数而反，各如其度：医生若违背了治疗的法则而采用了相反的治法，病人便会出现像昏仆、烦闷、肿起之类的不良反应，就像以上所说的那些情况。反，谓反用其法，未得治法的正途。

黄帝曰：针入而肉著[1]者，何也？

岐伯曰：热气[2]因[3]于针则针热，热则肉著于针，故坚焉。

【点评】其一，论滞针机理。认为滞针是由于“热气因于针则针热，热则肉著于针，故坚焉”之故。滞针的发生多因患者在针刺时过度紧张、医家操作不当、病人移动体位，或留针时间过久而使局部肌肉挛缩，以及肌纤维组织缠绕针体所致，其具体状况“如针至深处，而进不能，退不能，其皮上四周起皱纹，其针如生在内，此气实之极也”(《针灸大成》)，此处形象而又逼真地滞针现象描述，颇有启发。

其二，刺络法是治疗疾病的重要方法。刺络法也称刺血络法，或刺络放血法，就是利用针具刺破人体浅表某些部位的血络，放出一定量血液以达到治疗疾病的方法。《灵枢·经脉》指出：“故诸刺络脉者，必刺其结上，甚血者……”指明刺络脉时以刺络上之结为宜，说明只要患处瘀血明显，就是不见浅表络脉，也可用刺络法放出瘀血去治疗。马莳《素问注证发微·针解》认为：“言络脉之中，血积而久者，去其血脉以出恶血也。”指明运用刺络法的目的在于放出体内之恶血，活血祛瘀，散热消肿，以治疗瘀血及血热病证。

刺络法使用工具，历来有砭石、锋针、铍针、毫针等，后世则在锋针的基础上改进为三棱针，丰富了刺络方法，扩大其临床应用。现时多用三棱针，依据具体病情采用点刺、散刺、泻血等不同方法进行治病。

阴阳清浊[4]第四十

黄帝曰：余闻十二经脉，以应十二经水[5]者，其五色各异，清浊不

---

① 针入而肉著(zhuó 着)：谓针具刺入后肌肉紧滞而难于行针或难于出针。著，附着，此指肌肉紧滞。即今之滞针。

② 热气：指在表卫阳之气。实际指肌肉组织收缩之张力，对针体的钳制。

③ 因：依靠，指人体之热聚附于针身。

④ 阴阳清浊：本篇讨论了气血清浊(性质、状态)之气，在人体阴阳血脉中的不同输布及升降规律，以及失常时应采取的不同针刺治疗方法，故而名篇。

⑤ 十二经脉以应十二经水：谓人体的十二经脉与自然界的十二条河流相应。经水，指主要的河流。详见《灵枢·经水》。

同，人之血气若一，应之奈何？

【点评】论十二经脉气血清浊之殊。本篇原文明确强调人体十二经脉之气血，与自然界十二条经水相类似，其气血之清浊特性存在差异，是由个人的体质因素所决定，可以通过表现于外的五色予以判断。

岐伯曰：人之血气，苟能若一，则天下为一矣，恶[①]有乱者乎。

黄帝曰：余问一人，非问天下之众。

岐伯曰：夫一人者，亦有乱气[②]，天下之众，亦有乱人[③]，其合为一耳。

黄帝曰：愿闻人气之清浊。

岐伯曰：受谷者浊，受气者清[④]。清者注阴，浊者注阳[⑤]。浊而清者[⑥]，上出于咽；清而浊者，则下行。清浊相干[⑦]，命曰乱气。

黄帝曰：夫阴清而阳浊[⑧]，浊者有清，清者有浊，清浊别之奈何？

岐伯曰：气之大别，清者上注于肺，浊者下走于胃。胃之清气，上出于口；肺之浊气，下注于经，内积于海[⑨]。

【点评】论清浊之气分布运行规律。人体受纳的五谷有形之物经过胃肠消化所生成的精气为浊气，即人体精微物质中比较浓厚的部分；有肺吸入体内并营养全身之天阳之气为清气。这两种清浊之气还可再分清浊，即所谓“浊而清”“清而浊”之意，体现人体精微物质在维持机体活动过程中根据所需不断进行着清浊再划分。清轻之

---

① 恶(wū 乌)：疑问之词。

② 气：统本作“人”。

③ 人：《太素》卷十二营卫气行作“气”。

④ 受谷者浊，受气者清：人体禀受于水谷饮食的是重浊之气，禀受于自然界空气的是轻清之气。浊，稠浊而重。清，清稀而轻。气，指天地间的气，亦即空气。

⑤ 清者注阴，浊者注阳：禀受于自然界的轻清之气注输于肺脏，禀受于水谷的重浊之气进入到胃腑。阴，属阴的脏，在这里指肺脏。阳，属阳的腑，在这里指胃腑。

⑥ 浊而清者：指水谷浊气中轻清的部分。下文“清而浊者”与此类同，指自然界清气中重浊的部分。

⑦ 干：扰乱，扰动。

⑧ 阴清而阳浊：入于肺脏的为轻清之气而入于胃腑的为重浊之气。

⑨ 下注于经，内积于海：向下渗灌于周身的经脉，在内贮积于胸中的气海。海，髓海、气海、血海、水谷之海统称四海，在这里指胸中之气海。

气注于阴经，稠浊之气注入阳经。清浊之气运行规律是水谷浊气所化生的清阳之气，上升出于咽；天阳之气中的浊气则下降。若就脏腑而言，则清气上注于肺，浊气下走于胃；胃中之清气，复上出于口，而肺中之浊气，则向下输注经脉之中，并内积于胸中之气海，基本上体现了人体气血清升浊降，阳升阴降的总体规律。如果清浊之气的分布运行规律失常，就是所谓的乱气。

人体清浊之气的运行规律为“清阳出上窍，浊阴出下窍，清阳发腠理，浊阴走五脏，清阳实四肢，浊阴归六腑”(《素问·阴阳应象大论》)，张志聪则结合本篇经文认为，“六腑为阳，五脏为阴，六腑受谷者浊，五脏受气者清，故清者注阴，浊者注阳。浊而清者，谓水谷所生之清气，上出于咽喉，以行呼吸；清而浊者，肺之浊气，下注于经，内注于海，此人气之清浊相干，命曰乱气。”

黄帝曰：诸阳皆浊，何阳浊甚乎？

岐伯曰：手太阳独受阳之浊[①]，手太阴独受阴之清[②]，其清者上走空窍，其浊者下行诸经。诸阴皆清，足太阴独受其浊[③]。

【点评】论独受清浊之经脉。原文在指出诸阳经受浊气，诸阴经受清气的基础上，强调“手太阳独受阳之浊，手太阴独受阴之清”之观点，影响着后世医学理论发展。胃主受纳腐熟水谷，下传于下肠，小肠为受盛之腑，主化物而分别清浊，以精华部分营养全身，其糟粕下传于大肠，因而手太阳小肠受浊气(稠厚的水谷精微)最多；“诸气者，皆属于肺”(《素问·五脏生成》)，肺为华盖居上焦，开窍于鼻，主诸气而司呼吸，吸入自然界的清轻之气，是人体化生宗气的重要原料，故手太阴肺受清气最多。张志聪对“诸阴皆清，足太阴独受其浊”原文进一步阐发，认为“诸阳皆浊，而手太阳独受其浊之甚；盖手太阳小肠，主受盛胃腑之糟粕，有形者皆浊，而糟粕为浊之甚也。诸阴经皆清，而手太阴为五脏之长，华盖于上，故手太阴独受阴之清……手太阴主周身之气，走于空窍，以司呼吸开阖

① 手太阳独受阳之浊：手太阳小肠之腑受盛胃腑所传的水谷食糜，因而浊气最重。

② 手太阴独受阴之清：手太阴肺之脏直接受纳自然界所吸入的轻清之气。

③ 足太阴独受其浊：足太阴脾之脏主运化而与胃脏相表里，所以独受浊气。

应天之道也。小肠主盛糟粕济泌别汁，化而为赤，下行于十二经脉，应地之道也。脾为仓廪之官，主输运胃腑水谷之精汁，故诸阴皆清，足太阴独受其浊也。”此处之“独受”，是强调指出各经在承接转运清浊之气方面的主要作用，不是“唯一”或“仅有”，清浊之气的转输代谢是各脏腑之间共同配合完成的，应以临证具体情况予以全面评判。

黄帝曰：治之奈何？

岐伯曰：清者其气滑，浊者其气涩，此气之常也[①]。故刺阴者，深而留之[②]；刺阳者，浅而疾之[③]；清浊相干者，以数调之也。

【点评】论清浊性质不同，针刺疗法各异。研究清浊理论的意义在于服务于临床实践，故篇末认为，气之清浊属性不同，如清者其气滑利流畅，浊者其气涩滞黏腻，属性以事物内在功能为基础，所以不同属性必然会有不同的生理功能及其相应的病理变化，因而对于清浊之气输布不匀等的阴阳经脉施行针刺治疗时，就应当采用不同的针刺手法。刺治滑利流畅之清气所在经脉时，宜浅而疾刺，便可疏通气机，对于清气者因应天运于外，进行针刺时必须浅刺，手法要快，少留或不留针；刺治涩滞黏腻浊气所在经脉时，宜深刺而久留针；对于清浊之气相互干扰逆乱时的针法，则应依据其清浊之气多少的具体情况而采取相应的针刺疗法。如此才能疏通气机，因而对于浊气者因应地于中，在行针刺时宜深刺并使针具在穴位上相对保持一段时间。

阴阳系日月[④]第四十一

黄帝曰：余闻天为阳，地为阴，日为阳，月为阴，其合之于人奈何？

---

① 清者其气滑，浊者其气涩，此气之常也：受轻清之气的阴经气机运行比较滑利，受重浊之气的阳经气机运行比较迟滞，乃是气机运行的正常情况。

② 故刺阴者，深而留之：针刺阴经必须深刺而且留针。

③ 刺阳者，浅而疾之：谓针刺阳经必须浅刺而且迅速出针。

④ 阴阳系日月：阴阳，指人体手足三阴三阳。系，联系，相应。日月，当指太阳与月亮。本篇以十天干代表太阳运行分别与左右两手十经相配，十二地支代表月球运行分别与左右两足十二经相配，并借日月运转的现象，来说明阴阳盛衰消长的情况，故名“阴阳系日月”。

岐伯曰：腰以上为天，腰以下为地，故天为阳，地为阴。故足之十二经脉，以应十二月①，月生于水，故在下者为阴②；手之十指，以应十日③，日主火，故在上者为阳④。

【点评】论人体经脉与日月干支的配属。人生活于自然环境之中，不仅受空间诸因素的影响，同时亦受时间变化的影响，随着时间的推移变迁，人体经脉气血亦有盛衰之不同。本文即根据人与自然界相关的理论，论述了人体经脉与日月的关系。由于日月的阴阳属性划分中，“日”属阳，“月”和人体下肢经脉均属阴，故“足之十二经以应十二月”；“日”和人体上肢经脉均属阳，故“手之十指，以应十日”。将手足阴阳经脉与日月的推移联系起来，说明人体阴阳和自然界阴阳的变化是密切相关的。

黄帝曰：合之于脉奈何？

岐伯曰：寅者，正月之生阳也⑤，主左足之少阳⑥；未者六月，主右足之少阳。卯者二月，主左足之太阳；午者五月，主右足之太阳。辰者三月，主左足之阳明；巳者四月，主右足之阳明。此两阳合于前，故曰阳明⑦。申者，七月之生阴也⑧，主右足之少阴；丑者十二月，主左足之

---

① 足之十二经脉，以应十二月：谓人体两侧的足经与一年中的十二个月相应。足之十二经脉，指人体两侧的足经，即足太阴、足少阴、足厥阴、足阳明、足太阳、足少阳六条足经，两侧共十二条，因此说十二经脉。按上文“腰以下为地”，则足经均属阴，而“月生于水”，亦属阴，所以能相应。

② 月生于水，故在下者为阴：月亮为自然界的阴水之精凝结而生，因而凡是位居于下的均属于阴。水，阴水，指自然界的阴水之精。

③ 手之十指，以应十日：人体两手十指与一旬中的十天相应。

④ 日主火，故在上者为阳：太阳为自然界的阳火之精抟聚而生，因而凡是位居于上的均属于阳。火，阳火，指自然界的阳火之精。

⑤ 寅者，正月之生阳也：正月建寅之时，阳气初生。寅，十二地支的第三位。古时将十二地支配属一年之中的十二个月，以冬至所在的月为子月，其次即为丑月、寅月、卯月……以此类推。夏历建寅，以寅月为正月，所以说寅者正月。生阳，谓阳气初生而未盛。

⑥ 主左足之少阳：在正月建寅之时，自然界阳气初生而未盛，应于人体，则当属左足的少阳经气盛而主司。主，主宰、主持。

⑦ 此两阳合于前，故曰阳明：三月四月位在配属少阳的正月六月和配属太阳的二月五月之中，为一年之中阳气隆盛的时间，所以称作“阳明”。

⑧ 申者，七月之生阴也：七月建申之时，阴气初生。生阴，谓阴气初生而未盛。

少阴。酉者八月，主右足之太阴；子者十一月，主左足之太阴。戌者九月，主右足之厥阴；亥者十月，主左足之厥阴。此两阴交尽，故曰厥阴①。

【点评】论十二足经配属十二月。从月属阴，腰以下也属阴的道理出发，将逐月的阴阳盛衰变化与人体足经三阴三阳的盛衰联系起来，推出足之十二脉以应十二月的道理，由于一岁之中上半年为阳，所以前六个月分主阳经，下半年为阴，所以后六个月分主阴经。上半年的正、二、三月阳气渐盛，为阳中之阳，而左为阳，右为阴，所以这三个月分主左足的阳经，四、五、六月阳气由盛而渐衰，为阳中之阴，所以这三个月分主右足的阳经。七、八、九月，阴气渐盛，为阴中之阴，故这三个月分主右足的阴经。十、十一、十二月，阴气渐退，阳气渐生，为阴中之阳，所以这三个月主左足之阴经。“然则一岁之阳，会于上半年之辰巳两月，是为两阳合于前，故曰阳明，阳明者，言阳之盛也……然则一岁之阴，会于下半年之戌亥两月，是谓两阴交尽，故曰厥阴。厥者，尽也，阴极于是也”(张介宾注)。

此节是北斗七星知识在《内经》理论建构中的具体应用。古人观察发现，北极星的相对位置基本不移动，而斗纲始终指向北极星并以北极星为圆点做圆周运动，一昼夜循行一周，一个太阳回归年循行一周。为了一昼夜的不同时辰、计量一年的不同时节阶段，于是就在天球宇宙建构观念和北斗七星的天文背景之下，就将十二地支(又称十二辰)、十天干沿天赤道从东向西将黄道(地球上的人看太阳于一年内在恒星之间所走的视路径，接近于太阳在恒星中的视周年路径)附近的周天进行等分，并与二十八宿星座有一定的对应关系。通过对斗纲指向时空区位的天象观察，就可对相关节令月份予以计量。十二辰是古代天文学的一个概念，是中国古代时空区位的一种划分法，是对时间空间区位的一种规定，因而有其特定的时间及方位内涵。十二辰就是把黄道附近的周天(指绕天球大圆一周，

---

① 此两阴交尽，故曰厥阴：九月十月位在配属少阴的七月十二月和配属太阴的八月十一月之中，为一年之中阴气凝重的时间，所以称作“厥阴”。厥，极尽之意。

也是指一定时间的循环，天文学上以天球大圆三百六十度为周天）十二等分，由东向西配以子、丑、寅、卯、辰、巳、午、未、申、酉、戌、亥十二支，就空间区位而言，大抵是沿天赤道从东向西将周天等分为十二个部分，用地平方位中的十二支名称表示，与二十八宿星座有一定的对应关系。由于十二支等分周天360度，每30度用其中的一个标记，北极星是北斗七星运行的中心点，而“子”是十二支的起始，于是就其将放在北天极所在位置处，其余则依次排序。“辰”的本意是指日、月的交会点，即所谓“日月之汇是谓辰”（《左传·昭公七年》）。“十二辰”则为夏历一年十二个月的月朔时太阳所在的位置，其沿用十二地支进行命名。

甲主左手之少阳[①]，己主右手之少阳。乙主左手之太阳，戊主右手之太阳。丙主左手之阳明，丁主右手之阳明。此两火并合，故为阳明[②]。庚主右手之少阴，癸主左手之少阴。辛主右手之太阴，壬主左手之太阴。

【点评】论手经与十月太阳历的配属关系。

经文从日属阳，腰以上也属阳的道理出发，将十月太阳历中逐月的阴阳盛衰变化与人体手经阴阳经脉的盛衰联系起来，推出手经应十干的道理。黄帝时代人们是用“河图”表达十月太阳历的。这一历法的资料在汉族文化的古文献之中有零星记载，也能在《内经》的生命科学知识体系中觅其踪迹。以“河图”为背景形成的十月太阳历知识有多次应用，如“三百六十日法”“七十二日”等，生命科学知识中的阴阳、五行理论，其发生也与此历法有着十分密切的关系。这一历法的显著特点为一年取360天（所余的5～6天用于过年节，不计入月数的划分）分成十个月，用十天干标记，冬至所在月份为全年阳气生发的起始之月，故为“甲月”，以此为序，直至此年之末的最后一个三十六日（即冬至前）为“癸月”；每月三旬三十六天，

---

① 甲主左手之少阳：甲月为左手的少阳经气盛而主司。此下己、乙、戊、丙、丁、庚、癸、辛、壬各句意略同。

② 此两火并合，故为阳明：丙丁月均属火，两火相并，为阳火隆盛，所以称作“阳明”。

每旬十二天(用十二地支标记)，一年分五行(季，因气候随着时序而移行变化，故谓之“行”)，依次为木行、火行、土行、金行、水行，每季两个月七十二天。上半年为阳年，下半年为阴年，分别从冬至(阳旦)、夏至(阴旦)为起点。

此节是《内经》中应用十月太阳历法的典型案例，十天干最早是古人用以标记一年十个时间阶段的，也就是十月太阳历法标记一年十个月序号的，还可通过东汉许慎《说文解字》中有关十干的表述明白其理，千万不可再按天干纪日的思路理解原文。

故足之阳者，阴中之少阳也[①]；足之阴者，阴中之太阴也[②]。手之阳者，阳中之太阳也；手之阴者，阳中之少阴也。腰以上者为阳，腰以下者为阴。其于五脏也，心为阳中之太阳[③]，肺为阴中之少阴[④]，肝为阴中之少阳，脾为阴中之至阴，肾为阴中之太阴。

【点评】论阴阳的可分性。就经脉分布部位而言，“腰以上者为阳，腰以下者为阴”，故手经为阳，足经为阴。手经再分阴阳，则其中之阳者为阳中之太阳，阴者为阳中之少阴；足经再分阴阳，则其中之阴者为阴中之太阴，阳者为阴中之少阳；从五脏而论，则膈上之心肺为阳，膈下之肝脾肾为阴。若阳中再分阴阳，则心为阳中之太阳，肺为阳中之少阴。阴中再分阴阳，则肝为阴中之少阳，肾为阴中之太阴，因脾为三阴之始，故为阴中之至阴。

就四季的阴阳属性再划分而言，上半年为阳，春季为阳中之少阳，夏季为阳中之太阳；下半年属阴，秋季为阴中之少阴，冬季为阴中之太阴。显然此节又应用了十二月太阳历法知识。“至阴”之季为长夏，此又为十月太阳历法知识。该历法将冬至日为“阳旦”，是上半年(阳年)的开始，有五个“阳月”，第一季(行，甲、乙月)、

---

① 故足之阳者，阴中之少阳也：足居于下而属于阴，所以足部的阳经之气为初生于阴气之中的柔弱之阳。阳，指阳经之气。少阳，初生未盛、气质柔弱之阳。

② 足之阴者，阴中之太阴也：足居于下而属于阴，所以足部的阴经之气为阴气之中的盛极之阴。阴，指阴经之气。太阴，隆盛已极、气质强壮之阴。

③ 心为阳中之太阳：心脏位居于上而属火，为阳气之中的盛极之阳。

④ 肺为阴中之少阴：指肺脏位居于上而属金，为阳气之中初生未盛之阴。《太素》“阴中”作“阳中”，甚是。

二季(行，丙、丁月)依次属性为“木”“火”，均由属阳的月份组成。这是五行中木、火属性为阳的历法背景。夏至日为“阴旦”，是下半年(阴年)的开始，有五个月“阴月”。第四(行，庚、辛月)、五季(行，壬、癸月)依次属性为“金”“水”，均由属阴的月份组成，是五行中金、水属性为阴的历法背景。唯有第三季(行，戊、己月)属性为“土”，称“长 zhǎng 夏”由一个“阳月”和一个“阴月”组成，故其属性为“至阴”，“至”，到、到达，该季到达属阴的月份。因此，经文但凡涉及五季、五行知识，一定是在十月太阳历法背景下发生的相关知识；涉及四季时则与十二月太阳历法有关。

黄帝曰：以治之奈何？

岐伯曰：正月、二月、三月，人气[①]在左，无刺左足之阳；四月、五月、六月，人气在右，无刺右足之阳[②]。七月、八月、九月，人气在右，无刺右足之阴；十月、十一月、十二月，人气在左，无刺左足之阴。

【点评】逐月禁刺是“阴阳系日月”观点的临床应用，由于人体经脉之气与日月相应，各经脉气血盛衰随日月时季的变化而有所不同，因此治疗疾病，亦当结合人体经脉气血衰旺的自然变化而因时制宜，即所谓随各月人体正气所在，针刺时应忌刺正气所在的经脉，以免损伤正气。

黄帝曰：五行以东方为甲乙木王春，春者苍色，主肝。肝者，足厥阴也。

【点评】此节是十月太阳历法知识的又一具体应用之例。文中的“甲乙”是十月历的甲、乙月，春季，属木，在脏为肝。如果甲乙为纪日必然带来相关疑问：①每月3旬，计6个“甲乙日”，春季3个月有18个旺日为肝所主。那么还有72日与肝是何关系？②其他如夏、秋、冬三季的“甲乙日”又与“肝”是何关系？肝脏是“主”、还

---

① 人气：指应时而盛的经气。

② 无刺左足之阳：不可针刺左侧的足阳经。阳，指三阳经。

是“不主”？③如果确立“甲乙日”为肝所主，各个季节都有 18 个“甲乙日”，那么“肝主春”的意义如何体现？其他四脏也有此类问题。

如若“甲乙”按十月太阳历之天干纪月原理，则文通理顺。《素问·阴阳类论》讲得更为明白，“五中所主，何脏最贵……春，甲乙，青，中主肝，治七十二日，是脉之主时，臣以其脏最贵”这是十月历应用体现，也就说明了：①天干纪月的事实；②肝旺春七十二日，即十月历第一季(木行，春季)；③春是全年之始，影响全年气候，加之肝气主升对全身各脏腑的气化、气机活动都有至关重要的作用，故曰肝“其脏最贵”。

今乃以甲为左手之少阳，不合于数[①]何也？

岐伯曰：此天地之阴阳也，非四时五行之以次行也[②]。且夫阴阳者，有名而无形[③]，故数之可十，离[④]之可百，散[⑤]之可千，推[⑥]之可万，此之谓也。

【点评】论阴阳的相对性、广泛性以及抽象性。所谓“阴阳者，有名而无形”就表达了阴阳是一个“有名而无形”的抽象概念，已经脱离了有形质的具体事物；所谓“数之可十……推之可万”则表达其具有广泛特性，也是对“阴阳者，天地之道也，万物之纲纪”(《素问·阴阳应象大论》)意涵的另一表述；就此节而言，阴阳的可分特性是通过四季的阴阳属性再划分、人体身形的属性划分、五脏、经脉阴阳属性的划分予以体现。

---

① 不合于数：指本篇“甲主左手之少阳”等说法，与四时五行的一般顺序和规律不相符合。

② 此天地之阴阳也，非四时五行之以次行也：明·张介宾“天地之阴阳，言变化之多也。夫干支手足者，分上下也。左右少太者，辨盛衰也。今甲威天干之首，故当主左手之少阳，非四时五行之次，厥阴风木之列也。”

③ 有名而无形：阴阳只是对事物属性加以概括然后命名，并非固定地专指某些事物。

④ 离：分，区别。

⑤ 散：布，敷布。

⑥ 推：推演，演绎。

病传[1]第四十二

黄帝曰：余受九针于夫子，而私览于诸方，或有导引[2]行气[3]、乔摩[4]、灸、熨、刺、爇[5]、饮药之一者，可独守耶，将尽行之乎？

岐伯曰：诸方者，众人之方也，非一人之所尽行也。

【点评】九种针具以及导引、行气、挢摩、温熨、针刺、火针乃至汤药等多种治病的方法是治病的常规工具和一般方法，临证应用时要具体病情分别对待，权变掌握，即或是同一疾病，也因病理传变而有不同的病理阶段，表现为不同症候类型，所以要审证求机，辨证施治。开篇以此导入"病传"之论。

黄帝曰：此乃所谓守一勿失万物毕者也。今余已闻阴阳之要，虚实之理，倾移之过[6]，可治之属，愿闻病之变化，淫传绝败而不可治者[7]，可得闻乎？

岐伯曰：要乎哉问。道，昭乎其如日醒[8]，窘乎其如夜瞑[9]，能被而服之，神与俱成[10]，毕将服之，神自得之，生神之理，可著于竹帛，不

---

① 病传：即疾病的传变，是指疾病过程中病理要素的显著改变。本篇主要论述了邪气入脏后在脏腑之间的传变规律，故名"病传"。

② 导引：指通过肢体运动、呼吸调气来养生治病的方法。即所谓"导气令和，引体令柔"。

③ 行气：指通过意念调控机体气机运行来养生治病的方法。

④ 乔摩：即挢摩，亦即举摇按摩的意思，约相当于现代的按摩。乔，通"挢"，举摇的意思。

⑤ 刺、爇(ruò 若)：指针刺以及火针等方法。爇，烧灼，此指火针。

⑥ 倾移之过：疾病传变的过程。

⑦ 淫传绝败而不可治者：指邪气淫逸内传以致正气衰败伤损而不能治愈的情况。淫，淫逸，播散的意思。传，邪气内传入里，或在脏腑间辗转相传。绝败，正气或脏腑精气衰败伤损。

⑧ 昭乎其如日醒：如果对这个道理清楚明白，就像白昼时头脑清晰一样。昭，明白。

⑨ 窘乎其如夜瞑：如果对这个道理疑困不通，就像黑夜时昏昏入眠一样。窘，困窘，在这里是由于疑惑不解而致困殆。瞑，同"眠"，睡眠。

⑩ 能被而服之，神与俱成：谓医生若能接受并且依从这个道理去诊治病人，那么神妙的境界和良好的疗效就可以同时获得。被，遭受，此指接受。服，依从。神指在医学方面的神妙境界。与，介词，后省代词"之"，代良好的临床疗效。俱，共同行动，在这里是同时获得的意思。

可传于子孙[①]。

【点评】此节指出临床治病方法多样，每一种方法都有其各自的适应证；批评只懂得一种致病方法的医生（"守一勿失万物"）；提出疾病传变理论；突出了掌握疾病传变理论的重要作用可以概括为——"昭乎其如日醒，窘乎其如夜瞑，能被而服之，神与俱成，毕将服之，神自得之，生神之理"。

黄帝曰：何谓日醒？
岐伯曰：明于阴阳，如惑之解，如醉之醒。

【点评】论明道与病传。回答了何谓"日醒"。日醒是指在医学理论和临床诊治疾病时的睿智状态。道，本指道路，引申为道理、准则、法则等。在哲学上，道，是指世界的本原、本体、规律或原理，有气、律二象性：从道体看，是指宇宙的本原，天地之始，万物之母，后世演变称之为精气；就道用言，是规律，也称为"常道"。本篇所言之道，是指疾病病机演变及相关治疗规律，如"道，昭乎其如日醒，窘乎其如夜瞑，能被而服之，神与俱成，毕将服之，神自得之……明于阴阳，如惑之解，如醉之醒"，即认为诊治疾病要掌握其阴阳寒热之要，邪正虚实之理等病机规律，如此方能与道合一，达到神妙之境界，强调了把握阴阳虚实倾移之道的重要性。治疗疾病，则要充分了解各种治法的特点，针对具体病情，选用最优治法，"此乃所谓守一勿失万物毕者也"。否则，不了解病变规律及治疗法规，治疗无的放矢，则可导致"正气横倾，淫邪泮衍，血脉传留，大气入脏"，疾病因传变而进一步复杂加重。

同时，此处回答了《内经》为什么要运用阴阳学说构建自己的理论。就此问题而言，其一，因为阴阳乃宇宙万物变化的总规律"阴阳者，天地之道也，万物之纲纪，变化之父母，生杀之本始，神明之府也，治病必求于本"（《素问·阴阳应象大论》），这是《内经》在对阴阳这一哲学概念及相关理论深刻认识的基础上，将其引入医学

---

① 不可传于子孙：明·张介宾："著之竹帛，则泽及育人，传之子孙，则但私于己，故不可也。"

领域，用以揭示与人体生命相关事物或生命活动本身的奥秘、构建医学理论的认识方法和思维方法。其二，阴阳理论是人们认识宇宙万物最基本的世界观和方法论，阴阳理论是研究阴阳的概念内涵及其变化规律，用以解释宇宙万物的发生、发展、变化的古代哲学理论，是古人认识宇宙万物及其变化规律的世界观和方法论。用阴阳学说认识物质世界的关键在于分析既相互对立，又相互统一，相反相成的阴阳两种物质或势力之间的关系。阴阳学说渗透到医学领域，成为中医学的独特思维方法，深刻地影响着中医理论的形成、发展和具体运用。其三，因为阴阳理论可以全面地解释人类的生命活动过程。《内经》是在“生之本，本于阴阳”(《素问·生气通天论》)的阴阳生命观念的指引下，全面地应用阴阳理论来解释生命现象，认为“阴平阳秘，精神乃治”是生命活动最佳有序的和谐状态；一旦“阴平阳秘”的和谐有序状态失常，就成为疾病发生的最基本的病机；“谨察阴阳所在而调之，以平为期”(《素问·至真要大论》)是医生诊察疾病，分析病理，指导临床施针、用药治病的最高行为准则。因此有“医道虽繁，可以一言以蔽之曰：阴阳而已”(《景岳全书·传忠录》)之说，认为阴阳理论是开启人们步入探索生命奥秘殿堂大门的钥匙，因此全面广泛地运用这一世界观和方法论来构建其医学理论体系，将此前逐渐形成的阴阳哲学观念与医学内容融合为一体，成为源于而又深刻于哲学的标志，是中医理论体系发生的基石和源头，这就是此处“明于阴阳，如惑之解，如醉之醒”认知理念的发生缘由。

黄帝曰：何谓夜瞑？

岐伯曰：喑乎其无声，漠乎其无形，折毛发理[1]，正气横倾[2]，淫邪泮衍[3]，血脉传溜[4]，大气[5]入脏，腹痛下淫[6]，可以致死，不可以致生。

---

① 折毛发理：谓邪气入侵，使人毫毛干枯而伤折，腠理开泄而不固。折，伤损的意思。
② 横倾：谓散乱倾危。
③ 泮(pàn 判)衍：谓蔓延扩散。泮，通“判”，分开；衍，散布。
④ 血脉传溜：谓邪气沿着血脉内传流溢。溜，通“流”，流溢。
⑤ 大气：盛烈的邪气。
⑥ 下淫：指泻利、遗精、带下等下焦的病症。

【点评】论影响病传的因素。此节以“夜瞑”“腹痛”为例，论述了病传会受到相关因素的影响。夜瞑是指在医学理论和临床诊治疾病时的浑浑噩噩状态。原因是不能做到“明于阴阳”之故。据相关内容归纳，影响病传的因素有：

①正邪消长的影响。正邪的力量对比在影响病传的诸因素中起决定作用，不仅决定其疾病传变与否，还影响着传变的方向和速度，若正气胜于病邪，则疾病传变缓慢或不发生传变，或在原病位疾病逐渐消除，或从里出表，由重转轻。反之，邪盛正衰，则病邪必定扩散或深入，病位由浅入深，病情由轻转重。若正邪俱衰，则疾病传变缓慢，或病情处于稽留缠绵状态。

②体质因素。体质是人体正气盛衰偏颇和影响发病及疾病转化的潜在因素的综合反应，故体质对病传的影响，既能反映正气之强弱，从而影响疾病的传变；也对病邪发生“从化”至关重要的作用，如“人感受邪气虽一，因其形脏不同，或从寒化，或从热化，或从虚化，或从实化，故多端不齐也”(《医宗金鉴·伤寒心法要诀》)。如素体阳盛者，则邪多从火化，疾病多向阳热实证演变；素体阴盛者，则邪多从寒化，疾病多向寒实或虚寒等证演变。

③感邪性质和途径。《内经》认为，病邪性质不同，伤人途径有别，其病传形式和过程也不相同，如“三部之气，所伤异类”(《灵枢·百病始生》)，以及“故犯贼风虚邪者，阳受之；食饮不节，起居不时者，阴受之。阳受之则入六腑，阴受之则入五脏”(《素问·太阴阳明论》)，均说明外感之邪为阳邪，多从表而入，易传六腑而患阳证；内伤之邪为阴邪，多自内生，易传五脏而患阴证。叶天士将这一观点用之论述寒、温之邪传变特点的辨析，从而提出了“温邪上受，首先犯肺，逆传心包……盖伤寒之邪留恋在表，然后化热入里。温邪则热变最速……大凡看法，卫之后方言气，营之后方言血”(《外感温热篇》)的著名论断，感受温热之邪与伤寒之传变规律是不同的。

④环境因素。地理环境、气候变化及季、月、日、时的周期性变化，均可影响疾病之传变。从地理环境及气候变化而言，地势高而干燥，或久晴少雨季节，病变多呈热重于湿，且易化热，化燥，伤阴耗津；居处卑湿，或阴雨连绵季节，病变则多呈湿盛热微，湿

重于热，且易于伤气伤阳。《素问·脏气法时论》并根据五行模式，说明病传受季节气候变化影响时指出："病在肝，愈在夏，夏不愈，甚于秋，秋不死，持于冬，起于春。"另外，由于一日之内阴阳之气的盛衰变化及十二经脉主时之异，所以疾病可以随着一日内阴阳之气或经气的盛衰变化而传变。

⑤治疗及调养因素。正确的治疗及调养，可及时阻断、中止疾病的发展，使疾病向痊愈的方向转化。反之，若失治、误治和调养护理不当，则可损伤人体正气，助长邪气，致变证迭起，坏证丛生，《伤寒论》于此之论甚多，如第34条之"太阳病，桂枝证，医反下之，利遂不止，脉促者，表未解也，喘而汗出者，葛根芩连汤主之。"此乃伤寒太阳中风证，误用攻下，导致热邪下陷大肠的泄泻。再如第397条之"病人脉已解，而日暮微烦，以病新瘥，人强与谷，脾胃气尚弱，不能消谷，故令微烦。"均指出病未彻底痊愈时，饮食过量，则可导致脾胃病变，并影响心神而见烦躁。《素问·热论》之"食肉则复，多食则遗"，就强调饮食调理不当，可影响疾病传变，而造成热病的复发或热邪之遗留的临床实例。

黄帝曰：大气入脏奈何？

岐伯曰：病先发于心，一日而之[①]肺，三日而之肝，五日而之脾，三日不已[②]，死，冬夜半[③]，夏日中。

病先发于肺，三日而之肝，一日而之脾，五日而之胃，十日不已，死，冬日入，夏日出。

病先发于肝，三日而之脾，五日而之胃，三日而之肾，三日不已，死，冬日入，夏蚤食[④]。

病先发于脾，一日而之胃，二日而之肾，三日而之膂膀胱，十日不已，死，冬人定[⑤]，夏晏食[⑥]。

---

① 之：到，到达。此指侵入。
② 已：完毕，尽。此指邪气消散而病愈。
③ 冬夜半：若是在冬季，则死于夜半之时。
④ 蚤食：指清早进餐时分。蚤，通"早"。
⑤ 人定：指夜静人寝时分。
⑥ 晏食：指傍晚进餐时分。晏，晚，迟，指傍晚而言。

病先发于胃，五日而之肾，三日而之膂膀胱[1]，五日而上之心，二日不已，死，冬夜半，夏日昳[2]。

病先发于肾，三日而之膂膀胱，三日而上之心，三日而之小肠，三日不已，死，冬大晨[3]，夏早晡[4]。

病先发于膀胱，五日而之肾，一日而之小肠，一日而之心，二日不已，死，冬鸡鸣，夏下晡[5]。

诸病以次相传，如是者，皆有死期[6]，不可刺也；间一脏[7]及二三四脏者[8]，乃可刺也。

【点评】1. 论“大气入脏”的病传规律。

心病：心→肺→肝→脾。传之所胜(相克传)。病情加重或死亡时日——“冬夜半，夏日中”。

肺病：肺→肝→脾→胃。传之所胜(相克传)。病情加重或死亡时日——“冬日入，夏日出”。

肝病：肝→脾→胃→肾。相克传，表里传。病情加重或死亡时日——“冬日入，夏蚤食”。

脾病：脾→胃→肾→膀胱。相克传，表里传。病情加重或死亡时日——“冬人定，夏晏食”。

胃病：胃→肾→膀胱→心。相克传，表里传。病情加重或死亡时日——“冬夜半，夏日昳”。

肾病：肾→膀胱→心→小肠。表里传，相克传。病情加重或死亡时日——“冬大晨，夏早晡”。

---

① 膂膀胱：《脉经》《甲乙经》均作“膀胱”二字，无“膂”字，甚是。

② 日昳(dié 迭)：指太阳偏西时分。

③ 大晨：天色大亮时分。

④ 早晡(bū 逋)：《素问·标本病传论》《脉经》《甲乙经》均作“晏晡”，甚是。按晏晡午后近晚时分。晡，申时，约相当于下午三时至五时。晏晡即指午后而近晚时分。

⑤ 下晡：指午后近晚时分，意略同“晏晡”。

⑥ 死期：据《素问·玉机真脏论》：“病之且死，必先传行，至其所不胜，病乃死。”可知“死期”并非指日数，乃强调病传关系中“所不胜”。

⑦ 间一脏：邪气传变时间隔相传，不传入相克之脏，而传入相生之脏。

⑧ 及二三四脏者：谓传变到第二、第三或第四脏。在这里二、三、四均非确指，指邪气所来的脏为相生之脏。

膀胱病：膀胱→肾→小肠→心。表里传，相克传。病情加重或死亡时日——“冬鸡鸣，夏下晡”。

认为如若疾病传之所胜的相克传，预后较差，不可针刺；如若疾病的传变属于“间一脏及二三四脏者，乃可刺”。所谓“间一脏及二三四脏者”，即不属于“相克传”。

2. 论脏腑病传。此节所论病传规律有三：一是按五行相克模式传变，即从心→肺→肝→脾→肾→心，与《素问·玉机真脏论》所言之“五脏相通，移皆有次，五脏有病，则各传其所胜”规律一致；二是按脏腑表里相合关系传变，如脾→胃，肾→膀胱，心→小肠等；三是病先发于六腑的传变规律，文中仅举六腑中的胃→肾→膀胱→心和病先发于膀胱→肾→小肠→心，这是病传规律中的特例，虽与别篇所论病传规律不同，但却体现《内经》所言脏腑疾病传变规律是从临床实际出发，并没有泥守故有的程式。

3. 论病传与针刺。“脉反四时及不间脏，曰难已”（《素问·平人气象论》），提示凡疾病按五行相克模式依次传变者，病情危重，大多预后不良，认为“不间脏者，如木必乘土则肝病传脾，土必乘水则脾病传肾之类，是皆传其所胜，不相假借，脉证得此，均名鬼贼，其气相残，为病必甚”（张介宾注）因其病甚而不宜针刺，若疾病按反侮或相生关系传变，病情较轻，预后多良好，故“若间其所胜之脏而传其所生，是谓间脏，如肝不传脾而传心，心不传肺而传脾，其气相生，虽病亦微”（张介宾注），所以“或间一脏相传而止，不复再传别脏者，乃可刺也……如心病传肾，肺病传心，肝病传肺，此从所不胜来者，为微邪，乃可刺也”（张志聪注）。

淫邪发梦[1]第四十三

黄帝曰：愿闻淫邪泮衍[2]奈何？

---

① 淫邪发梦：淫邪，泛指致病因素。发梦即做梦。本篇主要论述了淫邪侵扰淫溢内脏而致魂魄不宁，卧不得安而常做梦的机理。故称“淫邪发梦”。

② 淫邪泮衍：各种病邪在体内流散蔓延。淫邪，泛指各种为害于人体的邪恶不正之气。

岐伯曰：正邪[1]从外袭内，而未有定舍，反淫[2]于脏，不得定处，与营卫俱行而与魂魄飞扬[3]，使人卧不得安而喜梦。气淫于腑，则有余于外，不足于内[4]；气淫于脏，则有余于内，不足于外[5]。

【点评】此节论喜梦原因是“正邪从外袭内”，其中有正邪即“阴阳劳逸之感于外，声色嗜欲之动于内”所致。这些原因影响到心神作用的正常发挥，就会发生梦境；也有淫邪侵袭，造成机体营卫失和，脏腑阴阳失调，致使心神不守而魂魄飞扬，发生“卧不得安而喜梦”。当营卫不和时，正邪浸淫，与营卫俱行，引起魂魄不守舍而飞扬，致使人睡眠失常而多梦；当淫邪侵袭脏腑，引起阴阳失调而发梦时，若气淫于腑则阳盛阴亏，腑为阳而主外，故而邪气浸淫于腑则在外的阳气有余，在里的阴气不足；若气淫于脏则阴盛阳虚，脏为阴而主内，故邪气浸淫于脏则在内的阴气盛而有余，在外的阳气虚而不足。总之，脏腑营卫，气血阴阳失调是人类病理梦境发生的机理。

黄帝曰：有余不足有形乎？

岐伯曰：阴气盛则梦涉大水而恐惧，阳气盛则梦大火而燔爇，阴阳俱盛则梦相杀。上盛则梦飞，下盛则梦堕，甚饥则梦取，甚饱则梦予。

肝气盛则梦怒，肺气盛则梦恐惧、哭泣、飞扬，心气盛则梦善笑恐畏，脾气盛则梦歌乐，身体重不举，肾气盛则梦腰脊两解不属[6]。

凡此十二盛者，至而泻之[7]立已。

---

① 正邪：指各种有害于身心的因素。

② 淫：渐进，此有侵入之意。

③ 与营卫俱行而与魂魄飞扬：邪气随着营卫二气的流动而散溢，并且扰动魂魄而使之不能安守。飞扬，飞舞，飘动，此指魂魄被扰动而不安。

④ 有余于外，不足于内：邪气侵入诸腑，则腑中的阳热之气亢盛于外，而脏中的阴气相对不足。

⑤ 有余于内，不足于外：邪气侵入诸脏，则脏中的阴寒之气凝结于内，而腑中的阳气相对不足。

⑥ 腰脊两解不属：腰部与脊背断离而不相连属。解，用刀分割而断离。属，连接，接续。

⑦ 至而泻之：病气来至而征象显现时，即便施用泻法。至，来，达到，指病气来至以致征象显现。

【点评】此节应用阴阳、五行属性归类的方法论述梦境与脏腑关系，认为不同的脏腑阴阳盛衰改变，会有不同的梦境。十二盛梦境归于四类：①阴阳偏盛类梦境，如阴气盛则梦涉大水而恐惧，阳气盛则梦大火而烧灼，阴阳俱盛则梦相互残杀。②气机升降失常类梦境，如上属阳，阳主动主升，故“上盛而梦飞”；下属阴，阴主静主沉降，故“下盛则梦堕”。③胃肠功能失调类梦境，甚饥——梦取。如胃主受纳，饥为纳入不足，故“甚饥则梦取”欲纳食物；饱则胃无处而纳，故梦把食物给予他人。④五脏功能失调梦境，与该脏生理特征密切相关，如怒为肝之志，故肝气盛则梦怒；肺在志为悲，故肺气盛则梦恐惧、哭泣乃至梦恐惧；喜为心之志，故心气盛则梦善笑恐畏；脾在声为“歌”，主四肢，故脾气盛则梦歌乐、身体重不举；腰为肾之府，故肾气盛则梦腰脊如散，不相连接。

厥气客于心，则梦见丘山烟火。
客于肺，则梦飞扬，见金铁之奇物。
客于肝，则梦山林树木。
客于脾，则梦见丘陵大泽，坏屋风雨。
客于肾，则梦临渊，没居水中。
客于膀胱，则梦游行。
客于胃，则梦饮食。
客于大肠，则梦田野。
客于小肠，则梦聚邑冲衢[①]。
客于胆，则梦斗讼[②]自刳[③]。
客于阴器，则梦接内[④]。
客于项，则梦斩首。
客于胫，则梦行走而不能前，及居深地窌苑[⑤]中。

① 聚邑冲衢（qú 渠）：指人群聚居之处和交通要冲之道。
② 斗讼：指斗殴对打，争辩是非。
③ 刳（kū 枯）：剖割。
④ 接内：性交。接，交合。内，行房。
⑤ 窌（jiào 叫）苑：指地窖和林苑。窌，同“窖”。苑，古时内植林木，供帝王游猎的地方。

客于股肱[1]，则梦礼节拜起。
客于胞脑[2]，则梦溲便。
凡此十五不足者，至而补之立已也。

【点评】此节所论十五种梦境发生的机理是“厥气”所“客”人体相关部位而致，其梦境之象归于三类：一是五脏失调梦境，经文应用五行归类的思维方法，结合五脏生理特征论述其梦境发生机理，如“厥气”“客于”五脏皆然；二是六腑失调之梦境，则与其生理特征有关，如“厥气”在胃则“饮食”，在胆则“梦斗讼自刳”(与其主决断有关)，在“胞脑”则“梦溲便”等；三是“厥气”客于肢体而与其活动障碍有关之梦境，如“厥气”“客于阴器，则梦接内(性交)”，“客于项，则梦斩首”等。总之，梦境的发生，提示机体某一局部可能存在着功能失调。

本篇为论述发梦的专篇，对机理的阐述较为全面，结合《素问·方盛衰论》《脉要精微论》内容，可窥《内经》论梦之主要立场。

1. 发梦的原因和机理，是古人经过长期的实践观察和运用中医学理论推理研究而总结出来的，反映了当时对发梦成因的基本看法。

2. 本篇认为梦境发生的主要原因是“淫邪”“厥气”所客脏腑气血、营卫阴阳、形体官窍而致，提示发梦有其基础的，给予梦发生以唯物的思维基础。

3. 就发梦机理而言，认为是邪气浸淫脏腑，引起营卫不和、阴阳失调，神不守舍而魂魄飞扬。这说明梦与脏腑气血、阴阳及所藏的神、魂、魄、意、志等精神情志有密切的关系，所以通过对不同梦境的了解，可测知脏腑的精神活动状态、气血阴阳的盛衰，为治疗提供依据。

4.“十二盛”与“十五不足”梦境的发生，多与机体气血、阴阳的盛衰，脏腑各自的生理功能、特性和邪气所侵部位有关，有一定的规律可循，如“客于胃，则梦饮食”则于临床常可见到消化不良或

① 股肱：大腿和肘臂部位。
② 胞脑：膀胱和直肠。脑，直肠。

饥而入睡者，梦中进食等。

5. 做梦虽与整个机体的气血阴阳盛衰及脏腑经络的功能失调有关，但梦不尽全是病理现象，常人在睡眠过程中也会有梦境出现，只要不影响睡眠、精神状态、工作等，可视为生理现象而不按病态对待。

顺气一日分为四时[①]第四十四

黄帝曰：夫百病之所始生者，必起于燥湿寒暑风雨，阴阳[②]喜怒，饮食居处，气合而有形，得脏而有名[③]，余知其然也。

【点评】论气合而有形，得脏而有名。《内经》认为，人体疾病之发生，大多缘于各种致病因素对人体的伤害，或得自风寒暑湿燥火六淫外感，或发自饮食、劳役、房室、忧思喜怒哀乐不节之内伤，正如本篇说："夫百之所始生者，必起于燥湿寒暑风雨，阴阳喜怒，饮食居处。"故对病症的命名，《内经》常以病邪侵犯人体的部位为依据，即"得脏而有名"，《灵枢·百病始生》也指出："气有定舍，因处为名。"此为《内经》病证命名的基本规律之一。如《素问·痹论》对痹证的分类及命名，即循此法，根据风寒湿邪侵犯人体部位之不同，而有筋痹、脉痹、皮痹、肌痹、骨痹等五体痹，以及肺痹、心痹、脾痹、肝痹、肾痹、肠痹等脏腑痹之不同名称。

夫百病者，多以旦慧、昼安、夕加、夜甚[④]，何也？

岐伯曰：四时之气使然。

黄帝曰：愿闻四时之气。

---

① 顺气一日分为四时：本篇从"天人合一"的观念出发，认为人体之气与自然界阴阳消长相适应，并将一日分为四个时段，以对应春生、夏长、秋收、冬藏之规律。在疾病则有旦慧、昼安、夕加、夜甚之变化，治疗疾病亦当顺应这些变化，故名篇。

② 阴阳：指性生活。

③ 气合而有形，得脏而有名：内外两邪会合便会产生不同的病症，而根据邪气伤损脏器的不同来确定病症的名称。合，会合，合并。

④ 旦慧、昼安、夕加、夜甚：病情在清晨有所减轻而整个白天较为稳定，在傍晚有所加重而整个夜间比较厉害。慧，病情小愈。

岐伯曰：春生夏长，秋收冬藏[①]，是气之常也，人亦应之，以一日分为四时，朝则为春，日中为夏，日入为秋，夜半为冬。朝则人气始生，病气衰，故旦慧[②]；日中人气长，长则胜邪，故安[③]；夕则人气始衰，邪气始生，故加[④]；夜半人气入脏，邪气独居于身，故甚也[⑤]。

【点评】其一，论病因。此处再次重申病因是“夫百病之所始生者，必起于燥湿寒暑风雨，阴阳喜怒，饮食居处”。与《百病始生》《调经论》的提法一致。

其二，“气合而有形，得脏而有名”。原文既强调了不同致病因素所伤病位有别，也指出了不同病因所致病症的特点(即“形”)不同，还体现了《内经》有关疾病的命名规律——即以病位、症状、病因为据命名。

其三，论“一日应四时”。一日应四时，有“春生夏长，秋收冬藏”的节律波动。疾病也有类似的变化节律。原文在邪正盛衰病机的思维背景下，解释了“旦慧、昼安、夕加、夜甚”疾病昼夜波动的机理。

黄帝曰：其时有反者[⑥]何也？

岐伯曰：是不应四时之气，脏独主其病[⑦]者，是必以脏气之所不胜

---

① 春生夏长，秋收冬藏：谓春气主生而万物萌动，夏气主长而万物繁茂，秋气主收而万物消殒，冬气主藏而万物避匿。

② 朝则人气始生，病气衰，故旦慧：早晨阳气渐盛，病邪则相对衰退，所以病情逐渐好转。人气，指人体的正气。

③ 日中人气长，长则胜邪，故安：日中阳气正盛，盛则邪气衰，正能胜邪，故病情平稳。

④ 夕则人气始衰，邪气始生，故加：傍晚的时候阳气收敛，邪气渐盛，所以病人渐感难受，病情加重。

⑤ 夜半人气入脏，邪气独居于身，故甚也：夜间人体阳气潜藏于内，邪气单独充斥于人体身形，这时由于正不胜邪，所以病情是一天之中最重的时候。

⑥ 其时有反者：有时病情的轻重变化与“旦慧、昼安、夕加、夜甚”不符。

⑦ 脏独主其病：内脏病变单独支配着病人的病情发展，而时气的影响表现不著。主，主宰，在这里是支配的意思。

时者甚①，以其所胜时者起②也。

【点评】论昼夜五脏主时节律及其机理。此节以阴阳理论为模型，阐述了人身阳气的一日四时节律；又以五行理论模型阐释临证疾病“不应四时之气，脏独主其病”规律：其一为“脏气之所不胜时者甚”，如肝病在金所主的申、酉时病情加重，心病在水所主的亥、子时病情加重，肺病在火所主的巳、午时病情加重，脾病在木所主的寅、卯时病情加重，肾病在土所主的辰、戌、丑、未时(属性为土)病情加重；其二为“以其所胜时者起”，如肝病在土所主的辰、戌、丑、未时病情减轻，心病在金所主的申、酉时病情减轻，脾病在水所主的亥、子时(属性为水)病情减轻，肺病在木所主的寅、卯时(属性为木)病情减轻，肾病在火所主的巳、午时(属性为火)病情减轻。《素问·脏气法时论》详细描述了各脏昼夜不同时辰的“慧”“静”“甚”变化，如“肝病者，平旦慧，下晡甚，夜半静”；“心病者，日中慧，夜半甚，平旦静”；“脾病者，日昳慧，日出甚，下晡静”；“肺病者，下晡慧，日中甚，夜半静”；“肾病者，夜半慧，四季甚，下晡静”，这是五脏病证昼夜变化的基本节律，缘于脏气自旺之时病情轻浅爽慧，脏气受克之时病情转重，得相生之气协助则病情平稳。人与自然密切相关，五脏之气与自然环境的阴阳消长变化同步，五脏气机运行得助于自然之气的升降，故在各脏主旺之时，脏气盛则病邪却，故而表现为“慧”；在各脏受克之时，此时脏气受到自然之气消长变化的制约，病邪乘机肆虐使病情转重为“甚”；脏气在非旺之时，若受相生之气的影响，无论是生我之母气，还是我生之子气，都有助于罹病之脏，故而病情相对平稳为“静”。

有人对“脏独主其病”的昼夜变化规律，临床做了大量研究工作。对变异型心绞痛病人的观察发现，休息时，尤其以夜间和凌晨容易发作，并伴有心电图 S-T 段的升高，与心病夜半甚的规律相

---

① 以脏气之所不胜时者甚：病情在本脏的五行属性被时日的五行属性所克的时候有所加重。如肝属木，庚辛为金，肝病在庚辛日便会加重。

② 起：病愈，病情减轻。

符。有对80例肝癌病人的腹痛、腹胀、发热、出血等四种主要症状与时间变化关系进行观察，结果表现为：上午5时左右，诸证基本消失，中午以后逐渐出现，并在夜半前达高峰，夜半后诸证又渐平稳而消失。其中腹痛、腹胀、发热的昼夜变化，基本符合“肝病者，平旦慧，下晡甚，夜半静”的规律，出血则主要发生在早晨卯时和下午酉时。原发性高血压病人多见肝阳上亢，对100例患者收缩压、舒张压昼夜变动节律观察了解到16～20时血压最高，头晕、项强、手足紧胀或麻木等高血压症状此时也明显，亦与肝病下晡甚说有联系。其他如与脾有关的四肢关节病变，低血钾性周期性麻痹、震颤麻痹等，其发作起始时常在平旦，与脾病者平旦甚之论基本符合。

黄帝曰：治之奈何？

岐伯曰：顺天之时①，而病可与期②。顺者为工，逆者为粗③。

黄帝曰：善。余闻刺有五变④，以主五输⑤，愿闻其数。

岐伯曰：人有五脏，五脏有五变，五变有五输，故五五二十五输，以应五时。

黄帝曰：愿闻五变。

岐伯曰：肝为牡脏⑥，其色青，其时春，其音角，其味酸，其日甲乙⑦。心为牡脏，其色赤，其时夏，其日丙丁，其音徵，其味苦。脾为牝脏⑧，其色黄，其时长夏，其日戊己，其音宫，其味甘。肺为牝脏，

① 顺天之时：指治疗时能根据日、时的五行配属与得病之脏的五行配属关系，进行针刺补泻治疗。

② 病可与期：疾病的痊愈指日可待的意思。期，计算时日。

③ 顺者为工，逆者为粗：顺应自然时日与脏腑五行属性生克规律的医生才算得上是高明的医生，而违背此规律的便是拙劣的医生。工，精深，高明。

④ 刺有五变：医生在施行针法时必须注意疾病有在脏、在色、在时、在音、在味五种不同的变化。五变，指疾病在脏、色、时、音、味五个方面的变化。

⑤ 以主五输：分别以五输穴为主穴来进行治疗。五输，指井、荥、输、经、合五穴。详见《灵枢 · 九针十二原》。

⑥ 牡脏：指性质属阳的脏，如心脏、肝脏。牡，雄性，性质属阳。

⑦ 其日甲乙：指古人用十天干进行计日的一种方法。

⑧ 牝脏：指性质属阴的脏，如脾脏、肺脏、肾脏。牝，雌性，性质属阴。

其色白，其音商，其时秋，其日庚辛，其味辛。肾为牝脏，其色黑，其时冬，其日壬癸，其音羽，其味咸。是为五变。

【点评】其一，此节以五行归类的思维模式总结了五脏与色、时、音、味的配属关系。此处之甲子纪日法属于日干支，不可与《素问·风论》《阴阳类论》中应用十月太阳历法之天干纪月方法混淆。

其二，论“五变”。“五变”即五脏有病表现在色、时、日、音、味五方面的变化，并运用阴阳学说、五行归类，以及十月太阳历法中干支纪月方法阐述“五变”机理。

其三，论五脏“五变”的刺治取穴。

病变表现在“脏”—刺井穴；

病变表现在“色”的变化—刺荥穴；

病变表现在“时日”的变化—刺输穴；

病变表现在“声音”的变化—刺经穴；

病变表现在“味”的变化—刺合穴。

黄帝曰：以主五输奈何？

岐伯曰：脏主冬①，冬刺井②；色主春③，春刺荥④；时主夏⑤，夏刺输⑥；音主长夏⑦，长夏刺经⑧；味主秋⑨，秋刺合⑩。是谓五变，以主

---

① 脏主冬：谓五脏主封藏精气，与冬气相应。脏，指五脏而言。

② 冬刺井：谓五脏封藏有变，应该取井穴针刺。冬，对应上文在这里是指五脏封藏有变而言。井，井穴。

③ 色主春：五色外现于肤表，与春气相应。色，指五色。

④ 春刺荥：五色外现有变，应该取荥穴针刺。春，对应上文在这里是指五色外现有变而言。荥，荥穴。

⑤ 时主夏：五时长养万物，与夏气相应。时，指五时，亦即五季。

⑥ 夏刺输：五时长养有变，应该取输穴针刺。夏，对应上文在这里是指五时长养有变而言。

⑦ 音主长夏：五音繁富而外发，与长夏之气相应。音，指五音。

⑧ 长夏刺经：五音外发有变，应该取经穴针刺。长夏，对应上文在这里是指五音外发有变而言。经，经穴。

⑨ 味主秋：五味成熟而滋养，与秋气相应。味，指五味。

⑩ 秋刺合：五味滋养有变，应该取合穴针刺。秋，对应上文在这里是指五味滋养有变。合，合穴。

五输。

【点评】论五变五输刺应五时。“刺有五变，以主五输”。指出春刺荥，夏刺输，长夏刺经，秋刺合，冬刺井。表明针刺治疗应辨证施治，因时制宜。五脏主于冬，凡病在脏者，须取五脏之井穴。如肝取大敦，心取少冲，脾取隐白，肺取少商，肾取涌泉。色主于春，凡病在色者，须取五脏之荥穴。如肝取行间，心取少府，脾取大都，肺取鱼际，肾取然谷。时主于夏，凡病时轻时重者，必取五脏之输穴。如肝取太冲，心取神门，脾取太白，肺取太渊，肾取太溪。音主于长夏，凡病在音者，须取五脏之经穴。如肝取中封，心取灵道，脾取商丘，肺取经渠，肾取复溜。味主于秋，凡病在胃及由饮食不节而引起的疾病，须取五脏之合穴。如肝取曲泉，心取少海，脾取阴陵泉，肺取尺泽，肾取阴谷。

黄帝曰：诸原安合，以致六输①？

岐伯曰：原独不应五时，以经合之②，以应其数，故六六三十六输③。

黄帝曰：何谓脏主冬，时主夏，音主长夏，味主秋，色主春？愿闻其故。

岐伯曰：病在脏者，取之井；病变于色者，取之荥；病时间时甚④者，取之输；病变于音者，取之经；经满而血者⑤，病在胃及以饮食不节得病者，取之于合。故命曰味主合。是谓五变也。

【点评】1. 论“原穴”其数有六、不应五时的道理。因为①六腑阳经有“原穴”而五脏阴经无“原穴”；②脏为主，腑为从，故六腑阳经的“原穴”不在“五输穴”的“五”数之中，因而也就不能与春、夏、长夏、秋、冬五时相匹配。

---

① 诸原安合，以致六输：各条阳经的原穴怎样跟五输穴相配，而组成六输穴。原，原穴。

② 原独不应五时，以经合之：只有原穴不跟五时相配，而是以本经的经穴来代之配属五时。

③ 三十六输：指六腑的五输穴再加上原穴，共三十六输穴。

④ 时间(jiàn 见)时甚：时轻时重。间，病稍愈。

⑤ 经满而血者：由于疾病导致的经脉盛满而出现的瘀血现象。

2. 论六腑经脉有“原穴”。六腑阳经的特殊腧穴在“井、荥、输、经、合穴”的基础上加上“原穴”，其“五输穴”实际是“井、荥、输、原、经、合”6穴，六腑阳经的“五输穴”之数为“六六三十六输”。

3. 论“脏主冬，时主夏，音主长夏，味主秋，色主春”内涵。

脏主冬——五脏主藏，万物至冬皆藏。

时主夏——病情时轻时重，类比于夏。

音主长夏——长夏属土，五音起于“宫”音。

味主秋——秋季草木、五谷之滋味成熟定型。

色主春——春季万物生发，动植物始生其色。

4. 刺“五输穴”以治五脏病情之“五变”。

外揣[1]第四十五

黄帝曰：余闻九针九[2]篇，余亲授其调，颇得其意。夫九针者，始于一而终于九[3]，然未得其要道也。

【点评】论“始于一而终于九”。依据《灵枢·九宫八风》篇的内容可知，“始于一而终于九”语就是指“洛书”之数及其所表达的天文历法理念。1、2、3……8、9分别具有时间(一年的四时八节)、空间(四方四维，即八正)、序列、节律和周期，及其与此相关的季节性、地域性致病因素、流行疾病谱等，这些内容对于临床医生而言，无论是对待人身生理，还是分析病理，乃至于临床辨证选穴、施针刺治，还是辨证施药，无疑是要予以严密考察的，如此治病才能做到万无一失，这也就是将其视为医道之纲纪的缘由。

---

① 外揣：揣，估量、揣摩、推测之意。本篇在阴阳学说和内外相应的整体思想指导下，探讨了用针之道和指导诊断治疗的理论，指出临床医生可以从反映于外的五音五色变化中，推测出内脏疾病，故称“外揣”。

② 九针：古代医生治病时所用的九种不同规格、长度和用法的针。详见《灵枢·九针十二原》。

③ 夫九针者，始于一而终于九：谓九针(针刺)的理论中包含着与天地万物相应的从一开始，到九完结，然后又周而复始的丰富内容与深刻道理。

夫九针者，小之则无内[1]，大之则无外[2]，深不可为下[3]，高不可为盖[4]，恍惚[5]无穷，流溢无极[6]，余知其合于天道人事四时之变[7]也。然余愿杂之毫毛[8]，浑束[9]为一，可乎？

岐伯曰：明乎哉问也！非独针道焉，夫治国亦然。

黄帝曰：余愿闻针道，非国事也。

岐伯曰：夫治国者，夫惟道焉。非道，何可小大深浅，杂合而为一乎[10]？

【点评】本篇主要内容是探讨用针之道和疾病诊断治疗的理论，说明了中医基础理论原则对医疗实践的高度概括性和指导作用，并明确地指出了这个理论原则就是阴阳学说，就是整体思想。运用内外相应的整体思想从人体表现于外的五音、五色变化之中，推测内脏的疾病，从而体现了《内经》时代诊察疾病是用表象推求本质的“司外揣内”的思辨方法。

1. 理论对实践的高度概括性。本篇从探讨九针理论和用针之道开篇，论证了医学理论对医疗实践的指导作用，明确指出了这个理论就是阴阳学说。天地虽大，万事万物无不包罗其中，但都是在阴阳学说这一哲理范畴之中，因此此即“阴阳者，天地之道也，万物之纲纪”(《素问·阴阳应象大论》)具体体现。

2. 九针理论以应天地自然。九针理论“合于天地人事四时之

---

① 小之则无内：就精细而言，已经没有可以更进一步深入地分析下去的了。小，精细。内，深入。

② 大之则无外：大，博大，多而广之意。此指九针理论的道理，广博至极。

③ 深不可为下：深到不能探求得更深。

④ 高不可为盖：高到不能升华得更高。高、盖，高过、盖过。

⑤ 恍惚：形容(九针之理)隐微玄妙。

⑥ 流溢无极：九针之道流光溢彩，可施惠于无边无际之地与无穷无尽之时的人们。

⑦ 合于天道人事四时之变：指九针理论与自然规律，社会人事，四时气候变更都有密切关系。

⑧ 杂之毫毛：杂，杂合，综合。毫毛，比喻精细至极的九针之理。

⑨ 浑束：全部归纳起来。

⑩ 非道，何可小大深浅，杂合而为一乎：认识任何问题都要有一定的章法和原则，如果没有章法和原则，又怎么能将大的、小的、高深的、浅显的复杂事物归纳整理为一套完整的理论体系呢？

变”，这就明白地指出针道与天文、地理、人事、社会以及四时气候的变化无不关联，从而体现了针道内容的广泛性。应时而言九针理论，如针对不同时令气候要选择不同的针刺部位、针刺深浅，以及不同的针刺手法（《灵枢·四时气》《素问·四时刺逆从论》）等；因人、因病而言九针理论，如针对不同体质之人，针刺的深浅，刺激的强度都有区别，至于不同性质、不同部位的病证，其针治方法之别的内容就更为广泛和丰富（《灵枢》的《寿夭刚柔》《论勇》《通天》等）。故有“九针，上应天地四时阴阳，愿闻其方，令可传于后世以为常也。岐伯曰：夫一天，二地，三人，四时，五音，六律，七星，八风，九野，身形亦应之”（《素问·针解》）之论。

3. 针道实践需要运用归纳方法予以升华。此处强调归纳方法对于针刺经验整理提升的重要作用，临床实践方法所得到的经验材料，需要经过加工整理，才能形成科学的结论，就针道实践而言，其内容广泛，临证经验材料丰富，为了使其条分缕析，上升为理论，便于使用和推广，就必须加以归纳和概括，才能使“恍惚无穷，流溢无极”之材料，“杂之毫毛，浑束为一”。原文以针道为例，指出需要理论归纳实践、升华实践，使其上升为理论的重要意义。应用正确理论指导实践的理念，既能治病，也能治国，故谓“非独针道焉，夫治国亦然”。

中医理论有多个方面，然以阴阳学说为其核心，故有“昭昭之明不可蔽。其不可蔽。不失阴阳也”，以及“阴阳之极，天地之盖”之论。即将天地间的万事万物都分为阴阳这样两个相互对立，又相互依存的两个方面，并由此作为认识事物和分析事物规律的纲领和出发点，此即“阴阳者，天地之道也，万物之纲纪，变化之父母，生杀之本始，神明之府也，治病必求于本”（《素问·阴阳应象大论》）之论的具体应用。

黄帝曰：愿卒[①]闻之。

岐伯曰：日与月焉，水与镜焉，鼓与响[②]焉。夫日月之明，不失其

---

① 卒：详尽。

② 响：回声。

影；水镜之察①，不失其形；鼓响之应，不后其声。动摇则应和②，尽得其情。

黄帝曰：窘③乎哉！昭昭之明不可蔽④。其不可蔽，不失阴阳也。合而察之，切而验之，见而得之⑤，若清水明镜之不失其形也。五音⑥不彰，五色不明，五脏波荡⑦，若是则内外相袭，若鼓之应桴，响之应声，影之似形。

故远者，司外揣内；近者，司内揣外⑧，是谓阴阳之极⑨，天地之盖⑩。请藏之灵兰之室⑪，弗敢使泄也。

【点评】1. 论“司外揣内”，内外相应的整体观。此节以“日与月焉，水与镜焉，鼓与响焉”的生活体验之例为喻，指出人体是一个内外相应的统一体。脏腑虽在身内而不可见，但其生理功能，病理变化，“若鼓之应桴，响之应声，影之似形”，必然映象于体表，诸如五音、五色等，正如张介宾所注释的那样，“五音五色见于外，因脏气而彰明也。五脏之气藏于内，因形色而发露也。外之不彰明者，知内之波荡也。即如鼓非桴也，得桴而后鸣；响非声也，得声而后应；影非形也，得形而后见，是皆内外相袭而然。”因此，把握这一现象与本质间的辩证关系，才能做到“合而察之，切而验之，见而得之”；临证时才能对于深藏于内的脏腑病症，做到“若清水明镜之不失其形”一样的明晰清楚。认证准确无误，论治也就会正确

---

① 察：映照。

② 动摇则应和(hè 贺)：谓任何事物一有变动，就会相应地产生或出现某种现象。

③ 窘(jiǒng 炯)：重要。有切要、抓住了要害之意。

④ 昭昭之明不可蔽：指上述的道理就像日月的光辉一样是无法遮蔽的。

⑤ 合而察之，切而验之，见而得之：是说参合阴阳来详察病情，结合阴阳来验证病情，就能够认清并掌握病情。

⑥ 五音：宫、商、角、徵(zhǐ 止)、羽。泛指患者的声音。

⑦ 波荡：比喻功能紊乱。

⑧ 故远者，司外揣内；近者，司内揣外：意谓从外部而言，要能通过诊察患者的症候表现来推知其内部病变；从内部而言，要能通过所知的机体病变来推知其外在症候。远、近，分别指人体的外部、内部。司，通“伺”，窥探。此有诊察之意。揣，揣测、推测。

⑨ 极：极致，指最高境界。

⑩ 盖：通“概”，概括。此有概括体现之意。

⑪ 灵兰之室：又称“灵台兰室”，相传是黄帝藏书的地方。

无谬。这就是所谓"司外揣内，司内揣外"的基本内容，也是《内经》诊断疾病时的基本思维方法。

2. 论"司外揣内""司内揣外"在诊法中的意义。本篇提出"司外揣内""司内揣外"的思维方法，是中医诊断学发展的基础。人是一个有机整体，有诸内必形诸外。内在的病变，必然会通过经络气血的作用，从五官四肢等体表组织表现于外。某一局部的体表组织器官，与人体内脏器官又有着密切的相关关系，而且不同部位、不同性质的病证，一定会有不同的症状特征。《内经》作者通过长期反复的医疗实践活动，掌握了疾病本质与表现于外的病理现象之间密切相关的联系，于是总结出"司外揣内"的思维方法，并据此建立了中医学独特的诊断手段。篇中虽未详述诊法内容，但所奠定的思维方法、理论原则和学术观点，则成为诊断学发展的基础，为后世所遵循。

五变①第四十六

黄帝问于少俞曰：余闻百疾之始期②也，必生于风雨寒暑，循毫毛而入腠理，或复还③，或留止，或为风肿汗出④，或为消瘅⑤，或为寒热⑥，或为留痹⑦，或为积聚，奇邪⑧淫溢，不可胜数，愿闻其故。夫同时得病，或病此，或病彼，意者天之为人生风乎，何其异也？

---

① 五变：变，指病变。五变即风厥、消瘅、寒热、痹、积聚等五种病变。本篇通过对这五种病变的外候及机理的讨论，说明了疾病的发生与变化同人体的骨节、肌肉、皮肤、腠理的坚固与否等体质因素的密切关系，并提出了"因形而生病"的体质发病学说，强调了体质在发病中的重要作用。由于这些理论是通过列举五种病变来说明的，故名"五变"。

② 期：当，适合于，即发生之意。

③ 或复还：谓外入之邪气有时会由表而散。还，返回，即入表之邪自表而解。

④ 风肿汗出：指因风邪外袭而致肿胀、汗出一类病证，为"五变"之一。

⑤ 消瘅：指因脏柔气刚，热气内郁而致肌肉消瘦一类病证，为"五变"之一。

⑥ 寒热：指因体质亏虚，骨肉柔弱而致畏寒、发热一类病证，为"五变"之一。

⑦ 留痹：指因腠理疏松，肤肉柔弱而致风寒湿邪滞留而致的痹病，为"五变"之一。

⑧ 奇邪：指四时不正之气。

少俞曰：夫天之生风[①]者，非以私百姓[②]也，其行公平正直，犯者得之，避者得无殆[③]，非求[④]人而人自犯之。

【点评】本篇是讨论体质与发病的专篇，以五变论体质，提出了外邪侵犯人体后病变的多样性，针对引发病变的外部因素论述预防与发病的关系，突出了预防摄生思想。但《内经》并非主张单纯、消极的躲避外邪，而是提倡通过养生，增强体质，提高抗病能力，从而达到真正地避邪，“非求人而人自犯之”就体现了这种观点，明确地表达了人体发病的关键在于内因正气，防病的关键在于通过养生，增强体质。

黄帝曰：一时遇风，同时得病，其病各异，愿闻其故。

少俞曰：善乎哉问！请论以比匠人。匠人磨斧斤[⑤]、砺刀削[⑥]，斫材木[⑦]。木之阴阳，尚有坚脆，坚者不入，脆者皮弛[⑧]，至其交节，而缺斤斧焉。

夫一木之中，坚脆不同，坚者则刚，脆者易伤，况其材木之不同，皮之厚薄，汁之多少，而各异耶。

夫木之蚤花[⑨]先生叶者，遇春霜烈风，则花落而叶萎。久曝大旱，则脆木薄皮者，枝条汁少而叶萎。久阴淫雨，则薄皮多汁者，皮溃而漉[⑩]。卒风暴起，则刚脆之木，枝折杌[⑪]伤。秋霜疾风，则刚脆之木，根摇而叶落。凡此五者，各有所伤，况于人乎。

黄帝曰：以人应木奈何？

---

① 风：指自然界的各种气候现象，如风、寒、暑、湿、燥、火等，非专指风气而言。

② 私百姓：谓专为某人或某些人。私，利，有专为之意。百姓，众人。在这里指某人或某些人。

③ 犯者得之，避者得无殆：谓触犯四时奇邪的人便会患病，而能避开四时奇邪的人便没有患病的危险。殆，指患病。

④ 求：伤害之意。

⑤ 斤：古代砍伐树木的工具，指较小的斧子。

⑥ 削：刀的别称。也指较小的刀子，亦称书刀。

⑦ 斫(zhuó 茁)材木：斫，砍伐。材木，指较大而直，可制器用的木料。

⑧ 弛：毁坏。

⑨ 蚤花：谓早开花。蚤，通“早”。花，开花，用如动词。

⑩ 皮溃而漉：谓树皮溃烂，水液流渍。漉，渗出。

⑪ 杌(wù 务)：原指没有枝条的树干。

少俞答曰：木之所伤也，皆伤其枝，枝之刚脆而坚，未成伤也。人之有常病也，亦因其骨节皮肤腠理之不坚固者，邪之所舍也，故常为病也。

【点评】论病因、发病与体质。原文"一时遇风，同时得病，其病各异"，说明了不同的体质特殊性，决定了他们对某些致病因素的易感性和对某些疾病的易患性。这是因为在人体的骨节有坚脆之分，腠理有疏密之别，即体质有强弱，病变有差异。经文以木喻人，认为不同的树木对风雨旱霜等气候变化，可以产生不同的反应；同一树木的不同部位，也因质地的差别而损伤也有难易之别。对于人类而言，由于体质不同，即或同一个体，也有皮肤、肌腠、骨节等不同部位，所以对外邪的侵袭，亦有不病、易病、少病，或病变不同之差别，提示人的体质不同，对致病因素的抵抗力、耐受力不同，不仅体现在外感病中，对内伤致病因素也不例外，故曰"人之有常病也，亦因其骨节皮肤腠理之不坚固者，邪之所舍也，故常为病也。"可见人体的体质在发病过程中起着很重要的作用。

黄帝曰：人之善病风厥漉汗①者，何以候之？

少俞答曰：肉不坚，腠理疏，则善病风。

黄帝曰：何以候肉之不坚也？

少俞答曰：䐃肉不坚②而无分理，理者粗理，粗理而皮不致者，腠理疏。此言其浑然③者。

黄帝曰：人之善病消瘅者，何以候之？

少俞答曰：五脏皆柔弱者，善病消瘅。

黄帝曰：何以知五脏之柔弱也？

少俞答曰：夫柔弱者，必有刚强④，刚强多怒，柔者易伤也。

黄帝曰：何以候柔弱之与刚强？

---

① 风厥漉汗：指风邪内犯而致汗出的病证。

② 䐃肉不坚：指肌肉不够坚实。《甲乙经》"䐃"作"㬶"，甚是。

③ 浑然：形容没有纹理，浑然不分的样子。

④ 夫柔弱者，必有刚强：谓五脏柔弱不足的人必定脾性刚暴强悍。柔，与"弱"字义略同。

少俞答曰：此人薄皮肤而目坚固以深①者，长冲直扬②，其心刚，刚则多怒，怒则气上逆，胸中畜积，血气逆留，髋皮充肌③，血脉不行，转而为热，热则消肌肤，故为消瘅，此言其人暴刚而肌肉弱者也。

【点评】论消瘅。消瘅，即消渴病。《内经》凡17见，见于多篇，又有消、消渴、风消、消中、膈消、肺消、脾瘅之名。《太素》有"瘅，热也，内热消瘦，故曰消瘅"之解。张介宾认为，"消瘅者，三消之总称，谓内热消中而肌肤消瘦也。"究其成因：一是五脏柔弱（本篇所论），则水谷精微转运失调，津液代谢障碍，因此精血虚衰，津液亏乏，不能濡养肌肉，则肌肉消瘦，不能上承于口则口渴多饮；二是肥甘太过（《素问 · 通评虚实论》）而生内热，故可致消瘅；三是内热消灼（《灵枢 · 师传》），则内消津液，外消肌肉；四是脏气虚寒（《素问 · 气厥论》），肺寒则不能行化津液，发为消渴。其病因病机特点是脏腑柔弱、气机刚强、内热消灼；其临证表现特点为：性情急躁，刚强多怒，发热，肌肉消瘦萎弱，肌肤消薄，多食，常有饥饿感，大便溏糜，胸中不舒，胸部皮肤充血，目坚硬，眼球活动不灵活（固）而高起（深），横眉瞪目，直视露光（长冲直扬）。这与现代医学的"甲状腺功能亢进症"极相似。后世医家则以口渴多饮、多食善饥、多尿及形体消瘦为其主要症状特点。消瘅的治疗，《素问 · 奇病论》指出脾瘅的治法，"治之以兰，除陈气也。"以除脾胃中的温热陈腐之气。后世医家对消瘅多采用清热泻火，益气养阴等法治疗。

黄帝曰：人之善病寒热者，何以候之？

少俞答曰：小骨弱肉者，善病寒热。

黄帝曰：何以候骨之小大，肉之坚脆，色之不一也。

少俞答曰：颧骨者，骨之本也。颧大则骨大，颧小则骨小。皮肤薄

---

① 目坚固以深：双目直视而运转不灵，而且目睛突起。坚固，固定不移，在这里指病人多直视，目睛运转不灵。深，高突。

② 长冲直扬：眉毛耸动而竖立，双目直视而露光。

③ 髋皮充肌：谓血气逆乱而滞留皮肤肌肉之间，使之充塞胀满。髋，义同"宽"。

而其肉无䐃，其臂懦懦然[①]，其地色殆然，不与其天同色[②]，污然[③]独异，此其候也。然后臂薄[④]者，其髓不满，故善病寒热也。

黄帝曰：何以候人之善病痹者？

少俞答曰：粗理而肉不坚者，善病痹。

黄帝曰：痹之高下有处乎？

少俞答曰：欲知其高下者，各视其部。

黄帝曰：人之善病肠中积聚者，何以候之？

少俞答曰：皮肤薄而不泽，肉不坚而淖泽[⑤]，如此则肠胃恶，恶则邪气留止，积聚乃伤。脾胃之间，寒温不次，邪气稍[⑥]至；稸积[⑦]留止，大聚乃起。

【点评】此节从多方面举例论述体质与发病，通过对风厥、消瘅、寒热、痹、积聚五种病变所做的讨论可知：不同的体质，各有其易感之邪和多发之病，结合临床实践，认为“腠理疏，则善病风”；“五脏皆柔弱者，善病消瘅”；“小骨弱肉者，善病寒热”；“粗理而肉不坚者，善病痹”；“肠胃恶，恶则邪气留止，积聚乃伤”发病规律的基础上，认为病变所发的部位，往往是机体柔弱的脆薄虚弱之处。如虚在皮肉筋骨，则易病痹、风厥和寒热，虚在脏腑则易患消瘅、积聚。还认为人体虽同时感受某一种病邪，但因体质不同，对疾病的反应也就不同。可见，《内经》非常重视体质在发病和病变过程中的重要性，十分强调正气、内因在疾病发生、发展和变化中的决定作用，而体质正是影响正气强弱的重要方面，所以体质也是中医研究发病时的一个重要内容。

黄帝曰：余闻病形，已知之矣，愿闻其时。

---

① 懦懦然：形容软弱无力的样子。

② 其地色殆然，不与其天同色：病人面部下方色泽呈现黑色，跟面部上方的色泽不同。地，指面部下方，即下颌部。天，指面部上方，即额部。

③ 污然：形容色泽深而黑的样子。

④ 后臂薄：指臀部与臂膊的肌肉瘦薄。

⑤ 淖泽：谓肌肉软弱无力，如同软泥状。

⑥ 稍：渐渐的意思。

⑦ 稸积：即蓄积，积聚。

少俞答曰：先立其年①，以知其时，时高则起，时下则殆②，虽不陷下，当年有冲通，其病必起③，是谓因形而生病，五变之纪也。

【点评】1. 论气候与发病。经文从人的形体与天地运气的五行生克关系认识疾病的发生及其预后好坏，实际上是在强调气候与发病的关系。疾病的发生与变化，与当年、当时的气候有关，运气学说中五运的太过不及与平气的变化；运气同化的变化；胜气复气的变化；客主加临的顺逆变化等，均反映了气候的变化。气候变化不同，所产生的致病因素也就不同，也就是说，不同的致病因素与相应的气候相关，如风邪与春的气候相关，暑邪与夏季的气候相关等，现代医学也认为不同的气候适宜于不同的病原微生物生存，为不同病原的生存创造了适宜的条件，如乙脑病毒易在夏秋季节致病，呼吸道病菌易于在冬季致病。由于体质不同，故人体对不同气候所产生的不同病因的易感性不同，因此患病也有易感性与倾向性。但凡气候变化小或基本正常，则少发病或病轻或病易愈；凡气候变化剧烈(或太过，或不及，或反常)，则易发病或病加重或病难愈，故要"先立其年，以知其时"，全面分析掌握病情。

2. 论"因形而生病，五变之纪也"。"形"指体质，本篇以五变为例，讨论了体质与病因、发病、气候、病变和预防的关系，说明了体质在发病中的重要性，因此说，因体质不同而产生不同的疾病，不但反映在风厥、消瘅、寒热、痹、积聚等病的发生变化中，也反映在所有病的发生中，因此说："因形而生病，五变之纪也。"既是对全篇主题思想的概括，也提示了体质发病说的指导意义。临床诊断时在考虑正邪斗争因素的同时，还要注意患病机体的复杂性和环境因素的多样性以及邪正相争的多变性，体质因素是疾病发生

---

① 先立其年：谓首先确定当年的年运。立，确定。年，指当年属何运，如木运之年，土运之年等。

② 时高则起，时下则殆：谓人体有病而遇相生的气运，便易于痊愈；遇相克的气运，便易致危困。

③ 虽不陷下，当年有冲通，其病必起：谓当年的气运虽与病情不相克，但若当年气候的变化过于剧烈而对人体有所冲犯，也可导致疾病的发作。起，谓发病，与上文"时高则起"的"起"字意义有别。

与否的先决条件。

3. 论“时高则起，时下则殆”。起，谓病愈；殆，病情加重危险；时高、时下，指五运六气理论中客主加临的气候变化状况。若在疾病过程又逢客气胜主气，是上胜下，为顺，标志当时气候变化较小或基本正常，有利于机体的正常活动，则发病轻缓或疾病易愈，此即所谓“时高则起”；病逢衰克之时，即主气胜客气，是下胜上，为逆，标志当时气候变化剧烈，则发病重急或病不易愈，此即“时下则殆”。气生运为顺化，气候变化平和。气克运为天刑，气候变化剧烈，发病亦重。运生气为小逆，虽为相生，但子居母上，仍至微病。运克气为不和，以下克上，故主病甚。运气相同为天符，发病急剧而危险。至于太乙天符之年，气候变化倍剧，发病也急暴而容易死亡。在客主加临里，“主胜逆，客胜从”，也就是主气胜客气为逆，客气胜主气为顺。另外，客气在泉与岁运属性相同的还有同天符、岁会和同岁会。其中同天符与天符一样，气候变化剧烈，发病也重。岁会和同岁会气候变化都较小，发病也缓慢，病程也长。平气之升，气候变化也相对小些，对疾病的影响也较小。强调气运变化对病情的影响，提示临证治病之时要结合五运六气知识对疾病予以分析。

本脏[①]第四十七

黄帝问于岐伯曰：人之血气精神者，所以奉生而周于性命[②]者也。经脉者，所以行血气而营阴阳[③]，濡筋骨，利关节者也。

【点评】论经脉与人体的重要作用。经脉是人体结构的重要组成部分，其与脏腑、形体官窍等组织器官，共同构成了完整的人体。

---

① 本脏：本，谓根本。脏，指内脏，脏腑。本篇讨论了人之血气精神皆化藏于脏腑，人体病变的产生，外在色泽、肤纹、皮肉的厚薄及形态变化等亦由于脏腑，人的体质强弱也与脏腑有着密切的关系。人以脏腑为本，故名。

② 奉生而周于性命：谓奉养身体并周全地维持人体的生命活动。奉，养，供养。周，周全，有周全维护之意。

③ 营阴阳：谓经脉环绕周行于人体的全身各部分。营，营运，运行。阴阳，指全身内外、上下各部分。

经脉遍布周身，彼此相贯，通过有规律的循行和复杂的网络交会，把人体脏腑、肢体、官窍等紧密地连接成统一的有机整体，从而保障了人体生命活动的有序进行。由于经脉能运行全身气血，联络脏腑肢节，沟通上下内外，调节人体功能，以发挥其“行血气而营阴阳，濡筋骨，利关节”的重要作用。

卫气者，所以温分肉，充皮肤，肥腠理，司关合[①]者也。
志意者，所以御精神，收魂魄，适寒温，和喜怒者也。
是故血和则经脉流行，营覆阴阳[②]，筋骨劲强，关节清利[③]矣。

【点评】论血和的意义。血是“中焦受气取汁，变化而赤”的产物(《灵枢·决气》)，是构成人体和维持人体生命活动的基本物质之一。血主于心，藏于肝，统于脾，布于肺，根于肾，有规律地循行脉管之中，在脉内营运不息，充分发挥灌溉一身的生理效应。“血和”的内涵包括有血的生成、循环运行、生理功能等和谐有序。“血和”首先是血的生成之“和”，血量充足，质地优良，是“血和”状态的基础和前提；也必须保持循环运行流畅和调；还涵盖血液生理功能正常发挥之“和”，及与气之间相互依存、相互制约、相互为用的密切关系之“和”。

卫气和则分肉解利[④]，皮肤调柔，腠理致密矣。

【点评】论卫气和的意义。卫气对汗孔的“司开合”及“温分肉”的双向作用，达到对人体“寒温”效应的调适。卫气的这一双向作用在人体的生理状态和病理状态下均有体现。人体在生理状态下，通过“天寒衣薄则为溺与气，天热衣厚则为汗……天暑衣厚则腠理开，故汗出……天寒则腠理闭，气湿不行，水下留于膀胱，则为溺与气”(《灵枢·五癃津液别》)的过程，完成对自然界寒暑气温的调适，以确保人体在任何气温条件下各种生理功能的正常进行。

---

① 关合：腠理汗孔的开合。

② 营覆阴阳：指全身表里、上下、内外各处均被血的荣养作用所覆盖。营，通“荣”，营养，濡养；覆，覆盖。阴阳，泛指全身各处。

③ 清利：滑润而灵活的意思。

④ 解利：舒缓而滑利的意思。

志意和则精神专直，魂魄不散，悔怒不起，五脏不受邪矣。

【点评】论志意和的意义。“志意”合论，不是“志”与“意”的叠加，或修辞中的偏义，而是将“志意”上升到与“魂、魄”同为心藏之神的下线支系，是指“心神”对心理活动中的情绪表现、机体反应性、机体对环境气候和病理状态下调适性等方面的机理及其能力。《内经》以神概括人体生命活动的调控规律，而“志意”和“魂”“魄”一样，共同支撑着“神”对人体生命的调控功能。“志意”既调控人体内在的各种功能，也调控着人体如何对生存环境的适应。意志、魂、魄都是心藏之神的表现方式，相互间既有分工，又有配合，存在着相互交叉、互相调控的复杂关系。“心藏神”“神明出焉”是人体生命活动的调控中枢，魂、魄支撑着心神对生命活动的调控，而“志意”有机地联系着心藏之神与魂、魄，共同配合，完成人体自身的调控活动。

此处表达了“意志”支系四方面作用：一是“御精神”“收魂魄”的作用，即有驾驭“魂魄”和精神，能对人的行为、意识、精神状态，以及本能活动的调控，属于机体的自我调控能力；二是“和喜怒”的作用，即调节人的心理活动并使之和谐有序，防止怒、悔等不良情绪的发生；三是“适寒温”的作用，即通过卫气对汗孔的“司开合”及“温分肉”的双向作用达到对人体“寒温”效应的调适；四是防御作用，能调动人体的防御系统，使人体免受邪气伤害之苦。

寒温和则六腑化谷，风痹不作，经脉通利，肢节得安矣。

【点评】论“寒温和”的意义。所谓“寒温和”，指人体通过自身体温的调适功能，既使人的体温处于适宜各种功能得到最有效发挥的状态(即生理状态)，又能使人体积极适应生存环境的气候寒温变化。此处以气候之“寒温”概指人类生存环境的所有影响因素。

人体之所以能实现“寒温和”，是通过人的“志意”、卫气以及阳气还有血、津液等综合作用实现的：一是“适寒温”作用。“志意”这一生理作用的机理较为复杂，首先是指人体处于生理状态时对体温的“寒温”调适，从而使人类体温保持恒定。这是通过卫气

“司开合”的双向作用实现的。因为卫气既能温煦人体，给人以热量。又能在盛夏气候炎热高温之时，卫气在“志意”的作用下使汗孔腠理处于松弛的“开放”状态，汗出而热散(《灵枢·本脏》)，如“天暑衣厚则腠理开，故汗出”(《灵枢·五癃津液别》)。若人在隆冬严寒之时，“志意”就会通过卫气使汗孔腠理闭“合”，腠理致密，汗孔闭塞，以防止卫气“温分肉”所产生的热量耗散，达到维持人体生理所需的体温而“适”应之。二是对人体处于病理状态下“寒温”的调适。当人体在感邪发病出现恶寒、发热等病理反应时，“志意”也是通过卫气对汗孔的“司开合”及“温分肉”的双向作用达到对人体“寒温”效应的调适，如外感表证的恶寒和发热症状发生机理即是如此(《素问·调经论》)；三是卫气对汗孔的“司开合”及“温分肉”的双向作用，达到对人体“寒温”效应的调适。卫气的这一双向作用在人体的生理状态和病理状态下均有体现。人体在生理状态下，通过“天寒衣薄则为溺与气，天热衣厚则为汗……天暑衣厚则腠理开，故汗出……天寒则腠理闭，气湿不行，水下留于膀胱，则为溺与气”(《灵枢·五癃津液别》)的过程，完成对自然界寒暑气温的调适，以确保人体在任何气温条件下各种生理功能的正常进行。此时虽然是在“志意”的“适寒温”作用支配下，通过卫气对汗孔、腠理开合的调适环节实现的，但是离不开津液通过气化为汗或尿的方式予以协助。这一过程可以表示为：志意(神的调控功能)→卫气→腠理、汗孔开合→出汗或不出汗→“适寒温”。

此人之常平也。

【点评】此节集中体现了中医学的“和态健康观”(又称“三和健康观”)，包括“血气和”“志意和”“寒温和”内容，这一涵义能够清楚、准确、科学地表达《内经》原生态的健康观念，既符合中华民族传统文化本色的健康理念，也与联合国世界卫生组织提出的21世纪四维健康观念相契合。所谓“人之常平”，就是指人的健康状态。“平人者，不病也”(《素问·平人气象论》)。显然《内经》是以“平人”对今之健康的界定，是指机体没有任何病痛的状态，包括形体、精神，以及机体适应性方面的健康之人。所谓“和”，就是对无病机体之健康的界定和评价；就是对人的气血平调，阴阳平秘的机体各项功能和谐有序状态，即所谓"健康"机体的界定，也是对健康的评价标准。

为何要以"和"来评价"人之常平"状态？只要对"和"之内涵予以解析，便可明白其中的道理。"和"有和顺、和谐、有序、协调、适中、恰到好处之意，也特指"身体健康舒适"的状态，如此可知，《内经》将"血气和""志意和""寒温和"作为"人之常平"内涵的评价，是完全科学的、合理的，也是恰如其分的。此处之"和"，就从机体的内环境、心理活动、机体对外环境的适应性方面，表达了健康的内涵以及评价内容。

五脏者，所以藏精神血气魂魄者也。六腑者，所以化水谷而行津液者也。

【点评】论脏腑于人体健康的重要性。经文在讨论了血气精神的功能特点后，认为"五脏者，所以藏精神血气魂魄者也。六腑者，所以化水谷而行津液者也"，明确地概括了脏腑的功能特点，也概括了脏腑与血气精神的关系。五脏属阴，其功能特点主藏，"藏精神血气魂魄"；六腑属阳，其功能特点是主泻，也即"化"和"行"，主传导水谷，化生精微，输布津液，故谓之"化水谷而行津液者也"。脏腑藏泻功能特征不同，但却又相互为用，五脏所藏的"精神血气魂魄"，源于六腑所化的水谷津液，并赖六腑所化行水谷津液的不断补充、滋养，方能发挥正常的生理功能，而六腑功能的正常发挥，又要靠五脏所藏精神血气的充养，并受五脏所藏志意魂魄的控制调节，故五脏六腑是精神血气生存和发挥正常功能的根本所在。正如张志聪对此做了进一步发挥的那样，"夫营卫血气，脏腑之所生也，脉肉筋骨，脏腑之外合也，精神魂魄，五脏之所藏也，水谷津液，六腑之所化也。是以血气神志和调，则五脏不受邪而形体得安。"

此人之所以具受于天也，无愚智贤不肖①，无以相倚②也。然有其独

① 无愚智贤不肖：无论是愚者或智者，贤能之士或不肖之徒。无，无论。
② 无以相倚：彼此之间没有什么差异。倚，偏，偏斜。

尽天寿，而无邪僻之病[1]，百年不衰，虽犯风雨卒寒大暑，犹有弗能害也；有其不离屏蔽[2]室内，无怵惕之恐，然犹不免于病，何也？愿闻其故。

【点评】论脏腑盛衰寿夭观念。《内经》在强调肾气盛衰与寿命长短关系的同时，此节通过对脏腑和血气精神的讨论，论证了脏腑盛衰也可以影响人类性命的长短，从而形成了特有的脏腑盛衰寿夭观念。认为，长寿的人必须是五脏形质健全，功能旺盛，才可能有血脉和调，肌肉丰润，皮肤致密，营卫运行调畅，呼吸平稳有力，气血运行和利，六腑能正常地消化饮食，化生水谷精微，布散营养全身，人体各功能保持正常，互相协调一致，就能长寿。如果“五脏皆不坚……故中寿而尽也”(《灵枢·天年》)，因为其五脏脆弱，导致血气虚弱，血脉不畅，正气不足不能抗拒邪气，反而容易引邪深入，这就是有的人只能活到中等年寿便会夭亡的原因所在。原文通过脏腑功能的盛衰可以导致长寿与“中寿”两个方面的论证，强调了脏腑功能盛衰是人寿命寿夭的核心和关键，《内经》从而奠定了脏腑功能盛衰寿夭观的基本学术立场。

岐伯对曰：窘乎哉问也！五脏者，所以参天地，副阴阳，而连四时，化五节[3]者也。五脏者，固有小大高下坚脆端正偏倾者；六腑亦有小大长短厚薄结直[4]缓急。凡此二十五[5]者，各不同，或善或恶，或吉或凶，请言其方[6]。

【点评】论寿夭病否与脏腑。人之寿夭病否，虽与脏腑受自然气候等的影响有关，因脏腑之气外合于天地，通于四时，应于五节，与自然界密切相关，若人能应天，则脏腑功能正常可免于疾病，若

---

① 邪僻之病：指由四时不正之气导致的病变。邪僻，指乖戾不正之气。

② 屏蔽：指屏风、帘障之类。

③ 化五节：谓依照着五时之节度而变化。五节，一年中五季推移的节度。

④ 结直：结，弯曲，意为六腑郁结不畅。直，不曲，意指六腑和顺通畅。

⑤ 二十五：即二十五变，指五脏各有大小、高下、坚脆、端正、偏倾等五变，六腑亦各有大小、长短、厚薄、结直、缓急等五变(三焦，膀胱为一，俱合于肾)，五五合为二十五变。

⑥ 请言其方：请让我全面地谈谈这些道理。方，《辞海》：“道义也”，此处引申为道理。

人逆于天，则会影响脏腑的功能活动，引发疾病；也与脏腑的功能、位置、形态之不同有关，并具体指出与五脏之小大高下坚脆端正偏倾及六腑之大小长短厚薄结直缓急有关。从而强调了以脏腑为本，体现了篇名“本脏”的意义所在。

心小则安，邪弗能伤，易伤以忧[①]；心大则忧不能伤，易伤于邪[②]。心高则满于肺中，悗而善忘，难开以言[③]；心下则脏外，易伤于寒，易恐以言[④]。心坚则脏安守固；心脆则善病消瘅热中。心端正则和利难伤；心偏倾则操持不一，无守司也。

肺小则少饮，不病喘喝[⑤]；肺大则多饮，善病胸痹喉痹逆气[⑥]。肺高则上气肩息咳[⑦]；肺下则居贲迫肺，善胁下痛[⑧]。肺坚则不病咳上气；肺脆则苦病消瘅易伤。肺端正则和利难伤；肺偏倾则胸偏痛也。

肝小则脏安[⑨]，无胁下之病；肝大则逼胃迫咽，迫咽则苦膈中，且胁下痛[⑩]。肝高则上支贲，切胁悗，为息贲[⑪]；肝下则逼胃[⑫]，胁下空，胁下空则易受邪。肝坚则脏安难伤；肝脆则善病消瘅易伤。肝端正则和利难伤；肝偏倾则胁下痛也。

---

① 心小则安，邪弗能伤，易伤以忧：清·张志聪：“心小则神气收藏，故邪弗能害，小心故易伤以忧也。”余脏“小”仿此。

② 心大则忧不能伤，易伤于邪：清·张志聪：“心大则神旺而忧不能伤，大则神气外弛，故易伤于邪也。”

③ 心高则满于肺中，悗而善忘，难开以言：清·张志聪：“肺者心之盖，故心高则满于肺中，在心主言，在肺主声，满则心肺之窍闭塞，故闷而善忘，难开以言也。”

④ 心下则脏外，易伤于寒，易恐以言：心下则位于肺脏之外，心失守位而神不内藏，则易被寒邪所伤；神不内藏，则又易受言语恐吓而惊恐不安。

⑤ 肺小则少饮，不病喘喝：唐·杨上善：“肺小不受外邪，故不病喘喝。喝，喘声。”

⑥ 胸痹喉痹逆气：痹，闭也，胸痹、喉痹，指胸部、喉部因气机闭阻而产生的有关病证。逆气，气上逆也，指肺气上逆而产生咳喘之类的病证。

⑦ 肩息咳：明·张介宾：“耸肩喘息而咳也。”

⑧ 肺下则居贲迫肺，善胁下痛：指肺位低下则逼迫贲门和压迫肝脏，致胁下作痛。

⑨ 脏安：谓肝脏所藏气血安宁和调。

⑩ 肝大则逼胃迫咽，迫咽则苦膈中，且胁下痛：唐·杨上善：“胃居肝下，咽在肝傍，肝大下逼于胃，傍迫于咽，迫咽则咽膈不通饮食，故曰膈中也，肝大受邪，故两胁下痛。”

⑪ 肝高则上支贲，切胁悗，为息贲：肝脏位高则肝经上行的支脉奔壅迫切于肺，而为胁闷，为息贲喘急之证。

⑫ 肝下则逼胃：清·张志聪：“肝居胃旁，故下则逼胃。”

脾小则脏安，难伤于邪也；脾大则苦凑䏚而痛[1]，不能疾行；脾高则䏚引季胁[2]而痛；脾下则下加[3]于大肠，下加于大肠则脏苦受邪[4]。脾坚则脏安难伤；脾脆则善病消瘅易伤。脾端正则和利难伤；脾偏倾则善满善胀也。

肾小则脏安难伤；肾大则善病腰痛，不可以俯仰，易伤以邪。肾高则苦背膂[5]痛，不可以俯仰；肾下则腰尻[6]痛，不可以俯仰，为狐疝[7]。肾坚则不病腰背痛；肾脆则善病消瘅易伤。肾端正则和利难伤；肾偏倾则苦腰尻痛也。凡此二十五变者，人之所苦常病。

黄帝曰：何以知其然也？

岐伯曰：赤色小理者心小，粗理者心大[8]。无髑骬[9]者心高，髑骬小短举者心下。髑骬长者心下坚，髑骬弱小以薄者心脆。髑骬直下不举者心端正，髑骬倚一方者心偏倾也。

白色小理者肺小，粗理者肺大。巨肩反膺陷喉者肺高[10]，合腋张胁[11]者肺下。好肩[12]背厚者肺坚，肩背薄者肺脆。背膺厚者肺端正，胁偏疏者[13]肺偏倾也。

青色小理者肝小，粗理者肝大。广胸反骹[14]者肝高，合胁兔骹[15]者肝

---

① 凑䏚而痛：充塞于胁下虚软处并引发该处疼痛。凑，充塞。䏚，胁下虚软处。

② 季胁：指肋弓下游肋处，即第十一、十二肋处。

③ 加：凌驾，压迫。

④ 脏苦受邪：指脾脏易被邪气所害。

⑤ 膂：明·张介宾："膂音吕，夹脊肉也。"

⑥ 尻：明·张介宾："尻……尾骶骨也。"

⑦ 狐疝：清·张志聪："狐疝者，偏有大小，时时上下，狐乃阴兽，善变化而藏，睾丸上下，如狐之出入无时，此肾脏之疝也。"

⑧ 赤色小理者心小，粗理者心大：清·张志聪："小理者，肌肉之文理细密；粗理者，肉理粗疏。大肉䐃脂，五脏之所生也，故候肉理之粗细，即知脏形之大小。"其余各脏同此。

⑨ 无髑骬（hé yú 合鱼）者：谓胸骨剑突隐而不显。髑骬，指胸骨剑突。

⑩ 巨肩反膺陷喉者肺高：明·张介宾："胸前两旁为膺，胸突而向外者是为反膺。肩高胸突，其喉必缩，是为陷喉。"

⑪ 合腋张胁：两腋紧敛，两胁开张。

⑫ 好肩：两肩端正。

⑬ 胁偏疏者：胁部一侧偏低且肋骨稀疏。

⑭ 广胸反骹（qiāo 敲）：胸廓宽厚，肋骨高突。骹，肋骨同胸骨和胸椎下部相交处。

⑮ 合胁兔骹：两胁聚拢，低平如兔。合，聚拢，闭合。

下。胸胁好者肝坚，胁骨弱者肝脆。膺腹好相得者[①]肝端正，胁骨偏举[②]者肝偏倾也。

黄色小理者脾小，粗理者脾大。揭唇[③]者脾高，唇下纵[④]者脾下。唇坚者脾坚，唇大而不坚者脾脆。唇上下好者脾端正，唇偏举者脾偏倾也。

黑色小理者肾小，粗理者肾大。高耳者肾高[⑤]，耳后陷者肾下。耳坚者肾坚，耳薄不坚者肾脆。耳好前居牙车[⑥]者肾端正，耳偏高者肾偏倾也。

凡此诸变者，持则安，减则病[⑦]也。

【点评】论五脏五变的生理、病理特点及外候特征。在“人以五脏为本”观念引领下，此节专论五脏“小大、高下、坚脆、端正、偏倾”“五变”与人之寿夭病否的密切关系，认为人体五脏大小、高下、坚脆、端正与偏倾之差异是人各有不同生理特性和千差万别病理特点发生的内在决定性因素，即所谓五脏有“二十五变”之义，其中包括正常、畸形、强健、虚弱等情况，从而强调机体的生理病理同样也是本于脏腑的。“视其外应，以知其内脏，则知所病矣”，五脏五变的外候，就是人体某些体表形态，如肌肤的色泽、肤纹的粗细，以及胸胁肩背剑突耳唇等所表现出的不同情况。形体外部特征与五脏的位置、形态、坚脆、强弱有一定的对应关系，据此可分析判断脏腑常异及其病变，所以经文详细地研究了心、肺、肝、脾、肾的大小、高下、坚脆、偏正的外部特征。

帝曰：善。然非余之所问也。愿闻人之有不可病者，至尽天寿，虽

---

① 膺腹好相得者：胸部与腹部端正且相互称应。得，相合，相称。

② 胁骨偏举：胁骨一侧偏高。举，此有高突之意。

③ 揭唇：口唇高起。

④ 唇下纵：口唇低平而松弛。纵，松弛的意思。

⑤ 高耳者肾高：明·张介宾：“肾气通于耳，故肾之善恶，验于耳可知也。”

⑥ 耳好前居牙车：两耳端正，且向前靠近颊车。牙车，指颊车，在下颌角前上方约一横指处。

⑦ 持则安，减则病：五脏虽有偏差，但若善于持守正气，勿使受损，则五脏仍可安和无病；若不善持守，致正气消损，则五脏动荡而不免于患病。持，守，守持，此指持守正气。减，消损，因不善持守而致正气消损。

有深忧大恐，怵惕之志，犹不能减也，甚寒大热，不能伤也；其有不离屏蔽室内，又无怵惕之恐，然不免于病者，何也？愿闻其故。

岐伯曰：五脏六腑，邪之舍也，请言其故。

【点评】此处"五脏六腑，邪之舍也"与上文"五脏者，固有小大高下坚脆端正偏倾者，六腑亦有小大长短厚薄结直缓急……或吉或凶"以及寿夭病否与脏腑关系之论述相呼应，人身血、卫气、志意的功能正常，标志着人体正气强盛，能够抗病御邪，则"五脏不受邪"而健康无病。若脏腑因外感、内伤等因素而致功能失调，精神血气失和，则人体正气衰弱，故会感邪发病，故谓脏腑为"邪之舍"，是病与不病的关键。可见，脏腑五变与疾病的发生有着非常密切的关系，脏腑在功能、形态、部位等方面的不同，实乃体质的差异，故常将本篇做为体质理论的主要内容，所述之脏腑五变，后世称之为"脏腑形态特征分类法"，成为体质分类法的类型之一，并围绕脏腑体质强调其在养生防病中的意义，如"凡此诸变者，持则安，减则病也"，认为凡脏腑有以上诸变的人，应该进行合理的调护，以改善脏腑的功能状态，增强体质从而可获安而不病；若不善调养保护，便会使脏腑损而更损，难免患病。体现了脏腑为本的养生防病理念。

五脏皆小者，少病，苦燋心，大愁忧①；五脏皆大者，缓于事，难使以忧②。五脏皆高者，好高举措③；五脏皆下者，好出人下④。五脏皆坚者，无病；五脏皆脆者，不离于病。五脏皆端正者，和利得人心⑤；五脏皆偏倾者，邪心而善盗，不可以为人平⑥，反覆言语也。

---

① 五脏皆小者，少病，苦燋心，大愁忧：清·张志聪："五脏者，所以藏精神气血魂魄志意者也，故小则血气收藏而少病。小则神志畏怯，故苦焦心，大忧愁也。"苦燋心，心中忧急。

② 五脏皆大者，缓于事，难使以忧：言五脏大或小皆属偏差，五脏小者遇事过于忧急，五脏大者遇事过于迟缓。

③ 好高举措：举止处事喜好居他人之上，好高骛远。

④ 好出人下：举止处事喜好居他人之下，不思进取。

⑤ 和利得人心：居心温厚，处事敏捷，深得众望。利，敏捷。

⑥ 不可以为人平：待人接物没有公平之心。平，公平。

【点评】论五脏大小、高下、坚脆、偏正的临床意义。从上述五脏五变的生理病理特点及外候特征可以看出，五脏与疾病关系的一般规律为：五脏小、坚、端正者，多脏气安和不病；五脏大、高、下、脆、偏倾者，多致本脏及相应组织发生病理改变。尤其要强调“五脏皆坚者，无病；五脏皆脆者，不离于病”，强调五脏功能之“坚脆”与机体正气强弱及其发病与不发病的关系，五脏功能皆“坚”，提示正气旺盛，抵御病邪能力强盛，故不易发病；五脏功能皆“脆”弱，抗御病邪的能力必然低下，故常会受到病邪的侵扰，故曰“不离于病”，突显了以五脏为本之正气功能“坚脆”的重要作用。

黄帝曰：愿闻六腑之应。

岐伯答曰：肺合大肠，大肠者，皮其应。心合小肠，小肠者，脉其应。肝合胆，胆者，筋其应。脾合胃，胃者，肉其应。肾合三焦膀胱，三焦膀胱者，腠理毫毛其应。

黄帝曰：应之奈何？

岐伯曰：肺应皮。皮厚者大肠厚，皮薄者大肠薄。皮缓腹裹大[①]者大肠大而长，皮急者大肠急而短。皮滑者大肠直[②]，皮肉不相离者大肠结[③]。

心应脉。皮厚者脉厚，脉厚者小肠厚；皮薄者脉薄，脉薄者小肠薄。皮缓者脉缓，脉缓者小肠大而长；皮薄而脉冲[④]小者，小肠小而短。诸阳经脉皆多纡屈者[⑤]，小肠结。

脾应肉。肉䐃坚大者胃厚，肉䐃么[⑥]者胃薄。肉䐃小而么者胃不坚；肉䐃不称身者胃下，胃下者下管约不利[⑦]。肉䐃不坚者胃缓，肉䐃无小

---

① 皮缓腹裹大：皮缓，指皮肤松弛。腹裹大，谓腹围肥大，腹裹，即俗称肚囊。

② 皮滑者大肠直：皮滑，皮肤润滑。大肠直，指大肠纡屈少，意即大肠通利不郁。

③ 皮肉不相离者大肠结：皮肉紧密相贴，则大肠纡曲。

④ 脉冲：即脉虚。冲，幼。此有细而虚弱之意。

⑤ 诸阳经脉皆多于纡屈者：明·张介宾：“诸阳经脉，言脉动之浮浅而外见者也。纡屈，盘曲不舒之谓。”

⑥ 肉䐃么（yāo 夭）：细瘦薄弱的意思。

⑦ 下管约不利：下脘收束拘促而不够畅通。约，约束，有收束拘促之意。下管，胃下脘。约，明·张介宾：“不舒也。”

里累者胃急[1]。肉䐃多小里累[2]者胃结，胃结者上管约不利也。

肝应爪。爪厚色黄者胆厚，爪薄色红者胆薄。爪坚色青者胆急，爪濡[3]色赤者胆缓。爪直色白无约[4]者胆直，爪恶[5]色黑多纹者胆结也。

肾应骨。密理厚皮者三焦膀胱厚，粗理薄皮者三焦膀胱薄。疏腠理者三焦膀胱缓，皮急而无毫毛者三焦膀胱急。毫毛美而粗者三焦膀胱直，稀毫毛者三焦膀胱结也。

【点评】论六腑五变的生理、病理特点及外候特征。脏腑相合，六腑外应，五脏有“小大、高下、坚脆、端正、偏倾”等五变，六腑与其相应，也有“小大、长短、厚薄、结直、缓急”之五变，六腑五变的外候主要表现在其所应的皮、脉，筋爪、肉、腠理毫毛方面的差异。其病理特点除“胃下”“胃结”外，仅仅作了原则性的提示，即“视其外应，以知其内脏，则知所病矣。”就是根据组织器官与内脏的关系，诊察外在组织器官的变化，便可得内部脏器的病变。

黄帝曰：厚薄美恶[6]皆有形，愿闻其所病。

岐伯答曰：视其外应，以知其内脏，则知所病矣。

【点评】本篇名为《本脏》，不但在生理功能上强调以脏腑为本，重视血气精神和脏腑的关系，更重要的是在病理变化中重视脏腑与发病的关系，强调以脏腑为本的发病观，强调疾病的发生以内因为主，正气是疾病发生与否的决定性因素。经文“五脏者，所以藏精神血气魂魄者也。六腑者，所以化水谷而行津液者也”之论，认为脏腑及其所藏的精神血气津液就是人身正气重要组成部分，是人类性命之寿夭以及发病与否的决定因素，故有“五脏皆坚者，无病；五脏皆脆者，不离于病”之论，说明脏腑坚实，正气充盛，体质强

---

① 肉䐃无小里累者胃急：谓肌肉丰隆处没有累累相连的较小突起。

② 里累：《太素》卷六《脏腑应候》作“裹累”，并注云：“裹，音颗。谓肉䐃无小颗段连累。”即肉䐃上无累累颗粒附着。

③ 濡：柔弱。

④ 约：指横纹，纹理。

⑤ 恶：劣，不好，此指指甲畸形。

⑥ 美恶：美，言其常。恶，言其变。

壮，“脏安难伤”。如果五脏脆弱，正气虚衰，体质薄弱，邪气易于侵扰就必不免于病，如五脏脆弱皆“善病消瘅易伤”即是其例。经文所言五脏之“小大、高下、坚脆、端正、偏倾”等五变之不同，对人的生理病理的影响，虽然说的是个体的差异，但却反映了体质对病变的影响。说明各脏的位置、形态差异，即体质差异，会不同程度地影响生理功能和抗病能力，因而易发某些病症，如肾脏位置偏低，易发腰尻部疼痛和狐疝，肺脏位置高，易发“上气肩息咳”等。内脏的这些差异，虽多因先天禀赋，但也与后天调养有关，先天、后天因素均是影响体质、正气的重要因素。因此说“五脏六腑，邪之舍也”，脏腑虚弱，常成为邪气稽留的场所。但是，脏腑诸变，仅是具备了发病的基础，人还可以通过调养，改善脏腑功能而平安不病，这就是原文“持则安，减则病”的养生防病思想。这一思想也是《内经》的一贯思想，对于防病养生具有积极意义。

禁服[①]第四十八

雷公问于黄帝曰：细子[②]得受业，通于九针六十篇[③]，旦暮勤服之[④]，近者编绝，久者简垢[⑤]，然尚讽诵[⑥]弗置，未尽解于意矣。《外揣》[⑦]言浑束为一[⑧]，未知所谓也。夫大则无外，小则无内[⑨]，大小无极，

① 禁服：禁，通“勤”。服，驾驭，引申为学习掌握。禁服，医者对针刺要领应经常学习牢固掌握。即下文“旦暮勤服之”。因为本篇前半部分主要讨论了业医者应如何学习前人的经验，运用前人的经验的问题，故名“禁服”。

② 细子：犹言小子，晚辈的谦词。

③ 九针六十篇：指有关九针刺法的六十篇文字。

④ 旦暮勤服之：早晚孜孜不倦的勤奋学习和钻研。服，练习。

⑤ 近者编绝，久者简垢：谓穿联竹简的皮绳都断绝了。编，古时用以穿联竹简的皮条或绳子。简，竹简。垢，尘污。

⑥ 讽诵：即诵读。讽，背诵。

⑦ 外揣：为《灵枢》第四十五篇之篇名。

⑧ 浑束为一：将繁多复杂的内容全都归纳为一个系统。浑，皆，都的意思。束，聚集，此有归纳之意。

⑨ 大则无外，小则无内：九针六十篇的内容大则包罗万象，没有什么在它以外，小则细致入微，没有什么不在它以内。

高下无度，束之奈何？士之才力，或有厚薄，智虑褊浅[①]，不能博大深奥，自强于学若细子，细子恐其散于后世，绝于子孙，敢问约之奈何？

黄帝曰：善乎哉问也！此先师之所禁，坐私传之[②]也，割臂歃血[③]之盟也，子若欲得之，何不斋[④]乎。

雷公再拜而起曰：请闻命于是[⑤]也。

乃斋宿三日而请曰：敢问今日正阳，细子愿以受盟。

黄帝乃与俱入斋室，割臂歃血。黄帝亲祝[⑥]曰：今日正阳，歃血传方，有敢背此言者，反受其殃。

雷公再拜曰：细子受之。

【点评】通过问对方式讨论了针刺理论和针刺方法的重要性，提出了"浑束为一"这一归纳学习方法在学习、整理、研究"九针六十篇"文献时的作用，也反映针刺治病救人方法的严肃性，这也是《内经》时代之所以重视针刺治病方法的缘由。

黄帝乃左握其手，右授之书，曰：慎之慎之，吾为子言之。

凡刺之理，经脉为始，营其所行[⑦]，知其度量，内刺五脏，外刺六腑[⑧]，审察卫气，为百病母[⑨]，调其虚实，虚实乃止[⑩]，泻其血络，血尽不殆[⑪]矣。

雷公曰：此皆细子之所以通，未知其所约也。

---

① 褊浅：狭窄而成薄。褊，衣服狭小，此指见识狭窄、肤浅。

② 坐私传之：谓慎于传授，否则为罪过。坐，指违背先师的禁戒。《一切经音义》卷二引《仓颉篇》："坐，罪也。"

③ 割臂歃（shà 霎）血：割破手臂，微饮其血，是古时会盟表示诚意的一种方式，表示决不背弃信约的诚意。

④ 斋：斋戒。古时举行典礼前不饮酒，不茹荤，沐浴别居，以示虔敬。

⑤ 请闻命于是：谓请允许我从此时起就按照您的命令去做。请，敬辞，表祈使。

⑥ 祝：祝告，即用言语向鬼神祈祷或立誓。

⑦ 营其所行：谓探求经脉循行的规律。营，求，探求。

⑧ 内刺五脏，外刺六腑：在内察辨五脏的变化，在外测知六腑的情况。刺，侦察，探询。

⑨ 审察卫气，为百病母：尤当明察卫气的变化，因为卫气失常乃是百病发生的根源。

⑩ 虚实乃止：疾病的虚实得到调整而平衡。

⑪ 血尽不殆：用放血的方法使邪随血而出，病情就没什么危险。

黄帝曰：夫约方[1]者，犹约囊也，囊满而弗约，则输泄，方成弗约，则神与弗俱[2]。

雷公曰：愿为下材者，勿满而约之。

黄帝曰：未满而知约之以为工，不可以为天下师。

【点评】举例阐述“约方”（归纳法）在学习研究刺治理论中的重要作用，其中“凡刺之理，经脉为始，营其所行，知其度量，内刺五脏，外刺六腑，审察卫气，为百病母，调其虚实，虚实乃止，泻其血络，血尽不殆矣”的论述就表明了这一观点。

可归纳如下：①针刺时，必须要先谨察经脉的循行。掌握了经脉循行，既可根据症状进行经络辨证定位，判定所出现症状是何经络，是何脏腑的病证，又可在辨证基础上循行选穴；同时审清经脉循行方向，还能进行“迎随补泻”。②要审察五脏六腑的生理病理变化，以判断病属何脏何腑，以及脏腑病症之虚实寒热，然后再行脏腑辨证之法。③在针刺时，应审察卫气的盛衰，以掌握外感病发生的根源。因为“卫气者，温分肉，充皮肤，肥腠理，司开合者也。”（《灵枢·本脏》）有卫外御邪作用，审察明白卫气活动状况，对于判断外感病之发生具有重要作用。同时，卫气还与人体睡眠、体温调节、昼夜生物节律活动都有关系，这也是针刺之先要审察卫气的根由。④针刺时，要辨明病证的虚实，以明补泻之法。

“邪气盛则实，精气夺则虚”（《素问·通评虚实论》）。病证的虚实，反映了疾病过程中的邪正双方力量的较量，不但决定着病证之虚实属性，也直接决定病情的发展、转归和预后，所以在针刺之前，先行辨证，辨别邪正盛衰，以明病症之虚实，然后再行“实则泻之，虚则补之”的治疗措施，也才能针对病症之虚实，以行补虚、泻实之针刺方法。此节以此为例，示范所传授的“约方”（归纳）之法的内容。

雷公曰：愿闻为工。

---

① 约方：归纳方法。约，约束，捆扎，此有归纳之意。

② 神与弗俱：神妙的境界不会因方法众多而达到。

黄帝曰：寸口主中，人迎主外，两者相应，俱往俱来，若引绳大小齐[①]等。春夏人迎微大，秋冬寸口微大，如是者名曰平人。人迎大一倍于寸口，病在足少阳，一倍而躁[②]，在手少阳。人迎二倍，病在足太阳，二倍而躁，病在手太阳。人迎三倍，病在足阳明，三倍而躁，病在手阳明。盛则为热，虚则为寒，紧则为痛痹，代则乍甚乍间[③]。盛则泻之；虚则补之，紧痛[④]则取之分肉，代则取血络且饮药，陷下则灸之，不盛不虚，以经取之，名曰经刺[⑤]。人迎四倍者，且大且数，名曰溢阳，溢阳为外格[⑥]，死不治。必审按其本末，察其寒热，以验其脏腑之病。

寸口大于人迎一倍，病在足厥阴，一倍而躁，在手心主。寸口二倍，病在足少阴，二倍而躁，在手少阴。寸口三倍，病在足太阴，三倍而躁，在手太阴。盛则胀满、寒中、食不化、虚则热中、出糜[⑦]、少气、溺色变，紧则痛痹，代则乍痛乍止。盛则泻之，虚则补之，紧则先刺而后灸之，代则取血络而后调之，陷下则徒灸之，陷下者，脉血结于中，中有著血[⑧]，血寒，故宜灸之，不盛不虚，以经取之。寸口四倍者，名曰内关[⑨]，内关者，且大且数，死不治。必审察其本末之寒温，以验其脏腑之病，通其营输[⑩]，乃可传于大数[⑪]。

【点评】其一，论人迎寸口二部合参诊法及其应用举例。在举例论述“约方”之法后，又讨论了如何从人迎及寸口脉象来诊察人体的生理病理。此处仍运用的是“人迎、寸口”二部合参诊脉方法，其诊病的原理为“人迎以候阳，寸口以候阴”(《灵枢·四时气》)，在经过长期临床实践基础上，明确规定阳经(六腑)有病，人迎脉异常，

① 若引绳大小齐：人迎、寸口二脉搏动力度相同，就像一条牵紧的绳索一样。引，牵拉。
② 一倍而躁：人迎脉大于寸口脉一倍而且急疾。躁，指脉搏急疾。
③ 乍甚乍间：指时重时轻的病证。间，病少愈，此指病情转轻。
④ 紧痛：指人迎脉紧且有疼痛痹阻的病证。
⑤ 经刺：刺法名，即取本经穴来治疗本经病。
⑥ 外格：阳经邪气炽盛至极，格拒阻隔，阴经之气不能外出。
⑦ 出糜：谓大便如粥状。糜，喻指大便稀软。
⑧ 著血：即瘀血。著，同“着”，留着，滞留。
⑨ 内关：阴经邪气炽盛至极，格拒阻隔，阳经之气不能入内。
⑩ 营输：经脉的运行输注。营，运也。
⑪ 大数：治疗的根本大法。

寸口脉则属正常，此时寸口脉作为人迎病脉的参照对象；反之，阴经(五脏)有病，寸口脉异常，人迎脉为寸口病脉的参照对象。在此原理指导下又将人迎脉与寸口脉之比分四个量级，即一倍、二倍、三倍、四倍，若人迎脉象比寸口脉大则提示阳经(六腑)有实证、热证；如若寸口脉比人迎脉大(也是四个量极)，则反映寸口所主的阴经(五脏)有实证、热证。此节未及人迎脉象较寸口脉象小所主阳经之虚证，或寸口脉象较人迎脉象小所主阴经虚证内容，是缘于示范如何掌握“约方”(归纳)之法及其意义之故。

其二，论“内关”“外格”。此节所论“内关”“外格”是据脉象言之，《素问·六节藏象论》所述与此一致，而《灵枢·脉度》之“关格”则以病机论之，认为“阴气太盛，则阳气不能荣也，故曰关。阳气太盛，则阴气弗能荣也，故曰格。阴阳俱盛，不得相荣，故曰关格。关格者，不得尽期而死也。”“关格”是为何病何证?《伤寒论·平脉法第二》认为“关则不得小便，格则吐逆”，自此则以小便不通曰关，呕吐不止曰格，小便不通伴呕吐不止者为关格成为经典之论。此证多由脾肾阳虚，阳不化水，水浊滞留，壅塞三焦，气化功能不得施展，气机升降失常所致，属于重危之证，是水肿、癃闭之晚期阶段。如《证治汇补·癃闭》“附关格”就有“既关且格，必小便不通，旦夕之间，徒增呕恶；此因浊邪壅塞三焦，正气不得升降。所以关应下而小便闭，格应上而生呕吐，阴阳闭绝，一日即死，最为危候。”其相当于今之慢性肾功能衰竭。在临证时以通腑降浊法治疗取得较满意的临床疗效。

大数曰：盛则徒泻之，虚则徒补之，紧则灸刺且饮药，陷下则徒灸之，不盛不虚，以经取之。所谓经治者，饮药，亦曰灸刺。脉急则引[①]，脉大以弱[②]，则欲安静，用力无劳也。

【点评】本篇在分析脉象主病的基础上，进一步根据脉象变化确定治疗方法，指出脉盛大者，病属实证，当用泻法；脉紧者为寒邪

---

① 引：用针法疏导经脉而使之通调。

② 脉大以弱：《太素》作“脉代以弱”，宜从。

所伤，当用艾灸，或灸刺配合；若脉代者，为气血不畅之故，当在刺血络后配合内服汤药治之；若脉虚陷不起者为正虚，当用艾法。此处不仅提出了据脉辨证施针的原则，而且提出了针刺、艾灸、内服药物综合治疗的思想，这种针、灸、药物内服综合治疗的方法《内经》中多篇论及，说明对复杂病证从多途径进行综合治疗，提示复杂病证用单一方法难以奏效。

五色[①]第四十九

雷公问于黄帝曰：五色独决于明堂[②]乎？小子[③]未知其所谓也。

黄帝曰：明堂者鼻也，阙[④]者眉间也，庭[⑤]者颜也，蕃[⑥]者颊侧也，蔽[⑦]者耳门也，其间欲方大[⑧]，去之十步，皆见于外[⑨]，如是者寿必中[⑩]百岁。

【点评】论面部候诊的名称。文中所述有明堂、阙、庭、蕃、蔽、下极等，其中明堂即鼻，阙为两眉之间的部位，庭指额部，蕃为两颊之外侧，蔽即耳门前的部位，下极指两目之间的部位。这是《内经》将建筑学知识应用于五色明堂诊法的实例："蕃""蔽"，是建筑群围墙外的篱笆或带刺的灌木，用以保护围墙；庭，即建筑群的院子；阙，两边厢房之间的通道；明堂，即正房的堂屋。

示意如图：

---

① 五色：本篇分别叙述了颜面部位的名称、脏腑肢节在颜面的望色部位及察色要点、五色主病，认为通过望色可以判断疾病的性质、部位、间甚、转归及生死预后。由于专论色诊，故名"五色"。

② 明堂：古时帝王宣明政教的地方。此指鼻。

③ 小子：雷公的自谦之辞。

④ 阙：宫门外两侧的楼台，中间有道路。此指两眉之间。

⑤ 庭：堂阶前的地坪。此指前额部。颜，指额部，又称为天庭。

⑥ 蕃：通"藩"，院落四周的篱笆。此指两侧的脸颊。

⑦ 蔽：屏障。此指两耳。

⑧ 方大：端正舒朗。方，端正，方正。大，指五官舒朗，不拘促。

⑨ 去之十步，皆见于外：能在十步之外看，都显得明朗清楚。

⑩ 中：满也，意指能尽其天赋寿命。

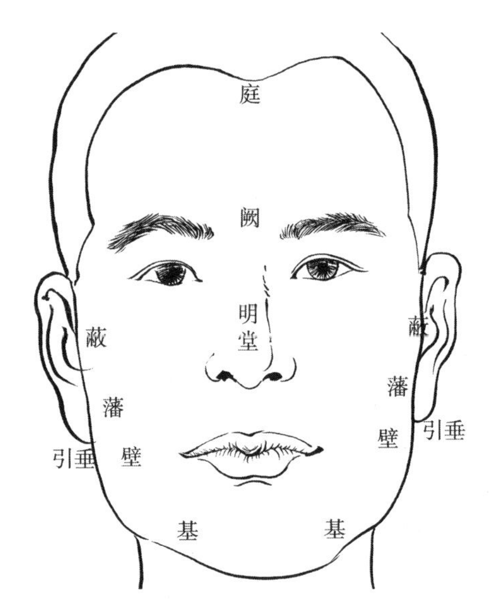

本篇原文以颜面形态判断人之寿夭，认为正常人体，若其面部宽大丰满者，“寿必中百岁”，当与《灵枢·五阅五使》之“五官已辨……平博广大，寿中百岁”，以及《灵枢·天年》相关内容互参。

雷公曰：五官[①]之辨奈何？

黄帝曰：明堂骨高以起，平以直[②]，五脏次于中央[③]，六腑挟其两侧[④]，首面上于阙庭[⑤]，王宫[⑥]在于下极[⑦]，五脏安于胸中，真色以致[⑧]，病色不见，明堂润泽以清[⑨]，五官恶[⑩]得无辨乎。

---

① 五官：此指面部。

② 明堂骨高以起，平以直：鼻骨高而隆起，平正而端直。

③ 五脏次于中央：五脏的色诊部位在面部的中央。五脏，指五脏相应的色诊部位。中央，指从两眉间至鼻端，位在面部中央。

④ 六腑挟其两侧：指六腑的色部挟附于鼻的两旁。

⑤ 首面上于阙庭：头面部各组织器官的情况向上反映于两眉之间和前额。首面，指头面部的组织器官，为内在的脏。阙庭，指两眉之间和前额，为首面的色诊部位，为外在的象。

⑥ 王宫：心为五脏之主，称为“君主之官”，所以对心所属的部位，称为“王宫”。

⑦ 下极：明·张介宾：“下极居两目之中，心之部也，心为君主，故曰王宫。”下极，即两目之间。

⑧ 真色以致：正色显现于面部。为脏腑和调，精气充盈的表现。真色，正色，与下之“病色”对文。致，引来，指精气上充而外显。

⑨ 清：清纯，洁净。

⑩ 恶：怎么，表示反问。

【点评】其一，论脏腑候诊的总部位。五脏候诊的具体部位在鼻中，六腑在鼻的两侧，其中肾的部位例外，据下文“挟大肠者肾也”，其位置当在两颊附近。

其二，论明堂在色诊中的重要性。明堂鼻是五脏候诊之处，“明堂润泽以清”，标志着五脏安和，气色正常；反之则为五脏功能失常之征。故在色诊中，诊察明堂的色泽变化可判断五脏功能之正常与否。

雷公曰：其不辨者①，可得闻乎？

黄帝曰：五色之见也，各出其色部。部骨陷者②，必不免于病矣。其色部乘袭③者，虽病甚，不死矣。

雷公曰：官五色④奈何？

黄帝曰：青黑为痛，黄赤为热，白为寒，是谓五官。

雷公曰：病之益甚⑤，与其方衰⑥如何？

黄帝曰：外内皆在焉⑦。切其脉口⑧滑小紧以沉者，病益甚，在中⑨；人迎气⑩大紧以浮者，其病益甚，在外⑪。其脉口浮滑者，病日进⑫；人迎沉而滑者，病日损⑬。其脉口滑以沉者，病日进，在内；其人迎脉滑盛以浮者，其病日进，在外。脉之浮沉及人迎与寸口气小大等

---

① 其不辨者：指那些不易察辨的病色。

② 部骨陷者：某脏或某腑色诊部位的病色深重，似已陷入骨中。部，是指五脏所分布在面部的各个部位。骨陷，是指该部所出现的病色，有深陷入骨的征象。

③ 乘袭：此指母子相乘，即母之部见子之色。

④ 官五色：面部五色所主的证候。官，主也。

⑤ 病之益甚：指病情逐渐加重。益，逐渐。

⑥ 与其方衰：指病邪日衰，病渐好转。

⑦ 外内皆在焉：谓病势的衰减和病势的加重都可以通过脉象表现出来。外，出外，指病势衰减。内，入内，意为病势加重。

⑧ 脉口：即寸口。

⑨ 中：指五脏。

⑩ 人迎气：指人迎脉的脉气。

⑪ 外：指六腑。

⑫ 进：《太素》卷十四作“损”。

⑬ 病日损：谓病势日渐衰减，病有向愈之机。损，消损，减少。

者[1]，病难已。病之在脏，沉而大者，易已，小为逆；病在腑，浮而大者，其病易已。人迎盛坚者，伤于寒；气口盛坚者，伤于食。

雷公曰：以色言病之间甚，奈何？

黄帝曰：其色粗以明[2]，沉夭[3]者为甚，其色上行者病益甚[4]，其色下行如云彻散[5]者病方已。五色各有脏部，有外部[6]，有内部[7]也。色从外部走内部者，其病从外走内[8]；其色从内走外者，其病从内走外。病生于内者，先治其阴，后治其阳，反者益甚；其病生于阳者，先治其外，后治其内，反者益甚。其脉滑大以代而长者，病从外来，目有所见[9]，志有所恶，此阳气之并[10]也，可变而已[11]。

雷公曰：小子闻风者，百病之始也；厥逆者，寒湿之起[12]也，别之奈何？

黄帝曰：常候阙中，薄泽[13]为风，冲浊[14]为痹，在地[15]为厥，此其常也。各以其色言其病。

雷公曰：人不病卒死，何以知之？

黄帝曰：大气[16]入于脏腑者，不病而卒死矣。

雷公曰：病小[17]愈而卒死者，何以知之？

---

① 脉之浮沉及人迎与寸口气小大等者：寸口脉与人迎脉的浮沉大小相同。

② 其色粗以明：病人的面色浮显而明泽，为病势轻浅。粗，浮而显露。

③ 沉夭：明·李念莪："沉夭者，晦滞之义，言色贵明爽，若晦滞者，为病甚也。"

④ 其色上行者病益甚：病人的面色沉滞而枯槁，为病势深重。

⑤ 下行如云彻散：病色日渐消散，犹若乌云散尽一样。彻，尽也。

⑥ 外部：明·张介宾："外部言六腑之表，六腑挟其两侧也。"

⑦ 内部：明·张介宾："内部言五脏之里，五脏次于中央也。"

⑧ 从外走内：由腑入脏。外、内，分别指腑和脏而言。

⑨ 目有所见：目视有所妄见，即是视常为妄，有幻觉的意思。

⑩ 并：聚合，有盛实亢极之意。

⑪ 可变而已：可以通过适当的治疗使之变易而获得痊愈。变，变易，此指病情朝痊愈的方向变化。

⑫ 起：日抄本作"气"，宜从。

⑬ 薄泽：与浮泽同，指色浮浅而有光泽。

⑭ 冲浊：色深沉晦浊。

⑮ 地：地阁，即面部下方。

⑯ 大气：暴厉的邪气。

⑰ 小：稍微的意思。

黄帝曰：赤色出两颧，大如母指[①]者，病虽小愈，必卒死。黑色出于庭，大如母指，必不病而卒死。

雷公再拜曰：善哉！其死有期乎？

黄帝曰：察色以言其时。

雷公曰：善乎！愿卒闻之。

黄帝曰：庭者，首面也。阙上者，咽喉也。阙中者，肺也。下极者，心也。直下[②]者，肝也。肝左[③]者，胆也。下者，脾也[④]。方上[⑤]者，胃也。中央[⑥]者，大肠也。挟大肠者[⑦]，肾也。当肾者，脐也[⑧]。面王[⑨]以上者，小肠也。面王以下者，膀胱子处[⑩]也。颧者，肩也。颧后者，臂也。臂下者，手也。目内眦上者，膺乳也。挟绳而上[⑪]者，背也。循牙车[⑫]以下者，股也。中央者，膝也[⑬]。膝以下者，胫也。当胫以下者，足也。巨分[⑭]者，股里也。巨屈[⑮]者，膝膑也。

【点评】此节以整体观念为指导，详细地叙述了五脏六腑和四肢关节在面部相应的望色部位，指出“五色之见也，各出其色部”，体现了“生物全息律”的思想。由于“十二经脉，三百六十五络，其血气皆上于面”（《灵枢·邪气脏腑病形》），所以面部方可成为全身脏

① 大如母指：指赤色现于颧部，如拇指大小。母，通“拇”。

② 直下：指下极之下，即鼻柱部位。

③ 肝左：指肝部的两侧。左，附近。

④ 下者，脾也：指肝之下为脾的色部。亦即准头部位。

⑤ 方上：指鼻准头两侧。

⑥ 中央：指两侧面颊中央。

⑦ 挟大肠者：指面颊中央的侧旁，即颊侧。大肠，指大肠在面部的色诊部位，即上文所称的“中央”。挟，夹于两旁。

⑧ 当肾者，脐也：肾脏所属颊部的下方，主脐部的病。当，对着。

⑨ 面王：指鼻端。

⑩ 子处：指生殖系统。

⑪ 挟绳而上：指在颊部的稍外方，靠近耳边，蕃的部位以下的地方。绳，指耳边部位。

⑫ 牙车：即牙床，颊车穴部位。

⑬ 中央者，膝也：明·张介宾：“中央，两牙车之中央也。”

⑭ 巨分：指唇边大纹处。明·张介宾：“巨分者，口旁大纹处。”

⑮ 巨屈：指颊下曲骨处。明·张介宾：“巨屈，颊下曲骨也。”

腑肢节的缩影，以反映脏腑肢节的病理变化，如“肝热病者，左颊先赤；心热病者，颜先赤；脾热病者，鼻先赤；肺热病者，右颊先赤；肾热病者，颐先赤”（《素问·刺热》）即为这一诊法的应用实例，因而通过面部不同部位的色泽变化可以诊断全身疾病。示意如图：

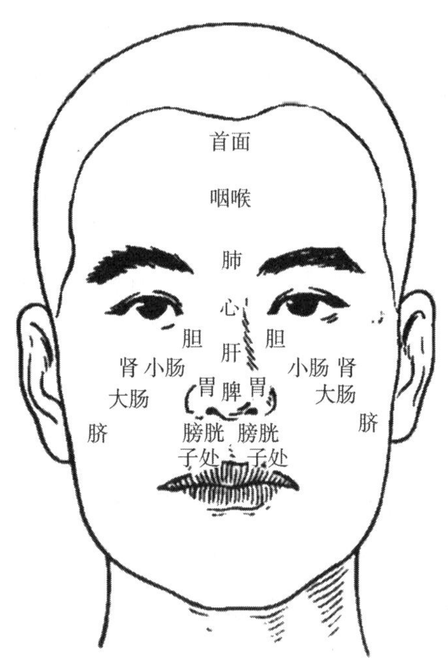

此五脏六腑肢节之部也，各有部分[①]。有部分，用阴和阳，用阳和阴[②]，当明部分，万举万当，能别左右[③]，是谓大道，男女异位[④]，故曰阴阳，审察泽夭，谓之良工。

沉浊为内[⑤]，浮泽为外[⑥]，黄赤为风[⑦]，青黑为痛，白为寒，黄而膏

---

① 各有部分：指人体脏腑肢节在面部各有其分布的部位。

② 用阴和阳，用阳和阴：谓用寒剂助阴以调和其亢盛之阳，用热剂助阳以调和其炽盛之阴。前“阴”“阳”二字指药剂的性质，后“阴”“阳”二字指过盛的阴阳二气。

③ 能别左右：能够通过色诊而察别病性的阴阳。左右，指阴阳。

④ 男女异位：病色反映于面部由于男女的不同而在位置上有所差别。

⑤ 沉浊为内：面色沉浊晦暗主病在脏、在里。

⑥ 浮泽为外：面色浮浅有光泽主病在腑、在表。

⑦ 风：《难经本义》卷下引作“热”。作“热”似是。

润为脓[1]，赤甚者为血，痛甚为挛，寒甚为皮不仁[2]。

【点评】论五色主病。所谓五色主病，即“青黑为痛，黄赤为热，白为寒”，提示五色所主病证性质，临证诊断时，即可根据病人面部的色泽变化，以确定所患病证。

1. 青黑色属阴，主寒、主痛。青色是寒凝气滞，经脉瘀阻的表现，黑色为阴寒水盛之征。“寒多则凝涩，凝涩则青黑”(《素问·经络论》)，说明寒性凝滞收引，寒盛则经脉拘急，脉络瘀阻，故色见青黑，瘀阻则血气不通，不通则痛，故曰“青黑为痛”。

2. 黄赤色属阳，主热。黄色属热者，主要是指湿热而引起的阳黄(若黄色晦暗，乃阴黄，当为寒湿证；若因脾胃气虚，营血不能上荣于面而见的萎黄，乃虚证，此二者均不属于热)。

赤色主热证，由于热盛，气血随火热上充于面所致。正如即所谓“热多则淖泽，淖泽则黄赤”(《素问·经络论》)之意，其中又有实热(面红目赤)和虚热(两颧潮红)之分。

3. 白色属阴，主寒，多为虚证。白色多为气血不足之候，其因于寒者，或阳虚阴寒内盛，或寒邪侵入经脉，寒凝血涩，经脉收缩，气血运行迟滞，而呈现白色。

五色各见其部，察其浮沉，以知浅深；察其泽夭，以观成败；察其散抟[3]，以知远近[4]；视色上下[5]，以知病处；积神于心，以知往今。故相气不微[6]，不知是非，属意勿去，乃知新故[7]。

【点评】文中所论察色的要点主要有以下几点：①察色浮沉，可辨病位的表里深浅。《素问·玉版论要》亦云：“其色见浅者，汤液主治，

---

① 黄而膏润为脓：指肤色黄如脂膏润泽的是脓已成。

② 痛甚为挛，寒甚为皮不仁：面色青黑主痛证，而青黑过重主拘挛；面色白主寒证，而白色过甚主皮肤不知痛痒。痛、寒二字，分指前文“青黑”“白”二色。不仁，不知痛痒。

③ 散抟(tuán 团)：指病色的疏散或凝聚。抟，捏聚成团。此指病色凝聚。

④ 远近：指病程的久远与短暂。

⑤ 上下：指病色出现的部位。

⑥ 相气不微：谓观察病人的气色不能细心入微。气，气色，亦即面色。

⑦ 属意勿去，乃知新故：明·张介宾：“属意勿去，专而无式也。新故，即往今之义。”

十日已。其见深者，必齐主治，二十一日已。其见大深者，醪酒主治，百日已。色夭面脱，不治，百日尽已。”正由于其病位之浅深不同，故其治法及疗效亦有所差异。②察色清浊，测知病情的轻重。③察色泽夭，辨别疾病预后吉凶“成败”。④察色散抟，辨别病程长短“远近”。⑤察色见部位之“上下”左右，可知病在何处。⑥青赤黄白黑五色所主病证不同。⑦“积神于心”，“属意勿去”，即医生在察色之时，尚须专心致志，进行精细观察，如此“乃知新故”，否则“相气不微，不知是非”。

色明不粗，沉夭为甚[①]；不明不泽，其病不甚[②]。其色散，驹驹然[③]未有聚，其病散而气痛[④]，聚未成也。肾乘心，心先病，肾为应[⑤]，色皆如是[⑥]。

男子色在于面王，为小腹痛，下为卵痛[⑦]，其圜直[⑧]为茎[⑨]痛，高为本，下为首[⑩]，狐疝[⑪]㿗阴[⑫]之属也。

女子在于面王，为膀胱子处之病，散为痛，抟为聚[⑬]，方员左右，各如其色形[⑭]。其随而下至胝[⑮]为淫[⑯]，有润如膏状，为暴食不洁。

---

① 色明不粗，沉夭为甚：意指病人的面色浮显而明泽，为病势轻浅；沉滞而枯槁，为病势深重。

② 不明不泽，其病不甚：病人的面色若不清朗润泽，则为病势深重。“不甚”当为“甚”。

③ 驹驹然：形容病色如驹无定，散而不聚的样子。

④ 气痛：因气机郁滞而致之疼痛。

⑤ 肾乘心，心先病，肾为应：黑色出见于心脏所属的下极，为心脏先病，而后肾脏才有所反应。

⑥ 色皆如是：指病色相克的现象，各个脏腑都是这样。

⑦ 卵痛：指睾丸作痛。

⑧ 圜(yuán 元)直：明·李念莪：“圜直指人中，水沟穴也。人中有边，圜而直者，故人中色见，主阴茎作痛。”

⑨ 茎：即阴茎。

⑩ 高为本，下为首：在人中上半部者称为高，为阴茎根痛；在人中下半部者为茎头痛。

⑪ 狐疝：是指阴囊偏坠胀大，时上时下的一种病症。

⑫ 㿗(tuí 退)阴：即阴㿗，指阴部病患。

⑬ 散为痛，抟为聚：谓色散不聚的是气滞作痛；色聚而不散的是血瘀的积聚病。

⑭ 方员左右，各如其色形：言积聚的或方或园，或左或右，和其显现在面部的病色形状相似。

⑮ 其随而下至胝：望其色由面王而下至唇也。胝，疑为“脤”之形误，脤为“唇”(唇)之借字。

⑯ 淫：指带下淫浊之类的病证。

左为左，右为右[①]，其色有邪，聚散而不端，面色所指者也。色者，青黑赤白黄，皆端满[②]有别乡[③]。别乡赤者，其色亦[④]大如榆荚，在面王为不日[⑤]。其色上锐[⑥]，首空上向[⑦]，下锐下向[⑧]，在左右如法[⑨]。

【点评】论五色辨病之间甚及预后转归。五色的变化是人体精气盛衰及病邪轻重的反应，故诊察五色的变化，可作为判断疾病轻重及预后转归的依据。

1. 五色辨预后。一般而言，五脏的病色都会表现在面部所属的有关部位上，若该部的气色不正，有深陷入骨的征象，乃表明与该部对应的脏器功能失常，其精微物质不能上达营养于色部，标志着该脏即将发生疾病，即所谓“部骨陷者，必不免于病矣”之意。

2. 色部交错。所谓“以五色命脏，青为肝，赤为心，白为肺，黄为脾，黑为肾”是在五行归类模式的思维背景下，依据五色进行疾病的脏腑定位，五脏六腑肢节在面部望色中各有其分属的区域，即“五色之见也，各出其色部”，若五色所现部位与五脏分部不相应，即为色部交错，其中又有相生相克的善恶不同，“肾乘心，心先病，肾为应”的相克为逆，相生为顺。原文所言的“色部乘袭”，即指子脏之气色，乘袭于母脏的色部，如心部（王宫）见黄色（心本色为赤，见黄色乃属子盗母气之象），肝部见赤，肺部见黑，肾部见青等，均属色部相生，故“虽病甚，不死矣。”

3. 诊五色辨病之轻重。从五色判断疾病的轻重，主要体现在色泽和散抟等变化方面：一是色泽。其色粗以明者为间（间，指病情单纯、较轻），其色沉夭者甚（甚，指病情复杂、较重）。粗以明，

---

① 左为左，右为右：色见于左侧病在左，色见于右侧病在右。

② 端满：即端正充润之意。

③ 别乡：犹言他乡，即其他部位。

④ 亦：马注本、张注本并作“赤”，可从。

⑤ 日：日本·丹波元简：“今依《甲乙》不日作不月，连上文女子在于面王之章，俱为女子之义，则似水稍通。”不月，即女子经闭之证。

⑥ 其色上锐：指病色的尖端指向上方。

⑦ 首空上向：首，头面部。即头面部的正气空虚，邪气有向上发展的趋势。

⑧ 下锐下向：即病色的尖端指向下方，则表明病邪有向下发展的趋势。

⑨ 左右如法：病色尖端在左、在右，亦可按上法推测病邪发展的趋势。

即病色略微显明，是气血未衰之征，故其为病轻；沉夭，是晦暗无光之色，表明五脏之气不能上荣于面，乃精气衰亡之象，故其为重。二是上下散抟(色泽抟聚)之变化。沉夭之色上行者为重，下行者病已。所谓“上行”与“其色下行如云彻散者，病方已”相对而言，含有面色由浅淡转为深重之意，正如张介宾所言：“上行者浊气方升而色日增，日增者病日重；下行者滞气将散而色渐退，渐退者病将已。”若其病色散而不定，且无固定聚积之处，标志“其病散而气痛，聚未成也。”

4. 五色变化判断疾病发展趋势。一是就疾病的内外变化而言，脏腑肢节在颜面部都有其固定的色部，以明堂为中心，又可分为内、外两部分，鼻为内部，属阴，主脏主里。鼻旁为外部，属阳，主腑主表。若病色始于外部，向中央蔓延，表明病邪将由表入里，由浅入深；反之，病色始起于内，然后向四周两旁发展，标志着病邪将由里出表。二是就病色尖端变化而言，病色形态上尖端的变化，亦可表明病邪的发展趋向，凡是色之尖端所指，即是病邪发展的方向。正如文中所言：“其色上锐，首空上向，下锐下向，在左右如法。”张介宾注云：“凡邪随色见，各有所向，而尖锐之处，即其乘虚所进之方。故上锐者，以首面正气之空虚，而邪则乘之上向也。下锐亦然。其在左在右皆同此法。”

5. 色辨死证。望色诊断死证的方法有3种类型：

其一，不病而猝死。又有两种情况，一为大气入于脏腑猝死，其原因一是“大气”侵袭，既然称之为“大气”，就说明邪气是极其剧烈，不同于一般的“虚邪贼风”，超过机体的常规的抵抗力；二为元气大虚，张介宾云：“大邪之入者，未有不由元气大虚而后邪得袭之，故致卒死。”

其二，黑色出于庭，大如拇指者猝死。其原因主要是因为天庭乃颜面最高之处，若出现黑色，是肾气将绝的表现。另外，据《素问·刺热》篇所论，从颜面的上下左右中央与方位的五行相应关系配属五脏，则庭居上应南方，属火以配心，颐居下应北方，属水以配肾，左颊应东方，属木以配肝，右颊应西方，属金以配肺，鼻居中央，属土以配脾。若心之色部出现肾之黑色，乃肾水上凌心火，为色部交错中的相克现象，故猝死。从后世中医病理学来分析，肾虚的病人，水亏而导致肾之真色上凝于庭，团聚不散，乃是肾之精微象现于面的结果，预后不良。

其三，小愈而猝死。如“赤色出两颧，大如母指，病虽小愈，必卒死。”两颧为肩的色部，在脏腑中属肺，若在两颧处出现大如拇指的红色，其色成块、成条，聚而不散，乃是火克金的表现，亦属于色部交错中的相克之象，故病虽有时减轻，但难免于猝然而亡。后世中医病理学认为，虚劳病人，午后潮热，常两颧独见红色，这乃是阴亏火旺之象，其病缠绵难愈。此外，肾阳外脱之戴阳证亦可见“赤色出两颧”，二者均属病情危笃，须积极救治。

另外，《素问·脉要精微论》指出：若色见晦暗外露而毫无光泽，“五色精微象见矣，其寿不久也”，《素问·三部九候论》亦云：“五脏已败，其色必夭，夭必死矣。”均属于色辨死证之例。

以五色命脏，青为肝，赤为心，白为肺，黄为脾，黑为肾。肝合筋，心合脉，肺合皮，脾合肉，肾合骨也。

【点评】在五行归类的思维模式引领下“以五色命脏，青为肝，赤为心，白为肺，黄为脾，黑为肾”。指出了脏与色的关系，临证可以通过对五色变化的观察，不仅可以诊断疾病性质的寒热虚实，而且可确定病位之所在，如“肺热者色白而毛败，心热者色赤而络脉溢，肝热者色苍而爪枯，脾热者色黄而肉蠕动，肾热者色黑而齿槁”(《素问·痿论》)之实例，就是根据五色变化及形体症状作为以辨别痿证病机发生之脏的定位诊断。

论勇①第五十

黄帝问于少俞曰：有人于此，并行并立，其年之长少等也，衣之厚薄均也，卒然遇烈风暴雨，或病或不病，或皆病，或皆不病，其故

① 论勇：本篇主要讨论了勇怯的形成原因、体质特征和性格表现及其对四时邪气、疼痛的反应，并说明了其在诊断、治疗上的意义，故名“论勇”。

何也？

【点评】论体质与发病。本篇为探究体质的专论，研究体质的目的是服务于临床实践，这就是开篇直奔体质和发病关系的主题，以人们日常生活常识为例，提出生活在相同的自然环境之中，年龄大小和穿衣厚薄大致相同，又同时受到暴风骤雨异常气候的影响，之所以有患病与不病的区别，完全是体质因素发挥着非常重要的作用。体质的强弱与正气的强弱密切相关，而发病与否是以内在的正气强弱起主导作用，如“薄皮弱肉者”，体质差，正气亦不足，故不胜四时之虚风而易于发病；如“皮厚而肌肉坚者”，即体质强壮，其正气较为充盛，“固不伤于四时之风”，故而很少发病。说明体质的强与弱，可以直接决定疾病的发生与不发生，此即为体质与发病的关系。

少俞曰：帝问何急？

黄帝曰：愿尽闻之。

少俞曰：春青风①，夏阳风②，秋凉风，冬寒风。凡此四时之风者，其所病各不同形。

黄帝曰：四时之风，病人如何？

少俞曰：黄色薄皮弱肉者，不胜春之虚风③；白色薄皮弱肉者，不胜夏之虚风；青色薄皮弱肉，不胜秋之虚风；赤色薄皮弱肉，不胜冬之虚风也。

黄帝曰：黑色不病乎？

少俞曰：黑色而皮厚肉坚，固不伤于四时之风。其皮薄而肉不坚，色不一④者，长夏至而有虚风者，病矣。其皮厚而肌肉坚者，长夏至而有虚风，不病矣。其皮厚而肌肉坚者，必重感于寒，外内皆然⑤，乃病。

---

① 春青风：春属木，其色青，其气温，故春之风称青风。

② 夏阳风：夏属火，火属阳，故夏之热风称夏阳风。

③ 虚风：指不合时令之风气，即四时不正之气。

④ 色不一：谓肤色并非纯粹呈现黑色，而有他色相兼。一，单一。

⑤ 重感于寒，外内皆然：谓内外两部重复感受寒邪，或先外感后内伤，或先内伤后外感。

【点评】论体质决定罹病性质。为何感受四时不同的虚风，会产生各不相同的临床表现？这是因为不同体质的人，其某个脏气的偏衰不一，对不同邪气的易感性也不相同，从而会产生各种不同的病状。黄、白、青、赤、黑五色为五脏色，五脏与五时相配，当遇相克之时的虚风，又逢本脏之气不足时，即可发病，如黄色属土，在脏为脾，当脾气不足时，即被春令之虚风相乘而发病。其余类此，这是五行相克思维模式在发病理论中的应用。可见，在同时发病而体质较弱的病人中，其形体外观结构特征相似（“薄皮弱肉”），但其五脏功能特征各有偏衰之别，也会在不同季节感受相应的邪气而发生不同病症，提示体质常决定着罹患病症的性质。

黄帝曰：善。

黄帝曰：夫人之忍痛与不忍痛者，非勇怯之分也。夫勇士之不忍痛者，见难则前，见痛则止[①]；夫怯士之忍痛者，闻难则恐，遇痛不动[②]。夫勇士之忍痛者，见难不恐，遇痛不动；夫怯士之不忍痛者，见难与痛，目转面盻[③]，恐不能言，失气[④]惊，颜色变化，乍死乍生[⑤]。余见其然也，不知其何由，愿闻其故。

少俞曰：夫忍痛与不忍痛者，皮肤之薄厚，肌肉之坚脆缓急之分也[⑥]，非勇怯之谓也。

【点评】论体质与疼痛的耐受性。此节通过临床常见的耐痛与不耐痛实例，讨论疼痛耐受性与体质的关系，疼痛耐受性与勇怯关系。认为勇士和怯士都存在着忍痛与不忍痛，因此，疼痛的耐受性主要与体质强弱有关，以体质强弱为基础。无论是勇士或者怯士，都存在着忍痛与不忍痛，都有体质弱和体质强之分。凡皮肤固密，肌肉坚实而且紧张的，即体质强者，皆能忍痛；凡皮肤疏松，肌肉

---

① 见难则前，见痛则止：见到困难，则勇往直前，但遇到疼痛，则畏缩不前。

② 闻难则恐，遇痛不动：听到困难就恐惧不安，遇到疼痛则不动声色。

③ 目转面盻（xì 细）：双目昏眩，不敢正视。转，旋转，即目眩而视物转动。盻，斜视。

④ 失气：即失志，丧失意志。气，《国语·楚语下》：“夫民气纵则底”，吴·韦昭注：“气，志气也。”

⑤ 乍死乍生：形容面色变化，忽而灰白如死人，忽而红赤如生者。

⑥ 肌肉之坚脆缓急之分也：指肌肉有坚实脆弱和弛缓紧张的分别。

脆弱而且松缓的，即体质差者，皆不能忍痛。而勇士与怯士的区别，主要是根据性格的坚强与脆弱来划分的。凡怯士者，其性格皆脆弱，故遇到困难恐惧不止，畏缩不前，甚者头晕眼花，视物旋转，或者神气荡散，面色异常改变，不知死活。凡勇士者，不畏惧困难，勇往直前。说明忍痛与否，除了和体质因素有关外，还与人的情志、性格有一定关系。

为了凸显体质与疼痛的耐受性这一主题，《灵枢·论痛》重点以痛为例，重点阐述了体质因素在疾病中的意义。原文从体质与疼痛的耐受性，体质与疾病的转归，体质对药物毒性、耐受性的关系等方面，突出了体质因素的作用。强调“人之骨强筋弱肉缓皮肤厚者耐痛”，“坚肉薄皮者，不耐针石之痛”。认为人的体质强弱不同，对疼痛的耐受力有别，体质强者，对疼痛的耐受力亦强，反之则弱。这里所言人的外形特征虽不能与体质的强弱等同，但却常是判断体质强弱的重要标志。所言疼痛虽指针刺或艾灸等治疗时对疼痛的耐受问题，但其他原因，如疾病过程中产生的疼痛，各种外伤(包括手术)所致的疼痛等，同样都存在着体质与耐痛的关系问题，与本篇所述这一观点一致。

黄帝曰：愿闻勇怯之所由然。

少俞曰：勇士者，目深以固，长衡直扬①，三焦理横②，其心端直，其肝大以坚，其胆满以傍③，怒则气盛而胸张，肝举而胆横，眦裂而目扬④，毛起而面苍，此勇士之由然者也。

黄帝曰：愿闻怯士之所由然。

少俞曰：怯士者，目大而不减⑤，阴阳相失⑥，其焦理纵，䯏骬⑦短

---

① 目深以固，长衡直扬：目珠外突而运转不灵，眉毛竖立而目光闪露。深，高突。固，固定，指目珠运转不灵。直扬，形容目光闪露。

② 三焦理横：指皮肤肌肉的纹理是横行的。

③ 其心端直，其肝大以坚，其胆满以傍：指勇士这种人心脏正常，肝大而坚实，胆汁充盈，胆腑饱满而向四傍扩张的样子。傍，通“旁”，广、遍之意。

④ 目扬：目光闪烁逼人。

⑤ 目大而不减：眼睛虽大，却不含神采。减，当作“缄”，封藏之意。

⑥ 阴阳相失：谓阴阳失调而常见惊恐失志，目视不安。

⑦ 䯏骬(hé yú 合鱼)：胸骨剑突。

而小，肝系缓，其胆不满而纵，肠胃挺[1]，胁下空[2]，虽方大怒，气不能满其胸，肝肺虽举，气衰复下，故不能久怒，此怯士之所由然者也。

【点评】其一，论体质“勇”“怯”于性格的差异。勇士和怯士形成的原因，主要在于性格上强弱的差异。由于精神意志对性格变化有密切影响，而精神活动与社会实践也是密切相关的。除此之外，与脏腑组织形态及脏腑功能活动也是分不开的。因为性格的形成，除了受社会实践、周围环境和精神活动的影响外，也必然要以脏腑形态和功能作为内在基础。

此节从脏腑形态以及形体外在特征方面作了详细的论述。勇士者，其外观特征为“目深以固，长衡直扬，三焦理横”，内在脏腑形态特点为“其心端直，其肝大以坚，其胆满以傍”。怯士者，其外观特征为“目大而不减，阴阳相失，其焦理纵，短而小”。其内在脏腑形态特点为“肝系缓，其胆不满而纵，肠胃挺，胁下空”。由于勇士和怯士的生理结构特点不同，其生理功能特点和性格强弱也有差异，如勇士“怒则气盛而胸张，肝举而胆横，眦裂而目扬，毛起而面苍”；怯士“虽方大怒，气不能满其胸，肝肺虽举，气衰复下，故不能久怒”。

其二，论体质“勇”“怯”于脏腑功能差异。勇士和怯士，不仅是以脏腑组织结构上的区别作为基础，而且还表现在内脏功能上的差别，尤其是肝胆为基础。肝为“将军之官”，胆为“中正之官”，共同参与人的情志活动。所以人的情志活动、性格的强弱关键在于肝胆功能活动状态。人之勇与怯不是固定不变的，通过后天教育，怯者可转化为勇者，如有的病人，畏惧治疗方法，通过晓之以理，说明利害，解除思想负担，增强其信心和勇气，使其欣然接受，积极配合治疗，从而取得满意的疗效。这对临床实践具有重要的指导意义。

黄帝曰：怯士之得酒，怒不避勇士[3]者，何脏使然？

---

① 肠胃挺：形容肠胃形态瘦小弯曲少，并且功能不强健。
② 胁下空：指怯士肝气不足，不能充实于胁下，故胁下空虚。
③ 怒不避勇士：指怯士得酒后，醉以致怒，则与勇士没有差异。

少俞曰：酒者，水谷之精，熟谷之液[①]也，其气慓悍，其入于胃中，则胃胀，气上逆，满于胸中，肝浮胆横[②]。当是之时，固比于勇士，气衰则悔[③]。与勇士同类，不知避之，名曰酒悖[④]也。

【点评】论酒悖的形成机理、表现以及与勇士的区别。酒悖，指怯士饮酒之后，表现出妄作妄为，不知避忌，违背常态的行为称为酒悖。其主要是饮酒之后，在酒的作用下使脏腑出现一时性的改变的缘故。因酒性慓悍猛急，当作用于脏腑后，可使肝气亢盛而浮动，胆气壮而横溢，使怯士出现妄作妄为，犹同勇士一般。但当酒力作用衰减之后，怯士又恢复到原来的状态，并且懊悔当时的异常作为。酒悖不能作为判定勇怯的标准。因为怯士发生酒悖时，是由于受酒刺激的缘故，并非真正之勇。勇与怯，其实质在于生理结构特征、脏腑功能特点和性格特点上的差异，而不能用酒悖时出现的一时冲动行为来判定勇士和怯士。此节仍在于强调体质强弱与人性格之勇怯的关系。

背腧[⑤]第五十一

黄帝问于岐伯曰：愿闻五脏之腧，出于背者。

岐伯曰：胸中大腧在杼骨之端[⑥]，肺腧在三焦之间[⑦]，心腧在五焦之间，膈腧在七焦之间，肝腧在九焦之间，脾腧在十一焦之间，肾腧在十四焦之间。

---

① 熟谷之液：指以谷物酿制的汁液。熟，此指酿制。

② 肝浮胆横：肝气亢盛而浮动，胆气壮而横溢。横，充溢。

③ 当是之时，固比于勇士，气衰则悔：酒醉时，其行为如同勇士，但酒气衰减之后，反而感到懊悔。

④ 酒悖：病证名。指饮酒之后，出现妄作妄为，违背常态行为的疾病。

⑤ 背腧：本篇主要讨论了位于背部五脏俞穴的位置和检查方法，所以称为“背腧”。

⑥ 胸中大腧在杼（zhù 住）骨之端：胸中大俞穴在杼骨的棘突下。胸中，指膻中气海。大腧，因该穴在背俞穴中位置最高，故称。杼骨，第一胸椎骨，因其形似织布机上的梭子，故名。

⑦ 肺腧在三焦之间：谓肺俞穴在第三胸椎棘突和第四胸椎棘突之间。明·张介宾：“焦，即椎之意，指脊骨之节间也。”

【点评】五脏背俞穴是肺俞、心俞、肝俞、脾俞、肾俞5个经穴组成，是五脏精气输注于背部的腧穴，属足太阳膀胱经的经穴，全部分布于背部正中线(督脉)，左右旁开各1.5寸之线上，肺俞与第3、4胸椎棘突之间点相平2穴；心俞与第5、6胸椎棘突之间点相平2穴；肝俞与第9、10胸椎棘突之间点相平2穴；脾俞与第11、12胸椎棘突之间点相平2穴；肾俞与第2、3腰椎棘突之间点相平2穴，计10穴。主治痛风，因身临风湿地，受其毒气，中于五脏，面部庞胀如黑云，或全身痛如锥刺，或两手顽麻。

背挟脊相去三寸所[①]，则[②]欲得而验之，按其处，应在中而痛解[③]，乃其腧也。

【点评】背俞穴的取穴方法是用手指按压该处，病人感到胀痛、酸软，或者原来痛楚地方反而缓解，便是该穴位的所在处。“按其处，应在中而痛解，乃其腧也”的确是经验之谈，且有一定科学性。腧穴是脏气汇聚之处，内应五脏，外现一定的部位，五脏有病，必然会在腧穴的部位有一定反应。由于个体的差异，腧穴的位置不会所有的人都固定在一条线及一点上。因此，在选穴中应在大致的位置上，找出反应点以确定不同个体腧穴位置，是比较客观准确的方法。

灸之则可，刺之则不[④]可。气盛则泻之[⑤]，虚则补之。以火补者，毋吹其火，须自灭也。以火泻者，疾吹其火，传[⑥]其艾，须其火灭也。

【点评】临床运用原则是“气盛则泻之，虚则补之”。具体操作方

---

① 背挟脊相去三寸所：上述腧穴都分布在脊椎两侧，左右两穴相距三寸左右。背，当作“皆”。所，左右，表示约数。

② 则：如果。表假设。

③ 按其处，应在中而痛解：用手按压某个腧穴，则其相应的内脏就会在体内有所反应，而病痛也会因为按压腧穴而有所缓解。

④ 不：《太素》卷十一气穴无此字，可从。《素问》及《甲乙经》皆言背俞可刺。

⑤ 气盛则泻之：明·马莳：“故邪气盛则泻之，正气虚则补之。”

⑥ 传：通“抟”，用手撮聚。

法是，用艾灸采用补法时，艾柱燃着后，不要吹火助燃，须等待它慢慢地燃烧而自灭。用艾灸而泻的时候，艾柱燃着后，必须很快地吹旺其火，使它迅速地燃烧，随即再加压艾柱，使艾火很快地熄灭。对于背俞穴“灸之则可，刺之则不可”是为临床经验总结而形成的刺治禁戒，强调背部不可深刺，深刺会伤及肺、心等内脏而发生危险。取刺背俞穴时务必要慎重，针尖要斜向棘突或刺入较浅，以免造成“气胸”或刺伤内脏。

如何进行灸法之补、泻？对于久泻、虚弱、痿虚寒证应用灸法效果较好，可奏回阳固脱之效，无论寒、热、虚、实之证都可艾灸，如鼻衄灸少商，感冒灸风池、大椎，呃逆灸期门，肝病灸涌泉，不可有灸只能补不能泻的片面认识。

卫气[①]第五十二

黄帝曰：五脏者，所以藏精神魂魄者也。六腑者，所以受水谷而行化物者也。其气内干五脏，而外络肢节。其浮气[②]之不循经者，为卫气；其精气[③]之行于经者，为营气。阴阳相随[④]，外内相贯，如环之无端，亭亭淳淳[⑤]乎，孰能穷之。然其分别阴阳，皆有标本[⑥]虚实所离之处。

【点评】营气、卫气都是由水谷精气所化生，这种水谷之气能内联五脏，向外网络四肢百节。浮散于经脉之外的叫卫气，而行走于经脉之内的叫营气。行于脉内的属阴，卫行脉外的属阳，它们互相依随，内外互相贯通，像无首无尾的圆环，不断地流动，周身上

---

① 卫气：本篇主要论述了十二经标本所在和六腑在胸、腹、头、胫四个气街部位、主治病证、预后、调治方法。由于这些内容均与卫气有关，故名“卫气”。

② 浮气：浮出脉外之气，即卫气。因卫气属阳，性剽悍，行皮肤分肉之间，故称浮气。

③ 精气：指水谷精微之中性质精专而柔和的部分，即营气。

④ 阴阳相随：营气为阴，卫气为阳，但两相和协；卫在脉外，营在脉中，但相互贯通。随，顺，顺应。

⑤ 亭亭淳淳：幽深无极，周流不休。亭亭，遥远的样子。此指运行周流不休。

⑥ 标本：清·张志聪：“盖以经脉所起之处为本，所出之处为标。”“标者，犹树梢枝，枝绝而出于络外之径路也。本者，犹木之根干，经脉之血气从此而出也。”

下，四肢百骸，都依赖它们的护卫与滋养。

能别阴阳十二经者，知病之所生。候虚实之所在者，能得病之高下。知六腑之气街①者，能知解结契绍于门户②。能知虚石之坚软③者，知补泻之所在。能知六经标本④者，可以无惑于天下。

【点评】掌握十二经脉、六经标本、六腑气街病情虚实的意义在于，能区别于足三阴三阳十二经脉起止路径，能了解六腑之气运行途径，就“知病之所生”(判断部位)；“能知解结契绍于门户”(把握病机，解除疑难)；能知病情虚实(明辨邪正盛衰)，就会应用补虚泻实的原则；能明确六经标本，就“可以无惑于天下。”

岐伯曰：博哉圣帝之论！臣请尽意悉言之。

足太阳之本，在跟以上五寸中，标⑤在两络命门⑥。命门者，目也。

足少阳之本，在窍阴之间，标在窗笼之前。窗笼者，耳也。

足少阴之本，在内踝下上三寸⑦中，标在背腧与舌下两脉也。

足厥阴之本，在行间上五寸所，标在背腧也。

足阳明之本，在厉兑，标在人迎颊挟颃颡⑧也。

足太阴之本，在中封前上四寸之中，标在背腧与舌本也。

手太阳之本，在外踝之后，标在命门之上一寸也。

手少阳之本，在小指次指之间上二寸，标在耳后上角下外眦⑨也。

---

① 气街：指人体之气聚会运行的通路。

② 解结契绍于门户：解散郁结的邪气，使气血得以和调并各自循其门户相继而行。解结，解散邪气之郁结。

③ 虚石之坚软：虚则软，实则坚，这里以经脉的软坚来说明虚证和实证。石，通“实”。

④ 本：指本经脉气所出之处，犹言本部。因脉气所出犹如树木的根干，故名。

⑤ 标：指本经脉气所络之处，犹言标部。因脉气所络犹如树木的枝梢，故名。

⑥ 两络命门：指两目之内眦的睛明穴。因两睛明穴恰在两目之间，犹络之相连，故称。

⑦ 内踝下上三寸：指内踝下一寸(即照海穴)和内踝上二寸(即复溜穴)。因上下共三寸，故称。

⑧ 颊挟颃颡：指面颊之下，夹于喉咙两侧的部位。颃颡，指喉咙。

⑨ 耳后上角下外眦：指耳廓后上方(即角孙穴)和目外眦下方(约当丝竹空穴处)。

手阳明之本，在肘骨中，上至别阳[①]，标在颜下合钳上[②]也。

手太阴之本，在寸口之中，标在腋内动[③]也。

手少阴之本，在锐骨之端[④]，标在背腧也。

手心主之本，在掌后两筋之间二寸中，标在腋下下三寸也。

凡候此者，下[⑤]虚则厥，下盛则热；上[⑥]虚则眩，上盛则热痛。故石者绝而止之[⑦]，虚者引而起之[⑧]。

【点评】详细地说明了十二经的标本部位与穴位以及在临床与相关病症的联系，明辨十二经标本的意义在于测知十二经标本上下的病变并用于指导临床治疗。诊察十二经标本上下所主疾病时，在下为本，下虚者，是元阳衰于下，故病为厥逆，下盛者，是阳邪盛于下，病则发热；在上为标，上虚则清阳不升，病则眩晕，上盛则阳邪盛于上，病则发热而疼痛。治疗时，实证应泻其邪气，以断绝其病源，制止其病势发展，虚证应补引其正气，使之充实。

请言气街：胸气有街，腹气有街，头气有街，胫气有街。故气在头者，止之于脑[⑨]。气在胸者，止之膺与背腧[⑩]。气在腹者，止之背腧[⑪]，与冲脉于脐左右之动脉者[⑫]。气在胫者，止之于气街[⑬]，与承山踝上以

---

① 别阳：即臂臑穴，在曲池穴上七寸。

② 颜下合钳上：指前额向下合于钳耳的部位，即头维穴。

③ 腋内动：腋下动脉处。

④ 锐骨之端：掌后锐骨之端。

⑤ 下：经脉之本部。

⑥ 上：经脉之标部。

⑦ 绝而止之：阻断而抑止其实邪。

⑧ 引而起之：疏导而鼓舞其正气。

⑨ 故气在头者，止之于脑：敷布在头部的气以脑为聚集布散之处。

⑩ 止之膺与背腧：明·张介宾："胸之两旁为膺，气在胸之前者止之膺，谓阳明少阴经分也。胸之后者在背腧，谓自十一椎膈膜之上，足太阳经诸脏之腧，皆为胸之气街也。"

⑪ 止之背腧：明·张介宾："腹之背腧，谓自十一椎膈膜以下，太阳经诸脏之腧皆是也。"

⑫ 与冲脉于脐左右之动脉者：明·张介宾："其行于前者，则冲脉并少阴之经行于腹与脐之左右动脉，即肓腧、天枢等穴，皆为腹之气街也。"

⑬ 止之于气街：指足阳明经的气冲穴。

下[①]。取此者用毫针，必先按而在久应于手，乃刺而予[②]之。

【点评】1. 气街概念。气街，一指经络的重要组成部分，为经络之外营卫气血汇聚、运行的通道，如“四街”即《灵枢·卫气》的“胸气有街，腹气有街，头气有街，胫气有街”。二指腧穴名，即气街穴，又名气冲穴，如《素问·痿论》。

2. 气街分布状态。气街的分布状态，即“头气有街”在脑，是全身气血灌注脑髓的主要通路；“胸气有街”在“膺与背腧”，是心、心包络、肺三脏气血灌注的通路；“腹气有街”在腹部，是腹腔中肝、胆、脾、胃、肾、膀胱、大肠、小肠、胞宫等腹腔诸脏腑气血灌注的通路；“胫气有街”在气冲与足踝之间，是下肢气血灌注的通路。

3. 气街结构特征。气街结构特征有四：①联系四海，相对独立的分段结构。气街分为头、胸、腹、胫四段，人体在整体活动之外各节段又有相对独立的功能，使“四街”与人身“四海”有机地联系在一起。②纵横交错，以横向为主的网络结构。人体是一个多层面、多通道、多功能的复杂系统。十二正经及奇经是通过纵向结构将人体各部分有机地加以联系，气街则将人体的脏腑、经络进行纵、横分节段联系，气街网络的密集程度是以下肢(胫之气街)、躯干(腹之气街及胸之气街)、头部(头之气街)依次增大。其中胸、腹之气街呈横向结构，头、胫之气街呈纵向结构。③前后相贯，上下相连的纵横结构。胸、腹气街是以前后相贯的横向结构为特点。其中胸之气街加强了心、心包、肺及气海与胸背段的前后联系，腹之气街加强了横膈以下腹腔中所有内脏的腹段联系。头、胫气街是以上下相连的纵向结构为特点。人身四街有纵有横，使经络系统表现为多层面、全方位的立体网络状结构，将人体各部分组织有机地联系在一起。④以脏腑为中心，向全身呈辐射状结构。从以上结构特点可以看出，在头、胸、腹、胫四气街中，以胸、腹气街为基点，上连头之气街，下通胫之气街，而胸、腹气街又以藏居其内的

① 踝上以下：指足踝部的上方和下方。以，连词，表并列。
② 予：补益之意。

五脏六腑为核心，从而使脏腑所化生的气血，既可凭借经脉如环无端地环流于全身，又能依赖气街弥散于各组织器官。可见气街具有加强人体以脏腑为中心整体联系的作用。

4. 气街功能。气街的功能概之为四：①沟通联络作用。气街是十二正经、奇经八脉、四海、标本根结联系的通道，也是八会穴、俞募穴、下肢五输穴与相关内脏联系的通道。②蓄积气血的作用。人身头、胸、腹、胫四气街就是能蓄积调节气血需要量的组织结构，辅助十二正经、奇经八脉完成其“行气血而营阴阳，濡筋骨，利关节”的重要功能。③调节控制作用。可从四街与十二正经、奇经八脉、四海的关系中得到体现。④代偿替补作用。气街是经络系统的重要组成部分，是十二正经、奇经八脉、经别、别络、经筋、皮部之外气血运行的侧支旁路，尤其是在邪伤经脉，经脉为邪闭阻而不通的病理状态下，经气无法沿经络的常规之道运行时，气街就可发挥侧支旁路的代偿替补作用。

所治者，头痛眩仆，腹痛中满暴胀，及有新积。痛可移者，易已也；积不痛，难已也。

【点评】论气街的部位、刺法与主治的病症。气街是气运行的道路，胸有胸的气街，腹有腹的气街，头有头的气街，胫有胫的气街。气在头部者，聚留于脑。气在胸中的，聚留在胸两侧之膺部或背部的腧穴。气在腹中的聚留在背部腧穴和冲脉在脐左右两旁的动脉处。气在小腿部的，聚留于足阳明胃经的气街穴与足太阳膀胱经承山穴及足踝上下等处。凡取气街各部的穴位时，要用毫针，操作时，必须先在该穴位做较长时间的按压，或按处疼痛，或手下有搏动感时，再行针刺。气街所属穴位治疗的病症，主要有头痛、眩晕、昏仆、腹痛、中满、急暴而剧烈的脘腹胀满以及积聚初起。若积聚疼痛但包块可移动者，容易治疗；如果积聚有形但不疼痛，那么就难以治疗。

论痛[1]第五十三

黄帝问于少俞曰：筋骨之强弱，肌肉之坚脆，皮肤之厚薄，腠理之疏密，各不同，其于针石火焫[2]之痛何如？肠胃之厚薄坚脆亦不等，其于毒药[3]何如？愿尽闻之。

【点评】论体质。所谓体质，是表述个体特性的专有名词，在中医学文献中，和体质相关的用于说明个体特性的术语有以下几种。《内经》常用"形""质"等表义，如《灵枢·阴阳二十五人》中的"五形之人"，《素问·厥论》之"是人者质壮"等。其后孙思邈《备急千金要方》以"禀质"言之，陈自明《妇人大全良方》称"气质"，《小儿卫生总微论方》称之为"赋禀"，张介宾以"禀赋""气质"而论的同时，较早地运用"体质"(《景岳全书·杂证谟·饮食门》)术语，自叶桂、华岫云直称"体质"后普遍用其表达不同个体的生理特殊性。此节以"针石火焫之痛"和对"毒药"的耐受性为例专论体质及其意义。

体质是个体生命过程中，在先天遗传和后天获得的基础上表现出的形态结构、生理功能方面综合的、相对稳定的特质。《内经》虽无体质的概念，但其所述内容已涉及了体质的形成和变化过程，体质间差异，不同年龄性别的体质特征、体质类型与分类方法，体质与后天饮食营养及地理气候环境的关系，体质与发病、辨证治疗的关系等，初步构成了中医体质理论的基本框架。《内经》对体质与治疗的关系，主要论述了针刺与药物的耐受性、反应性两个方面。

本篇以痛为例，重点阐述了体质因素在疾病中的意义。原文从体质与疼痛的耐受性，体质与疾病的转归，体质对药物毒性、耐受性的关系等方面，突出了体质因素的作用。

---

① 论痛：本篇论述了体质因素与疾病治疗及预后转归的关系，重点阐述了体质差异对疼痛耐受性的影响，故名"论痛"。

② 针石火焫(ruò 若)：指针刺和艾灸。石，砭石。焫，艾灸。

③ 毒药：此指药性峻烈或作用强的药物。

少俞曰：人之骨强筋弱肉缓[1]皮肤厚者耐痛，其于针石之痛、火爇亦然。

黄帝曰：其耐火爇者，何以知之？

少俞答曰：加以黑色而美骨[2]者，耐火爇。

【点评】论体质与疼痛耐受性。体质强弱不同，对疼痛的耐受力有别，其体质强者，对疼痛的耐受力亦强，反之则弱。这里所言人的外形特征虽不能与体质的强弱等同，但却常是判断体质强弱的重要标志。虽指针刺或艾灸等治疗时对疼痛的耐受问题，但如疾病过程中产生的疼痛，各种外伤所致的疼痛等，同样都存在着体质与耐痛的关系问题。

《内经》为了凸显这一主题，在《灵枢·论勇》也通过临床常见的耐痛与不耐痛实例，讨论疼痛耐受性与体质的关系，疼痛耐受性与勇怯关系。

黄帝曰：其不耐针石之痛者，何以知之？

少俞曰：坚肉薄皮者，不耐针石之痛，于火爇亦然。

【点评】原文除重点论述体质与疼痛的关系，还强调不同体质对针石、火之痛的耐受性不同。体质强健者耐痛，体质较差者，“不耐针石之痛，于火亦然”，说明了体质与针灸的治疗关系，即体质不同，其对针灸刺激量的适应也有所差异。启示临床当根据体质强弱决定针灸的刺激量，体强耐痛者可予以强刺激，体弱不耐痛者其刺激量宜小。

就体质与针刺关系而言，由于形有肥瘦之分，体有强弱之别，其体内气血有多少盛衰之异，阴阳亦有偏颇不同，故各种体质对针刺的耐受性和反应性不同。认为体质偏于阳盛的人针感出现快，因阳主动，阳气滑利易行；体质偏于阴盛的人针感出现慢，因阴主静，其气沉滞难往；体质阴阳适中的人针感适时而至(《灵枢·行针》)。亦指出：再如“年质壮大，血气充盈，肤革坚固，因加以邪，

---

① 筋弱肉缓：即筋柔肌肉舒缓。

② 美骨：指骨骼发育强健完美。

刺此者，深而留之”；“广肩腋项，肉薄厚皮而黑色，唇临临然，其血黑以浊，其气涩以迟……刺此者，深而留之，多益其数也”；“瘦人者，皮薄色少，肉廉廉然，薄唇轻言，其血清气滑，易脱于气，易损于血，刺此者，浅而疾之”；“婴儿者，其肉脆血少气弱，刺此者，以毫针，浅刺而疾发针，日再可也”(《灵枢·逆顺肥瘦》)，以及“刺布衣者，以火焠之；刺大人者，以药熨之”(《灵枢·寿夭刚柔》)，就总结出了根据不同体质，而制定方法各异的针刺方法，这就是“凡刺之法，必察其形气”结论发生的基础(《灵枢·终始》)。艾灸治病方法也应如此，故曰“善用针艾者，视人五态乃治之”(《灵枢·通天》)。现代经络研究发现在正常人群中，经络感传显著程度的个体差异很大，少数经络敏感人的感传表现特别显著，其中体质的差异性起着重要的作用，针刺麻醉的研究也表明体质的差异与针刺的敏感性、反应性有关。

黄帝曰：人之病，或[①]同时而伤，或易已[②]，或难已，其故何如？
少俞曰：同时而伤，其身多热者易已，多寒[③]者难已。

【点评】个体体质不同，对病邪的反应亦不同，进而影响着疾病的转归。体质强壮者，正气旺盛，患病后邪正交争剧烈，大多表现为热证实证，治之亦易愈，外感病尤为如此。反之，体弱者，正气虚弱，抗邪无力，故而病中非但不热，反见“多寒”之象，其病难愈。可见体质之强弱，不仅关系到受邪后是否易于发病，并且影响着疾病的性质及其临床表现，也是发病后决定预后转归的重要因素。

黄帝曰：人之胜毒，何以知之？
少俞曰：胃厚色黑大骨及肥者，皆胜毒；故其瘦而薄胃[④]者，皆不

---

① 或：疑涉下“或易”“或难”误衍。

② 易已：指疾病容易痊愈。

③ 多热……多寒：指受邪后机体反应的症状各人不同，有的多见热性症状，有的多见寒性症状。

④ 瘦而薄胃：即形体消瘦而胃气薄弱。

胜毒也。

【点评】药物的耐受性与体质密切相关，如“胃厚色黑大骨及肥者，皆胜毒；故其瘦而薄胃者，皆不胜毒也”即是其例。“毒”指效力峻猛之药，此节以此为例说明体质不同，对药物的耐受程度各异，体质强壮者对药物的耐受性强，体质弱者对药物的耐受性差。其中重点强调了脾胃及肾功能与药物耐受性的关系，因为脾主运化，药物进入人体，全赖脾胃以消化吸收，脾气健运药力才能得以发挥，因此，耐药与不耐药，首先要看脾胃功能的好坏，而且多数药物对胃都有一定的刺激性，胃的功能好，对这种刺激就容易接受和适应，反之脾胃功能差，对此刺激不容易适应，药物在体内的吸收和发挥作用就要受到影响。肾开窍于二阴，与药物的代谢密切相关，因此脾胃与肾的功能状态是胜毒不胜毒的关键所在。

体质因素影响着药物剂量的确定和药物种类的选择，自然也影响着不同性味功效药物的宜忌等。

天年[1]第五十四

黄帝问于岐伯曰：愿闻人之始生，何气筑为基，何立而为楯，何失而死，何得而生？

岐伯曰：以母为基，以父为楯[2]，失神者死，得神者生[3]也。

【点评】人体的形成，“以母为基，以父为楯”，是以父精母血为基础，父精犹如种芽，男女媾精而胚胎形成，但必须“血气已和，营卫已通，五脏已成，神气舍心，魂魄皆具，乃成为人”，即所谓随着胚胎的日渐发育，气血营卫，开始周流全身，五脏六腑初具雏

---

① 天年：指人的自然寿命。本篇主要讨论了人体的生长、发育、衰老、死亡各个阶段的主要生理特点和血气的盛衰、脏器的强弱、神的存亡与度百岁、尽天年的关系，故名“天年”。

② 以母为基，以父为楯（shǔn 吮）：基，指事物的基础，根本。楯，拔擢也，引申为种子的胚芽。基与楯的关系，如同土地与种子的关系，母基为大地，父楯就是埋入大地的种子。

③ 失神者死，得神者生：神，生命规律及其外在表现。此指随父母赋予人体的先天精气而生，又具有成全人体和主宰生命作用的特殊生机。

形，神亦随之守，藏于心，魂魄之类也随之形成，精神健全，才称之为能发育成为健全人形的胎儿。

此节引出以下两个观点：① 人类是以父母生殖之精为物质基础生成的，其中母精为基础，父精为种芽；②引出了“广义神”的概念及其意义。“广义神”是指一切生命现象。其意义在于指导临床诊断，“失神者死，得神者生”即是诊断学意义。

黄帝曰：何者为神？

岐伯曰：血气已和，荣卫已通，五脏已成，神气舍心，魂魄毕具，乃成为人①。

【点评】此段回答了什么是“广义神”的问题；明确了“五脏气血是生命过程的物质基础”的观点；指出了“广义神”与魂魄的关系，即“魂”和“魄”是支撑“广义神”的下一层级的两个分支概念，是“广义神”不可分割的组成部分。

黄帝曰：人之寿夭各不同，或夭寿，或卒死，或病久，愿闻其道。

岐伯曰：五脏坚固，血脉和调，肌肉解利②，皮肤致密，营卫之行，不失其常，呼吸微徐，气以度行③，六腑化谷，津液布扬④，各如其常，故能长久。

【点评】《内经》在强调肾气盛衰与寿命长短关系的同时，还通过与五脏六腑关系的讨论，论证了脏腑盛衰也可以影响人类性命的长短，从而形成了特有的脏腑盛衰寿夭观念。认为人的健康长寿是有其基础和相应条件的，必须五脏器质健全，功能正常，血脉和调无阻，肌肉润滑，通利，皮肤固密，营卫的运行很有规律，呼吸徐缓，气血运行有规律，六腑能正常化生水谷精微物质，并布散营养

---

① 血气已和，营卫已通，五脏已成，神气舍心，魂魄毕具，乃成为人：言人体在母腹之中，随着胚胎的日渐发育，气血营卫，开始周流全身，五脏六腑已初具雏形，则神亦随之而产生，藏于心；魂魄之类也随之形成。

② 肌肉解利：肌肉润滑，通利无滞，气血运行通畅之意。解，通畅，没有凝滞。

③ 气以度行：气血运行与呼吸保持正常的规律。度，常度，规范。

④ 六腑化谷，津液布扬：六腑正常化生之水谷精微物质，布散营养全身。

全身，各项生理功能保持正常，互相协调一致，就能长寿。这一学术立场对后世的养生理论有着重要的影响作用，如在调神、饮食、保精等方面，基于《内经》关于人以五脏为本(《素问·六节藏象论》)的思想和脏腑盛衰寿夭观的理念(《灵枢·天年》)，提出了养心说、养肝说、养脾说、养肺说、养肾说的五脏调养法，成为最重要的养生思路。

强调人的体质有别，故其“寿夭各不同”；五脏气血津液的盛衰和功能的强弱差异是决定人类不同体质、不同寿夭的物质基础。其中脏腑组织的功能强盛、营卫气血津液充足、人体各个部分的功能活动协调，是人类长寿的基本前提和主要因素。

黄帝曰：人之寿百岁而死，何以致之？

岐伯曰：使道[①]隧以长，基墙高以方[②]，通调营卫，三部三里起[③]，骨高肉满，百岁乃得终。

【点评】既然脏腑盛衰影响着生命的寿夭，而面部又是全身生命信息集中体现部位，如“十二经脉，三百六十五络，其血气皆上于面而走空窍”(《灵枢·邪气脏腑病形》)，所以可从面部判断是否长寿。长寿的人大部分人中沟和鼻道深而长，面部高大方正，营气卫气通畅协调，额角、鼻头、下颌高而隆起，肌肉丰满，能活百岁终其天年。

指出了人类的寿夭取决于先、后天两方面因素，“骨高肉满”即体现了这一观点，“骨高”说明肾气旺盛，先天之本充足，“肉满”说明脾胃功能旺盛，后天之本充实。“有诸内，必形诸外”。在内有利于长寿的充足先、后天物质基础，必然有相应的表征显现于外，所以可从面部的某些特征予以判断。

黄帝曰：其气之盛衰，以至其死，可得闻乎？

---

① 使道：指鼻孔。

② 基墙高以方：指面部高厚方大。

③ 三部三里起：三部三里，指人的面部上、中、下三个部分，即额角、鼻头、下颌。起者，高也。

岐伯曰：人生十岁，五脏始定，血气已通，其气在下[①]，故好走；二十岁，血气始盛，肌肉方长，故好趋；三十岁，五脏大定，肌肉坚固，血脉盛满，故好步；四十岁，五脏六腑十二经脉，皆大盛以平定，腠理始疏[②]，荣华颓落[③]，发颇斑白，平盛不摇，故好坐[④]；五十岁，肝气始衰，肝叶始薄，胆汁始灭[⑤]，目始不明；六十岁，心气始衰，苦[⑥]忧悲，血气懈惰[⑦]，故好卧；七十岁，脾气虚，皮肤枯；八十岁，肺气衰，魂魄离散[⑧]，故言善误；九十岁，肾气焦[⑨]，四脏经脉空虚；百岁，五脏皆虚，神气皆去，形骸[⑩]独居而终矣。

【点评】此节以10岁为一阶段，讨论了人体从生到死亡的全部过程变化及特征，仍然在于强调脏腑功能的盛衰是性命存在的基础，是决定寿夭的前提，从而凸显生命活动以脏腑为本的学术立场。

人体生、长、壮、老、已各阶段的具体表现为：人身自出生到10岁时，五脏由生长发育而开始健全，血气运行已通畅，阳气初升，盛于下部，故表现为善动，走路时好跑；20岁，气血开始充盛，肌肉开始发育丰满，所以行动矫健，好快走；30岁，五脏发育健全稳定，肌肉坚固有力，血脉旺盛充盈，所以行动稳重，从容不迫；40岁，五脏六腑十二经脉，发育至盛而恒定，盛极则衰，腠理开始疏松，面色衰老，头发日渐变白，性情安静而不动，所以表现好坐；50岁，肝气开始衰退，肝脏开始薄弱，胆汁分泌开始减少，

---

① 其气在下：明·马莳："其气在下，气盛于足之六经也。"

② 腠理始疏：腠理，指皮肤肌肉、脏腑的纹理。意谓皮肤肌肉、脏腑纹理开始疏松。

③ 荣华颓落：心主血，其华在面，气血旺盛则面色红润。四十岁后，人体由盛转衰，气血开始衰弱，故面色衰老。

④ 发颇斑白，平盛不摇，故好坐：颇，略微。平盛，发育到极限。摇，动也。不摇，即性情稳定，不好动之意。

⑤ 灭：《太素》与《甲乙经》中均作"减"，当是。形近而讹。

⑥ 苦：《太素》作"喜"。

⑦ 血气懈惰：心主血脉，心气虚则血少，四肢都得不到足够营养，因而倦怠而好卧。

⑧ 魂魄离散：原作"魄离"，据《甲乙经》改。

⑨ 焦：即枯竭。

⑩ 形骸：即身体。

眼睛开始昏花；60岁，心的功能开始减退，心情悲苦忧愁，心气虚血行涩少，四肢得不到足够营养，因而倦怠好卧；70岁，脾气虚衰，皮肤表现出枯槁不润泽；80岁，肺气衰弱，魂魄相离失守，因此语言上常常发生错乱；90岁，肾气衰败，肾阴枯竭，肝、心、脾、肺四脏枯萎，全身经脉都已空虚；百岁之时，五脏之气虚竭，神气不藏而消失，由于各项生命功能严重衰退，犹如躯体仅存而已。

此节主要体现了《内经》的脏腑寿夭理论。人之寿夭，主要取决于脏腑气血的盛衰和功能的强弱；人类以10岁为一个年龄段的生命特征，包括了脏腑气血盛衰的特征、功能强弱的特征，以及语言、情感、行为特征。其中，语言、情感、行为，以及形体的体表特征，都是生命活动(广义神)的外在表现。

黄帝曰：其不能终寿而死者，何如？

岐伯曰：其五脏皆不坚，使道不长，空外以张①，喘息暴疾，又卑基墙②，薄脉少血，其肉不石③，数中风寒，血气虚，脉不通，真邪相攻，乱而相引④，故中寿而尽也。

【点评】“五脏皆不坚……故中寿而尽”为例，认为五脏脆弱之人，就会有人中沟不长，鼻孔向外张开，呼吸急促，突发疾病，面部瘦薄，脉中气血虚少，肌肉虚松等外部特征。其机体正气必然衰弱，故而会反复地被风寒等外邪侵袭而罹病，使血气更虚，血脉不通，正邪相争，正气紊乱，不能抗拒邪气，反而引邪深入，故而只能活到中等年寿便会死亡。进一步论证了生命活动脏腑为本的学术思想。

此处体现了形与神俱，尽终天年的寿夭理念。要想尽享天年，健康长寿，形神相俱是古人衡量各种养生法度的标准，又是尽终天年的前提，是生命现象存在的基本特征。形与神的关系，就是精神活动与人的精、气、血、脏腑、肢体的不可分离性，这种密切关系

---

① 空外以张：鼻孔外张。空，通“孔”。
② 卑基墙：指两腮无肉。
③ 其肉不石：指肌肉虚松。石，通“实”。
④ 乱而相引：指正气乱而邪气入。

表现在神由形而生，神附于形而存在，而形又为神所主。神由先天父母之精而产生，更赖后天水谷之精及其所化生气血津液的充养。先有形体而后才有神，神要依附形体才能存在。神由形所化，又能反作用于形，主导性命活动。由于形与神在生理上关系密切，病理上二者相互影响，相辅相成，维持了人体生命活动的正常。这是养生理论中“形神共养”原则发生的基础。

此处还强调了不能长寿的原因以及其体表特征。一是先后天不足(卑基墙、肉不石)；二是脏腑气血不足，功能虚弱；三是御邪能力不足，频受邪气的侵扰；四是不能长寿之人的面部表征。

逆顺①第五十五

黄帝问于伯高曰：余闻气有逆顺，脉有盛衰，刺有大约，可得闻乎？

伯高曰：气之逆顺者，所以应天地、阴阳、四时、五行也。脉之盛衰者，所以候血气之虚实有余不足。刺之大约者，必明知病之可刺，与其未可刺，与其已不可刺②也。

【点评】论针刺时机的逆顺。人体之气有逆顺，治病所用的针刺也有逆顺，而这种逆顺都是在整体观念下的对立统一。疾病是正邪斗争的过程，随着正邪双方的斗争，疾病在临床上出现种种复杂变化。作为一个医生，就要善于抓住疾病变化的关键，善于了解人体的变化，邪正盛衰的情况，选择针刺的有利时机。

就针刺原则而言，“刺之大约者，必明知病之可刺，与其未可刺，与其已不可刺也”。强调施针治病时必须根据人体气的顺逆和气血盛衰来决定其刺法和时机，在疾病的什么阶段可刺，什么阶段

---

① 逆顺：本篇主要论述了人体之气有逆顺，针刺有逆顺，故以“逆顺”作为篇名。重点说明了针刺可刺与不可刺的时机主要在于人体之气与脉象的顺逆盛衰。因此，针刺的逆顺包括两方面：一是时机上的逆顺，宜用针时而不用针则为逆，宜用针时即用针为顺。二是刺法上的逆顺，如脉盛为邪实，用补法为逆，用泻法则为顺。

② 已不可刺：病情危重，针不可以治。

不可刺，什么阶段不可再刺。由于人体之气的运行是和自然界阴阳、四时、五行的变化规律相适应的，并且切脉可以判断病证之虚实，所以针刺时要考虑四时气候因素对疾病的影响，同时还要重视脉诊。

黄帝曰：候之奈何?

伯高曰：《兵法》曰：无迎逢逢之气[1]，无击堂堂之阵[2]。《刺法》曰：无刺熇熇[3]之热，无刺漉漉[4]之汗，无刺浑浑[5]之脉，无刺病与脉相逆者。

【点评】论兵家思想在《内经》理论建构中的意义。兵家不同的学术思想对《内经》理论形成也有不同程度的影响，如"善用兵者，避其锐气，击其惰归，此治气者也……无邀正正之旗，勿击堂堂之阵，此治变者也"(《孙子兵法·军争》)。《内经》在此用兵之道的影响下，直接征引其说，制订相关病症的具体治法，如本篇有"《兵法》曰：无迎逢逢之气，无击堂堂之阵。《刺法》曰：无刺熇熇之热，无刺漉漉之汗，无刺浑浑之脉，无刺病与脉相逆"之论。《素问·疟论》确立疟疾刺治方法时也有类似记载。"经言无刺熇熇之热，无刺浑浑之脉，无刺漉漉之汗，故为其病逆未可刺也。"这种刺疟之法，是"其盛，可待衰而已"(《素问·阴阳应象大论》)治疗思想的具体应用，也是兵家"避其锐气……勿击堂堂之阵"用兵战术思想对《内经》确立治病原则的影响。

就针刺禁忌而言，针刺犹如布兵打仗，"无迎逢逢之气，无击堂堂之阵"，应该遵循"四不刺"之禁忌；要注意分析病情病势，选择合适的刺治时机：当邪气盛正气衰的时候，应避其锐气，暂不采用针刺；高热炽盛，大汗淋漓，脉象纷乱不清，病势与脉象不符时，不可针刺，以免损伤正气。因此有"方其盛也，勿敢毁伤，刺

---

① 无迎逢逢(péng 蓬)之气：不要迎击有着旺盛士气的军队。迎，迎击，即正面对阵。

② 无击堂堂之阵：谓不要攻击声威浩大的军阵。堂堂，盛大的样子。

③ 熇熇：形容火热炽盛。

④ 漉漉：形容汗出不止。

⑤ 浑浑(gǔn 滚)：形容脉搏纷乱不清。浑，通"滚"。形容脉来急疾，纷乱不清。

其已衰，事必大昌”之告诫，说明当用针时不用针为逆，结合病人的气的运行、证候虚实、气血盛衰适时用针为顺。

黄帝曰：候其可刺奈何？

伯高曰：上工，刺其未生者也；其次，刺其未盛者也；其次，刺其已衰者也。下工，刺其方袭者也，与其形之盛者也，与其病之与脉相逆者也。

故曰：方其盛也，勿敢毁伤①，刺其已衰，事必大昌②。

【点评】论刺法之逆顺。刺法的逆顺与针刺时机的逆顺一样，也应辨识经气的逆顺和脉象的盛衰。经脉之气循十二经运行有一定次序，循环往复。脉之搏动有力无力与人体气血多少有关，气血充盛则脉搏有力，气血虚弱则脉搏无力，因此诊脉可知血气的有余不足和病证的虚实，实证用补法为逆，用泻法为顺。所以，经气的运行和脉象的盛衰所反映的病证状态是刺法逆顺的依据。

强调针刺把握时机，所谓“上工刺其未生”，是指在疾病未发生前先行预防，而不是在疾病发生后才去治疗，即“未病先防”之意；所谓“刺其未盛”，是指邪气未亢之时，施以针刺以肃清病邪，防止疾病发展传变；所谓“刺其已衰”是指在病邪已经衰退但正气尚未恢复之时刺治，可以促进病愈康复。

掌握针刺逆顺，就是要抓住针刺的有利时机，以提高临床疗效。这方面的重要性越来越受到了普遍重视。当今临床常用的灵龟八法、子午流注、按时开穴法等，都是这一思想的体现。

故曰：上工治未病，不治已病。此之谓也。

【点评】《内经》所论的“治未病”有三意：一谓“未病先防”，如“圣人不治已病治未病”（《素问·四气调神大论》）者是；二是“既病防变”，防其传化加重，如“病虽未发，见赤色者刺之，名曰治未病”（《素问·刺热》）者是；三即本篇所言准确把握针刺（疾病三个

---

① 方其盛也，勿敢毁伤：指邪正斗争激烈，病势盛时，不或针刺，刺则毁伤正气。

② 刺其已衰，事必大昌：即待邪气稍退，病势稍衰，正气待复时进行针刺，因势利导，乘势驱邪，治疗必然会成功。

关键时机)时机而治。可见，只有横向联系全书相关原文，才能理解《内经》所言“治未病”的完整意涵。

五味[①]第五十六

黄帝曰：愿闻谷气有五味，其入五脏，分别奈何？

伯高曰：胃者，五脏六腑之海也，水谷皆入于胃，五脏六腑皆禀气于胃。

【点评】论胃为五脏六腑之海。饮食五味经口入胃后，经过胃的受纳、腐熟后，传脾；脾之运化，吸收其精微后，上输于肺；经过肺的宣发、输布，传之于五脏六腑，四肢百骸，维持了整个人体生命活动过程。饮食五味是人赖以生存的基本物质，是人体生命活动的基础，即所谓“五味入口，藏于胃，以养五脏气……是以五脏六腑之气味，皆出于胃”(《素问·五脏别论》)之意，均强调饮食五味滋养人体，必须经过胃的受纳腐熟后，才能营养五脏六腑，也是将胃称为五脏六腑之海，以及五脏六腑之气皆禀受于胃的理由。

五味各走其所喜，谷味酸，先走肝；谷味苦，先走心；谷味甘，先走脾；谷味辛，先走肺；谷味咸，先走肾。

谷气津液已行，营卫大通，乃化糟粕，以次传下。

黄帝曰：营卫之行奈何？

伯高曰：谷始入于胃，其精微者，先出于胃之两焦，以溉五脏[②]，别出两行[③]，营卫之道。其大气[④]之抟[⑤]而不行者，积于胸中，命曰气海，出于肺，循喉咽，故呼则出，吸则入。天地之精气[⑥]，其大数常出

---

① 五味：本篇主要论述了五谷、五果、五畜、五菜等的五色、五味，对人体五脏的生理、病理、宜忌等所起的不同作用，故名“五味”。

② 先出于胃之两焦，以溉五脏：谓水谷精微首先从中焦脾胃化生，而后到达上焦与下焦，以滋润濡养五脏。之，至。

③ 别出两行：谓水谷精微自中焦脾胃即分化为二，化为营气和卫气，分别运行于脉内和脉外。

④ 大气：即宗气。

⑤ 抟(tuán 团)：集聚。

⑥ 天地之精气：由呼吸而入的天之清气和由饮食而入的地之谷气。

三入一[1]，故谷不入，半日则气衰，一日则气少矣。

【点评】论营卫之气生于中焦，布于上焦。营气、卫气与宗气都来源于饮食，饮食五味中的精微物质化生为气之后，由中焦宣发散布，分出营气、卫气。营气循行脉中，卫气循行脉外，以循行全身，营养五脏六腑、四肢百骸。布散于胸中的精气与肺吸入的清气，在肺的气化作用下聚合生成宗气，聚积于膻中。

营气于中焦依循十四经脉次序行脉内，一昼夜复合于手太阴肺，并有化生血液，营养全身之功用(《灵枢·营卫生会》)；卫气根源于下焦，补充于中焦，宣发于上焦，循行脉外，白天从睛明起循行六阳经二十五度，夜里起进入足心，循行五脏二十五度(《灵枢·卫气行》)，而发挥其温煦脏腑腠理皮毛，开合汗孔，保卫体表抗御外邪的功能；宗气出于膻中，“留于海，其下者注于气街，其上者走于息道”(《灵枢·刺节真邪》)，以发挥其推动肺之呼吸和运行营血的功能。营气、卫气、宗气三者均源于饮食，为人体气化的物质基础，此即为“入一”；但三者功能不同，循行输布的路径不同，而谓之“出三”。但彼此密切配合，营养着五脏六腑，四肢百骸，维持了人体的正常生理功能。

黄帝曰：谷之五味，可得闻乎？

伯高曰：请尽言之。

五谷：粳米甘，麻[2]酸，大豆咸，麦苦，黄黍[3]辛。

五果：枣甘，李酸，栗咸，杏苦，桃辛。

五畜：牛甘，犬酸，猪咸，羊苦，鸡辛。

五菜：葵[4]甘，韭酸，藿[5]咸，薤[6]苦，葱辛。

五色：黄色宜甘，青色宜酸，黑色宜咸，赤色宜苦，白色宜辛。凡

---

① 出三入一：水谷所化有营卫、宗气和糟粕三种，而来源主要有饮食一途。

② 麻：指芝麻。明·张介宾：“麻，芝麻也。”

③ 黄黍：明·张介宾：“黍，糯小米也，可以酿酒。北人呼为黄米，又曰黍子。”

④ 葵：即冬葵，古代重要的蔬菜之一。

⑤ 藿：明·张介宾：“藿，大豆叶也。”

⑥ 薤(xiè 谢)：明·张介宾：“薤，野蒜也。”

此五者，各有所宜。

五宜：所言五色者，脾病者，宜食粳米饭、牛肉、枣、葵；心病者，宜食麦、羊肉、杏、薤；肾病者，宜食大豆黄卷①、猪肉、栗、藿；肝病者，宜食麻、犬肉、李、韭；肺病者，宜食黄黍、鸡肉、桃、葱。

五禁：肝病禁辛，心病禁咸，脾病禁酸，肾病禁甘，肺病禁苦。

肝色青，宜食甘，粳米饭、牛肉、枣、葵皆甘；心色赤，宜食酸，犬肉、麻、李、韭皆酸；脾色黄，宜食咸，大豆、豕肉②、栗、藿皆咸。肺色白，宜食苦，麦、羊肉、杏、薤皆苦。肾色黑，宜食辛，黄黍、鸡肉、桃、葱皆辛。

【点评】五味所宜、五味所禁理论是在五行生克制化思维背景下形成的。五味所宜所指有二：一是与五脏属性相同之味滋养之，如脾色黄，黄色宜甘，故脾病宜食甘味的粳米饭、牛肉、红枣、冬葵；心色赤，赤色宜苦，故心病宜食苦味的麦、羊肉、杏、薤等。二是根据五脏的生理特性，依据“顺其性为补，逆其性为泻”的原则用食物之味予以调理，如肝色青，宜食甘，即是顺肝气喜缓恶急的特性而以甘味补之。

五味所禁，是指五脏有病，禁用与之相克之味，如“肝病禁辛”，是因为辛属金，能克肝木。又因筋为肝之体，“多食辛，则筋急而爪枯”，所以“肝病禁辛”。再如“心病禁咸”，是因为咸味属水，能制心火。心主血脉，而“多食咸，则脉凝泣而变色”，所以“心病禁咸”等(《素问·五脏生成论》)。

这是五味宜忌的一般规律，在临床上不可拘执之，应根据疾病的具体情况灵活应用。如肝脏不足，当然可以食酸，因酸能补肝。也可以食甘，因为“肝苦急，急食甘以缓之”。还可以食咸，因咸属水，水能生木。但要禁食辛，因辛属金，金能克木。若肝气郁结则可食辛以散之。总之，五味理论在临床运用中有一定实际意义，我们可以根据五味对五脏的各有所喜用饮食治疗五脏疾病，可用谷肉果菜等饮食对病体所起的各有所长的作用，来达到调整人体阴阳气

① 大豆黄卷：明·张介宾：“大豆黄卷，大豆芽也。”
② 豕(shǐ 史)肉：即猪肉。

血的目的，尤其是对于慢性病的饮食调养更为重要。

五味理论是药物归经理论发生的基础。前人在此基础上，逐步创立、完善了药物学的四性五味归经理论，成为辨证论治、理法方药等内容的重要组成部分。所谓的药物归经，也如五味一样，指某一些药物对某一些脏腑和经络有着特殊、独到的作用。疾病的性质有虚实寒热的不同，药物也有补泻温凉之异。掌握了药物的归经，有助于选择适宜的药物，提高临床疗效。同时，可以以归经为线索，探索研究某些药物的潜在功能，还可以对某些药物能治多种病症，用归经理论进行归纳，达到执简驭繁的作用。

水胀①第五十七

黄帝问于岐伯曰：水②与肤胀③、鼓胀④、肠覃⑤、石瘕⑥、石水⑦，何以别之。

【点评】论胀病诸证鉴别。鉴别是中医临床实践中很重要而且是很常用的一种思维方法，而鉴别是在通过相关病证之间的对比分析之后，确定病证之间的差异点和共同点，从中发现其共同点和特殊规律并且制定出相应的解决办法。《内经》作者在探察人体的生理、病理规律的认知过程中，普遍地采用了这种思维方法。本篇所论水胀、肤胀、鼓胀、肠覃、石瘕均有腹部胀大的症状，但其病因病

---

① 水胀：是由于津液代谢障碍，水湿停留所致肢体胸腹胀满的一种病症。本篇讨论了水胀(肿)、肤胀、臌胀、肠覃、石瘕诸病症的病因、病机、症状、鉴别及治疗等。由于这些病症虽名异而均有水肿或胀大的临床见症，故列为一篇以资鉴别。因本篇首论水胀，故以"水胀"名篇。

② 水：指水胀。

③ 肤胀：病名。阳气不足，寒气留于皮肤而见肿胀之证。主要症状为全身肿胀，腹大，皮厚。

④ 鼓胀：病名。以腹部胀大如鼓，皮色苍黄，腹部脉络暴起为特征的一种疾病。又称臌胀、水蛊、蛊胀、蜘蛛蛊、单腹蛊等。与肝脾肾三脏的关系密切。

⑤ 肠覃(xùn 训)：病名。指妇女下腹部有块状物，而月经又能按时来潮的病证。多因七情内伤，肝气郁结，气滞血瘀，积滞成块所致。覃，通"蕈"。

⑥ 石瘕(jiǎ 假)：病名。女子寒瘀留积滞胞宫所致瘕块。

⑦ 石水：病名。水肿病之一。因下焦阳虚，不能司其开阖，聚水不化而致水肿。

机、具体特征及治疗又不尽相同，故将之集中论述以资鉴别。

岐伯答曰：水始起也，目窠上微肿，如新卧起之状，其颈脉动①，时咳，阴股间寒②，足胫瘇③，腹乃大，其水已成矣。以手按其腹，随手而起，如裹水之状④，此其候⑤也。

黄帝曰：肤胀何以候⑥之？

【点评】水胀，是指因津液输布代谢失常，导致水液留滞泛溢而见初起眼睑浮肿如卧蚕状，继之则头面、四肢、腹背乃至全身浮肿等为特征的肿胀病症。其病因病机为阴寒内盛，津液运行失常之故。其辨证要点为肿胀部位以目窠和膝以下明显，肿处皮肤发亮，腹部叩击为浊音，按腹随手而起，如水囊皮厚腹大，腹色不变，按其腹凹陷而不起，叩腹空响。

岐伯曰：肤胀者，寒气客于皮肤之间⑦，鼟鼟然不坚⑧，腹大，身尽肿，皮厚⑨，按其腹，窅而不起⑩，腹色不变，此其候也⑪。

【点评】肤胀指寒邪侵袭于皮肤，而致腹部胀大、全身浮肿、皮肤较厚、叩有鼓音、按压腹部凹陷不能随手而起、腹部肤色不变为特征的一种肿胀病证。其病因病机为阴寒之邪侵袭皮肤之间，气机

---

① 颈脉动：明·马莳："颈脉，即人迎穴也。其穴位于喉之两旁。"

② 阴股间寒：指大腿内侧因水湿所伤，而感寒冷。

③ 足胫瘇(zhǒng 肿)：指下肢足部浮肿。瘇，同"肿"。

④ 以手按其腹，随手而起，如裹水之状：用手按患者腹部，放手腹胀随手而起，像按压水囊一样。

⑤ 候：指症候。

⑥ 候：在此作诊察解。

⑦ 寒气客于皮肤之间：客，侵袭并留而不去。余伯荣："寒者，水之气也。此无形之气，客于皮肤，而为虚胀也。"

⑧ 鼟鼟(kōng 空)然不坚：明·张介宾："寒气客于皮肤之间，阳气不行，病在气分，故有声若鼓；气本无形，故不坚。"鼟鼟，形容叩击中空的声音。

⑨ 皮厚：明·张介宾："然有水则皮泽而薄，无水则皮厚。"

⑩ 窅（yǎo 咬)而不起：指以手按腹，其凹陷不能随手而起。窅，凹陷。

⑪ 此其候也：唐·杨上善："肤胀，凡有五别：一者，寒气循于卫气，客于皮肤之间；二者，为肿不坚；三者，腹大身肿；四者，皮厚，按之不起；五者，腹色不变。"

阻滞不畅，阳气不行之故。因此以全身肿胀明显、皮厚而腹色不变、腹部叩击为鼓音、按腹部凹陷不起腹大如鼓、腹色苍黄、腹部青筋明显(静脉曲张)为其辨证要点。

鼓胀何如?

岐伯曰：腹胀、身皆大，大与肤胀等也，色苍黄，腹筋起，此其候也。

【点评】原文开篇即对水胀与肤胀、肤胀与臌胀、肠覃与石瘕五证进行了“两两鉴别”。

臌胀病指肝病日久，肝脾肾功能失调，气滞、血瘀、水停于腹中所导致的以腹胀大如鼓，皮色苍黄，脉络暴露为主要临床表现的病证。其中“色苍黄，腹筋起”为其鉴别诊断要点。

水胀与肤胀都有腹部胀大，身肿，其病机为阳气不达，水湿内停，泛溢于外所致，病理重点在水停，临床表现特点是以手按其腹，随手而起，如裹水之状，有搏动感，腹腔有水，同时可伴有咳嗽，颈脉动甚。肤胀的病机为寒邪所伤，病理重点在于气滞，临床表现特点是腹部按之无搏动感，叩之如鼓，腹色不变，腹腔无水而有气。

水胀与臌胀都有腹大身肿，但水胀之皮肤薄而光泽，臌胀之皮肤色苍而黄，并有腹壁脉络突起显露。二者病机虽然都有脾肾阳气失调，水液停聚，而臌胀的重点是肝脾不和，气血瘀滞，瘀阻水停，故臌胀的治疗亦重在行气活血利水，而水胀的治疗则重在调理阳气，利水消肿。肤胀以气滞为主，以腹色不变为特点，治疗重在疏肝利气。

肠覃何如?

岐伯曰：寒气客于肠外，与卫气相搏，气不得荣，因有所系[①]，癖

---

① 因有所系(jì既)：因，承上之意，“系”有两解：一作“乱”解，指卫气运行逆乱。一作“束缚”“牵制”。指寒气束缚卫气。

而内著[①]，恶气[②]乃起，瘜肉[③]乃生。其始生也，大如鸡卵，稍以益大，至其成如怀子之状，久者离岁[④]，按之则坚，推之则移，月事以时下，此其候也。

【点评】肠覃是因寒邪入侵肠外，与卫气相搏结，气机阻滞，血行瘀阻，日久而形成结块的病证。临床表现为腹中肿块大如鸡蛋，病情发展缓慢，病程较长，后期腹部胀大如怀子之状，肿块按之坚硬，推之可移，月经按时来潮。“癖而内著”，指寒邪聚积停留体内。“癖”，积也。“恶气”，即病气。

石瘕何如？

岐伯曰：石瘕生于胞中，寒气客于子门[⑤]，子门闭塞，气不得通，恶血当泻不泻[⑥]，衃以留止[⑦]，日以益大，状如怀子，月事不以时下[⑧]。皆生于女子[⑨]，可导而下[⑩]。

【点评】石瘕是多因月经期间，寒邪入侵子宫，闭塞子门，气血不通，恶血结块，留滞于宫内而成的病证。主要症状为子宫内有块状物形成，病情发展较快，后期则见腹部胀大如怀子之状，因病位在子宫，而有月经不调，甚或闭经等症。由于包块如石，故名。类似子宫肿瘤。

肠覃与石瘕都是腹部结块为主要特征的积病，均由气滞血瘀所致，可用破血逐瘀的方法进行治疗。但肠覃病发于肠外，男女均可

---

① 癖而内著：谓癖结不散而附着于内。著，同“着”。

② 恶气：即病气。

③ 瘜（xī 息）肉：指寄生的恶肉。

④ 久者离岁：病程较长，历时一年以上。离，经历。

⑤ 子门：指子宫颈口。

⑥ 气不得通，恶血当泻不泻：明·马莳：“寒气客于子门，子门闭塞，气不得通于外，恶血之在内，当泻不泻。”

⑦ 衃（pēi 胚）以留止：经血凝滞而留积于胞宫之中。衃，凝滞之血。

⑧ 月事不以时下：明·马莳说：“盖石瘕生于胞中，而不在肠外，故月事不以时下。”

⑨ 皆生于女子：肠覃、石瘕都是妇科疾患。

⑩ 可导而下：可用疏通瘀滞，攻下衃血的治疗方法，使衃血下行。导，有疏通之意。下，指攻下。

发病，其在女性则月经不受影响而能按时来潮；石瘕病发于子宫，只见于女性，月经受其影响而不能按时来潮。因此，月经能否按时来潮，就成为二者的鉴别要点。

由于虽然肠覃与石瘕所生部位分别在肠外和子宫的不同，有不同的临床表现，但是其发生的基本病机都与气滞血瘀有关，因而二者都“可导而下”，即是用破血逐瘀的方法予以治疗。导，疏导、通导。行气活血为此类病症的基本治疗方法。如《增补内经拾遗方论》提出肠覃可用《卫生宝鉴》晞露丸，或木香通气散，石瘕用《卫生宝鉴》见睨(xiàn)丸或和血通经散，着眼于行气活血化瘀。

黄帝曰：肤胀、鼓胀可刺邪？

岐伯曰：先泻其胀之血络[1]，后调其经，刺去其血络[2]也。

【点评】论肤胀、臌胀刺治。肤胀与臌胀均可用刺络放血的方法加以治疗。刺络放血既可驱逐瘀血，治疗瘀血阻滞的臌胀，亦可通过活血以行气，治疗以气滞为主的肤胀。“先泻其胀之血络”，通过刺络放血的方法治疗肤胀与臌胀病，这既是治疗两证的共性方法，也是“急则治标”思路的体现。“刺去其血络”，是对上述治法的补充说明，即运用刺络放血的方法祛除血脉中的瘀血。

贼风[3]第五十八

黄帝曰：夫子言贼风邪气[4]之伤人也，令人病焉，今有其不离屏蔽，不出空穴[5]之中，卒然病者，非不离[6]贼风邪气，其故何也？

岐伯曰：此皆尝有所伤于湿气，藏于血脉之中，分肉之间，久留而不去；若有所堕坠，恶血在内而不去。卒然喜怒不节，饮食不适，寒温不时，

---

① 胀之血络：指邪气滞而胀起的络脉。

② 刺去其血络：指调其经脉虚实之法，亦当先刺胀之血络。

③ 贼风：贼者，伤害也。贼风，泛指四时不正之气。自然界四时不正之气，常伤害人体而引发疾病。本篇主要讨论四时贼风伤人之病理、病证，故以“贼风”名篇。

④ 贼风邪气：指四时八方的不正之气，亦即非时而来的邪气。

⑤ 空穴：洞穴，在此指房屋。

⑥ 非不离：意即并不是没有防避外邪。离，避开、躲避。

腠理闭而不通。其开而遇风寒[①]，则血气凝结，与故邪相袭[②]，则为寒痹[③]。其有热则汗出，汗出则受风，虽不遇贼风邪气，必有因加而发[④]焉。

【点评】其一，论"故邪"与发病之机理。故邪，即宿邪。本篇把原已感受但留稽体内未发之邪气称"故邪"。故邪留于体内，必影响人体正气，正气耗损，抗病力低下，喜怒不节，饮食不适，寒温不时等必成为诱因或新感而引动故邪，遂可发病。故"今有其不离屏蔽，不出空穴之中"，也避开了贼风邪气，但还是能发病。本篇的"故邪"，主要指留藏于血脉分肉之间的湿气、堕坠留于体内的瘀血、七情所致之气机失调、饮食不当及气候冷暖变化失常等。

其二，论"因加而发"之机理。"必有因加而发者，谓因于故而加于新也，新故合邪，故病发也"（《类经·疾病类》）。故邪留于体内，易致新感而发病，如寒痹的发生即是其例。缘于体内有湿气、瘀血等故邪，因热汗出腠理开张，再遇新感风寒，致气血凝滞，经络闭阻而为寒痹。所谓"其开者，谓冒露于风寒也。故邪在前，风寒继之，二者相值，则血气凝结，故为寒痹"（《类经·疾病类》）。

黄帝曰：今夫子之所言者，皆病人之所自知也。其毋所遇邪气，又毋怵惕之所志，卒然而病者，其故何也？唯有因鬼神之事乎？

岐伯曰：此亦有故邪留而未发，因而志有所恶，及有所慕[⑤]，血气内乱，两气相搏[⑥]。其所从来者微，视之不见，听而不闻，故似鬼神。

【点评】论情志变化而引动故邪的"因加而发"。在有故邪稽留体内的情况下，只要有情志的轻微波动，就有可能引起气血运行失常而突然发病。如"志有所恶，及有所慕，血气内乱，两气相抟"，"卒然而病"。但这种疾病发生的机理微妙，人体不易感知，好似鬼

---

① 其开而遇风寒：如果适逢腠理张开而外遇风寒。其，如果，连词，表示假设。开，指腠理张开。

② 与故邪相袭：谓风寒之气跟体内的旧邪相合而致病。故邪，旧邪。袭，重合。

③ 寒痹：明·马莳："寒痹，即《痹论》之所谓寒气胜者为痛痹也。"

④ 必有因加而发：必定是先有旧邪，又新加外感而发病。因，指旧邪。加，指新感。

⑤ 志有所恶，及有所慕：明·张介宾："恶者，恶其所憎也；慕者，慕其所好也。"

⑥ 两气相搏：未发的旧邪与不良的情绪两相搏结。

神作祟，实际并非鬼神，而是故邪遇气血内乱（新感），“两气相抟”所致。

本篇指出，若感邪后，没有立即发病，邪（故邪）伏体内，损伤人之正气，而当遇到适宜条件或诱因时就会发病。此与后世之“伏邪”理论一致，也是“伏邪”的理论依据。但二者所包括内容有异，“邪”从本篇来看包括贼风邪气（六淫）、情志变化、饮食不当、瘀血等稽留体内，范围较广。“伏邪”主要指外感六淫，尤重在湿温，伏藏体内，范围较狭。

黄帝曰：其祝[①]而已者，其故何也？
岐伯曰：先巫者[②]，因知百病之胜[③]，先知其病之所从生者，可祝而已也。

【点评】其一，“祝由”治病之机理。祝由为古之治病方法，属精神疗法范畴。《素问·移精变气论》曰：“毒药不能治其内，针石不能治其外，故可移精祝由而已。”《素问识》云：“吾谓凡治内伤者，必先祝由，详告以病之所由来，使病人知之，而不敢再犯；又必细体变风变雅，曲察劳人思妇之隐情，婉言以开导之，庄言以振惊之，危言以悚惧之，必使之心悦诚服，而后可以奏效如神。”祝由是针对病人的病情，给予开导劝慰，转移注意力，调动其自身的内在积极因素，使病情好转甚至痊愈。原文强调以祝由治疗疾病，必须明了两个方面，一是“先知其病之所从生”而掌握发病之原因；二是“知百病之胜”而掌握五行制胜规律。

其二，论精神因素致病与“祝由”治病。精神因素是致病的重要原因之一，而且亦直接影响疾病的发展、转归。对于“志有所恶，及有所慕”的情志变化，即使是“视之不见，听而不闻”之细微，也可引起气血失调，引动“故邪”而发病。从而强调了精神因素在发病学中所占的重要位置，也寓意调摄精神是防病治病的重要方法。精神因素所致疾病，临床一般用精神疗法（如“精神制胜法”“精神转

① 祝：即祝由，指符咒和语言祈祷除疾驱邪的方法。

② 先巫者：先代的巫者。

③ 百病之胜：指克制病变的精神疗法。胜，克制，在这里指以情胜情的精神疗法，如过悲而病，以喜胜之。

移疗法”“暗示疗法”“行为矫正疗法”等)治疗效果较好。“祝由”是古代的精神疗法。古之巫医，多通晓五行制胜和一定的医学理论，所以对不知不觉好似鬼神作祟的情志所致病证，用符咒祈祷的形式，以符合医理的语言劝导安慰患者，使其志定神守，气机调畅，气血流通，正气得复，从而达到治疗的目的。《内经》有关心理治疗的论述颇多，其内涵十分丰富，有待进一步发掘、整理和提高，使其为民众的健康事业做出更大贡献。

卫气失常[①]第五十九

黄帝曰：卫气之留于腹中，搐积不行[②]，苑蕴不得常所[③]，使人肢胁[④]胃中满，喘呼逆息[⑤]者，何以去之？

【点评】卫气是活力很强、悍滑疾之气，其行于脉外，充于腠理，布于全身，盛于肌表，发挥着“温分肉，充皮肤，肥腠理，司开合”(《灵枢·本脏》)和“和调于五脏，洒陈于六腑”(《素问·痹论》)的功能，其正常运行的规律是昼行于阳而夜行于阴与营气相并而行，阴阳相随，环周不休，升降出入运行不息，以维持人体正常的生命活动，失其常则病。

当外邪侵入人体，影响卫气运行逆乱而产生各种病变：邪气入侵→卫气逆乱：积于胸中则喘息气逆；留于腹中，则支胁胃中满；蓄于上下，上下皆满。

伯高曰：其气积于胸中者，上取之；积于腹中者，下取之；上下皆

---

① 卫气失常：本文主要论述卫气失常所引起的各种疾病及针刺治疗的方法。还提了年龄上分小、少、壮、老四个阶段，同时论述了膏、脂、肉三种形体的生理特点，五体病的望诊以及因人制宜的治疗原则。因本篇主要讨论卫气运行失常所引起的各种病变，故名“卫气失常”。

② 搐(chù 处)积不行：指卫气受致病因素的牵制，而积聚运行不畅。搐，牵制之意。

③ 苑蕴不得常所：指卫气郁结和蕴聚没有固定的地方。苑，通“蕴”。蕴，即蕴聚。常所，指固定的部位。

④ 肢胁：当作“支胁”，谓胁部支撑不舒。

⑤ 喘呼逆息：指气喘吁吁，气息上逆。呼，摹声词。

满者，傍取之[①]。

【点评】论卫气失常所致病症的刺治原则。积于胸者，上取之，即取上部腧穴以泻之；积于腹者，下取之，即取下部腧穴以治之；上下皆满者，傍取之，即当取附近的腧穴以治疗。

黄帝曰：取之奈何？

伯高对曰：积于上，泻人迎、天突、喉中[②]；积于下者，泻三里与气街；上下皆满者，上下取之，与季胁之下一寸；重者，鸡足[③]取之。

【点评】鸡足刺法是针刺方法之一，称“合谷刺”（《灵枢·官针》）。具体针法为“正入一针，左右斜入二针，如鸡足。足，三爪也”（《医学纲目·刺灸通论》）。当针入得气后，将针提至皮下，再向左右两侧各刺一针，形似鸡爪，故曰鸡足刺。该刺法选穴多在肌肉丰厚之处，临床上用于治疗各种重症和痹症（《灵枢·官针》）。

诊视其脉大而弦急，及绝不至者，及腹皮急甚者，不可刺也[④]。

黄帝曰：善。

【点评】卫气失常所致病症的“三不刺”：脉弦急则真脏脉现，脏气衰竭；（脉）绝而不至，则气血虚极；腹皮急甚为邪气盛极，三者均“不可刺也”。

黄帝问于伯高曰：何以知皮肉、气血、筋骨之病也？

伯高曰：色起两眉薄泽者，病在皮[⑤]；唇色青黄赤白黑者，病在肌肉；营气濡然者[⑥]，病在血气；目色青黄赤白黑者，病在筋；耳焦枯受

---

① 傍取之：上下皆取并旁加章门穴以刺治。傍，同“旁”。

② 喉中：明·张介宾：“即廉泉。”

③ 鸡足：刺法名，又称合谷刺。即将针深刺于分肉，当得气后，将针提至皮下，再向左右斜刺，形如鸡足，分为三歧，故称鸡足。

④ 不可刺也：明·张介宾：“脉大而弦急，阴虚而真脏见也；绝不至者，营气脱也；腹皮急甚者，中和气绝而脾无败也。不宜针也。”

⑤ 色起两眉薄泽者，病在皮：谓两眉间色泽暗淡少泽，为病色外现。薄，减损。

⑥ 营气濡然者：指汗液浸渍。营气，在这里指汗液。

尘垢[①]，病在骨。

【点评】人体组织结构的特点是以五脏为中心，通过经络系统的联系，把人体的形体诸窍、四肢百骸联系成一个整体，从而形成了以五脏为中心的五大生理病理体系。筋、脉、肌、皮、骨五体是构成躯壳的五大主体结构，缘于“脏真散于肝，肝藏筋膜之气也”，“心藏血脉之气也”，“脾藏肌肉之气也”，“肾藏骨髓之气也”(《素问·平人气象论》)之五体仰赖五脏精气滋养而为其所主。所以五脏有病就会反映于形体，从而出现相应的病理反应；而形体的相关病症也常提示与之相关内脏有功能障碍的内在病理。《内经》正是基于这一临床实践的切身体验，才得出“视其外应，以知其内脏，则知所病矣”(《灵枢·本脏》)这一“司外揣内”的认知方法，此节就是其具体应用的实例。

黄帝曰：病形何如，取之奈何？

伯高曰：夫百病变化，不可胜数，然皮有部[②]，肉有柱[③]，血气有输[④]，骨有属[⑤]。

黄帝曰：愿闻其故。

伯高曰：皮之部，输于四末[⑥]。肉之柱，在臂胫诸阳分肉之间，与足少阴分间[⑦]。血气之输，输于诸络，气血留居，则盛而起[⑧]。筋部无阴无阳，无左无右，候病所在。骨之属者，骨空之所以受益而益脑髓者也[⑨]。

---

① 受尘垢：耳廓色深重，如有尘垢一般。

② 皮有部：皮肤有其相应的分部。

③ 肉有柱：指上下肢肌肉隆起的部分，因其坚厚粗壮，有支柱的作用，故称“肉有柱”。

④ 血气有输：血气有其输注的脉络。

⑤ 骨有属：骨骼有其连属的关节。属，两骨相交的关节部位。

⑥ 四末：即四肢。明·张介宾：“病在皮者，在阳分也，阳受气于四肢，以其皮浅气浮也，故皮之部输于四末。”

⑦ 与足少阴分间：明·张介宾：“足少阴之经，自足心循内踝后入足跟，以上腨内，出腘内廉，上股内后廉，会于尻臀，贯脊，其肉俱厚，故亦为肉之柱。”

⑧ 盛而起：指经络壅塞，而有郁结隆起的现象。

⑨ 骨之属者，骨空之所以受益而益脑髓者也：指治疗骨病，当治取于关节之处，因为骨关节之空隙中(即骨空)是受液以充实脑髓之处，故补益骨空就是补益骨髓、脑髓。

【点评】论五体病的刺治方法。

1. 皮肤病：宜取四肢末梢表浅部位刺治。因为“卫气行于皮肤，输于四末，为所主之部”，“卫气出于阳，从头目而下注于手足之五指，故以四末为部”(张志聪注)。

2. 肌肉病：“肉之柱”，指上下肢高起有支柱作用的肌肉，坚厚隆起，其有病时当取肩臂、足胫诸阳经分肉间和足少阴经循行部位所过且肌肉丰厚处刺治。

3. 血气病：血气的输转，出于诸经之络穴，当气血留滞，经气壅盛而有邪气聚结者，当取络穴刺治。

4. 筋病：无左右阴阳的区别，应根据病变部位而随机取之。

5. 骨骼病：就在“骨之属(zhǔ 连接)”骨关节处取穴，以奏益髓壮骨之效。

黄帝曰：取之奈何？

伯高曰：夫病变化，浮沉深浅，不可胜穷，各在其处，病间者浅之，甚者深之；间者小之，甚者众之，随变而调气，故曰上工[①]。

【点评】论病情轻重与针刺深浅。强调针刺五体疾病应从临床实际出发，根据病变的深浅和轻重辨证施刺，即所谓“随变而调气”为原则。病轻者，宜浅刺，病重者，当深刺；病轻者，少用针，病重者，多用针，随病情变化而适当地进行调治，使经气通利而获得疗效。

黄帝问于伯高曰：人之肥瘦、大小、寒温，有老壮少小，别之奈何？

伯高对曰：人年五十已上[②]为老，二十已上为壮，十八已上为少，六岁已上为小。

---

① 各在其处，病间者浅之，甚者深之；间者小之，甚者众之，随变而调气，故曰上工：明·马莳：“取穴以刺之者，亦唯于皮肉、气血、筋骨，各视其处。”小之，即少之，亦即少用针。上工，指高明的医生。

② 已上：即以上。已，同“以”。

【点评】论体质与年龄关系。基于老壮不同气的缘故，根据临床需要，于是按年龄将人分为老、壮、少、小不同类型。老年：50岁以上者；壮年：20岁以上者；少年：18岁以下者(《内经》谓“十八已以上为少”，与今之不同)；小儿：6岁以下者。

黄帝曰：何以度知其肥瘦？

伯高曰：人有肥、有膏、有肉。

黄帝曰：别此奈何？

伯高曰：䐃肉坚，皮满者，肥[①]。䐃肉不坚，皮缓者，膏[②]。皮肉不相离者，肉[③]。

黄帝曰：身之寒温何如？

伯高曰：膏者其肉淖[④]，而粗理者身寒，细理者身热。脂者其肉坚，细理者热，粗理者寒[⑤]。

黄帝曰：其肥瘦大小奈何？

伯高曰：膏者，多气而皮纵缓，故能纵腹垂腴[⑥]。肉者，身体容大[⑦]。脂者，其身收小[⑧]。

【点评】论脂、膏、肉三类体质特点。脂人：肌肉坚实，皮肤丰满，身体收小，血清气少。膏人：肌肉不坚，皮肤松弛，腹壁下垂，多气。肉人：皮肉相连，上下相应，身体容大，多血。

---

① 䐃肉坚，皮满者，肥：明·张介宾：“肥者，即下文所谓脂者也。脂者紧而满，故下文曰：肉坚身小。”意即肌肉坚实，皮肤丰满，为脂(肥)型人的特点。䐃，当为“䐃”。

② 䐃肉不坚，皮缓者，膏：意即肌肉不坚实，皮下脂肪多，故皮肤松弛，是膏型人的特点。

③ 皮肉不相离者，肉：清·张志聪：“皮肉不相离者，谓肉胜而连于皮，内无膏而外无肥，此亦卫气之盛于肉理者也。”肉，指肌肉多而脂肪少。

④ 膏者其肉淖(nào 闹)：指膏型人肌肉软而不坚。淖，泥潭，这里用于形容肌肉软绵无张力。

⑤ 细理者热，粗理者寒：清·张志聪：“粗理者，卫气外泄，故身寒；细理者，卫气收藏，故身热。”

⑥ 纵腹垂腴(yú 鱼)：谓腹壁松弛，肥肉下垂。纵，松弛的意思。腴，腹下的肥肉。

⑦ 肉者，身体容大：即肉型人，身体宽大。容，宽也。

⑧ 脂者，其身收小：指脂型人，其身体较膏型和肉型人都小。

黄帝曰：三者之气血多少何如？

伯高曰：膏者多气，多气者热，热者耐寒。肉者多血则充形，充形则平①。脂者，其血清②，气滑少，故不能大。此别于众人者也③。

黄帝曰：众人奈何？

伯高曰：众人皮肉脂膏不能相加也④，血与气不能相多，故其形不小不大，各自称其身，命曰众人。

【点评】论脂、膏、肉、众人对寒热的反应。“卫气者，所以温分肉，充皮肤，肥腠理，司开合者也”（《灵枢·本脏》），可见，卫气通过主司腠理汗孔之开阖而达到实时调节体温之寒温变化，故皮肉的坚实与松弛，身体之寒与热，气血之盛与衰，均与卫气循行正常与否有着密切的关系。

不同的体质类型，其于寒热反应亦有差异，如：膏人粗理者，腠理疏松，卫气易于外泄而肌肤失于温煦，故“多寒”；膏人之细理者，腠理致密，卫气充盛，其“温分肉”功能旺盛，故“多热”。脂人粗理者，腠理疏松，卫气易于外泄而失于温煦，故“多寒”；脂人之细理者，腠理致密，卫气充盛而温煦功能亢奋，故“多热”。肉人“多血则充形”，故对寒热反应属于常态，故曰“平”。众人，因皮肉脂膏比较均匀，气血平和，形体不大不小，皮肉筋骨各自相称。

黄帝曰：善。治之奈何？

伯高曰：必先别其三形，血之多少，气之清浊，而后调之，治无失常经⑤。是故膏人，纵腹垂腴；肉人者，上下容大；脂人者，虽脂不能大者⑥。

---

① 充形则平：指由于气血充盛，营卫调和，故其人不寒不热，故曰平也。

② 血清：因卫气不充，故血亦清稀，清，即清稀。

③ 此别于众人者也：明·张介宾：“膏者多气，气为阳，故质热而耐寒也。肉者多血，血养形，故形充而气质平也。脂者，血清而气滑少，故不能大。若此三者，虽肥盛皆别于众人，而脂者之气血，似不及乎膏、肉也。”

④ 众人皮肉脂膏不能相加也：指一般体质类型的人皮肉、脂膏、气血都比较匀称，没有发生某一方面偏多的现象。众人，指一般体质类型的人。

⑤ 治无失常经：指治疗上应根据卫气所出、所循之常规，进行虚补实泻。

⑥ 虽脂不能大者：指虽然脂肉盈满，但体形并不比一般人大。

【点评】本篇强调首先辨别三种体质偏颇之人，掌握其血的多少，气的清浊，卫气的盛衰等情况，然后根据寒热虚实，进行适当的调治，以提高治疗效果，说明因人制宜是治疗学上的基本原则，于临床有一定的指导意义。

玉版[1]第六十

黄帝曰：余以小针[2]为细物也，夫子乃言上合之于天，下合之于地，中合之于人，余以为过针之意矣，愿闻其故。

岐伯曰：何物大于天乎？夫大于针者，惟五兵[3]者焉。五兵者，死之备[4]也，非生之具。且夫人者，天地之镇[5]也，其不可不参[6]乎？夫治民者，亦唯针焉。夫针之与五兵，其孰小乎？

【点评】其一，论针刺意义。经文应用类比思维，将针刺临床意义类比天地，针具类比兵器，旨在说明针具虽为“细物”，但其治疗意义重大，“夫治民者，亦唯针焉”就肯定了针刺是治疗疾病的重要作用，而且其应用广泛，简便验廉。人类性命的保全，仰赖于针刺，临床意义之重大，非兵器可比拟的。

其二，论人为天地之镇。天地间万类物种之中，人是最为珍重者，故有“且夫人者，天地之镇(《玉篇》：镇‘重也’)也”之论，突出人类是自然界主人，人类对自然界起着主宰作用的理念。天地之

① 玉版：玉石制成的版，将重要文献镌刻于玉版之上，以示珍贵，也便于永久保存，故称为“玉版”。本篇论述痈疽的成因、刺治原则，阐明痈毒内陷，诸病逆象，不宜用针。并把针刺的作用与兵器相比较，以说明针刺运用得当，可以救治病人；若妄用针刺，也可以致人命亡。古人认为本篇内容很重要，必须“著之于玉版，传之后世”。故名“玉版”。

② 小针：泛指九针。因九针之用不若药物繁复，而且比砭石微小，故称为小针，亦名微针。

③ 五兵：五种兵器的总称，说法不一，或以戈、殳、戟、酋矛、夷矛为五兵，或以矛、戟、钺、盾、弓矢为五兵，或以矛、戟、弓、剑、戈为五兵。战国以后，兵器的种类增多，五兵的含义逐渐变化为对兵器的泛称。

④ 死之备：指为杀伤而设的武备。备，武备。

⑤ 天地之镇：比喻至重至贵之物。镇，重要之意。

⑥ 其不可不参：即天、地、人三者不可不参合。其，大概。参，合参。

间，尽管有万物存在，但人为万物之灵，较其他物种更为珍贵，此与“天覆地载，万物悉备，莫贵于人”(《素问·宝命全形论》)看法一致。又，镇有抑制之意，引申为掌握，强调人类不仅能适应自然，并能认识自然，改造自然，是自然界的主宰者，使自然界规律服务于人类，如“上古有真人者，提挈天地，把握阴阳”(《素问·上古天真论》)即指人类具有把握自然规律的能力。对于针刺治病方法也是如此，人类是完全可把握的，所以说在自然界中，人是最宝贵、最重要的，人为“天地之镇”。

黄帝曰：病之生时，有喜怒不测，饮食不节，阴气不足，阳气有余，营气不行，乃发为痈疽[①]。阴阳不通，两热相搏[②]，乃化为脓，小针能取之乎？

岐伯曰：圣人不能使化者，为之邪不可留也[③]。故两军相当[④]，旗帜相望，白刃陈于中野者，此非一日之谋也。能使其民，令行禁止，士卒无白刃之难者，非一日之教也，须臾之得也。夫至使身被痈疽之病，脓血之聚者，不亦离道[⑤]远乎。夫痈疽之生，脓血之成也，不从天下，不从地出，积微[⑥]之所生也。

【点评】论兵家理论对《内经》知识结构的影响。兵家对《内经》理论形成也有不同程度的影响，如在治病用针、用药如用兵理念的指导下确立自己的治疗思想，本篇在论疮疡刺治、脓肿切开引流、针具选择时也引用兵家的观点，认为针刺所用的针具虽小，但对人身伤害的副作用犹如“五兵”，并以两国开战的酝酿积累过程，类比

---

① 痈疽：外科病名。指发生于体表、四肢、内脏的急性化脓性疾患。痈，初起无头，局部红肿热痛，界限分明，未成脓、无疮头则易消散，已成脓易溃破，脓液黏稠，疮口易敛。疽，患处漫肿无头，皮色不变，不热少痛，未成脓难消散，已成脓亦难破溃，脓水清稀，疮口难敛。

② 两热相搏：阴气不足而生的虚热与阳气有余而生的实火两相搏结。两热，指内外两热。

③ 圣人不能使化者，为之邪不可留也：指即使是圣人也不能使已经成形的痈疽消散，因为治疗痈疽成败的关键在于不能让邪气久留而使痈疽成形。圣人，指那些通晓事理，才德兼备，精通养生、医理的人。

④ 相当：即相互对阵。当，对着。

⑤ 离道：指背离防治疾病之道。道，指养生却病，防患未然的道理。

⑥ 积微：指微小的有害因素日渐积累。

人体痈疽化脓性疾病的发生均非一日之灾、须臾所得，将医生治病的针具与作战所使用的武器进行类比，其论证过程和论证所得的结论恰如其分，切中该病形成的缘由及针刺治病的意义。

故圣人自治于未有形也，愚者遭其已成也。

黄帝曰：其已形，不予遭[①]，脓已成，不予见[②]，为之奈何？

岐伯曰：脓已成，十死一生，故圣人弗使已成，而明为良方，著之竹帛[③]，使能者踵而传之后世，无有终时者，为其不予遭也。

黄帝曰：其已有脓血而后遭乎，不导之以小针治乎[④]？

岐伯曰：以小治小者其功小[⑤]，以大治大者多害[⑥]，故其已成脓血者，其唯砭石、铍、锋之所取[⑦]也。

【点评】1. 论治未病文中列举痈疽成因时说："故圣人自治于未有形也，愚者遭其已成也"，"夫痈疽之生……积微之所生也。"说明痈疽的形成"不从天下，不从地出"，是由于体内气血紊乱，积微成渐，血败肉腐，慢慢发展而成，提示了疾病发展是由浅入深，始轻后重的规律，只有掌握疾病的发展规律和传变的特点，就可以早期发现，早期诊断，早期治疗，防止疾病蔓延、扩散和复杂传变。体现了"不治已病治未病"（《素问·四气调神大论》）的预防思想，这种防微杜渐的预防理念与"上工救其萌芽，下工治其已成"（《素问·八正神明论》）观点一脉相承。防治结合，预防为主是卫生工作的基本方针，至关重要，故认为可以"著之玉版，以为重宝，传之后世"。

---

① 不予遭：指未能予以确诊。遭，逢遇。在此意为医生逢遇并确诊其证候。

② 不予见：指不能予以明断。见，看到，在此意为医生审察并明断其病情。

③ 竹帛：竹简和缣帛，古时用以书写文字。

④ 不导之以小针治乎：意即如果不用大针刺破排脓，是否可以用小针来调整呢？导，疏导，在这里是刺破痈疽排脓血的意思。小针，指九针中较小的针具，与上文小针的概念有所区别。

⑤ 以小治小者其功小：指若用小针来调治痈疽中较轻浅的，功效不著，为害亦轻。

⑥ 以大治大者多害：谓若用大针来刺破痈疽中较严重的，功效显著，为害亦重。

⑦ 其唯砭石、铍、锋之所取：意即大概只能用砭石、铍针、锋针之类的大针来刺破排脓。其，大概。语气副词，表示一种委婉的肯定。铍，指铍针。锋，指锋针。

2. 论痈疽病因病机、治疗及顺逆。经文认为痈疽形成与喜怒不节，饮食无度有关，其基本病机为阴虚阳盛，邪热结聚，肉腐成脓的结果。经文以战争的酝酿过程为喻，强调痈疽的发生是“积微之所生”，意在要求早期发现，早期治疗。

痈疽的治疗，对于未成脓者，应当以早期诊治，勿使其化脓为原则；若已成脓，则要用砭石或铍针、锋针切开脓肿，排出脓液。痈疽顺逆之证的判断，是以毒邪外透者为顺(证)，毒邪内陷者为逆(证)。

3. 论痈疽的砭石、铍、锋治疗。本节比较准确地把握了痈疽形成、化脓、内陷的机理，《灵枢·痈疽》的论述契合于此。痈疽脓液一旦形成，就要及时用“砭石铍锋之所取”，切口排脓，否则脓毒内陷，腐蚀筋肉，内熏五脏。这一治疗痈疽化脓的方法，即是古人临床实践经验的结晶，更具重要的临床实用价值。

黄帝曰：多害者其不可全乎[①]？

岐伯曰：其在逆顺[②]焉。

黄帝曰：愿闻逆顺。

岐伯曰：以为伤者，其白眼青，黑眼小[③]，是一逆也；内药而呕者，是二逆也；腹痛渴甚[④]，是三逆也；肩项中不便，是四逆也；音嘶色脱，是五逆也。除此五者为顺矣。

【点评】论痈疽五逆临床特征。当痈疽病证出现下列临床表现时，即为其逆证，提示病情较重。

一逆——白眼青，黑眼小肺肝肾三脏衰；二逆——内药而呕(脾胃败伤)；三逆——腹痛渴甚(火盛伤阴)；四逆——肩项中不便(毒邪充斥阳经，经气不利)；五逆——音嘶色脱(心肺气绝)。

---

① 多害者其不可全乎：指既然用大针来刺疗深重的痈疽为害显著，大概病人就不能保全了吧。多害，对应上文“以大治大者多害”而言。全，保全。

② 其在逆顺：唐·杨上善：“逆者，多伤至死；顺者，出脓得生也。”

③ 白眼青，黑眼小：清·张志聪：“白眼青，黑眼小，肺、肝、肾三脏之气衰也。”

④ 腹痛渴甚：清·张志聪：“腹痛渴甚，胃气散也。脾主为胃行其津液，腹痛渴甚，脾气绝也。”

黄帝曰：诸病皆有逆顺，可得闻乎？

岐伯曰：腹胀，身热，脉大[①]，是一逆也；腹鸣而满，四肢清，泄，其脉大[②]，是二逆也；衄而不止，脉大[③]，是三逆也；咳且溲血脱形，其脉小劲[④]，是四逆也；咳，脱形身热，脉小以疾[⑤]，是谓五逆也。如是者，不过十五日而死[⑥]矣。其腹大胀，四末清，脱形，泄甚[⑦]，是一逆也；腹胀便血，其脉大，时绝[⑧]，是二逆也；咳，溲血，形肉脱，脉搏[⑨]，是三逆也；呕血，胸满引背，脉小而疾[⑩]，是四逆也；咳，呕，腹胀，且飧泄，其脉绝[⑪]，是五逆也。如是者，不及一时[⑫]而死矣。工不察此者而刺之，是谓逆治。

【点评】论诸病之逆。经文从痈疽之有逆证拓展至其他病种，认为诸种病证之理想临床表现有多种多样；其病理变化，错综复杂，只有明辨病证之逆，把握疾病危重阶段的病理本质，才能有效地予以治疗，能够救疗于病逆之际，才能彰显上工过人之高超技能，这就是此处论述诸种病证之逆的意义之所在。

---

① 腹胀，身热，脉大：明·张介宾："身热脉大而加以腹胀，表里之邪俱盛也。"

② 四肢清，泄，其脉大：明·马莳说："四肢清冷，后又下泄，阴证也；而其脉又大，是阴证得阳脉也。"四肢清，谓四肢冰冷不温。清，冷。

③ 衄(nǜ)而不止，脉大：明·张介宾："鼻衄在阴，脉大为阳，阳实阴虚。"

④ 咳且溲血脱形，其脉小劲：脱形，谓形体极瘦，肌肉如脱。小劲，谓脉形细小而搏动有力。劲，强劲有力的意思。

⑤ 咳，脱形身热，脉小以疾：明·张介宾："脱形身热，真阴已亏，而火犹不清也；其脉细小疾数，正邪盛正衰之候。"

⑥ 不过十五日而死：明·张介宾："一节之更，时移气易，客强主弱，则不能胜，故不过十五日而死。"

⑦ 其腹大胀，四末清，脱形，泄甚：明·张介宾："腹大胀者，最忌中虚，若见四肢清冷，而脱形泄甚者，脾元败而阳气去也。"

⑧ 腹胀便血，其脉大，时绝：明·张介宾："腹胀便血，阴病也；脉大时绝，孤阳将脱也。"脉大，时绝，指脉形宽大而时时歇止。绝，脉有歇止。

⑨ 咳，溲血，形肉脱，脉搏：明·张介宾："咳而溲血者，气血俱病；形肉脱者，败在脾；脉搏者，真脏也，败在胃气。"脉搏，指真脏脉，无和缓之象，即胃气将绝之脉。

⑩ 呕血，胸满引背，脉小而疾：明·马莳："呕血而胸满引背，脉固宜小，而小中带疾，虚而火盛也。"

⑪ 咳，呕，腹胀，且飧泄，其脉绝：明·张介宾："上为咳呕，中为腹胀，下为飧泄，三焦俱病，而脉至于绝者，有邪无正也。"

⑫ 不及一时：一时，即一日之意。明·张介宾："不及一时，谓不能周日之时也。"

1. 诸病脉证相反的逆象及预后

一逆：腹胀，身热，脉大(表里俱盛)；

二逆：腹鸣而满，四肢清，泄，脉大(脉证相反)；

三逆：衄而不止，脉大(阴虚阳盛)；

四逆：咳且溲血，脱形，其脉小劲(正不胜邪)；

五逆：咳，脱形身热，脉小以疾(阴虚火旺)；

预后：不过十五日死(危重)。

2. 诸病即将死亡的逆(危)象

一逆：腹大胀，四末清，脱形，泄甚(阳气欲脱)；

二逆：腹胀便血，脉大，时绝(阳气将脱)；

三逆：咳，溲血，形肉脱，脉抟(真脏脉见)；

四逆：呕血，胸满引背，脉小而疾(真元大亏)；

五逆：咳呕腹胀，且飧泄，其脉绝(正虚邪盛)。

黄帝曰：夫子之言针甚骏，以配天地，上数天文，下度地纪，内别五脏，外次六腑，经脉二十八会[①]，尽有周纪，能杀生人，不能起死者，子能反[②]之乎？

岐伯曰：能杀生人，不能起死者也。

黄帝曰：余闻之则为不仁[③]，然愿闻其道，弗行于人。

岐伯曰：是明道也，其必然也，其如刀剑之可以杀人，如饮酒使人醉也，虽勿诊，犹可知矣。

黄帝曰：愿卒闻之。

岐伯曰：人之所受气者，谷也。谷之所注者，胃也。胃者，水谷气血之海也。海之所行云气者，天下也。胃之所出气血者，经隧也。经隧者，五脏六腑之大络也，迎而夺之而已矣[④]。

---

① 经脉二十八会：谓二十八条经脉相互交会。二十八，指手足十二经二十四脉，连同任、督、阴跷、阳跷，共二十八脉。

② 反：纠正的意思。

③ 为不仁：谓认为不合仁爱之道。为，通“谓”，认为。

④ 迎而夺之而已矣：谓迎着精气所来的方向而施用劫夺邪气的刺法，便会使精气耗竭而致人死亡。迎，刺法名，用于攻邪。夺，劫夺，即攻邪。已，指精气受损而耗竭。

黄帝曰：上下有数[①]乎？

岐伯曰：迎之五里[②]，中道而止[③]，五至而已[④]，五往而脏之气尽矣[⑤]，故五五二十五而竭其输矣[⑥]，此所谓夺其天气[⑦]者也，非能绝其命而倾[⑧]其寿者也。

黄帝曰：愿卒闻之。

岐伯曰：窥门而刺之者，死于家中；入门而刺之者，死于堂上[⑨]。

黄帝曰：善乎方！明哉道！请著之玉版，以为重宝，传之后世，以为刺禁，令民勿敢犯也。

【点评】1. 论针刺法度。此节说明针术的作用极大，其基本理论上合天文，下应地理，与大自然的规律相一致。只要掌握针刺要领，遵循一定法度，就能调和五脏六腑，疏通经脉，燮理气血，从而取得良好的治疗效果，而不致"绝其命而倾其寿"；同时告诫医生，若病证复杂，如脉证相反，或出现危重"逆证"之时，应正确应用补泻手法，否则妄用针刺，会造成脏气衰竭而死亡的严重后果。由于这一重要法则可"著之玉版，以为重宝，传之后世"。

2. 论禁刺之穴。腧穴有其相应的解剖部位，除了刺血络，刺筋肉等特殊刺法外，施针刺治务要避开筋骨、血管，以及重要脏器附近部位均不得深刺，如"脏有要害，不可不察"(《素问·刺禁论》)，"凡刺胸腹者，必避五脏"(《素问·诊要经终论》)，均要求医生必

---

① 上下有数：上下，指手经与足经。数，此处指禁刺之数。

② 五里：经穴名，属手阳明大肠经，位在上臂外侧前缘，曲池上三寸。

③ 中道而止：使精气的运行受阻于中道而凝滞不畅。

④ 五至而已：经脉之中不过是五脏精气的循行而已。五，五脏精气。至，精气在脉中的循行动止。

⑤ 五往而脏之气尽矣：若连续误刺五次，某一脏的精气便可能耗竭。五往，指连续五次使用"迎而夺之"的刺法针刺五里穴。脏之气，指某一脏之精气。

⑥ 五五二十五而竭其输矣：明·马莳："及夺至二十五次，而五脏输穴之气皆已竭矣。"输，输注，在此指经脉之中所循行输注的五脏精气。

⑦ 天气：人体的真元之气。

⑧ 倾：倾危。

⑨ 窥门而刺之者，死于家中；入门而刺之者，死于堂上：指若误刺五里等穴，浅刺者，病人死于自己家中；深刺者，病人死于医生堂上。窥，窥伺。门，气穴之门。

须熟悉重要脏器的解剖部位，以免施针误伤内脏。

另外，如后项部内为延髓，不可深刺，刺颈部出血，可造成皮下血肿；胸腹和背腰，特别是胸背及后项部，必须掌握分寸，严禁深刺；大血管附近要慎刺；乳中、脐中及小儿囟门部应禁刺。

《灵枢·五禁》提出的“五夺”和“五逆”等危重症须当谨慎处理。本篇及《灵枢·本输》《灵枢·小针解》《素问·气穴论》均指出五里穴为禁刺之穴，为古今所公认，这一临证经验极为可贵，凡《内经》所列禁刺之穴，临证务要谨慎，但非绝对不能刺治，如哑门穴虽为禁刺穴，但治疗聋哑病证时则可刺之，不过要谨慎行事而已。

五禁①第六十一

黄帝问于岐伯曰：余闻刺有五禁②，何谓五禁？

岐伯曰：禁其不可刺也。

黄帝曰：余闻刺有五夺。

岐伯曰：无泻其不可夺者也。

黄帝曰：余闻刺有五过③。

岐伯曰：补泻无过其度。

黄帝曰：余闻刺有五逆。

岐伯曰：病与脉相逆，命曰五逆。

黄帝曰：余闻刺有九宜④。

岐伯曰：明知九针之论，是谓九宜。

黄帝曰：何谓五禁？愿闻其不可刺之时。

岐伯曰：甲乙日自乘⑤，无刺头，无发蒙⑥于耳内。丙丁日自乘，无

---

① 五禁：禁，禁忌。五禁，五种针刺的禁忌证。本篇主要讨论针刺宜忌问题，同时介绍了五禁、五夺、五过、五逆、九宜等内容。篇首始论五禁，故名“五禁”。

② 刺有五禁：指运用针刺治疗时，须注意人体五部的禁刺之日。

③ 五过：针刺五脏外合之皮脉肉筋骨的时候，如果补泻无度，就叫五过。

④ 九宜：九针性能不同，作用各异，各有其适用的范围，叫作九宜。

⑤ 自乘：即干支值日。古时以十天干记日，又将之与人身部位相对应，如头应甲、乙二日，肩喉应丙、丁二日，手足应戊、己二日，股膝应庚、辛二日，足胫应壬、癸二日。乘，用也。

⑥ 发蒙：刺法名。即针刺治疗耳目头面疾病的一种方法。详见《灵枢·刺节真邪》。

振埃[①]于肩喉廉泉。戊己日自乘四季[②]，无刺腹去爪[③]泻水。庚辛日自乘，无刺关节于股膝。壬癸日自乘，无刺足胫。是谓五禁。

【点评】所谓五禁，是指运用针刺治疗时，须注意人体五部的禁刺之日。马莳认为，“天干之应人身，头为甲乙日，肩喉为丙丁，戊己为手足，四肢合辰戌丑未之四季，庚辛应股膝，壬癸应足胫。故凡天干自乘日皆无刺之”即是说明人与自然相应，天之五运六气与人体脏腑、经络是息息相应的。“自乘”指干支值日的意思。不同的干支应不同的部位，每一日都会逢到一个值日的干支，人体相应部位气血旺盛。如甲乙日，人气旺于头部；丙丁日人气旺于肩喉；戊己日人气旺于腹部和四肢；庚辛日人气旺于关节股膝；壬癸日人气旺于足胫。所以逢天干值日之时，对人体相应部位就应该禁针，以免伤人旺气。具体言之：

甲乙日自乘，禁用发蒙法刺耳部的听宫穴；

丙丁日自乘，禁用振埃法刺天容、廉泉穴；

戊己日自乘，禁用去爪法刺腹部及四肢；

庚辛日自乘，禁刺关节股膝；

壬癸日自乘，禁刺足胫。

《内经》中不乏针刺禁忌之论，如刺分四时，逆则为害(《素问·诊要经终论》)；刺有天忌之日，不可对身体相应部位予以灸刺破痈(《灵枢·九针论》)；云：逐月禁刺如“正月、二月、三月，人气在左，无刺左足之阳。四月、五月、六月，人气在右，无刺右足之阳……”(《灵枢·阴阳系日月》)。凡此种种，虽互有区别，但基本精神一致。旨在说明人与自然是息息相通的，人体内脏腑经络之

---

① 振埃：刺法名。即针刺天容、廉泉等腧穴来治疗阳气逆满于胸中，喘咳胸痛，咽噎不息等病症的方法。因该法取效甚捷，如拂去尘埃一般，故名。可参《灵枢·刺节真邪》。

② 戊己日自乘四季：指戊、己二天干当值的日子和辰、未、戌、丑四地支当值的日子。四季，指四时的最后一个月，即四时之季月。古时以寅、卯、辰、巳、午、未、申、酉、戌、亥、子、丑分属十二月，辰应三月，为春之季月；未应六月，为夏之季月；戌应九月，为秋之季月；丑应十二月，为冬之季月，统称四季，配属五行中的土，因此辰、未、戌、丑四地支亦属土，在这里指辰、未、戌、丑四地支当值的日子。具体而言，即指戊辰、戊戌、己丑、己未四天。

③ 去爪：刺法名，即针刺关节络脉，并用铍针放水，以治疗四肢腰膝关节屈伸不利，阴囊水肿之病的方法。因该法取效迅捷，犹如剪除了多余的爪甲一样，故名。可参《灵枢·刺节真邪》。

气血盛衰盈亏，生长收藏，表里出入随时间的推移必有相应的变化，因此，在一定的时日内，人体脏腑主气不同，所以针刺应当考虑禁忌之日。

黄帝曰：何谓五夺①？

岐伯曰：形肉已夺，是一夺也；大夺血之后，是二夺也；大汗出之后，是三夺也；大泄之后，是四夺也；新产及大血之后，是五夺也。此皆不可泻。

【点评】论“五夺”。夺，被劫夺、戗伐之意。“五夺”即形肉已夺、大夺血后、大汗出后、大泻之后、新产及大出血后人体正气被严重损伤、戗伐的病理状态。五夺的病机属于“精气夺则虚”(《素问·通评虚实论》)，精气血津液被夺，正气虚极，当补不当泻，故“皆不可泻”，提醒医生注意，在运用针刺疗法时，切勿犯虚虚之弊。

黄帝曰：何谓五逆？

岐伯曰：热病脉静，汗已出，脉盛躁，是一逆也；病泄，脉洪大，是二逆也；著痹②不移，䐃肉破③，身热，脉偏绝④，是三逆也；淫而夺形⑤，身热，色夭然白⑥，及后下血衃⑦，血衃笃重，是谓四逆也；寒热夺形，脉坚搏，是谓五逆也。

【点评】所谓五逆，指脉证不符，病情笃重之病候。

一逆：谓热病本当脉洪大，若反见“脉静”是阳证得阴脉；热病汗出邪祛，应当脉搏平静，反见躁动不安的，是热邪灼阴，真阴衰

① 夺：脱失之意。

② 著痹：指经久不愈的痹阻之病。与风寒湿痹中的着痹属湿胜者有所不同。著，同“着”，附着不去之意。痹，指血气痹阻不通。

③ 䐃肉破：肌肉瘦削如破败一般。破，破败，败坏。

④ 脉偏绝：指脉搏微弱如绝止。

⑤ 淫而夺形：阴液精血淫佚流失而致身形瘦如脱肉。

⑥ 色夭然白：面色白而无泽。夭然，枯槁的样子。

⑦ 后下血衃（pēi 胚）：大便中夹有黑色血块。后，指大便。血衃，指凝滞之血，亦即瘀血，色多赤黑。衃，血凝滞。

竭。热病得汗后，脉宜静，表示正气袪邪外出，是顺证，即热病“其得汗而脉静者，生”(《灵枢·热病》)之谓；若脉反见躁疾者说明热邪不从汗解，阴液易伤而邪气反盛，即为逆证，如《素问·评热病论》之“阴阳交”，“交者死”当指此逆证。临证时若“外入有余之病，忌见阴脉，如沉、细、微、弱之类是也。如此之脉，最不易治”(《景岳全书·脉神章》)。

二逆：患泄泻后正气严重损伤者，本为脾胃虚弱，水湿不运，湿胜则濡泄，而泄后不仅津伤，气随津脱，气津两伤，其脉象应为沉细而弱，如若反见洪大之脉象者，乃为脉证不符之逆证。

三逆：病程长之著痹，症见身体沉重，麻木疼痛，行动不便，臂股等处大群肌肉瘦削，身体发热，半身无脉的元气将脱者是为逆证，预后凶险。

四逆：淫欲过度，精夺阴亏，身体消瘦，体虚发热，肤色苍白无华，泻下紫黑瘀血者，其病情异常重笃，虽未言及脉象变化，仍不难分析此证为久病及肾，元阴枯竭之危候。

五逆：久发寒热，阴亏血败，而致身体异常消瘦，久病应见细小沉涩之脉为顺，若见脉坚软搏大，是脉证相反，故为逆证。

所论五逆之证仅为脉证相反之逆证举例，有是证当有是脉，为脉证相符，提示病证较为单纯、轻浅；若见脉证相反之逆证，病情复杂、危重，临证时当仔细分辨，根据具体情况决定脉证从舍。

本篇指导意义有三：一是所论五禁，指干支日自乘禁刺人体所应的某些部位与穴位，提示人与自然界息息相通，在天人相应思想指导下，针刺法中的“子午流注”与此相关。深入探讨五禁机理，有助于人们对机体受时间影响而发生节律性变化的认识；二是所论“五夺”，强调在精血津液过度被劫夺时不可再用泻法，以免造成虚者更虚的严重后果，《伤寒论》中的“亡血家不可汗”“衄家不可汗”和“疮家不可汗”之告诫即为其临床应用之例；三为所论“五逆”，是为脉证相逆之危重证，临证时辨明脉症的真假、顺逆以决定取舍，至今仍有其现实意义。

动输[1]第六十二

黄帝曰：经脉十二，而手太阴、足少阴、阳明独动不休[2]，何也？

岐伯曰：是明胃脉[3]也。胃为五脏六腑之海，其清气[4]上注于肺，肺气从太阴而行之，其行也，以息往来[5]，故人一呼脉再动，一吸脉亦再动，呼吸不已，故动而不止。

【点评】三脉(手太阴、足少阴、足阳明)搏动机理。三脉之所以跳动不休，都是借助于胃气的作用。胃主受纳，腐熟水谷，为五脏六腑之海，气血化生之源。胃中水谷所化生的精气，由脾转输于肺，与肺吸入的自然界清气合成宗气，宗气积于胸中，贯注于心肺之脉。在宗气的作用下，脉气从手太阴开始周行于十二经脉。脉的搏动，同时又借助于肺的呼吸运动。所以说，“其行也，以息往来”，“呼吸不已，故动而不止”。

黄帝曰：气之过于寸口[6]也，上十焉息？下八焉伏[7]？何道从还？不知其极[8]。

【点评】论“上十焉息”“下八焉伏”。“上十焉息”“下八焉伏”中的“十”与“八”，诸多注家认识颇不一致。《太素》卷九无“十”“八”二字，即为“上焉息，下焉伏”。《甲乙经》卷二为“上出焉息，下出焉

---

① 动输：本篇主要论述了十二经脉中手太阴、足阳明、足少阴这三条经脉分别在太渊、人迎、太溪穴处搏动不休的机理，以及它们和全身气血输注的关系，故名“动输”。

② 独动不休：跳动不止。

③ 是明胃脉：《太素·脉行同异》《甲乙经》卷二第一下并作“足阳明胃脉”，当从。

④ 清气：水谷精微。

⑤ 以息往来：脉气的往来运行与呼吸之间密切相关，有一定的比例关系。息，一呼一吸谓之一息。

⑥ 寸口：腕后桡动脉搏动处。

⑦ 上十焉息？下八焉伏：意即脉气过于寸口，为什么脉来时盛？而脉去时弱？上下，指脉气的来去，来者为上，去者为下。十、八，比喻脉气的盛衰。息，即有生气，表示脉盛。伏，即伏藏，表示脉气衰微。

⑧ 何道从还？不知其极：指脉气的运行从什么道路上来去往返，不知其终止穷尽的地方。道，指脉行之道。极，穷尽。

伏”。日刻本眉批认为“十，寸之误也”，“八，尺之误也”。对其文意的认识也不一致，马莳将“上”“下”“十”“八”解为脉行与脉伏分为十等份和八等份；而张志聪解为胃产生的“清气”和“荣气”，以及过寸口和伏于胞内的气势形象。张介宾认为，“上”“下”指脉的进退之势，“十”“八”是比喻脉气盛衰的形象。结合文意，后者观点贴合原文而可从之。

岐伯曰：气之离脏也，卒然如弓弩之发，如水之下岸，上于鱼以反衰①，其余气衰散以逆上，故其行微。

黄帝曰：足之阳明，何因而动？

岐伯曰：胃气上注于肺，其悍气上冲头者，循咽，上走空窍②，循眼系③，入络脑，出顑④，下客主人，循牙车⑤，合阳明，并下人迎，此胃气别走于阳明⑥者也。

【点评】论足阳明胃经人迎脉搏动的机理。足阳明胃经人迎脉的搏动，一是胃气上注于肺，循十二经脉依次传至足阳明胃经而致；二是胃中的慓悍之气通过另一径路，上达头部，再由头部循经下行至人迎穴，即“胃气别走于阳明”之故。因而促使人迎脉搏动不休。张介宾认为“胃气上注于肺，而其悍气之上头者，循咽喉上行，从眼系入络脑，出顑，下会于足少阳之客主人，以及牙车，乃合于阳明之本经，并下人迎之动脉，此为胃气之所发，而外为阳明之动也”(《类经·经络类》)。

故阴阳上下，其动也若一⑦。故阳病而阳脉小者为逆⑧，阴病而阴脉

---

① 上于鱼以反衰：脉气从寸口上鱼际后，出现由盛转衰的现象。鱼，指手大鱼际处。

② 空窍：指七窍。空，通“孔”。

③ 眼系：又称“目系”，指眼球内连于脑的脉络。

④ 顑(kǎn 坎)：额部。

⑤ 牙车：即颊车，经穴名。

⑥ 胃气别走于阳明：胃气别行于阳明经的另外一条路径。

⑦ 阴阳上下，其动也若一：手太阴寸口脉和足阳明人迎脉的搏动，皆以胃气为本，并相互贯通，故相应一致。阴，指手太阴肺脉。阳，指足阳明胃脉。上，指人迎，因人迎在颈，所以为上。下，指寸口，因寸口在手，所以为下。

⑧ 阳病而阳脉小者为逆：阳病时阳气盛于外，人迎脉当大，若反小即为逆。阳脉，指人迎脉，人迎属胃腑为阳，以候阳气，故称阳脉。

大者为逆[①]。故阴阳俱静俱动，若引绳相倾者病[②]。

【点评】再论人迎与寸口相应。人迎脉在上，主阳经病而为阳，寸口脉在下，主阴经病而为阴。二者虽部位有上下之别，但二脉皆与胃气有关。因此，人迎与寸口“俱动俱静”“其动也若一”。也就是说它们之间是平衡协调的。如果人迎与寸口不相平衡协调，任何一方出现偏盛偏衰，即“相倾”，就发生疾病。人迎属胃腑为阳，以候阳气，故阳脉病应脉大；寸口属肺脏为阴，以候阴气，故阴脉病应脉小，皆为顺，预后较好。若“阳病而阳脉小”“阴病而阴脉大”皆为逆，预后较差。

黄帝曰：足少阴何因而动？

岐伯曰：冲脉者，十二经之海也，与少阴之大络，起于肾下[③]，出于气街[④]，循阴股内廉，邪[⑤]入腘中，循胫骨内廉，并少阴之经，下入内踝之后，入足下；其别者，邪入踝，出属跗上[⑥]，入大指[⑦]之间，注诸络[⑧]，以温足胫，此脉之常动者也。

【点评】1. 论足少阴肾经太溪脉搏动的机理。足少阴肾经太溪脉的搏动，与冲脉有关。冲脉上至头，下至足，贯串全身，成为气血的要冲，能调节十二经气血，故有“十二经之海”之称。冲脉下行的支脉，和足少阴肾经的大络同起于肾下，向下从气街部浅出体表，循阴股内侧下行，与肾经并行，注于诸络，以温养足胫部。所以，足少阴经脉直接受到冲脉的冲动，使足踝部的太溪脉搏动不休。

2. 论寸口、人迎、太溪脉动的诊断意义。虽然“十二经皆有动

---

① 阴病而阴脉大者为逆：阴病时气衰于内，寸口脉当小，若反大就为逆。阴脉，指寸口脉，寸口属肺脏为阴，以候阴气，故称阴脉。

② 阴阳俱静俱动，若引绳相倾者病：指寸口与人迎脉应大小相等，保持平衡，像牵引绳索一样均匀。若某一方偏盛偏衰，失于平衡，即为相倾，就要发生疾病。

③ 肾下：指会阴穴。

④ 气街：即气冲穴。

⑤ 邪：通“斜”。下“邪”字同。

⑥ 跗上：指足背。

⑦ 指：此处指足趾。

⑧ 诸络：指足少阴经脉在足胫部的所有络脉。

脉”(《难经·一难》)，而本篇仅论手太阴、足阳明、足少阴三经动脉，有其诊断学的特殊意义。

寸口为手太阴肺经所过之处，“寸口者，脉之大会，手太阴之脉动……五脏六腑之所终始，故法取于寸口也”(《难经·一难》)。胃中水谷之清气由脾转输于肺，和肺吸入的清气合成宗气，肺朝百脉，宗气行于脉中，推动血行。全身脏腑气血盛衰变化情况都可以在寸口脉上体现出来，换言之，通过切按寸口脉，即可以察知全身各脏腑组织器官、气血阴阳的生理功能和病理变化，亦可推知疾病的转归和预后。故在临床诊断上有重要价值，并为后世诊脉“独取寸口”奠定了理论基础。

人迎为足阳明胃经的动脉，胃为水谷之海，胃气上注于肺，又经人迎到达足阳明胃经。人迎位于喉咙两旁，故肺气亦通达其间。所以，全身脏腑经脉气血的盛衰情况都可以从人迎脉上反映出来，故人迎也是古代常用的诊脉部位。

寸口、人迎分别为阴经之脉和阳经之脉，而阴主里，阳主表。故诊察寸口、人迎二者的相应变化可以候病位之表里与阴阳之协调状况，此即“气口候阴，人迎候阳”(《灵枢·四时气》)强调二部合参诊脉方法之原理。诊察二脉变化及其与四时相应与否，即可判断体内阴阳变化及病位之表里，如“寸口主中，人迎主外，两者相应，俱往俱来，若引绳大小齐等。春夏人迎微大，秋冬寸口微大，如是者名曰平人”(《灵枢·禁服》)即是这一诊脉方法的应用之例。寸口、人迎二脉虽然部位不同，但全身经脉相连，其本身即为一个有机整体，如此处之“阴阳上下，其动也若一”。若二脉失调，提示机体处于疾病状态，即所谓“阴阳俱静俱动，若引绳相倾者病”之意。若将寸口、人迎相比较，脉搏发生了大小盛衰等不协调状态时，提示将要发生病变；人迎脉独盛，则病多在三阳之腑；寸口脉独盛，则病多在三阴之脏。此乃太阴行气于三阴，阳明行气于三阳之故。此即杨上善所总结的“诊病之要，必须上察人迎，下诊寸口，适为脉候”。

足踝动脉即足少阴太溪脉附近，但后世多用足背动脉趺阳脉，在病情危急时，借以测知正气的存亡和病情之逆顺，故杨上善有

“凡治病者，必察其上下，适其脉候”之说。

切按寸口、人迎、足踝动脉，是中医诊断学中的重要内容，是诊察疾病的重要手段。如是，通过多种途径和手段，才能获得更全面、更详细与疾病有关的资料，才能有利于疾病的诊断和治疗。随着历史的发展，其中的寸口诊脉法的应用一直延续至今，而人迎、太溪的诊法在临床上已较少应用，但仍不失其诊断价值，只有掌握更多的诊断方法，才能有利于提高治疗效果。

黄帝曰：营卫之行也，上下相贯，如环之无端，今有其卒然遇邪气，及逢大寒，手足懈惰①，其脉阴阳之道，相输之会②，行相失也，气何由还？

岐伯曰：夫四末阴阳之会者，此气之大络③也。四街④者，气之径路也。故络绝则径通，四末解则气从合，相输如环。

【点评】论营卫运行及四街的作用。营卫的运行起止处、运行部位以及运行时间等在《灵枢·营气》《五十营》《营卫生会》《卫气》《卫气行》等篇都有详细论述，此节从营卫运行及交会予以阐述，即所谓“营卫之行也，上下相贯，如环之无端”，并指出营卫在四肢的交会，如“夫四末阴阳之会者，此气之大络也”。如果感受邪气之后，使“其脉阴阳之道，相输之会，行相失”时，还可以通过头、胸、腹、胫四气街侧支旁路而完成交会，四街也是“气之径路”，所谓“络绝则径通”是指四肢络脉畅通后，气复会于四肢，使营卫又恢复到原来“相输如环”的正常状态。可见，营卫能“如环无端，莫知其纪，终而复始”的运行，与四气街之径路的旁路作用分不开。此节明确表达了气街是经络系统的重要组成部分，是十二正经、奇经八脉、经别、别络、经筋、皮部之外气血运行的侧支旁路，尤其是在邪伤经脉，经脉为邪闭阻而不通的病理状态下，经气无法沿经络

---

① 懈惰：指四肢乏力，懒于活动，且动作不灵活。

② 相输之会：十二经脉气血相互输注贯通与会合。

③ 四末阴阳之会者，此气之大络：四末，即四肢。四肢为阴阳经脉起止会合处，同时也是脉气联络处。

④ 四街：指胸、腹、头、胫四部的气街，是营卫循行必经的道路。

的常规之道运行时，气街就可发挥侧支傍路的代偿替补作用。

黄帝曰：善。此所谓如环无端，莫知其纪，终而复始，此之谓也。

五味论[①]第六十三

黄帝问于少俞曰：五味入于口也，各有所走，各有所病。

【点评】论五味入口，各有所走。饮食五味进入人体，由于“嗜欲不同，各有所通”(《素问·六节藏象论》)，提出五味入口，虽各有所归，但并非只走某脏，而不入别脏，只不过是“先走”与“所喜”罢了。正如张介宾所说：“五脏嗜欲不同，各有所喜，故五味之走，亦各有先，然有所先，必有所后，而生克佐使，五脏皆有相涉矣。”本篇“苦走骨”与“咸走血”也可以看出苦味不但入心也走肾，咸味不但入肾也走心，由于五脏生理特性不同，对饮食五味亦有特殊的杂合性与选择性。专论五味和五脏的关系。五味能养五脏，同时五味能伤五脏，从而引起各种病症。论述了“五味入口，各有所走；五味偏嗜，各有所病；五味所伤病证的病机”的重要内容。

酸走筋，多食之，令人癃[②]；咸走血，多食之，令人渴；辛走气，多食之，令人洞心[③]；苦走骨，多食之，令人变呕；甘走肉，多食之，令人悗心[④]。余知其然也，不知其何由，愿闻其故。

【点评】论五味偏嗜，各有所病。由于饮食习惯不良，长期喜食某种饮食物，必然导致某味偏盛，使相应内脏功能失于偏颇，破坏五脏的平衡协调，疾病便由此发生，故有“久而增气，物化之常也；气增而久，夭之由也”(《素问·至真要大论》)之论。此节将其致病机理归纳为：多食酸，令人癃；多食咸，令人渴；多食辛，令人洞

---

① 五味论：本篇专论五味和五脏的关系。五味能养五脏，同时五味能伤五脏，从而引起各种病症。故名。

② 癃(lóng 隆)：小便不通。

③ 洞心：指心气不足而内虚。

④ 悗(mán 瞒)心：心中烦闷。

心；多食苦，令人变呕；多食甘，令人悗心。

少俞答曰：酸入于胃，其气涩以收，上之两焦[①]，弗能出入也，不出即留于胃中，胃中和温，则下注膀胱，膀胱之胞[②]薄以懦[③]，得酸则缩绻[④]，约而不通，水道不行，故癃。

【点评】论酸味伤膀胱致癃机理。过食酸味，酸性收涩→胃气郁滞而生热→下注膀胱→气化不利，故癃闭。

阴者，积筋之所终[⑤]也，故酸入而走筋矣。

【点评】论酸伤肝而走筋入前阴机理。肝主筋→前阴为宗筋之所聚→故过食酸伤肝而及宗筋。

黄帝曰：咸走血[⑥]，多食之，令人渴，何也?

少俞曰：咸入于胃，其气上走中焦，注于脉，则血气走之，血与咸相得则凝，凝则胃中汁注之，注之则胃中竭，竭则咽路[⑦]焦，故舌本干而善渴。血脉者，中焦之道也，故咸入而走血矣。

【点评】论五味伤胃所致病证机理。过食咸味，咸入血分，津血同源→血液凝涩→津枯血燥，故口渴。

黄帝曰：辛走气，多食之，令人洞心，何也?

少俞曰：辛入于胃，其气走于上焦，上焦者，受气而营诸阳者也。姜韭之气熏之，营卫之气不时受之，久留心下，故洞心[⑧]。

【点评】论五味伤心所致病证机理。过食辛味积于胃中→辛散温

---

① 上之两焦：上行上、中两焦。之，有行或走之意。

② 胞：皮。唐·杨上善："膀胱皮薄而又濡。"

③ 懦(nuò 诺)：软弱之意。

④ 缩绻：收缩。

⑤ 阴者，积筋之所终：前阴是众多筋脉所汇聚之处。

⑥ 咸走血：明·张介宾："血为水化，咸亦属水，咸与血相得，故走注血脉。"

⑦ 咽路：即咽喉。唐·杨上善："咽为下食，又通于涎，故为路也。"

⑧ 久留心下，故洞心：过食姜韭之类辛味食物，留积在胃中，使人有洞心之感。

通，故洞心(胃中空虚感)。

辛与气俱行，故辛入而与汗俱出。

【点评】论五味伤心所致汗出机理。过食辛味积于胃中→辛散温通→布于上焦→腠理开发，故汗出。

黄帝曰：苦走骨[①]，多食之，令人变呕，何也？

少俞曰：苦入于胃，五谷之气，皆不能胜苦，苦入下脘，三焦之道皆闭而不通，故变呕。

【点评】论过食苦伤胃机理。过食苦味伤胃气致呕机理→胃失和降，故上逆作呕。

齿者，胃之所终也，故苦入而走骨，故入而复出，知其走骨也。

【点评】论过食苦伤胃走骨机理。过食苦味→苦先走骨→齿为骨之余，故出入于齿。

黄帝曰：甘走肉，多食之，令人悗心，何也？

少俞曰：甘入于胃，其气弱小，不能上至于上焦，而与谷留于胃中者[②]，令人柔润者也，胃柔则缓，缓则虫动，虫动则令人悗心。其气外通于肉，故甘走肉。

【点评】1. 论过食甘致使胃气弛缓机理。过食甘味→胃气柔和弛缓→肠中寄生虫乘机发动→上扰心中，故心中烦闷。

2. 论“五味入口，各有所走”意义。人体赖以生存的各种营养物质其主要来源是饮食水谷，而各种营养物质皆有五味之属，水谷化生的营养物质由于五味之偏，进入人体后各有“所走”和“各有所入”。无论食之五味、药之五味，皆具“嗜欲不同，各有所通”之本性，提示人体五脏对药食五味有其特殊的亲和力和选择性，脏腑与

① 苦走骨：苦属火味，入心。今云“苦走骨”，清·任谷庵：“肾主骨，肾属于寒水之脏，苦性寒，故走骨，同气相感也。”

② 者：“者”上脱“甘”字，“甘者”二字属下读。宜补。

经脉相通，对药食之味具有向导的作用，可将别的药食导引至特定的脏腑经络而发挥其功用，故此观点为脏腑用药，“药物归经”及“引经报使”理论奠定了重要的基础。若饮食五味偏嗜，长期偏食嗜食或者不食、少食某些饮食物，必然会使某些内脏的功能偏盛偏衰而导致疾病的发生。如“阴之五宫，伤在五味”(《素问·生气通天论》)和“气增而久，夭之由也”(《素问·至真要大论》)之经验总结就是此理。证之临床如多食肥甘厚味，则易生痰化热，发生眩晕、胸痹、痈疽等病证；若不食少食某些饮食物，由于五味的偏颇，体内因缺乏某些营养物质而生病，如脚气病、瘿瘤、夜盲等病，此即饮食宜忌，五味调和在养生防病中的现实意义。

3. 论少俞对《内经》生命科学知识体系建构的贡献。黄帝与少俞讨论的篇章仅见于《灵枢》的4篇，占4.94%，占《内经》162篇的2.47%。①体质方面的贡献(涉及3篇)：《灵枢·五变》以风厥、消瘅、寒热、痹、积聚等五种病变为例，论证疾病发生、变化与人体质的关系，提出“因形而生病”的体质发病说；《灵枢·论勇》讨论了勇怯的形成原因、勇怯的体质特征和性格表现及其对四时邪气、疼痛的反应，并说明了其在诊断、治疗上的意义；又从体质和发病、体质与邪气易感性，疼痛耐受性、药物的耐受性与体质的关系(《灵枢·论痛》)作了论述。②专论五味和五脏的关系，如《灵枢·五味论》专论五味能养五脏，同时五味能伤五脏，从而引起各种病症。

阴阳二十五人[①]第六十四

黄帝曰：余闻阴阳之人何如？

伯高曰：天地之间，六合[②]之内，不离于五，人亦应之。故五五二

① 阴阳二十五人：本篇根据阴阳五行学说的基本理论，按照人的禀赋不同，将人的形体分为木、火、土、金、水五种类型，每一类型又根据五音太少、阴阳属性以及手足三阳经的左右上下、气血多少之差异再推演成五类，于是分出五五二十五种人各自不同的体质类型。并在此分型的基础上进一步论述了二十五种人在形体、生理病理和针刺法则等方面的特异性，故名“阴阳二十五人”。

② 六合：指一年四季。

十五人之政[①]，而阴阳之人不与焉[②]。其态又不合于众者五，余已知之矣。愿闻二十五人之形，血气之所生，别而以候，从外知内何如？

【点评】本篇是论述体质内容的专篇，根据阴阳五行学说的基本理论，结合长期的生活观察，医疗实践，按照人的肤色、体形、禀性、态度及对自然界变化的适应能力等方面的特征，归纳、总结出木、火、土、金、水五种不同的体质类型，再与五色、五音相配属，故又分为二十五类。即“先立五形金木水火土，别其五色，异其五形之人，而二十五人具矣”。

岐伯曰：悉乎哉问也！此先师之秘也，虽伯高犹不能明之也。

黄帝避席遵循而却[③]曰：余闻之，得其人弗教，是谓重失[④]，得而泄之，天将厌之。余愿得而明之，金柜藏之，不敢扬之。

岐伯曰：先立五形金木水火土，别其五色，异其五形之人，而二十五人具矣。

【点评】论阴阳二十五人的划分规律。古代以角、徵、宫、商、羽为五种音阶，音调在清浊高下之间者为角，次高次清者为徵，最下最浊者为宫，次下次浊者为商，最高最清者为羽。而音调的清浊高低，是根据黄钟的宫音增损长短，以成十二律，它的变化是很多的，如在角音之中，有正、偏和太、少的区别，可分为上角、大角、左角、钛角、判角，以说明五行之中，每一行也和音调的变化多端一样，可以根据禀赋不同而分为五五二十五种类型。

因各类型的人与经脉阴阳密切相关，同时每一类型(即每一行)中由于禀受本行之气有偏全之分，于是就出现了各类型的形体神情等特殊表现，在分析这些特征时，用经脉上下区别之。凡得一行之气全的人，就名“上”，属于本行所属的阴经，如角音属木，上角就

---

① 政：《甲乙经》卷一第十六作“形”。当从。

② 阴阳之人不与焉：阴阳之人，即《灵枢·通天》所说太阴、少阴、太阳、少阳、阴阳平和五种形态的人。不与，即不包括在内。

③ 遵循而却：即恭敬慎重，不敢前进而退却之意。遵循，通“逡巡”。谦退貌。

④ 重失：严重的损失。

属于足厥阴。得一行之气偏者，还有太少四象，而属于与本行阴经相表里的阳经，并根据太少而分属上下，太皆属上，少皆属下。这是分析阴阳二十五人的一般规律。

黄帝曰：愿卒[①]闻之。

岐伯曰：慎之慎之，臣请言之。

木形之人，比[②]于上角[③]，似于苍帝[④]。其为人苍色，小头，长面，大肩背，直身，小手足，好有才，劳心，少力，多忧劳于事。能春夏不能秋冬，感而病生，足厥阴佗佗然[⑤]。大角之人，比于左足少阳，少阳之上遗遗然[⑥]。左角之人，比于右足少阳，少阳之下随随然[⑦]。釱角[⑧]之人，比于右足少阳，少阳之上推推然[⑨]。判角之人，比于左足少阳，少阳之下栝栝然[⑩]。

【点评】论木形人的体质特点及其意义。

地区特点：生活在东方之人多有此类型体质。

体形特点：苍色，小头，长面，大肩背，直身，小手足。

秉性特点：好有才，劳心，少力，多忧劳于事。

时令气候的适应性及其意义：能春夏不能秋冬，感而病生。木形人的五个亚形：上角之人：得木行之气全者，属足厥阴肝经；得木行之气偏者分为大（即“太”）角、左角、釱角（即右角）、判角体

---

① 卒：明·张介宾：“卒，尽也。”

② 比：比类。

③ 上角：是角音的一种。角为五音之一，五行属木。上角、大角、左角、釱角、判角，是角音的分类。凡得五行一行之气全者，名曰“上”，属于本行之阴经，如上角属于足厥阴；得一行之气偏者，称为“太”“少”，属于本行所属之阳经，并根据太、少而分上、下，太属上，少属下。其他四音与此相类。

④ 苍帝：神话中的上天五帝之一，为东方之帝，其色苍。此处形容木形的人，皮肤呈现苍色。

⑤ 佗佗然：体态优美，雍容自得的样子。

⑥ 遗遗然：犹逶迤，从容自得的样子。

⑦ 随随然：和顺貌。

⑧ 釱（dì 弟）角：即右角。

⑨ 推推然：有前进、进取之义。

⑩ 栝栝（guā 瓜）然：正直之义。

质类型。

火形之人，比于上徵[1]，似于赤帝[2]。其为人赤色，广䏖[3]，锐面[4]小头，好肩背髀腹，小手足，行安地[5]，疾心[6]，行摇，肩背肉满，有气轻财，少信，多虑，见事明，好颜，急心，不寿暴死。能春夏不能秋冬，秋冬感而病生，手少阴核核[7]然。质徵之人，比于左手太阳，太阳之上肌肌然[8]。少徵之人，比于右手太阳，太阳之下慆慆然[9]。右徵之人，比于右手太阳，太阳之上鲛鲛然[10]。质判之人，比于左手太阳，太阳之下支支颐颐[11]然。

【点评】论火形人的体质特点及其意义：

地区特点：生活在南方之人多有此类型体质。

体形特点：赤色，广䏖，锐面小头，好肩背髀腹，肩背肉满，小手足，行安地。

秉性特点：疾心，行摇，有气轻财，少信，多虑，见事明，好颜，急心。

时令气候的适应性及其意义：能春夏不能秋冬，秋冬感而病生。

火形人的五个亚形：上徵之人：得火行之气全者，属手少阴心

---

① 徵（zhǐ 纸）：五音之一，属火。上徵、质徵、少徵、右徵、质判是徵音的分类。

② 赤帝：神话中的上天五帝之一，为南方之帝，其色赤。此处形容火形的人，皮肤呈现红色。

③ 广䏖（yǐn 引）：齿本宽露。䏖，通“龂”，齿本之义。

④ 锐面：面形尖瘦。

⑤ 行安地：步履稳重。

⑥ 疾心：《千金》卷十三第一无“心”字，似是。“疾”连下“行”字与“摇肩”为句。

⑦ 核核：《甲乙经》卷一第十六作“窍窍”。宜从。即谦虚。

⑧ 肌肌然：疑应作“朓朓然”，形误。引申为月明貌，喻火之象为明。此处比喻火行人，光明磊落。

⑨ 慆慆（tāo 滔）然：喜悦貌。《说文·心部》：“慆，说（yuè 悦）也。”《素问·阴阳应象大论》心“在志为喜”可证。

⑩ 鲛鲛（jiāo 交）然：《甲乙经》卷一第十六注云：“一曰熊熊然”，可从。《山海经·西山经》郭璞注：“熊熊，火光炎盛相焜耀之貌。”此乃火形之人，喻其性格开朗，心里阳光的状态。

⑪ 支支颐颐：乐观自得的样子。

经；得火行之气偏者分为质徵、右徵、少徵、质判体质类型。

土形之人，比于上宫[①]，似于上古黄帝[②]。其为人黄色，圆面，大头，美肩背，大腹，美股胫，小手足，多肉，上下相称，行安地，举足浮，安心，好利人，不喜权势，善附人也。能秋冬不能春夏，春夏感而病生，足太阴敦敦然[③]。大宫之人，比于左足阳明，阳明之上婉婉然[④]。加宫之人一曰众之人，比于左足阳明，阳明之下坎坎然[⑤]。少宫之人，比于右足阳明，阳明之上枢枢然[⑥]。左宫之人一曰众之人，一曰阴阳之上，比于右足阳明，阳明之下兀兀然[⑦]。

【点评】论土形人的体质特点及其意义。

地区特点：生活在中央地域之人多有此类型体质。

体形特点：黄色，圆面，大头，美肩背，大腹，美股胫，小手足，多肉，上下相称，行安地。

秉性特点：举足浮，安心，好利人，不喜权势，善附人。

时令气候的适应性及其意义：能秋冬不能春夏，春夏感而病生。

土形人的五个亚形：上宫之人：得火行之气全者，属足太阴脾经；得土行之气偏者分为大宫、加宫、少宫、左宫体质类型。

金形之人，比于上商[⑧]，似于白帝[⑨]。其为人方面，白色，小头，小肩背，小腹，小手足，如骨发踵外，骨轻[⑩]，身清廉，急心，静悍，善

---

① 宫：五音之一，属土。上宫、大宫、少宫、加宫、左宫是宫音的分类。

② 黄帝：神话中的上天五帝之一，为中央之帝，其色黄。此处形容土形的人，皮肤呈现黄色。

③ 敦敦然：诚实忠厚的样子。

④ 婉婉然：和顺的样子。

⑤ 坎坎然：持重的样子。

⑥ 枢枢然：圆滑的样子。

⑦ 兀兀(wù 务)然：独立不动的样子。

⑧ 商：五音之一，属金。上商、钛商、大商、少商、右商是商音的分类。

⑨ 白帝：神话中的上天五帝之一，为西方之帝，其色白。此处形容金形的人，皮肤呈现白色。

⑩ 骨轻：意谓骨骼坚固而身体轻捷矫健。

为吏。能秋冬不能春夏，春夏感而病生，手太阴敦敦然[①]。钛商之人，比于左手阳明，阳明之上廉廉然[②]。右商之人，比于左手阳明，阳明之下脱脱然[③]。左商之人，比于右手阳明，阳明之上监监然[④]。少商之人，比于右手阳明，阳明之下严严然[⑤]。

【点评】论金形人的体质特点及其意义。

地区特点：生活在西方之人多有此类型体质。

体形特点：白色，小头，小肩背，小腹，小手足，如骨发踵外，骨轻。

秉性特点：身清廉，急心，静悍，善为吏。

时令气候的适应性及其意义：能秋冬不能春夏，春夏感而病生。

金形人的五个亚形：上商之人：得金行之气全者，属手太阴肺经；得金行之气偏者分为钛商、右商、左商、少商体质类型。

水形之人，比于上羽[⑥]，似于黑帝[⑦]。其为人黑色，面不平，大头，廉颐[⑧]，小肩，大腹，动手足，发行摇身，下尻[⑨]长，背延延[⑩]然，不敬畏，善欺绐[⑪]人，戮死[⑫]。能秋冬不能春夏，春夏感而病生，足少阴汗汗然[⑬]。大羽之人，比于右足太阳，太阳之上颊颊然[⑭]。少羽之人，比于左

---

① 敦敦然：坚定决断之义。

② 廉廉然：方正廉洁之义。

③ 脱脱然：潇洒舒缓的样子。

④ 监监然：善于考察的样子。

⑤ 严严然：谓庄重威严之义。

⑥ 羽：五音之一，属水。上羽、太羽、少羽是羽音的分类。

⑦ 黑帝：神话中的上天五帝之一，为北方之帝，其色黑。此处形容水形的人，皮肤呈现黑色。

⑧ 廉颐：面颊清瘦。颐，即面颊。

⑨ 尻(kāo)：即脊骨的尾端。

⑩ 延延：长的意思。

⑪ 欺绐(dài 代)：即欺骗。绐，欺哄。

⑫ 戮(lù 录)死：被杀死。

⑬ 汗汗然：“汗”，周本、熊本并作“汙”，《备急千金要方》《甲乙经》并作“污”。按：作“汙”似是，“汙”“污”乃古今字。“汙汙”，卑下貌。

⑭ 颊颊然：洋洋自得的样子。

足太阳，太阳之下纡纡然①。众之为人②，比于右足太阳，太阳之下洁洁然③。桎之为人④，比于左足太阳，太阳之上安安然⑤。是故五形之人二十五变者，众之所以相欺者是也。

【点评】其一，论水形人的体质特点及其意义。

地区特点：生活在西方之人多有此类型体质。

体形特点：黑色，面不平，大头，廉颐，小肩，大腹，动手足，发行摇身，下尻长，背延延然。

秉性特点：敬畏，善欺绐人，戮死。

时令气候的适应性及其意义：能秋冬不能春夏，春夏感而病生。

水形人的五个亚型：上羽之人：得水行之气全者，属足少阴肾经；得水行之气偏者分为大羽、少羽、众之为人、桎之为人体质类型。

其二，论《内经》对体质分类。由于先天禀赋有强弱、饮食气味有厚薄、方位地势有差异、贫富贵贱苦乐各不相同，从而导致了个体差异。因此《内经》非常重视对不同人体特征进行分析，从多个角度对体质进行分类。

①按五行属性分类。在取象比类思维引领下，根据五行特性和征象，对人体的体形、禀形等，进行体质分类，本篇体现此种分类法，将人体分为二十五种体质类型，无论在体形、举止方面，或是在禀性、肤色、所属阴阳经脉方面，还是在对自然界的适应能力方面，都各有不同。这些特点是用五行属性加以描述的。如“木形之人”，就以自然界树木的色泽、形态、特性和荣枯变化为喻表达木形之人特征的，用古代音阶角类比，然后根据角音的偏正太少、所禀木气之偏全、所属经脉，将木形之人进一步演化为上、大、钛、左、判角五个亚型。火、土、金、水形之人仿此，这种分类揭示出

① 纡纡(yū)然：即善于周旋。
② 众之为人：即众羽之人。
③ 洁洁然：操守清白貌。
④ 桎之为人：即桎羽之人。
⑤ 安安然：安然若无其事貌。

了人体的不同生理特征，从而可以提高防治措施的针对性。

②据阴阳太少分类。是根据人体的阴阳多少，并结合体态、性格特征进行分类的，如《灵枢·通天》认为，人体阴阳有盛阴、多阴少阳、多阳少阴、盛阳、阴阳和平之分，从而将人体分为太阴、少阴、太阳、少阳、阴阳和平之人五类。以少阳之人为例，生理上，“多阳少阴，经小而络大，血在中而气外，实阴而虚阳”。禀性上，“提谛好自贵，有小小官，则高自宜，好为外交，而不内附”。体态上，“其状立则好仰，行则好摇，其两臂两肘则常出于背”。《灵枢·行针》亦以同样方法，将人体分为重阳、阳中有阴、阴多阳少、阴阳和调四种类型。两者互相印证，彼此发明。此种分类通过剖析体内阴阳偏颇，为确立治则、拟定针法提供了依据。

③依体型肥瘦分类。是以体型特征为主，结合气血状态进行体质分类的，如《灵枢·逆顺肥瘦》据此，将人体分为肥人、瘦人、肥瘦适中人三型；《灵枢·卫气失常》则将肥胖之人又分为膏型、脂型、肉型。此种分类有助于掌握肥、瘦、常人的生理和形态特征。

④从禀性勇怯分类。人体脏气有强弱之分，禀性有勇怯之异，如《灵枢·论勇》根据人之不同禀性。结合体态、生理特征，将人体分为两类：心肝胆功能旺盛、形体健壮者，多为勇敢之体；心肝胆功能衰减、体质孱弱者，多系怯弱之人。这样分类有利于分析病机、诊断疾病。

《内经》的体质分类方法的特点有三：一是运用阴阳五行思维模式进行体质分类；二是体现了整体恒动思维方法，如上述分类既概括了人体的形态、生理特征，还包括体质对季节的适应性特征等；三是结合临床实践，如《灵枢·行针》所分的四种体质类型，对拟定针法有重要指导意义。

黄帝曰：得其形①，不得其色何如？

---

① 得其形：即二十五形之人各表现出其应有的特征。

岐伯曰：形胜色，色胜形[①]者，至其胜时年加[②]，感则病行，失则忧矣。形色相得[③]者，富贵大乐。

黄帝曰：其形色相胜之时，年加可知乎？

【点评】阴阳二十五人除有形体方面的特征外，还有经脉气血方面的变化，由于经络的阴阳属性及循行不同，气血多少各异，故生理病理表现也各不相同，即形色相得为生理，不相得为病理。

在生理情况下，其“形色相得”，即形体的五行属性与肤色的五行属性相一致，马莳曰：“本形本色相得者。”如木形之人肤色青，火形之人肤色赤，土形之人肤色黄，金形之人肤色白，水形之人肤色黑，是气质调和之健康人的生理表现。

在病理情况下，则表现出“得其形不得其色”，即形体类型与体肤的颜色不相称。按照五行相克的规律，形体的五行属性克肤色的五行属性曰“形胜色”，肤色的五行属性克形体的五行属性称之为“色胜形”。“形胜色”时，木形之人面现黄色，火形之人面现白色，土形之人面现黑色，金形之人面现青色，水形之人面现赤色；“色胜形”时，木形之人面现白色，火形之人面现黑色，土形之人面现青色，金形之人面现赤色，水形之人面现黄色。这些均属于病理表现，再遇到胜时年加的情况，若有所感，就会发生疾病，甚则危及生命。

岐伯曰：凡年忌[④]下上之人[⑤]，大忌常加七岁，十六岁、二十五岁、三十四岁、四十三岁、五十二岁、六十一岁，皆人之大忌，不可不自安也，感则病行，失则忧矣。当此之时，无为奸事[⑥]，是谓年忌。

---

① 形胜色，色胜形：人体形色贵在相称，若形色不一致，根据五行学说则有体形克肤色者，或肤色克体形者。明·马莳：“人有形胜色者，如木形人而黄色现也；有色胜形者，如木形人而白色现也。”

② 胜时年加：如木旺土衰，又逢丁壬木运，或厥阴气候。值其旺气相加等称为“胜时年加”。

③ 形色相得：即形与色一致，如木形人色苍等。

④ 年忌：指应当有所禁忌以躲避疾患的年龄。年，年龄。忌，禁忌。

⑤ 下上之人：指五形或上或下的二十五人。

⑥ 奸事：泛指不正当的事情。

【点评】论阴阳二十五人的年忌规律。年忌，指应该特别注意调养的年龄。二十五种人年忌的计算，是从7岁开始的，以后依次相加9岁，至61岁止，即7岁，16岁，25岁，34岁，43岁，52岁，61岁，正如张介宾所说，“年忌始于七岁，以至六十一岁，皆递加九年者，盖以七为阳之少，九为阳之老，阳数极于九而极必变，故自七岁以后，凡遇九年，皆为年忌。”这些年龄节点都是人的大忌之年，凡遇这些年份时，必须特别注意调养和预防，否则很容易感邪生病。更不要做奸淫等不正当的事，否则就有生命的危险。

黄帝曰：夫子之言，脉之上下，血气之候，以知形气奈何？

岐伯曰：足阳明之上，血气盛则髯[①]美长；血少气多则髯短；故气少血多则髯少；血气皆少则无髯，两吻多画[②]。足阳明之下，血气盛则下毛美长至胸；血多气少则下毛美短至脐；行则善高举足，足指少肉，足善寒；血少气多则肉而善瘃[③]；血气皆少则无毛，有则稀枯悴，善痿厥[④]足痹。

足少阳之上，气血盛则通髯[⑤]美长；血多气少则通髯美短；血少气多则少髯；血气皆少则无须，感于寒湿则善痹，骨痛爪枯也。足少阳之下，血气盛则胫毛美长，外踝肥；血多气少则胫毛美短，外踝皮坚而厚；血少气多则胻[⑥]毛少，外踝皮薄而软；血气皆少则无毛，外踝瘦无肉。

足太阳之上，血气盛则美眉，眉有毫毛[⑦]；血多气少则恶眉[⑧]，面多少理[⑨]；血少气多则面多肉；血气和则美色。足太阳之下，血气盛则跟肉满，踵坚；气少血多则瘦，跟空[⑩]；血气皆少则喜转筋，踵下痛。

---

① 髯(rán 然)：指两颊部的胡须。
② 两吻多画：指口角旁多皱纹。吻，即口角。画，指皱纹。
③ 瘃(zhú 竹)：指冻疮。
④ 痿厥：下肢痿软寒冷之症。
⑤ 通髯：即连鬓胡须。
⑥ 胻：《图经》卷二补注、《普济方》卷四百十二并作“胫”，可从。
⑦ 毫毛：指眉中的长毛。
⑧ 恶眉：指眉毛枯焦无泽。
⑨ 少理：《甲乙经》卷一第十六作“小理”，当从。“小理”，指细小的皱纹。
⑩ 跟空：意谓足跟瘦而无肉。

手阳明之上，血气盛则髭[①]美；血少气多则髭恶；血气皆少则无髭。手阳明之下，血气盛则腋下毛美，手鱼肉以温；气血皆少则手瘦以寒。

手少阳之上，血气盛则眉美以长，耳色美；血气皆少则耳焦恶色。手少阳之下，血气盛则手卷多肉以温；血气皆少则寒以瘦；气少血多则瘦以多脉[②]。

手太阳之上，血气盛则有多须，面多肉以平；血气皆少则面瘦恶色。手太阳之下，血气盛则掌肉充满；血气皆少则掌瘦以寒。

【点评】论手足三阳经血气盛衰的表现。根据手足三阳经之上下，气血之多少，来探索研究二十五种人的外在形体、内在脏腑的生理活动及病理变化，这些生理病理特点主要是从手足三阳经经络循行的不同部位反应于外的。如足阳明经，其上行者循鼻外，挟口环唇下交承浆穴，若气血充盛，则髯得充养，故美而长；若血少气多，或气少血多，或气血皆少，都会使髯失充养，故表现出髯短、少，甚或无髯。又因足阳明经脉下行者，循膺胸，挟脐下行，过阴部，沿膝膑而至足跗，故血气充盛，则下毛得以充养，美长至胸；若气少血多，或血少气多，或血气皆少，则下体失于温养，故见下毛短或无毛，以至于足生冻疮，或患痿、厥、痹等证。其余经脉同理。

黄帝曰：二十五人者，刺之有约[③]乎？

岐伯曰：美眉者，足太阳之脉，气血多；恶眉者，血气少；其肥而泽者，血气有余；肥而不泽者，气有余，血不足；瘦而无泽者，气血俱不足。审察其形气有余不足而调之，可以知逆顺矣。

黄帝曰：刺其诸阴阳奈何？

岐伯曰：按其寸口人迎，以调阴阳，切循其经络之凝涩，结而不通者，此于身皆为痛痹，甚则不行，故凝涩。凝涩者，致气以温之[④]，血

① 髭(zī 资)：嘴上边的胡子。

② 多脉：指因皮肉瘦削而脉络显露。

③ 约：指针刺的法则。

④ 致气以温之：留针，使气来至，使气能充分发挥温通经络的作用，以消除血行凝涩之病态。致，使至也。

和乃止。其结络者，脉结血不和，决①之乃行。

故曰：气有余于上者，导而下之；气不足于上者，推而休之②；其稽留不至者，因而迎之；必明于经隧③，乃能持之。寒与热争者，导而行之；其宛陈④血不结⑤者，则而予之。必先明知二十五人，则血气之所在，左右上下，刺约毕也。

【点评】本篇原文根据阴阳二十五人的生理病理特点，经脉循行路径和气血盛衰的情况各异，提出了针刺的补泻原则。

1. 论察外形测知经脉血气的盛衰。以足太阳经为例，察其外形而测知经脉血气的盛衰，即从体表的特征去审察形气的有余不足，根据“虚者补之，实者泻之”的原则去调治。如眉目清秀的，是太阳经的气血充盈；眉毛枯萎不泽的是血气皆少；体胖而肤色润泽的，是血气有余；肥胖而皮肤不润泽的，是气有余而血不足；体瘦而皮肤不润泽的，是气血两虚。如果能通过审察其外形而测知经脉气血的有余不足，盛则泻之，虚则补之，就能掌握其逆顺情况，从而避免误治。其余各条经脉与此相同，二十五种类型人的针刺治则就是根据其形气的有余不足，采用相应的补泻方法。

2. 论按其寸口人迎，以调阴阳。寸口属太阴，人迎属阳明，故寸口主内而候阴，人迎主外而候阳。在正常的情况下，两者是保持相对平衡的。如果机体发生病变则会出现偏盛偏衰的不平衡状态。如张介宾注云：“寸口在手，太阴脉也。人迎在头，阳明脉也。太阴行气于三阴，阳明行气于三阳，故按其寸口、人迎而可以调阴阳也。”临证时，可根据人迎、寸口脉象之盛衰变化，诊知三阴三阳的盛衰，据此进行恰当的补泻，即可平调阴阳。

3. 论必明于经隧，乃能持之。针刺治疗手足三阴三阳经因气血盛衰变化而发生的疾病时，必须明确各条经脉的循行路径，并结合所表现出的病理变化，施行相应的治疗方法。如切循经脉时，若有

---

① 决：意即开泄。明·张介宾：“决，开泄之谓。”明·马莳：“决之以出血。”
② 推而休之：明·马莳：“留针休息，候其气至。”
③ 经隧：即经脉。
④ 宛陈：人体脉络中的瘀血。
⑤ 血不结：“不”字疑衍。指血液凝结。

气血凝滞结涩者，是由于身患痛痹，甚则血气不行，脉道滞涩，针刺时应当用留针的补法，致使阳气畅达，温通滞结，待气血通调后止针；若有脉络结聚而血流不通者，针刺可用泻法，使瘀血去则血行通畅；凡邪气郁积于上部的，根据病在上求之下的原则，可取其下部的腧穴，引邪下行；若有正气不足的征象表现于上部的，应取其上部的腧穴，并留针以待正气来复；若有因邪气阻滞而使经气稽留不至者，可用针迎之引导气至；若有寒热交争的现象，则根据阴阳的偏盛偏衰而针刺，导引阴阳使其平调；若脉中虽有气机郁滞而血未瘀结者，可审察不同的情况而给予适当的治疗。

总之，刺法是以调和气血为主，运用针刺治疗疾病时，必须先明确二十五种类型人的血气脉理，形体特征所表现的左右上下，详细辨别其邪正虚实，正确地进行辨证施治，因人制宜，从而取得良好的治疗效果。

阴阳二十五人，是古代医家通过长期的生活观察和反复地医疗实践，运用阴阳五行学说，结合五音，采用取类比象的方法，根据五行特性和征象，把体型、禀赋、性格、习性不同的人，归纳分类为二十五种。这二十五种人，无论在形体、举止、禀性、肤色，所属阴阳经脉方面，还是对自然界的适应能力和发病特点方面，都有其明显的特异性。所以说，阴阳二十五人的划分，是中医学体质分类的雏形，为后世体质学说的形成奠定了基础。

五音五味[1]第六十五

右徵与少徵[2]，调右手太阳上。左商[3]与左徵，调左手阳明上。少徵

① 五音五味：本篇主要讨论了五音配属之人的经脉调治及五味宜忌，故以“五音五味”名篇。正如明·马莳所说：“内论人身合五音、五谷、五畜等义故名。”篇中又以胡须生成为例，说明性别、先天禀赋等不同，对人体造成个体差异，最后指出十二经脉气血的多少，作为针刺补泻的根据。

② 右徵与少徵：徵为火音。右指右侧。少为不足。得火音而居于右侧为“右徵”。得火音而不及为“少徵”。

③ 左商：商为火音。左指左侧。得金音而居于左侧为“左商”。

与大宫[1]，调左手阳明上。右角与大角，调右足少阳下。大徵与少徵，调左手太阳上。众羽[2]与少羽，调右足太阳下。少商与右商，调右手太阳下。桎羽[3]与众羽，调右足太阳下。少宫与大宫，调右足阳明下。判角[4]与少角，调右足少阳下。钛商[5]与上商，调右足阳明下。钛商与上角，调左足太阳下。

【点评】 本篇原文承上篇《阴阳二十五人》，进一步从性质和部位上分别论述了二十五种人与各条经脉的密切关系，及其在调治方法中应取的经脉。同时还列举了五谷、五畜、五果、五味配合五色、五时，对于调和五脏及经脉之气各有重要作用。

《内经》认为，体质是在先、后天，体内、外种种因素作用及影响下形成的。

一是禀赋于先天。人体来源于父母、禀赋于先天。父母的生殖之精形成胚胎，禀受母体气血的滋养而不断发育，从而形成了人体，这种形体结构就是体质在形态方面的雏形，故《灵枢·决气》有“两神相搏，合而成形”之论。张介宾称为“形体之基”，其说更为明确。说明形体始于父母，体质是从先天禀赋而来。正由于体质禀受于父母，所以父母的体质特征往往能对后代产生一定影响。一般说来，父母素体强盛，其所受多强；父母素体柔弱，其所受多弱；父母属阴寒之体，其所受可能偏于阴盛；父母属阳旺之躯，其所受可能偏于阳亢；而父母的身材高矮、大小对后代也有影响。诚如《灵枢·寿夭刚柔》所说：“人之生也，有刚有柔，有弱有强，有短有长，有阴有阳。”凡此都说明体质由先天禀赋而来。

二是受后天影响。①养育于水谷。《内经》认为，体质由先天禀赋而来之后，依赖于后天水谷的滋养，水谷是人体不断地生长发育的物质基础。“人以水谷为本”(《素问·平人气象论》)，水谷五味各入五脏，五脏精气充沛，又以其精气充养所合的五体：肝濡筋，

---

① 大宫：宫为土音。大，通“太”。宫音太过为“大宫”。
② 众羽：右羽之下为“众羽”。
③ 桎羽：右羽之上为“桎羽”。
④ 判角：左角之下为“判角”。
⑤ 钛商：左商之上为“钛商”。

肾充骨，脾主肉，心充脉，肺养皮。使筋骨劲强、皮坚肉满、血脉和调、形体健壮，水谷充、气血盈、精气旺、脏气盛，体质何患不壮？若不注意水谷之养，则形体瘦削，体质虚弱。②受制于环境。环境对体质的制约，主要反映在自然环境、社会环境两个方面。“人以天地之气生”(《素问·宝命全形论》)。机体对于不同的地理、气候环境，必须做出种种调节反应，以适应客观条件，因而外界环境就会从不同方面对人体体质产生制约，由此导致一定的体质特征。从方位、地势看，东方之地，处于海边，气候温和，其民食鱼而嗜咸，形成了腠理疏松、皮肤黧黑的体质；西方之地，多山旷野，水土刚强，其民形成了肥壮体质；南方之地，气候炎热，地势低下，水土薄弱，其民形成了皮肤色赤、腠理致密的体质；北方之地，地势高旷，风寒冰冽，其民过游牧生活，形成了阳虚脏寒的体质(《素问·异法方宜论》)。③社会环境的影响。人生活在社会中，社会环境也会对体质的形成和变化产生影响。由于人们所处的社会地位不同，因此情志、劳逸各不相等，物质生活也有优劣之分，从而导致了不同的体质特征。经常参加体力劳动，其体质多粗壮结实、气涩血浊；“血食之君，身体柔脆，肌肉软弱，血气慓悍滑利”(《灵枢·根结》)。

三是增强于锻炼。体格的锻炼，对于增强人体体质有重要作用。《素问·上古天真论》提到导引、气功等锻炼方法，如“法于阴阳，和于术数”，“呼吸精气，独立守神，肌肉若一，故能寿敝天地”。说明《内经》时代，人们已重视通过锻炼的方法增强体质。

先天禀赋是体质之本，如同木之有根、水之有源，应高度重视。而后天饮食、环境、锻炼，对体质的形成有养育、制约、增强作用，更不容忽视。

上徵与右徵同，谷麦，畜羊，果杏，手少阴，脏心，色赤，味苦，时夏。上羽与大羽同，谷大豆，畜彘[①]，果栗，足少阴，脏肾，色黑，味咸，时冬。上宫与大宫同，谷稷，畜牛，果枣，足太阴，脏脾，色黄，味甘，时季夏。上商与右商同，谷黍，畜鸡，果桃，手太阴，脏

---

① 彘(zhì 雉)：即猪。

肺，色白，味辛，时秋。上角与大角同，谷麻，畜犬，果李，足厥阴，脏肝，色青，味酸，时春。

【点评】论五音之人的经脉调治和五味宜忌。本篇原文说明不同体质类型的人患病时，应当调治不同的经脉脏腑，采用不同性味的食物，选用不同的季节进行调治。如属于火音中的右徵和少徵之类的人，应当调治右侧手太阳小肠经脉的上部，太阳小肠属火，火型人调火位，治当其所；属于木音中的判角、少角、右角和大角之类的人，当调治于右足少阳经的下部，由于肝属木，胆与肝相表里，故调胆即调肝之意；属于水音中的桎羽、众羽和少羽之类的人，当调治属水的足太阳膀胱经的下部等。

同时文中还指出对不同五行分类的人，也可按照五行生克乘侮的联系规律，调治同一经脉。如属于金音中左商一类的人和属于火音中左徵一类的人，皆可调治左手阳明经的上部；属于金音中的商与木音中的上角之类的人，应当调治左足太阳的下部；大宫属于土音，上角为木音，大宫与上角之人，皆可调治右足阳明的上部，因足阳明为胃土，故可调足阳明胃之经脉以补大宫之气不足，上角在经脉为足厥阴，角音补胃土，是因胃为水谷之海，化生气血，以滋养肝木，故属于上角类型的人可以调补足阳明等；属于火音中的上徵和右徵类型的人，应当以与火类相应的五谷中的麦、五畜中的羊、五果中的杏调养之，在经脉上皆与手少阴相连属，内通五脏之心，在色为赤，并运用苦味的食物，采取夏季作为调治季节；属于水音中的上羽和大羽之类的人，应当以与水类相应的五谷中的大豆、五畜中的猪、五果中的栗调养之，在经脉上皆与足少阴连属，内通五脏之肾，在色为黑，并应用咸味的食物，采取冬季为调治季节等。

大宫与上角同，右足阳明上。左角与大角同，左足阳明上。少羽与大羽同，右足太阳下。左商与右商同，左手阳明上。加宫与大宫同，左足少阳上。质判[1]与大宫同，左手太阳下。判角与大角同，左足少阳下。大羽与大角同，右足太阳上。大角与大宫同，右足少阳上。

---

① 质判：质，通“徵”。质判，即判徵，左徵之下。

右徵、少徵、质徵、上徵、判徵。左角、钛角、上角、大角、判角。右商、少商、钛商、上商、左商。少宫、上宫、大宫、加宫、左角[①]宫。众羽、桎羽、上羽、大羽、少羽。

【点评】随着现代医学的深入发展，人类医学正逐渐从“群体医学”向“个体医学”转变，人体生命过程的特殊规律以及人群中个体间的差异性受到了越来越多的关注和研究，并产生了“体质学”“体质人类学”等新兴学科。任何科学研究活动都是由两层因素合成的，即理论背景和经验基础。就体质研究来看，其经验基础是对人群中个体差异性的观察与总结；其理论背景则是人们对这种个体差异性的基本看法。比如，人群中个体差异性的决定因素是什么？遗传因素还是环境因素？是形态、功能，还是心理因素？对这些问题的不同回答直接影响着体质研究的出发点和发展模式，因此，进行中医体质研究，必先探明中医体质学说的基本原理。

一是体质过程论，认为体质是一种按时相展开的生命过程，是一个随着个体发育的不同阶段而不断演变的生命过程。在个体发育过程中，体质的发展经历了“稚阴稚阳”(幼年)、“气血渐充”(青年)、“阴阳充盛”(壮年)和“五脏衰弱”(老年)等不同的体质阶段，从而反映出个体体质发展的时相性或阶段性。《灵枢·天年》篇曾对个体发育的演变作了详细论述，在个体体质发展的不同阶段中，论述较多的是小儿体质和老年体质。

关于小儿体质的特性，宋·钱乙指出：小儿“五脏六腑成而未全……全而未壮，脏腑柔弱，易虚易实，易寒易热。”清代吴鞠通认为“小儿稚阳未充，稚阴未长者也”。由于小儿体质的这个特性，小儿在发病和病变趋势上都表现出不同的特点。在临床上，小儿外感诸证，既容易从阳化热，化火生风，迅即出现高热、惊厥等症，又常常引起阴竭阳脱，出现虚脱的症候。

关于老年体质的特性，《素问·上古天真论》认为：人年老以后，由于肾阴肾阳的虚衰，逐渐出现了一些衰老的征象。男子六八，面容逐渐憔悴，鬓发开始发白；七八，脏腑功能衰退，筋脉活

① 角：马注本、黄校本均无，当删。

动不灵；八八，牙齿头发脱落，筋骨懈惰，身重乏力，生殖功能退化。女子到七七以后则生殖功能减退，直到月经绝止，形体虚弱而无生殖能力。《灵枢·天年》篇也指出："五十岁，肝气始衰，肝叶始落，胆汁始灭，目始不明；六十岁，心气始衰，苦忧悲，血气懈惰，故好卧；七十岁，脾气虚，皮肤枯；八十岁，肺气虚，魄离，故言善误；九十岁，肾气焦，四脏经脉空虚；百岁，五脏皆虚，神气皆去，形骸独居而终矣。"由此可见，老年体质的基本特点就是五脏气虚，尤其是肾阴肾阳的虚衰。据此，中医在治疗上有所谓"老年慎泻，少年慎补"的说法。说明个体在其自身的发育过程中要经历不同的体质阶段，因而，同一个人由于其发育水平和程度的变化，将表现出不同的体质特性。

此外，不同的个体之间，由于先天禀赋的差异，其体质发展的过程也不相同。比如，不同性别的人其体质的特性和发展的过程就有一定的差异。《素问·上古天真论》曾分别以七、八为基数论述了男女体质发展过程的不同规律。后世医家则将男、女体质的差异概括为"女子以肝为先天""男子以肾为先天"。由于女性体质的特殊性，对妇科疾病中医多注重从肝论治，以调肝补血为要。再如，某些先天性的生理缺陷和特异性体质也可影响个体体质发展的过程。小儿的"五迟""五软"、解颅、鸡胸等大多由于先天禀赋不足而影响了个体的发育，以致其体质的发展过程也异于常人。像漆过敏及某些哮喘、癫狂病的发生则与某些遗传性特异体质有关。

"体质过程论"的基本观点是：①体质是一种按时相展开的，与机体发育同步的生命过程；②体质发展的过程表现为若干阶段，幼年(稚阴稚阳)→青年(气血渐盛)→壮年(气血充盛)→老年(五脏气衰)，其中每个阶段的体质特性也有相应的差异，这些不同的体质阶段依机体发育的程度相互连续，共同构成个体体质发展的全过程；③不同个体的体质发展过程，由于先天禀赋的不同而表现出个体间的差异性，其中影响较大的因素是：性别差异，某些生理缺陷与遗传性特异体质。

二是心身构成论，认为体质是特定躯体素质与一定心理素质的综合体，是中医"形神统一"思想在中医体质学说中的具体体现，其基本内涵是：①体质是由特定躯体素质(包括形态和功能两个方面)与相关心理素质的综合体；②构成体质的躯体素质和心理素质之间的联系是稳定性与变异性的统一；③体质分型的标准或人群个体差异性的研究应当注意到躯体－心理的相关性。

本篇对体质分型的方法充分体现了“心身构成论”的思想。任何一种体质都是由躯体因素和心理因素两方面构成的。例如，木型体质由下列几方面因素构成：①人躯体因素肤色：苍；②形体特点为小头，长面，大肩背，直身，小手足；③时令气候适应能力，耐春夏，不耐秋冬；④举止：少力；⑤心理因素中的性格特征：好有才，劳心，多忧，劳于事；⑥心理因素中的处事态度：佗佗然、遗遗然、推推然、随随然、栝栝然。

黄帝曰：妇人无须者，无血气乎？

岐伯曰：冲脉、任脉，皆起于胞[①]中，上循背[②]里，为经络之海。其浮而外者，循腹右[③]上行，会于咽喉，别而络唇口。血气盛则充肤热肉，血独盛则澹渗[④]皮肤，生毫毛。今妇人之生，有余于气，不足于血，以其数脱血也，冲任之脉，不荣口唇，胡须不生焉。

黄帝曰：士人有伤于阴，阴气[⑤]绝而不起，阴不用，然其须不去，其故何也？宦者[⑥]独去何也？愿闻其故。

岐伯曰：宦者去其宗筋[⑦]，伤其冲脉，血泻不复，皮肤内结，唇口不荣，故须不生。

黄帝曰：其有天宦[⑧]者，未尝被伤，不脱于血，然其须不生，其故何也？

岐伯曰：此天之所不足也，其任冲不盛，宗筋不成，有气无血，唇口不荣，故须不生。

---

① 胞：指女子子宫，男子精室。

② 背：《太素》卷十、《甲乙经》卷二第二并作“脊”，当从。“脊”，指脊椎骨。

③ 右：《太素》卷十、《甲乙经》卷二第二无“右”字，当从。

④ 澹渗：《素问·骨空论》王注引《针经》《甲乙经》卷二第二并作“渗灌”，宜从。

⑤ 阴气：据明·马莳注，“气”作“器”。

⑥ 宦者：指太监。

⑦ 宗筋：指男性生殖器，此处主要指睾丸。

⑧ 天宦：指男子先天性生殖器发育不全。

【点评】论性别、禀赋对体质的影响。原文以胡须生成为例，说明了性别、先天禀赋、后天创伤是造成体质差异的主要因素。

胡须的有无与冲任之脉气血盛衰密切相关。冲、任、督三脉是一源三歧，同起于胞中，冲脉、任脉为十二经脉之海，其中浮行于体表的，沿腹部上行，会于咽喉部，别行而络唇口。唇中周围是胡须生长的部位，冲任之脉“血气盛则充肤热肉，血独盛则澹渗皮肤，生毫毛”。故冲任之脉气血的盛衰决定胡须的有无。妇人由于月月排出经血，冲为血海，致使冲任之血不足，不能上荣于唇口，故不能生须。宦者是因为任冲受损，血泻不复，不能上荣于唇口，故不生须。如文中指出：“宦者去其宗筋，伤其冲脉，血泻不复，皮肤内结，唇口不荣，故须不生。”天宦不能生须，主要是因为生理上的缺陷，冲任二脉不充盛，宗筋的功能不健全，虽具生气，而血却不能上营口唇，所以也不生胡须。如篇中所言：“此天之所不足也，其任冲不盛，宗筋不成，有气无血，唇口不荣，故须不生。”

原文对胡须的有无展开讨论并分析其原因，说明男女因性别不同，生理特点各异，因而体质有别，指出性别是造成人体体质差异的一个重要方面的因素。接着以士人、宦者、天宦等，因先天禀赋、后天所受创伤不同而形成的有须无须的差别为论，说明先天禀赋，后天创伤等均可造成人体体质的差异。

原文对气血多少不同的人在面色、眉毛、须发形态等方面的差异进行了描述，说明通过人体外在形态的观察，可以测知人体内在气血的多少，点出了体质现象研究的目的在于以外测内，协助疾病诊断治疗。

黄帝曰：善乎哉！圣人之通万物也，若日月之光影，音声鼓响，闻其声而知其形，其非夫子，孰能明万物之精。

是故圣人视其颜色，黄赤者多热气，青白者少热气，黑色者多血少气。美眉者太阳多血，通髯极须者少阳多血，美须者阳明多血，此其时然也。

【点评】本篇原文承上篇《灵枢·阴阳二十五人》，讨论了对不同五行分类的人，患病时应当调治不同的经脉和脏腑，在不同的季节采用不同性味的食物和药物，进行调养治疗。古人对体质调养、体质治疗已有一定认识，通过对妇人、士人、宦者、天宦的有无胡须问题展开讨论，指出性别、先天禀赋、后天创伤等因素均可造成人体体质的差异，对后世研究体质学说有着重要的指导意义。在讨论胡须生成时，反复强调其与人体血液充盛有密切关系，为后世从血治疗毛发病变奠定了理论基础。文中描述的气血多少不同的人在面色，眉须形态方面的区别，为进一步研究人体外在形态差异与内在生理特点的关系指明了方向。

本篇所列举的五音左右上下各型体质与《灵枢·阴阳二十五人》篇左右上下的顺序与调治经脉，及其上下部位并不完全一致，特别是“左右”亚型差异更多，究系原文有脱简，还是另有含义，其义难明。有认为是传抄错误的，有认为人体经脉、气血互相交通往来，因此可以通融调治的，不必于其矛盾处深究。

夫人之常数，太阳常多血少气，少阳常多气少血，阳明常多血多气，厥阴常多气少血，少阴常多血少气，太阴常多血少气，此天[①]之常数也。

【点评】论十二经气血多少。原文在讨论了不同人体生理差异的基础上，进一步指出不但不同个体的气血多少不同，就是同一个体，其不同经脉中气血多少也各异，这是人体正常的生理现象，是一种自然规律。在《内经》中，关于人体十二经脉气血多少的论述，主要见于《素问·血气形志》《灵枢·九针论》和本篇。此节所述十二经气血多少的不同，是作为针刺治疗时的补泻依据。但这三篇所记载的气血多少的比数各不相同。根据历代医家考证，都认为当以《素问·血气形志》的记载最为正确。如马莳所说：“本节所云，又见于《素问·血气形志》、本经《九针论》，但厥阴常多血少气，太阴常多气少血，有不同耳，大义当以《素问》为的。”张介宾又说：“十二经之气血多少，各有不同，两经（指《灵》《素》二经）所言之数凡三（指本篇、《九针论》《素问·血气形志》），皆有互异，意者气血多少四字，极易混乱，此必传录之误也，当以《素问·血气形志》者为是。”

---

① 天：郭霭春《黄帝内经灵枢校注语译》：“疑当作‘人’字，与上‘人之常数’相应。”

十二经气血为何多少各异，大多数注家都认为是先天禀赋决定的，即所谓“十二经血气各有多少不同，乃天禀之常数”（张介宾注）；也有以脏腑的气血阴阳来解释的，如“夫气为阳，血为阴，腑为阳，脏为阴，脏腑阴阳，雄雌相合。而气血之多少，自有常数。如太阳多血少气，则少阴少血多气；少阳少血多气，则厥阴多血少气。阳有余则阴不足，阴有余则阳不足，此天地盈虚之常数也。惟阳明则气血皆多，盖气血皆生于阳明也”（张志聪注）。此外，丹波元简说：“气血多少，徐氏要旨，以运气释之，志高亦有解，率似傅会，此宜存而不论焉。”

百病始生[①]第六十六

黄帝问于岐伯曰：夫百病之始生也，皆生于风雨寒暑，清湿喜怒[②]。喜怒不节则伤脏，风雨则伤上，清湿则伤下[③]。三部之气，所伤异类[④]，愿闻其会[⑤]。

【点评】论三类病因分类的依据，即按邪气伤人的不同部位为分类依据，虽然分为三类，但也包含有阴阳分类的思想。风雨泛指的是六淫外邪；清湿指居住环境的寒冷潮湿；喜怒泛指情志致病因素。可见，病因学的基本内容在此已经提了出来。篇后在论述积证的病因病机时又说到：“卒然多食饮，则肠满，起居不节，用力过度则络脉伤……卒然外中于寒，若内伤于忧怒，则气上逆……”。论述五脏所伤的病因时又进一步说到：“忧思伤心，重寒伤肺，忿怒伤肝，醉以入房，汗出当风伤脾，用力过度，若入房汗出浴则伤

① 百病始生：百病，泛指多种疾病。始生，即开始发生。本篇是《内经》论述发病的专篇。主要讨论了引起多种疾病的原因和发病机理，强调了正气在发病中的主导作用，并围绕“三部之气，所伤异类”，分别对三部病邪伤人的途径、部位、传变及其见证进行了阐述，提出了治疗疾病的基本原则。因篇首即论述疾病之始生，故名“百病始生”。

② 喜怒：泛指情志致病因素。

③ 风雨则伤上，清湿则伤下：清，通“凊”，寒冷。清湿，此处指居处环境寒冷潮湿。

④ 三部之气，所伤异类：三部之气，指伤于上部的风雨、伤于下部的清湿及伤于五脏的喜怒三种不同性质的病邪。所伤异类，指上述邪气性质不同，伤人的部位也不一样。

⑤ 会：指要领，要点。

肾”。说明已经认识到疾病的病因涉及外感六淫、情志所伤、饮食失宜、起居不慎、劳力过度及酒醉房劳等诸多方面。

岐伯曰：三部之气各不同，或起于阴，或起于阳①，请言其方②。喜怒不节，则伤脏，脏伤则病起于阴也；清湿袭虚③，则病起于下；风雨袭虚，则病起于上，是谓三部。至于其淫泆④，不可胜数⑤。

【点评】由于以上致病因素的性质不同，故伤人的部位、途径有异，即不同邪气对人体的不同部位有特殊的亲和性，也即邪气性质不同，伤人的部位不同。实质上是病邪和病位的阴阳属性相同而有特殊的收受关系。如风雨寒暑为源于天阳的六淫病邪，均来自自然界，其致病特点是从外及内，从上及下侵犯人体，常直接侵犯人体头部和体表上半部；而情志、饮食、劳倦等是天地间人为的生活因素，多影响脏腑功能，导致脏腑气机失常而生病；源于地阴的寒湿因素，则直接接触下肢和体表下半部，从下而上，多侵犯人体下部和皮肉筋脉，造成肢体皮肉等的病证。即“三部之气，所伤异类”，即风雨寒暑六淫因素为上部之气，情志、饮食、起居、劳倦(包括房劳)、醉酒等人为因素为中部之气，寒湿因素为下部之气，这就是《内经》关于疾病病因的三部分类法。“三部之气各不同，或起于阴，或起于阳”，又把三部病因放在阴阳学说的指导之下，风雨寒暑清湿，均为天地自然之气，故言其“起于阳”；“喜怒不节则伤脏，脏伤则病起于阴”，而“五脏所伤”，均“生于阴”。可见“三部分类”与《素问·调经论》：“夫邪之生也，或生于阴，或生于阳。其生于阳者，得之风雨寒暑；其生于阴者，得之饮食居处，阴阳喜怒”的“阴阳分类”实质是一致的，与《内经》多篇对病因的论述也是一致的。如《素问·太阴阳明论》曰：“伤于风者，上先受之；伤于湿者，下先受之。”《灵枢·小

① 或起于阴，或起于阳：起，开始、发生。阴、阳，此处指发病部位。阳，指表；阴，指里。

② 方：道理。

③ 袭虚：乘虚侵袭。

④ 淫泆(yì 义)：指病邪在体内浸淫扩散。淫，浸淫。泆，同“溢”，即扩散、散布。

⑤ 不可胜数：难以尽察。胜，尽也。数，审、辨、考察。

针解》曰："清气在下者，言清湿地气之中人也，必从足始，故曰清气在下也。"《灵枢·邪气脏腑病形》曰："身半已上者，邪中之也，身半以下者，湿中之也。"《灵枢·口问》曰："夫百病之始生也，皆生于风雨寒暑，阴阳喜怒，饮食居处。"《灵枢·顺气一日分为四时》曰："夫百病之所始生者，必起于燥湿、寒暑、风雨、阴阳、喜怒、饮食、居处。"均说明了各类病邪的致病特点与发病部位有一定的规律性关系，这种把病因和发病途径部位结合起来的方法，对中医病因学说的形成和发展，对后世的临床实践，均有一定的指导意义。

既然邪气伤人有一定的部位，"三部之气，所伤异类"，那么，不同部位发病，其病症表现也就不同，因此，病症名称也就各异，这就是原文所说的："气有定舍，因处为名"。这是在论述病因的基础上，对疾病病位的描述，是《内经》为病证命名的依据之一，与《灵枢·顺气一日分为四时》："气合而有形，得脏而有名"意义相同。本篇下面所述的虚邪中于皮毛、络脉、经脉、输脉、冲脉、肠胃、募原等的病症表现即是"气有定舍，因处为名"的体现，《素问·热论》所述的邪客六经名太阳病、阳明病、少阳病及太阴病、少阴病、厥阴病也是据"气有定舍"于经脉而命名的。正是因为这一观点的确立，才有可能在临床工作中做到审证求因。如果气无定舍，客观上致病邪气与机体的反应性没有规律可循，就无法去审证求因和治疗疾病。

黄帝曰：余固不能数①，故问先师，愿卒闻其道。

岐伯曰：风雨寒热，不得虚，邪不能独伤人②。卒然逢疾风暴雨而不病者，盖③无虚，故邪不能独伤人，此必因虚邪之风，与其身形，两虚相得，乃客其形④，两实⑤相逢，众人肉坚⑥。其中于虚邪也，因于天

---

① 固不能数(shǔ 暑)：确实说不清楚。固，的确、确实。

② 风雨寒热，不得虚，邪不能独伤人：意即若人体正气不虚，虽遇四时不正之气，也不感邪发病。风雨寒热，泛指四时不正之气。

③ 盖：连词，承接上文，表示原因和理由。

④ 两虚相得，乃客其形：指四时不正之气只有在人体正气不足时，才能作用于机体而发病。两虚，指外界的虚邪和人体正气虚弱。得，合也。

⑤ 两实：指自然气候正常(实风)和人体正气充实。

⑥ 众人肉坚：指人们腠理固密，健康无病。肉坚，指腠理固密，健康无病。

时，与其身形，参以虚实[①]，大病乃成。气有定舍，因处为名[②]，上下中外，分为三员[③]。

【点评】1. 论邪正与发病关系。①有邪正不虚，则不发病；②有邪正虚，则可能发病；③无邪正不虚，则不发病（“两实相逢，众人肉坚”）；④人体发病的条件是：邪气伤人、天时气候、人体正气虚弱三者；⑤不同性质的邪气，伤人不同部位有其一定的规律（“气有定舍”）；⑥由于邪气伤人的不同部位，分别有其特定的症状，因而有不同的病名（“因处为名”）。

2. 论虚邪。“虚邪”概念源于“虚风”，相对于“实风”而言。所谓“风从其所居之乡来为实风”，如张介宾（《类经》卷二十七）就认为“月建居子，风从北方来，冬气之正也。月建居卯，风从东方来，春气之正也。月建居午，风从南方来，夏气之正也。月建居酉，风从西方来，秋气之正也。四隅十二月也，其气皆然。气得其正者，正气王也，故曰实风，所以能生、长、养万物。”

所谓“从其冲后来为虚风”，是指与月建节令的相反方向所来之风。“冲后”指北极星（即太一）所居的相反方位。“冲者，对冲也。后者，言其来之远，远则气盛也。如太一居子，风从南方来，火反胜也。太一居卯，风从西方来，金胜木也。太一居午，风从北方来，水胜火也。太一居酉，风从东方来，木反胜也。气失其正者，正气不足，故曰虚风，所以能伤人而主杀主害，最当避之”（《类经》卷二十七注）。“虚邪”源于“虚风”之论还可从《灵枢·岁露论》中找到依据，该篇说：“冬至之日，太一立于叶蛰之宫，其至也，天必应之以风雨者矣。风雨从南方来，为虚风，贼伤人者也……其以昼至者，万民懈惰而皆中于虚风，故万民多病。虚邪入客于骨……立春之日，风从西方来，万民又皆中于虚风……因岁之和，而少贼风者，民少病而少死……”本节经文有以下三点重要的提示：一为“虚风”指与节令所应方位相反（即前篇之“冲后”虚乡）来的风；

---

① 参以虚实：指人体正气虚与邪气盛实相合。实，指邪气盛。虚，指正气不足。

② 气有定舍，因处为名：指邪气侵入人体，有一定的部位，根据不同的部位而确定其病名。气，指邪气。舍，指处所、部位。

③ 三员：指三部。

二是“虚风”极易伤人致病，故称为“虚邪”，言“邪”，是因其能致人发病。以“虚”命“邪”之意有二：①此邪从“冲后”虚乡而来，即指反节令气候；②在人体正气恰逢虚时，即人体处于对此反节令气候的不适应状态时伤人，这就是以“虚”命“邪”的理由。三为“虚邪”又称为“贼风”。贼者，伤害之义。节令性气候即“实风”，主生、长、养万物。“虚风”即为反季节气候，极易伤人致病，故曰“虚风，贼伤人者也”。所以《素问·上古天真论》将“虚邪”“贼风”叠用。由此观之，《内经》中“虚邪”一词源于“虚风”而又等价，又称之为“贼风”，《素问·生气通天论》称为“贼邪”，此四者皆可用“四时不正之气”(《黄帝素问直解》卷一)释之。

可见，“虚风”即非时之气，也即是反季节气候，因其极易成为伤人致病的邪气，故此处经文上言“虚风”，下谓“虚邪”，均云“避之”，故二者在此处有等价效果。若从源流关系认识，“虚风”属八风范围，是形成“虚邪”概念之源，由于“虚风”较之“实风”更易成为致病的邪气，于是将其以“虚邪”名之。《难经》以降，“虚邪”“贼邪”之义与《内经》大殊，且“虚邪”与“贼风”两者的内涵亦有严格界定。《难经·五十难》之“病有虚邪，有实邪，有贼邪，有微邪，有正邪。何以别之？然，从后来者为虚邪，从前来者为实邪，从所不胜来者为贼邪，从所胜来者为微邪，自病者为正邪。何以言之？假令心病，中风得之为虚邪，伤暑得之为正邪，饮食劳倦得之为实邪，伤寒得之为微邪，中湿得之为贼邪。”《难经》之“虚邪”与“贼邪”是指来源不同，五行属性各异的两类邪气，与《内经》中的“虚邪”“贼邪”名同义殊。正如徐大椿《难经经释》所说，《难经》“袭其名而义自别”。

是故虚邪之中人也，始于皮肤，皮肤缓[①]则腠理开，开则邪从毛发入，入则抵深，深则毛发立，毛发立则淅然[②]，故皮肤痛[③]。留而不

---

① 皮肤缓：指腠理疏松，表虚。缓，即疏松。

② 淅然：怕冷的样子。

③ 皮肤痛：明·张介宾：“寒邪伤卫，则血气凝滞，故皮肤为痛。”

去[1]，则传舍于络脉，在络之时，痛于肌肉，其痛之时息[2]，大经乃代[3]。留而不去，传舍于经，在经之时，洒淅[4]喜惊[5]。留而不去，传舍于输[6]，在输之时，六经不通，四肢则肢节痛[7]，腰脊乃强[8]。留而不去，传舍于伏冲之脉[9]，在伏冲之时，体重身痛。留而不去，传舍于肠胃，在肠胃之时，贲响[10]腹胀，多寒则肠鸣飧泄，食不化；多热则溏出麋[11]。留而不去，传舍于肠胃之外，募原[12]之间，留著于脉，稽留而不去，息而成积[13]。或著孙脉，或著络脉，或著经脉，或著输脉，或著于伏冲之脉，或著于膂筋[14]，或著于肠胃之募原，上连于缓筋[15]，邪气淫泆，不可胜论。

【点评】其一，外邪伤人的传变规律。同时也体现了“风雨则伤上”和“气有定舍，因处为名”的观点。传变规律是：

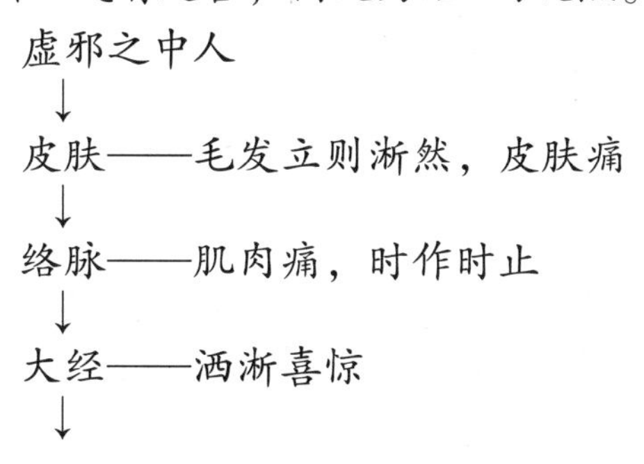

---

① 留而不去：指邪气留滞不散。

② 其痛之时息：指疼痛时作时止。《甲乙经》作“其病时痛时息”。

③ 大经乃代：意谓邪气由络脉传入经脉，由经脉代其承受邪气。大经，指经脉，与络脉相对而言。

④ 洒（xiǎn 鲜）淅：寒冷貌。

⑤ 喜惊：此处指战栗。

⑥ 输：又称“输脉”，指足太阳膀胱经。

⑦ 四肢则肢节痛：《太素》卷二十七作“四支节痛”，可从。

⑧ 强（jiàng 匠）：硬直，屈伸困难。

⑨ 伏冲之脉：即冲脉，指循行部位深靠近脊柱里面的部分。

⑩ 贲响：意谓鸣响如鼓声。贲，通“奔”。

⑪ 溏出麋：意谓便溏、泻痢。麋，通“糜”，指大便糜烂腐败，恶臭难闻。

⑫ 募原：肠外之脂膜。

⑬ 息而成积：邪气留滞于脉，逐渐长成积块肿物。息，即生长。

⑭ 膂（lǚ 旅）筋：指附于脊内之筋。膂，指脊骨。

⑮ 缓筋：谓循行于腹内之筋。而足阳明经脉在躯干亦行于腹部。

输(脉)——四肢肢节痛，腰脊强

↓

伏冲之脉——体重身痛

↓

肠胃——贲响腹胀，多寒则肠鸣飧泄，食不化，多热则溏出糜

↓

肠胃之募原——息而成积

其二，体现了“风雨则伤上”的发病规律：即由表入里，由浅入深，病情由轻到重。

其三，体现了“气有定舍，因处为名”的理念。这一理念有如下观点：①审证求因的“病因辨证”思路。因为不同性质的邪气伤人的部位是有一定规律的，如“风雨则伤上，清湿则伤下”即是其例。②根据不同部位的病症有不同临床症状的思路，可以进行病位和病程的判断。因为人体不同的部位层次有不同的生理功能，病理状态下会有不同的临床表现。这就是中医认识病因、认识病机、识别病症的思路。

黄帝曰：愿尽闻其所由然。

岐伯曰：其著孙络之脉而成积者，其积往来上下，臂手孙络之居[①]也，浮而缓[②]，不能句积而止之[③]，故往来移行肠胃之间，水凑渗注灌[④]，濯濯[⑤]有音，有寒则䐜满雷引[⑥]，故时切痛。其著于阳明之经，则挟脐而居，饱食则益大，饥则益小[⑦]。其著于缓筋也，似阳明之积，饱食则痛，饥则安[⑧]。其著于肠胃之募原也，痛而外连于缓筋，饱食则安，

① 臂手孙络之居：臂手，《甲乙经》卷八作“擘乎”，宜从。擘，通“辟”，聚。乎，于。居，处也。意即积聚着于孙络之处，即为孙络之积。

② 浮而缓：《太素》作“孙络浮缓”。意即孙络浮浅而松弛。

③ 不能句积而止之：意即不能约束积块而使之固定不移。句，通“拘”，拘积，即约束积块。止，留止，固定。

④ 水凑渗注灌：指水液汇聚渗流。凑，《广韵·候韵》：“凑，水会也。”《玉篇·水部》：“凑，聚也。”

⑤ 濯濯(zhuó 浊)：象声词。水声。

⑥ 䐜满雷引：指腹胀满，肠中雷鸣并牵引疼痛。䐜满，指腹部胀大。

⑦ 其著于阳明之经，则挟脐而居，饱食则益大，饥则益小：明·张介宾：“足阳明胃挟脐下行，故其为积则挟脐而居也。阳明属胃，受水谷之气，故饱则大，饥则小。”

⑧ 其著于缓筋也，似阳明之积，饱食则痛，饥则安：明·张介宾：“缓筋在肌肉之间，故似阳明之积。饱则肉壅，故痛；饥则气退，故安。”

饥则痛[①]。其著于伏冲之脉者，揣[②]之应手而动，发手[③]则热气下于两股，如汤沃之状[④]。其著于膂筋、在肠后者，饥则积见，饱则积不见，按之不得[⑤]。其著于输之脉者，闭塞不通，津液不下，孔窍干壅[⑥]。此邪气之从外入内，从上下也。

【点评】本节原文进一步以积病为例，阐述“气有定舍，因处为名”的理念，突出了不同部位的积病，有不同的临床表现。这些不同的临床表现正是辨别不同部位积病的依据。

①孙络之积——肠胃“濯濯有音，有寒则满雷引，故时切痛”；

②阳明经之积——挟脐而居，饱食则大，饥则小；

③缓筋之积——似阳明之积，饱食则痛，饥则安；

④肠胃募原之积——痛连缓筋，饱食则安，饥则痛；

⑤伏冲脉之积——揣动应手，发手则热气下两股，如汤沃之状；

⑥膂筋之积——饥则积见，饱则积不见，按之不得；

⑦输脉之积——闭塞不通，津液不下，孔窍乾壅。

黄帝曰：积之始生，至其已成奈何？

岐伯曰：积之始生，得寒乃生，厥乃成积[⑦]也。

黄帝曰：其成积奈何？

岐伯曰：厥气生足悗[⑧]，悗生胫寒，胫寒则血脉凝涩，血脉凝涩则寒气上入于肠胃，入于肠胃则䐜胀，䐜胀则肠外之汁沫迫聚不得散[⑨]，

---

① 其著于肠胃之募原也，痛而外连于缓筋，饱食则安，饥则痛：明·张介宾：“肠胃募原痛连缓筋，饱则内充外舒，故安；饥则反是，故痛。”

② 揣：触摸。

③ 发手：抬手，举手。

④ 汤沃之状：如用热水浇灌一样。

⑤ 其著于膂筋、在肠后者，饥则积见，饱则积不见，按之不得：明·张介宾：“脊内之筋曰膂筋，故在肠胃之后，饥则肠空，故积可见；饱则肠满蔽之，故积不可见，按之亦不可得也。”

⑥ 其著于输之脉者，闭塞不通，津液不下，孔窍干壅：积在足太阳之脉，则脉道闭塞不通，津液不布；太阳主表，因而皮毛孔窍干燥壅塞。下，作布散解。

⑦ 得寒乃生，厥乃成积：寒气上逆，气机郁滞不行，渐成积块。

⑧ 厥气生足悗(mèn 闷)：厥气，上逆之气。悗，同“闷”。足悗，指足部酸困、疼痛，行动不便。

⑨ 汁沫迫聚不得散：肠外之津液为寒邪所迫而结聚不散。汁沫，指津液。

日以成积。卒然多食饮，则肠满[①]；起居不节，用力过度，则络脉伤；阳络[②]伤则血外溢，血外溢则衄血[③]；阴络[④]伤则血内溢，血内溢则后血[⑤]；肠胃之络伤，则血溢于肠外，肠外有寒，汁沫与血相抟，则并合凝聚不得散，而积成矣。卒然外中于寒，若内伤于忧怒，则气上逆，气上逆则六输[⑥]不通，温气[⑦]不行，凝血蕴里[⑧]而不散，津液涩渗[⑨]，著而不去，而积皆成矣。

【点评】本节结合积病形成的病因病机，阐述了“清湿则伤下”的发病原理。

（1）积病形成病因：①外中于寒；②卒然多食饮；③起居不节；④用力过度；⑤内伤于忧怒。

（2）积病形成病机：①气机逆乱（厥）；②血脉凝泣；③汁沫迫聚（痰湿淤阻）。

总之，寒、汁沫与血相薄，则并合凝聚不得散而积成。

积是腹内肿块，或胀或痛的一种病症，相当于子宫肌瘤、肝硬化、脾脏肿大，腹腔肿块等病，以其日积月累形成而得名，故原文在述及各部位的积时，均认为积块可以手触及，是邪气“稽留而不去”，“日以成积”。认为其病因病机总为寒邪与气机逆乱，因此原文说：“积之始生，得寒乃生，厥乃成积也。”但不同原因引起的积证，其病理过程不同。

一为外感寒邪。清湿之气伤下，寒起于足，血脉凝涩，胫寒足悗，寒邪循脉上犯肠胃，肠胃寒凝气厥胀，迫使肠外汁沫聚结，日久成积。如原文说：“厥气生足悗，悗生胫寒，胫寒则血脉凝涩，

---

① 卒然多食饮，则肠满：指暴饮暴食致胃肠胀满。

② 阳络：指在上、在表的脉络。

③ 衄血：泛指鼻衄、齿衄、肌衄、耳衄等出血症状。

④ 阴络：指在下、在内的脉络。

⑤ 后血：即大便下血。此处泛指前后二阴出血。

⑥ 六输：指六经。

⑦ 温气：指阳气。

⑧ 凝血蕴里：即阳气运行不畅，则凝结之血聚集包裹在一起而不得消散。蕴，蓄积。里，《太素》《甲乙经》卷八均作“裹”，当从。

⑨ 津液涩渗：津液涩滞不行。

血脉凝涩则寒气上入于肠胃，入于肠胃则䐜胀，䐜胀则肠外之汁沫迫聚不得散，日以成积。”

二为饮食居处失节，劳力过度。原文说：“卒然多食饮，则肠满；起居不节，用力过度，则络脉伤；阳络伤则血外溢，血外溢则衄血；阴络伤则血内溢，血内溢则后血；肠胃之络伤，则血溢于肠外，肠外有寒，汁沫与血相抟，则并合凝聚不得散，而积成矣。”即饮食居处失节，劳力过度可致肠胃络伤出血，血溢遇寒，寒汁与血相抟，凝聚成积。

三为忧思情志太过。如原文说：“卒然外中于寒，若内伤于忧怒，则气上逆，气上逆则六输不通，温气不行，凝血蕴里而不散，津液涩渗，著而不去，而积皆成矣。”即情志太过导致气机紊乱，气血凝滞，津液输布失常，寒邪与水、瘀相互抟结而形成积证。

以上积证形成的三种机理，提示积证的主因是寒邪，但饮食、劳倦、情志、起居等致病因素均可影响津液、血脉运行而久见积证。其病变总不离“寒凝、气滞、血瘀、津停”四个方面的综合因素，四者互为因果。故后世张介宾说：“以饮食之滞，或以脓血之留，凡汁沫凝聚，旋成肿块者，皆积之类”，尤怡又说：“痰食气血，非得风寒未必成积，风寒之邪，不遇痰食气血，亦未必成积。”这对后世关于肿瘤发病机理及治疗方法的研究，颇有启发。

综上可知，积证的形成，是慢性病理过程，其形成顽固难愈，治疗应抓住上述“寒凝、气滞、血瘀、津停”四大因素，体壮或病初起者，当以活血化瘀，行气消积为主，兼化痰养血；体虚者或病之后期，则当养血活血，攻补兼施。可选桂枝茯苓丸、大七气汤，或八珍汤合化积丸等方辨证治疗。

黄帝曰：其生于阴者①，奈何？

岐伯曰：忧思伤心；重寒伤肺②；忿怒伤肝；醉以入房，汗出当风，伤脾；用力过度，若入房汗出浴，则伤肾。此内外三部之所生病者也。

【点评】原文在继“风雨则伤上”和“清湿则伤下”发病规律的论述

① 生于阴者：明·张介宾：“凡伤脏者，皆病生于阴也。”

② 重寒伤肺：指外感寒邪，内伤饮食生冷而损伤肺脏。

之后，此处进一步讨论(脏伤则病)“生于阴”的发病规律，即邪伤五脏的发病规律：①情志伤脏(如心、肝发病)；②外邪伤脏(如肺、脾发病)；③房劳伤脏(如脾、肾发病)。由于以上论述了三类邪气“伤上”“伤下”“伤脏”的发病规律，故曰“此内外三部之所生病者也”。

黄帝曰：善。治之奈何？

岐伯答曰：察其所痛，以知其应[1]，有余不足，当补则补，当泻则泻，毋逆天时，是谓至治[2]。

【点评】论治疗——总体思路是“辨证论治”。临床辨治思路是：

察其所痛：运用各种诊察疾病的手段了解病情。

分析判断：“以知其应”，症状所应的病因、病机、病位、病性(寒、热、虚、实)。

正确施治：①治疗方法得当；②因时制宜。

行针[3]第六十七

黄帝问于岐伯曰：余闻九针于夫子，而行之于百姓，百姓之血气各不同形，或神动[4]而气[5]先针行，或气与针相逢[6]，或针已出气独行[7]，或数刺乃知，或发针而气逆[8]，或数刺病益剧，凡此六者，各不同形，愿闻其方[9]。

---

① 察其所痛，以知其应：指审查疾病的外候，就可了解其病因、病位及病性，测知其相应的内部病变。

② 至治：最佳的治疗原则。至，极也。

③ 行针：指对针具的操作，即针刺方法。本篇主要讨论了由于人的体质有阴阳偏盛、偏衰的不同，其形态表现各异，对针刺治疗的反应有迟、早、逆、剧等差异。因而在治疗时就要因人而异，采取不同的针刺方法。否则，不明白人体形气的情况，不能因人施治，会直接影响医疗效果。由于本篇重点论述了有关针刺的问题，故名“行针”。

④ 神动：指对针刺敏感。

⑤ 气：指得气。

⑥ 气与针相逢：指针刺后，针感随针而至。

⑦ 针已出气独行：指出针后，才有针感反应。

⑧ 发针而气逆：指针刺后出现不良反应。发针，即针刺。

⑨ 方：道理。

【点评】本篇主要论述了行针时所产生的六种不同反应的原因和机理，说明了体质与针刺反应的关系，指出针后产生不良反应或数刺后病情反而加重乃医工之错误所致。体质不同，取决于阴阳气血的盛衰。

文中指出："百姓之血气各不同形"，有重阳之人，有多阳少阴之人，以及多阴少阳和阴阳和调之人，说明阴阳气血的偏颇是形成体质差异的决定性因素之一。正如《灵枢·通天》所言："盖有太阴之人、少阴之人、太阳之人、少阳之人、阴阳和平之人，凡五人者，其态不同，其筋骨气血各不等。"

岐伯曰：重阳之人①，其神易动，其气易往②也。

黄帝曰：何谓重阳之人？

岐伯曰：重阳之人，熇熇高高③，言语善疾，举足善高，心肺之脏气有余④，阳气滑盛而扬⑤，故神动而气先行。

黄帝曰：重阳之人而神不先行者，何也？

岐伯曰：此人颇⑥有阴者也。

黄帝曰：何以知其颇有阴也？

岐伯曰：多阳者多喜，多阴者多怒，数怒者易解⑦，故曰颇有阴，其阴阳之离合难⑧，故其神不能先行也。

黄帝曰：其气与针相逢奈何？

岐伯曰：阴阳和调而血气淖泽⑨滑利，故针入而气出，疾而相逢也。

---

① 重阳之人：阳气偏盛的人。

② 往：即至。

③ 熇熇（hè 贺）高高：比喻阳气旺盛。熇熇，热盛貌。高高，《甲乙经》卷一、《太素》卷二十三均作"蒿蒿"，当从。《礼记·祭文》郑注："蒿，谓气蒸出貌。"

④ 心肺之脏气有余：心肺从部位而言属阳脏，心藏神，肺藏气，心肺脏气有余，则精神旺盛，肺气充沛，故神气易动而对针刺敏感。

⑤ 扬：即散。

⑥ 颇：略微。

⑦ 数怒者易解：指这种人容易发怒，但又容易和解。

⑧ 其阴阳之离合难：指阳中有阴者，其阴阳不协调，故气血在全身的运行及离合出入不完全正常，所以针感较迟钝。

⑨ 淖（nào 闹）泽：湿润、濡润。

黄帝曰：针已出而气独行者，何气使然？

岐伯曰：其阴气多而阳气少，阴气沉而阳气浮者内藏[①]，故针已出，气乃随其后，故独行也。

黄帝曰：数刺乃知，何气使然？

岐伯曰：此人之[②]多阴而少阳，其气沉而气往难，故数刺乃知[③]也。

【点评】1. 论体质与阴阳血气关系。体质是人体正气盛衰偏颇和影响发病及疾病转化的潜在因素的综合反应，阴阳气血均属于正气范畴，其盛衰偏颇是决定人体体质重要因素之一，所谓“百姓之血气各不同形”，此对我们进一步研究阴阳气血与体质分类有一定的启发作用。现代对体质类型的划分，也主要是以人体生命活动的物质基础——阴、阳、气、血、津液的盛衰虚实变化为主进行分类。虽然分类有所不同，但均主要从人体气血阴阳角度划分，则是其共同点。

2. 论体质与针感关系。原文认为针感出现的快慢，与人体阴阳之气的多少有关，阳气盛的人，由于阳主动，阳气滑利易行，故针感出现得快；阴阳平调之人，针感能适时而至；多阴少阳的人，由于阴主静，其气沉滞难行，故针感出现慢。本文所说的“重阳之人”“阴阳和调”及“多阴而少阳”之人，其体质的分类方法与《灵枢·通天》所说的“太阴之人、少阴之人、太阳之人、少阳之人、阴阳和平之人”的分类基本相似，可以认为属于太阳与少阳的人，针感出现快；属于阴阳和平的人，针感适时而至；属于太阴和少阴的人，针感出现慢。

3. 论体质与针刺反应。体质不同，对针刺的反应不一，提示临床针刺治疗要重视患者的体质差异，针对每种人的不同情况，而采取不同的针刺方法，正如《灵枢·通天》所言：“古之善用针艾者，视人五态乃治之，盛者泻之，虚者补之。”《灵枢·逆顺肥瘦》并具体指出：肥壮的人属“气涩血浊”，针刺宜“深而留之，多益其数”；

---

① 阴气沉而阳气浮者内藏：指阴多阳少之人，其浮滑之阳气亦随阴气沉而内藏。

② 之：《太素》卷二十三无此字，宜从。

③ 知：指针刺的反应、感应。

力强的人属“气滑血清”，针刺宜“浅而疾之”；常人血气和调，针刺宜深浅适度，“无失常数也”；婴儿则当“以毫针浅刺而疾发针”。这种因人而刺的思想，值得临床借鉴。

黄帝曰：针入而气逆者[①]，何气使然？

岐伯曰：其气逆与其数刺病益甚者，非阴阳之气，浮沉之势也[②]，此皆粗[③]之所败，上[④]之所失，其形气无过焉[⑤]。

【点评】论刺治不当，病情加剧。针刺固然是治疗疾病的重要方法之一，但在针刺治疗时，若不注意操作手法，不分虚实，不知针刺的浅深和不考虑病人的年龄、体质及时间等因素，不但不会使病情减轻，反而会出现不良反应或使病情加重。说明针刺后产生不良反应和屡经针刺病情反而加重者，乃由于医生技术不精而造成治疗上的错误，与病人的形气体质毫无关系，强调了医生技术因素在治疗中的作用。

上膈[⑥]第六十八

黄帝曰：气为上膈[⑦]者，食饮入而还出，余已知之矣。虫为下膈[⑧]，下膈者，食晬时[⑨]乃出，余未得其意，愿卒闻之。

【点评】本篇主要讨论了上膈(隔)及下膈(隔)的病因、症状及病理变化，并介绍了下膈(隔)病的刺治方法、艾灸方法和药物疗法

---

① 针入而气逆者：日本·丹波元简：“推上下文例，者下似脱‘其数刺病益甚者’七字。”

② 非阴阳之气，浮沉之势也：指不是阴阳气的盛衰和浮沉之势所致。

③ 粗：即粗工。指水平低下的医生。

④ 上：《甲乙经》卷一、《太素》卷二十三均作“工”，宜从。

⑤ 其形气无过焉：指与病人的形气体质是没有关系的。

⑥ 上膈：上，指上脘部。膈，同“隔”，隔塞不通之意。上膈，本指上脘部隔塞不通，食入还出的证情；本篇主要讨论的却是虫痈所致的下脘部隔塞不通的疾患。原文始以“气为上膈”作其引文，因而篇名“上膈”，这种借宾定主的论理方法，在古医籍中屡见不鲜。

⑦ 上膈：食后即吐的噎膈病，俗称膈食。

⑧ 下膈：虫积所致的呕吐宿食之证。

⑨ 晬(zuì 醉)时：即周时，指一昼夜的时间。

等内容。

《内经》之"膈"，凡24见，亦作"鬲"，凡25见，其中二者多次相借，如："鬲与脾肾之处"(《素问·诊要经终论》)，"四椎下间主鬲中热"(《素问·刺热》)。在其具体经文中，又通"隔"，如"鬲塞不通"(《素问·风论》)，"膈塞不通"(《灵枢·四时气》)者是。本篇之"膈"皆通"隔"。"上膈"，即上脘隔塞不通，食入即吐的病症；"下隔"即指下脘阻塞不通，亦有呕吐，但食后较长时间后呕吐之症。

经文仅以"气为上膈者，食饮入而还出"而略述之。其主症为食入即吐，这与"下膈"之"食晬时乃出"截然不同而示鉴别。可见，"上膈""下膈"同为消化道的隔塞不通病证，由于病变部位有上、下之别，虽都以呕吐为主症，但存在着食入即吐和食后较长时间间隔后呕吐之别，以此测知其病位之上下。

此种"食入即吐"为主症的病，后世称为噎膈。噎膈是指饮食吞咽受阻，或食入即吐的病症。本病首载于《素问·通评虚实论》云："隔塞闭绝，上下不通，则暴忧之病也。"指出其病与精神因素有关。巢元方将噎膈分为气、忧、食、劳、思五种。本病大致相当于今之食管癌、贲门癌、贲门痉挛、食管憩室、食管神经官能症及食管炎等病。本病初起多为实证，继则转实为虚，尤多虚实夹杂，临床时应明辨虚实，区分标本缓急，立方遣药，方能切中病机。

岐伯曰：喜怒不适，食饮不节，寒温不时，则寒汁[①]流于肠中，流于肠中则虫寒，虫寒则积聚守于下管[②]，则肠胃充郭[③]，卫气不营[④]，邪气居之。人食则虫上食[⑤]，虫上食则下管虚，下管虚则邪气胜之，积聚以留，留则痈成，痈成则下管约[⑥]。其痈在管内者，即[⑦]而痛深；其痈在

---

① 寒汁：指寒冷的津液。

② 管：通"脘"。《甲乙经》卷十一作"脘"。

③ 郭：扩张之意。

④ 卫气不营：指脾胃的阳气阻遏而不能正常运行，卫气，指脾胃的阳气。营，即运行。

⑤ 虫上食：明·张介宾："虫寒闻食，则喜而上求。"

⑥ 约：束也，即紧束不通。

⑦ 即：《太素》卷二十六、《甲乙经》卷十一并作"则沉"，宜从。

外者，则痈外[①]而痈浮，痈上皮热。

【点评】论下膈主症及其形成机理。“下膈者，食晬时乃出”即指出了下膈的主症。“晬时”，即一昼夜，谓下膈是下脘阻隔不通，食入一昼夜后出现呕吐，病变部位在下脘。因为食物进入胃腑，经过胃的蠕磨腐热发酵，当向下传之于小肠时受到阻隔，于是胃气失于和降之性而上逆，出现呕吐，所以呕吐距进食有较长时间的间隙。此之“下膈”相当于今之“反胃”，如“脾伤则不磨，朝食暮吐，暮食朝吐，宿谷不化，名曰胃反。”并提出用大半夏汤和茯苓泽泻汤治之（《金匮要略·呕吐哕下利病脉证治》）。

下膈形成是缘于“喜怒不适，食饮不节，寒温不时”，以致胃肠功能紊乱，津液输布失常而造成“寒汁流于肠中”；加之肠内原有寄生虫，在寒汁和饮食物的刺激下，时动时静。这样便使得肠中阳气不行，邪气乘虚客留胃肠，乃致气血阻滞发为痈疾。其主要部位在胃肠交接处的下脘部，所以饮食物进入胃中后不得通过下脘，而出现“食时乃出”的症状。

可见，其形成的原因是“喜怒不适，食饮不节，寒温不时”；基本病机为“卫气不营，邪气居之”“积聚以留”；而“寒汁流于肠中”，肠内寄生虫则是直接病理因素。

下膈也有因痈疾所致者，所以辨别痈的部位、性质是消除下膈的前提，即所谓“微按其痈，视气所行”。痈可发生在脘内，也可发生在脘外，一般来说，痈在脘内，痈处较深，痈在脘外，痈处表浅且伴有局部组织发热。

王冰在《素问》注文中指出：“食入反出，是无火也。”这对本病机理的总结；《圣济总录·呕吐门》认为“食久反出，是无火也”；《丹溪心法·翻胃》认为“翻胃大约有四：血虚、气虚、有热、有痰”；《医宗必读·反胃噎膈》认为“反胃大都属寒，然不可拘也。脉大有力，当作热治，脉小无力，当作寒医。色之黄白而枯者为虚寒，色之红赤而泽者为实热”；《证治汇补·反胃》在对七情所致基础上认为，本“病由悲愤气结，思虑伤脾……皆能酿成痰火，妨碍

---

① 痈外：郭霭春：“‘痈’字疑蒙上衍”。

饷道而食反出”；《杂病源流犀烛·噎塞反胃关格源流》对此作了较为系统的总结，认为“反胃源于真火衰微，胃寒脾弱，不能纳谷，故早食晚吐，晚食早吐，日日如此，以饮食入胃，既抵胃之下脘，复返而出也”。可见，本篇所论“下膈”证对后世的影响。

黄帝曰：刺之奈何？

岐伯曰：微按其痈，视气所行[①]，先浅刺其傍，稍内益深[②]，还[③]而刺之，毋过三行，察其沉浮[④]，以为深浅。已刺[⑤]必熨[⑥]，令热入中，日使热内[⑦]，邪气益衰，大痈乃溃[⑧]。伍以参禁[⑨]，以除其内，恬憺[⑩]无为，乃能行气，后以咸苦[⑪]，化谷乃下矣。

【点评】论下膈的治疗。下膈的治疗，一是先刺后灸。针刺治疗时，本着“察其沉浮，以为深浅”的原则，按照“先浅刺其傍，稍内益深，还而刺之，毋过三行”，即近其病位，由浅入深，反复刺之但不得超过三次的方法。刺后运用灸法，以温通气血，扶助阳气，以此达到溃痈除膈、祛邪扶正的治疗目的。二是配合调养。因为“喜怒不适，食饮不节，寒温不时”是下膈病的病因，因此，在日常生活中应该防止或杜绝这些因素的可能发生，做到和喜怒，节饮食，适寒温等，对下膈的防治具有积极的作用。此外，还应注意使用适当的药食善后，如咸、苦之味，对于胃肠功能的恢复亦有助益。

---

① 视气所行：指通过按诊，以测候病气发展动向。

② 稍内益深：指慢慢进针逐渐深入。

③ 还：即重复。

④ 沉浮：指浅深。

⑤ 已刺：即“刺已”。指针刺完毕。

⑥ 熨：指热熨火灼的治疗方法。

⑦ 热内：即热入。内，入也。

⑧ 溃：指消散祛除。

⑨ 伍以参禁：治疗应与护理互相配合，勿犯禁忌。

⑩ 恬憺(tián dàn 甜淡)：意谓安闲清静。

⑪ 后以咸苦：明·张介宾：“咸从水化，可以润下软坚；苦从火化，可以温胃，故皆能下谷也。”清·张志聪：“盖咸能软坚，苦能泻下。”对苦味的作用，二人从不同的角度作注，均可取。后以咸苦，旨在配合药物以消除痈隔。

忧恚无言[1]第六十九

黄帝问于少师曰：人之卒然忧恚而言无音者，何道之塞，何气出[2]行，使音不彰？愿闻其方。

【点评】少师对《内经》理论建构的贡献。黄帝与少师讨论的篇章仅见于《灵枢》的4篇，其中有1篇为“少师”与“岐伯”并见，占其中的4.94%，占《内经》162篇的2.47%。少师对《内经》生命科学知识体系建构的贡献有三：①体质方面的贡献，如《灵枢·寿夭刚柔》篇，是“少师”“伯高”与黄帝共同讨论，如何通过观察人体形态的缓急、气血的盛衰、性格的刚暴、体质的强弱，以及它们之间的关系是否平衡协调，从而进一步推论其人生命的寿夭；《灵枢·通天》则从“天人相应”的观点出发，根据体质禀赋之阴阳盛衰，把人分为太阴、少阴、太阳、少阳、阴阳和平等五种形态类型。认为人的性格、品质、形态、体质等都与这五种类型有关。②人发声机制的贡献，本篇以“失音”病证为例，叙及人体发声机理以及发声与情绪、感邪的关系。③探求天时气候变化对人体健康的影响，如《灵枢·岁露论》则记载了“少师”“岐伯”共同与黄帝就如何通过观察岁首的天气变化，预测一年四季不正常的风雨侵害人体的发病规律等内容。

少师答曰：咽喉[3]者，水谷之道也。喉咙[4]者，气之所以上下者也。

---

① 忧恚（huì 惠）无言：忧恚，即忧愁和忿怒。无言，即失音。本篇讨论了因情志过度变化引起失音的病机和刺法。故名“忧恚无言”。

② 出：《甲乙经》卷十二作“不”，《灵枢略》作“之不行”。当从《甲乙经》改。

③ 咽喉：即“咽”，食管开口处。《灵枢经校释》：“‘喉’，疑涉下‘喉咙’致衍，似应删。”《释名·释形体》：“咽，咽物也。”

④ 喉咙：指呼吸道的上端，下通于肺。

会厌者，音声之户也[1]。口唇者，音声之扇也[2]。舌者，音声之机也[3]。悬雍垂者，音声之关也[4]。颃颡[5]者，分气之所泄也。横骨者，神气所使，主发舌[6]者也。

【点评】论声音产生的机理。人所以能发出声音，是由于喉咙、会厌、口唇、悬雍垂、颃颡、横骨、舌的协同作用下产生的：喉咙是发音的主要器官，靠气的鼓动而发音；会厌位于喉间，能开能合，相当发音的门户；口唇启闭类似窗户的开合，声音于此而发扬于外；舌的活动是形成语言声音的机要部位；悬雍垂位于冲要部位，是声音发出的关隘；颃颡为呼吸出入分气之路，与声音的共鸣有密切的关系；横骨位于舌根，与舌的活动相关。语言与声音受意识的支配，属于神活动的范围。在神的统帅下，通过经络系统的联络沟通，各个器官密切合作，进行有条不紊的活动，声音就自然产生且洪亮。

另外，认为会厌的大小厚薄，与发音有关，“厌小而疾薄，则发气疾，其开合利，其出气易；其厌大而厚，则开合难，其气出迟，故重言也。”这些记载是符合现代解剖生理的。会厌的大小，口唇的闭合，舌的长短大小厚薄，悬雍垂的位置，舌骨的活动，以及软腭后鼻道是否通畅，皆是影响声音大小、声调高低强弱的因素。

故人之鼻洞涕出不收者，颃颡不开，分气失也。是故厌小而疾薄[7]，则发气疾，其开阖利，其出气易；其厌大而厚，则开阖难，其气出迟，

---

① 会厌者，音声之户也：会厌，又称吸门。位于舌骨之后，形如树叶，柄在下能张能合，呼吸发音时则会厌开启，饮食吞咽或呕吐时则会厌关闭，以防异物进入气管。

② 口唇者，音声之扇也：指口唇的张合，能使声浪由此发扬而出。扇，即门扉、窗户。

③ 舌者，音声之机也：意即舌的活动是形成语言的关键器官。机，机要。

④ 悬雍垂者，音声之关也：意即悬雍垂其位冲要，是声音发出的必经关隘。悬雍垂，简称“悬雍”。为一圆锥形小肌肉，在软腭后端，介于口腔与咽之间，悬于正中而下垂，张口时可见。

⑤ 颃颡(háng sǎng 杭嗓)：口腔后上方软腭近后鼻道处。

⑥ 横骨者，神气所使，主发舌：意即附于舌根的横骨，受意识支配，而能控制舌的运动。横骨，指附于舌根部的软骨。

⑦ 疾：《甲乙经》卷十二无“疾”字，宜从。

故重言[①]也。

人卒然无音者，寒气客于厌，则厌不能发，发不能下[②]，至其开阖不致，故无音。

【点评】经文从两方面阐述了失音的病因病机。一是突然的精神刺激，超越人体自身的调节能力，可以产生失音。“人之卒然忧恚而言无音者……使音不彰。”二是外感寒邪，肺失宣降，气道不畅，会厌开阖失度而失音。“人卒然无音者，寒气客于厌，则厌不能发，发不能下，至其开阖不致，故无音。”

失音又称为“喑”，本篇语音和语言的发生是会厌、喉咙、悬雍垂、颃颡、横骨(舌骨)、舌等协同作用的结果，与神的统帅调节及气的盛衰有密切关系。心主神，言为心声，故谓“神气所使，主发舌者也”。肺主气，是发音的动力，故有“五气入鼻，藏于心肺，上使五色修明，音声能彰”(《素问·六节藏象论》)之论。《医学三字经》将之类比为“肺如钟，撞则鸣”，强调声音与肺气盛衰之密切关系。因此，心肺病证均可引起失音。失音病症与相关经络失调已有关系，如手少阴心经、手太阴肺经、足太阴脾经、足少阴肾经、足厥阴肝经均循行于喉部，故有邪“搏阴则喑”(《素问·宣明五气》)之说。失音证的发生，可有外感所致，亦因七情内伤而得，妇女妊娠期亦可见子喑。本证性质有虚实之异，病程有新旧之分，但暴病多实，久病多虚即所谓“金实不鸣”或“金破不鸣”。临床无论针刺或药物治疗，当遵“必伏其主，先其所因”的原则才能达到治疗效果。

黄帝曰：刺之奈何?

岐伯曰：足之少阴，上系于舌，络于横骨，终于会厌。两泻其血脉[③]，浊气乃辟[④]。会厌之脉，上络任脉，取之天突[⑤]，其厌乃发也。

---

① 重言：即口吃。

② 厌不能发，发不能下：清·张志聪：“厌不能发，谓不能开也；发不能下，谓不能阖也。”

③ 两泻其血脉：指针刺足少阴肾经和任脉两经穴位，以泻其血络。

④ 浊气乃辟：清·张志聪：“浊气者，寒水之气也。辟，除也。”

⑤ 天突：任脉上的腧穴。

【点评】论失音刺治。此处失音皆为猝然产生的实证，故用针刺治疗。“两泻其血脉，浊气乃辟”，是符合“实则泻之”的治疗原则的。又因足少阴肾经，上系于舌，络于横骨，终于会厌，故治疗上可选天突穴，这是因为“会厌之脉，上络任脉”的缘故。“两泻其血脉”，乃为精辟之言。

本文在开篇提出“人之卒然忧恚而言无音者，何道之塞，何气出行”的发问是发人深省的，说明古代就有了因情志过度变化而引起失音的记载，这与现代医学中的癔症性失语极其相符。因情志变化引起失音者多是恼怒不止，忧愁悲伤太过所致，对于暴喑的治疗方法是多样的，而针刺治疗是诸治法中较为常用的，尤其对因精神刺激引起的失音疗效更捷。

寒热[①]第七十

黄帝问于岐伯曰：寒热瘰疬[②]在于颈腋者，皆何气使生？

【点评】瘰疬，是一种十分顽固的外科疾患，又名鼠瘘、老鼠疮、疬子颈、颈疬等。一般小者为“瘰”，大者为“疬”，合称瘰疬。多发生在耳后、颈项、腋下等处。因其初起结块如豆，历历可数，累累如串珠，且多伴寒热等症状，所以本篇又称“寒热瘰疬”。由于该病比较顽固。日久难愈，对人类的健康危害较大。故《内经》列专篇予以讨论，说明瘰病的病因病机，叙述其临床表现，指出治疗法则，并介绍了判断预后的方法。

“此皆鼠瘘寒热之毒气也”，指出寒热之毒气是导致瘰疬的病因。在此值得注意的有两点：其一，认为瘰疬与鼠瘘是病因相同的

---

① 寒热：本篇专门讨论瘰疬的病因病机、临床表现、治法原则及其判断预后的方法，由于瘰疬是因寒热毒气所致，临床又有恶寒发热的表现，故名“寒热”。

② 瘰疬(luǒ lì 裸力)：病名。指颈项或腋窝的淋巴结结核，小者为瘰，大者为疬，患处发生硬块，小如枣核，大如梅李，大小连累，溃烂后流脓，不易愈合，多伴有寒热，故又称为寒热瘰疬。因其易溃破流脓，形如鼠穴，此起彼伏，所以又称为鼠瘘。此虽有两个病名，实为一种疾病的两个阶段。

疾病。盖鼠瘘是指瘰疬溃破流脓，日久不愈，此起彼伏，状如鼠穴者。可知，瘰疬和鼠瘘是同一疾病的两个阶段，瘰疬是病变早期之未溃阶段，鼠瘘是病变晚期的已溃脓阶段。其二，本文提出“毒气”是瘰疬的病因。盖“毒气”又称“毒邪”，是一类有异于六淫邪气的、具有传染性的强烈致病因素。毒气是其病因，就把瘰疬与普通疾病区别开了，也提示该病可能具有传染性。

“寒热瘰疬在于颈腋者”；隋·巢元方《诸病源候论·瘰疬候》认为，“瘰疬，或状如梅李枣核等，大小两三相连在皮间，而时发寒热是也。”

瘰疬之发病缓慢，初起在耳后、颈项部、腋下等处，发现结核状如豆粒，单个或多个散在，不红不痛，推之可动；后结块逐渐增大，数目增多，结连三五个，累累如串珠，不易推动，且疼痛渐增，或伴寒热等。

岐伯曰：此皆鼠瘘①寒热之毒气②也，留于脉而不去者也。

黄帝曰：去之奈何？

岐伯曰：鼠瘘之本，皆在于脏③，其末上出于颈腋之间，其浮于脉中④，而未内著于肌肉而外为脓血者，易去也。

【点评】寒热之毒邪侵犯机体，损伤脏腑，循着经脉而上，留于颈项、腋下之经络，使气血壅滞，血瘀痰凝，结聚而成瘰疬结核；毒盛热炽，肉腐血败而化脓；溃破流脓，状如鼠穴，即为鼠瘘。在此明确指出，瘰疬鼠瘘其病变部位虽然发于颈项腋下等体表，但疾病的根源却在内部脏腑。正确地阐明了它与内脏结核的关系，为临床从调理脏腑入手，全身综合治疗该病埋下了伏笔。《灵枢·邪气脏腑病形》认为“鼠瘘，在颈肢腋之间”。《诸病源候论·瘰疬候》认

---

① 鼠瘘：指瘰疬破溃，久不收口者。

② 毒气：指邪恶之气。古人对足以致病的不正之气，常称为毒气，如风毒、火毒、寒毒等。

③ 鼠瘘之本，皆在于脏：即鼠瘘的病根都在内脏。明·张介宾认为此病“大抵因郁气之积，食味之厚，或风热之毒，结聚而成，故其所致之本皆在于脏”。

④ 其浮于脉中：鼠瘘未溃破者，其寒热毒气尚在经脉，未深着于肌肉。

为瘰疬“久则变脓，溃成瘘也”。

鼠瘘是瘰疬的后期，位于颈项腋下之瘰疬日久，溃破皮肤，流出脓液，清稀如同痰水，或如豆汁，夹有败絮状物，疮口灰白，久不收敛；或此愈彼溃，形成窦道或瘘管。常伴寒热盗汗，疲乏消瘦等症状。

黄帝曰：去之奈何？

岐伯曰：请从其本引其末①，可使衰去而绝其寒热②。审按其道③以予之，徐往徐来④以去之，其小如麦者，一刺知⑤，三刺而已⑥。

【点评】通过分析病因病机已知，瘰疬鼠瘘病之根源在内脏，颈项、腋下属局部病变，故内脏为本，局部病变为标。遵循“治病必求于本”的治疗原则，该病的治疗必须从内脏入手，首先调理其脏腑功能，使其正气充盛，能抗邪于外。然后治其标。如此，就可使邪毒之势渐退，全身寒热等症状也会消失。

治疗时要审察瘰疬鼠瘘所在部位，根据所病脏腑经脉而取穴，给予适当的针刺调治。具体针法可采用缓慢进针、缓慢出针的手法。瘰疬初起，较小如麦粒，即给予治疗，则针刺一次就可以见效，针刺三次就能彻底治愈。这里强调指出，该病宜早期施治，可望获得彻底治愈之佳效。否则，已成串珠累累，或已溃脓成瘘者，邪毒深、病势重，虽治之也收效甚微。

黄帝曰：决其生死奈何？

岐伯曰：反⑦其目视之，其中有赤脉，上下贯瞳子，见一脉，一岁死；见一脉半，一岁半死；见二脉，二岁死；见二脉半，二岁半死；见三脉，三岁而死。见赤脉不下贯瞳子，可治也。

---

① 从其本引其末：意即从作为病源的脏腑治疗，以引导患部邪毒消散。

② 可使衰去而绝其寒热：使病势衰退，寒热不发。

③ 审按其道：审察与鼠瘘发生相关的经脉。

④ 徐往徐来：意指采用缓慢进针、缓慢出针的补泻手法。

⑤ 知：指见效，病有起色。

⑥ 已：指病愈。

⑦ 反：翻开。

【点评】通过观察患者眼球上有无赤脉下贯瞳仁，来判断瘰疬、鼠瘘病的顺逆预后。方法是在患者眼球上发现红色脉络，但没有向下贯穿瞳仁，则邪气较浅，病势较轻，为可治之证，预后较好。相反，若有红色脉络上下贯穿瞳孔者，则邪毒较深，病势较重，主预后较差。但是还必须根据赤脉的多少来判断其预后相对的好坏。赤脉贯穿瞳仁的数目越多，病人的生存时间越长，相对预后要好些；赤脉贯穿瞳仁的数目越少，病人的生存时间越短，相对预后越差。

张介宾认为，“目者，宗脉之所聚也；瞳子者，骨之精也。赤脉下贯瞳子，以邪毒之焰，深贼阴分而然，死之征也。然脉见二三者，其气散而缓；脉聚为一者，其毒锐而专，此又死期迟速之有异也。”(《类经·疾病类》)，这是从瞳孔属肾立论，见赤脉贯瞳，提示邪毒炽盛，下灼真阴，病势危重，故预后不良。但死期的远近又取决于贯瞳赤脉的多少，盖赤脉少者，毒聚力锐而专；赤脉多者，毒散力钝而缓。

清代莫枚士《研经言》则认为，“赤脉贯瞳，当是已成之疬串，非初起之瘰疬诊治。何以言之，经以赤脉多则死期远，少则近，则见赤脉非凶兆明矣。大抵血虚之人目皮里面必白，血主脉，故以脉见多少，验血之微甚。”提出见赤脉贯瞳已属瘰疬之中后期，此时气血已大耗，通过观察眼睛赤脉的多少，可以了解其阴血的存亡；赤脉多者血虽虚而尚存，故死期远；赤脉少者，阴血已虚竭，故死期近。临证时要结合具体病情予以分析，不可拘执。

邪客[①]第七十一

黄帝问于伯高曰：夫邪气之客人也，或令人目不瞑不卧出者，何气使然？

---

① 邪客：邪，邪气。与人体正气相对而言，泛指各种致病因素及其病理损害。客，侵袭，侵害。本篇以邪气侵犯人体后，能使人发生失眠为例，说明卫气、营气、宗气的运行规律和功能；又用取象比类的方法，将人之身形肢节与自然界之日月星辰、山川草木等进行广泛的联系印证，阐明天人相应的观点；并举例说明经脉的屈折循行及手少阴经无“腧”的道理；最后介绍了“持针之数、内针之理”等针刺的具体方法和要求。由于本文以讨论邪气客于人体而致失眠证开篇，故名“邪客”。

【点评】论伯高对《内经》理论建构的贡献。黄帝与伯高讨论的篇章计10篇，仅见于《灵枢》，占81篇的12.35%，占《内经》162篇的6.17%，其对《内经》生命科学知识体系建构的贡献有：①对人类体质的研究，如《灵枢·寿夭刚柔》指出病人体质不同、病情不同、病程长短不同，在治疗上亦应有"刺法三变"、火针、药熨等不同方法；《灵枢·阴阳二十五人》则以阴阳五行为据，划分二十五种体质类型；《灵枢·卫气失常》则按年龄老、壮、少、小进行划分，以及脂、膏、肉三类体质和体质的寒热分类等。②营卫之气的研究，如《灵枢·卫气行》篇论述了卫气在人体运行的概况，以及卫气运行与针刺的关系；《灵枢·邪客》以失眠为例，论述了卫气、营气、宗气的运行规律和功能；《灵枢·五味》在论述五谷、五果、五畜、五菜等的五色、五味，对人体五脏的生理，病理，宜忌等所起不同作用的同时，也兼论营气、卫气与宗气的相关内容。③论刺法，这一知识是伯高与黄帝讨论的重要内容，其参与医学知识建构的10篇文献中就有7篇与刺治内容有关，如《灵枢·寿夭刚柔》中指出由于病人体质不同"刺法三变"、火针、药熨等不同方法；《灵枢·骨度》的立题主旨则是通过骨度以测知经脉的长短，为针灸循经取穴提供了依据；《灵枢·逆顺》论述了人体之气有逆顺，针刺有逆顺；《灵枢·卫气失常》论述了卫气失常所引起各种疾病的针刺治疗的方法；《灵枢·邪客》介绍了"持针之数、内针之理"等针刺的具体方法和要求；《灵枢·卫气行》讨论了卫气运行与针刺的关系，提出"候气而刺"的针刺治病原则。④解剖知识的应用，如《灵枢·骨度》用骨骼的长短度数为基准，测知脏腑的大小、经脉的长短，为针灸取穴提供了依据；《灵枢·肠胃》以古代解剖为基础，记述了各消化器官的名称和解剖特点，消化器官包括唇、齿、会厌、口腔、舌、咽门、胃、小肠、回肠和广肠。以胃肠为主将其组成一个有机的整体，各消化器官依次相接构成了整个消化系统；《灵枢·平人绝谷》提供了肠胃各部分的长度、大小、容量等解剖数据，与《灵枢·肠胃》所载大体一致，是研究古代解剖学的重要资料。

伯高曰：五谷入于胃也，其糟粕、津液、宗气分为三隧①。故宗气积于胸中，出于喉咙，以贯心脉②，而行呼吸焉。营气者，泌其津液，注之于脉，化以为血，以荣四末，内注五脏六腑，以应刻数③焉。卫气者，出其悍气之慓疾，而先行于四末分肉、皮肤之间而不休者也。昼日行于阳，夜行于阴，常从足少阴之分间，行于五脏六腑。

【点评】1. 论五谷在胃肠中被分为糟粕、津液、宗气三类。五谷，即粳米、小豆、麦、大豆、黄黍，泛指饮食物，是人类赖以存活的物质基础。胃为水谷之海，主受纳，此外胃代表脾、肠等消化脏腑。五谷入胃后，在脾、大小肠的共同作用下，将其腐熟、消磨、运化、传导，泌别清浊，而分为三部分，归属三个途径（三隧）。一为固体有形之糟粕，将通过小肠、大肠的传导作用而排出体外；一为液态之津液，可滋润充养全身，化生血液，藏之于膀胱，气化排出体外即为小便；一为气态之宗气，由脾胃消化得来的五谷精气与肺吸入自然之气结合而成的，聚于胸中。

2. 论宗气、营气、卫气关系。据“人受气于谷，谷入于胃，以传与肺，五脏六腑，皆以受气，其清者为营，浊者为卫”（《灵枢·营卫生会》）可知，宗气是由肺吸入的清气与脾胃运化来的五谷精气在胸中结合而成的，其分化之清者（柔顺）为营气，浊者（慓悍）为卫气。

3. 论宗气、营气、卫气布散及其功用。

(1) 宗气：在肺的气化作用下，水谷精气与吸入自然界的清气聚于胸中而形成宗气。功能有三：一是助肺脏以行呼吸，二是贯心脉以行营血，三是维持嗅觉功能，形成宗气－心肺－鼻构成了三位一体的整体功能结构，通过心肺作用于鼻窍，对鼻窍生理功能的发挥起着重要作用。因此，凡呼吸、声音、嗅觉、心血运行都与宗气有关，而有“宗气不下，脉中之血，凝而留止”（《灵枢·刺节真邪

---

① 隧：道路。

② 心脉：《太素》卷十二、《甲乙经》卷十二并作“心肺”，宜从。

③ 刻数：古代一昼夜，分作一百刻，用以计算时间，从明代以后才有二十四时分法。一小时约等于四刻多。营气一昼夜运行人身五十周，每周二刻，恰与百刻之数相应。详见《灵枢·五十营》。

论》)之论。

(2)营气:“荣(营)气者,水谷之精气也,和调于五脏,洒陈于六腑,乃能入于脉也”(《素问·痹论》),论述了营气是来源于水谷的精气,行于脉道,是血液的组成部分,随脉内之血注流于脏腑乃至全身。其功能有三:一是化血,同津液一样是血的组成部分;二能营养全身,这是将其名之为“营”“荣”的缘由;三是与卫气配合,调节人体睡眠活动。因其与血同行脉中,可分而不可离,故常“营血”并称。

(3)卫气:“卫者,水谷之悍气也,其气慓疾滑利,不能入于脉也。故循皮肤之中,分肉之间,熏于肓膜,散于胸腹”(《素问·痹论》);卫气来源于水谷,其性质慓悍滑疾,行于脉外,敷布于四肢、皮肤、分肉之间。具有“温分肉,充皮肤,肥腠理,司开阖”(《灵枢·本脏》),以及调控睡眠节律等多项功能。

今厥气[①]客于五脏六腑,则卫气独卫其外,行于阳,不得入于阴。行于阳则阳气盛,阳气盛则阳跷陷[②];不得入于阴,阴虚,故目不瞑。

【点评】论卫气与睡眠。综合《内经》关于卫气与睡眠关系的论述,如“卫气昼日行于阳,夜半则行于阴。阴者主夜,夜者卧。”“阳气尽,阴气盛,则目瞑;阴气尽而阳气盛,则寤矣”(《灵枢·口问》),以及“阴跷、阳跷,阴阳相交,阳入阴,阴出阳,交于目锐眦,阳气盛则瞋目,阴气盛则瞑目”(《灵枢·寒热病》)。可知卫气昼日行于阳,夜行于阴是人体寤寐的基础,其白天行于阳分二十五度,使阳脉充满,阳气旺盛则人醒悟且精神旺盛;夜晚入于阴分二十五度,使阴脉充满,阴气充沛则闭目眠寐。显然卫气昼行阳、夜行阴之循行规律是人类昼寤夜眠(寐)生命节律发生的基础。

邪客脏腑,使卫气运行失常,夜间卫气不能入于阴分是失眠发

---

① 厥气:即邪气。

② 阳气盛则阳跷陷:陷,《甲乙经》卷十二、《诸病源候论》卷三并作“满”,当从。唐·杨上善:“厥气客于内脏腑中,则卫气不得入于脏腑,卫气唯得卫外,则为盛阳……阳跷之脉在外营目,今阳跷盛溢,故目不得合也。”

生的基本病机。《灵枢·大惑论》认为“病而不得卧者，何气使然？岐伯曰：卫气不得入于阴，常留于阳。留于阳则阳气满，阳气满则阳跷盛，不得入于阴则阴气虚，故目不瞑矣”。由于邪气侵袭人体，留滞于脏腑，势必影响到卫气的正常运行。使卫气独行于阳而不得入其阴，从而阳盛阴虚，阳脉的阳气亢盛，阴脉的脉气不足，阴不恋阳，神不归脏，所以夜晚目不瞑而失眠。此即后世调合营卫治疗失眠症的理论源头。

黄帝曰：善。治之奈何？

伯高曰：补其不足，泻其有余[①]，调其虚实，以通其道[②]而去其邪，饮以半夏汤一剂，阴阳已通，其卧立至。

【点评】基于阳盛阴虚为失眠病证发生机理的认识，经文认为失眠证的治疗，当以补阴之不足，泻阳之有余，调整机体营卫之盛衰，可祛除所客邪气，使卫气运行畅通，恢复营卫阴阳之循行规律而使其安卧。

黄帝曰：善。此所谓决渎壅塞[③]，经络大通，阴阳和得[④]者也。愿闻其方。

伯高曰：其汤方以流水千里以外者[⑤]八升，扬之万遍[⑥]，取其清五升

---

① 补其不足，泻其有余：明·张介宾：“此针治之补泻也。补其不足，即阴跷脉所出足少阴之照海也；泻其有余，即阳跷脉所出足太阳之申脉也。若阴盛阳虚而多卧者，自当补阳泻阴也。”

② 通其道：意即沟通阴阳交会之道。清·孙鼎宜：“道，谓卫气行阴之道。”解为疏通卫气运行之道路亦可。

③ 决渎（dú 读）壅塞：即疏通淤滞。决，即疏导，分别。渎，指小水渠。壅塞，不通、淤滞。

④ 和得：二字误倒，《甲乙经》卷十二作“得和”，应据移正。

⑤ 流水千里以外者：俗称“千里水”或“长流水”，取其源远流长，性能荡涤邪秽，疏通下达。

⑥ 扬之万遍：用杓高扬搅和一万遍。

煮之，炊以苇薪火[①]，沸置秫米[②]一升，治半夏[③]五合，徐炊，令竭为一升半，去其滓，饮汁一小杯，日三稍益，以知为度。故[④]其病新发者，覆杯则卧[⑤]，汗出则已矣。久者，三饮而已也。

【点评】论半夏秫米汤。半夏汤即半夏秫米汤，该方由制半夏五合，秫米一升组成。煎药时先取千里长流水八升，反复搅拌万遍，使之成甘澜水，沉淀后取五升；以苇薪作燃料，先把水烧开，然后放入秫米、半夏两味药；慢火久煎，煮取一升半药液，去掉药渣。半夏味辛能散，直趋少阴厥逆之气，使其上通于阳明；秫米甘寒，能泄阳补阴；流水千里，扬之万遍者称为“甘澜水”(《金匮要略》)。三者相伍，以奏调和营卫阴阳之功效。若为初期，服药静卧，汗出即能安睡；病程较久者，服三剂也能痊愈。

黄帝问于伯高曰：愿闻人之肢节，以应天地奈何？

伯高答曰：天圆地方，人头圆足方以应之。天有日月，人有两目。地有九州[⑥]，人有九窍[⑦]。天有风雨，人有喜怒。天有雷电，人有音声。天有四时，人有四肢。天有五音，人有五脏。天有六律[⑧]，人有六腑。天有冬夏，人有寒热。天有十日[⑨]，人有手十指。辰有十二[⑩]，人有足十指、茎、垂[⑪]以应之；女子不足二节，以抱人形[⑫]。天有阴阳，人有夫妻。岁有三百六十五日，人有三百六十节[⑬]。地有高山，人有肩膝。地

---

① 苇薪火：用芦苇做燃料，取其火烈。

② 秫(shú 熟)米：即黄黏米。

③ 治半夏：即炮制过的半夏。

④ 故：犹“若”。

⑤ 覆杯则卧：形容刚刚服完药，立即安卧入睡，病愈甚速。覆杯，将空杯口朝下放置。

⑥ 九州：古代的地域划分名称，如冀、衮、青、徐、扬、荆、豫、梁、雍，为夏制九州。

⑦ 九窍：指耳、目、鼻、口七窍，和前、后二阴统称九窍。

⑧ 六律：即黄钟、太簇、姑洗、蕤宾、夷则、无射，此六种属阳的音律称为六律。

⑨ 十日：指十天干，即甲、乙、丙、丁、戊、己、庚、辛、壬、癸。

⑩ 辰有十二：指十二时辰，即子时、丑时、寅时、卯时、辰时、巳时、午时、未时、申时、酉时、戌时、亥时。

⑪ 茎、垂：指男子阴茎和睾丸。

⑫ 以抱人形：女子怀胎受孕。

⑬ 三百六十节：《太素》卷五作“三百六十五节”，应从。节，指腧穴。

有深谷，人有腋腘。地有十二经水，人有十二经脉。地有泉脉[①]，人有卫气。地有草蓂[②]，人有毫毛。天有昼夜，人有卧起。天有列星，人有牙齿。地有小山，人有小节。地有山石，人有高骨。地有林木，人有募[③]筋。地有聚邑[④]，人有腘肉[⑤]。岁有十二月，人有十二节。地有四时不生草，人有无子。此人与天地相应者也。

【点评】其一，此节应用比类取象思维方法，将人体与自然界进行广泛的联系，借以说明人与自然界息息相关。人与自然息息相关，与天地相应是《内经》中的重要命题，其论述除本篇外还见于《素问》之《阴阳应象大论》《阴阳别论》《六节藏象论》《四气调神论》《宝命全形论》，以及《灵枢·岁露》等论章，其意义在于通过人与自然万物的联系，揭示自然界万事万物的变化能直接或间接地影响人体，而人体对这些影响也必然相应地反映出各种不同的生理、病理变化。人们就可以在把握天人相应关系的基础上进行养生保健、防病治病。这就是人与天地相应说的实际意义。

其二，经文应用了2种历法知识，其中“天有十日”即十天干，以及“三百六十”之数，是一年分为十时段的“十月太阳历法”知识的应用；“辰有十二”“岁有十二月”“岁有三百六十五日”是十二月太阳历法知识应用的体现。“不懂天文历法的文化继承，会出现两种现象：一是‘盲人摸象’，二是‘树林中捡叶子’，结果都是不及根本。不懂天文历法的文化批判，只有一个结果：只能是大门之外的呐喊”(《彝族文化·卷首语》2013年第2期)，研读《内经》理应如此。

其三，“天圆地方”体现了宇宙结构模型中的盖天说。《内经》对宇宙结构模型有三种观点：一是盖天说，起源于殷末周初，认为“天圆如张盖，地方如棋局”，穹隆状的天覆盖在呈正方形的平直大地上，最早见于《周痹算经》；二是浑天说，认为地球不是孤零零地

---

① 泉脉：指地下水源的支脉。

② 草蓂(mì 觅)：指地上丛生的野草。

③ 募：通“膜”。唐·杨上善：“‘幕’当为‘膜’，膜筋，十二经筋及十二筋之外裹膜分肉者，名膜筋。”

④ 聚邑：指人群聚群的地方。

⑤ 腘肉：指肩肘髀膝等处隆起的肌肉。

悬在空中的，而是浮在水上；后来又有发展，认为地球浮在气中，全天恒星和日月五星均附丽于“天球”而运行，这与现代天文学的天球概念十分接近，如“地为人之下，太虚之中者也。帝曰：冯乎？岐伯曰：大气举之也”（《素问·五运行大论》），就体现这一宇宙结构观念；三是宣夜说。如“太虚寥廓，肇基化元，万物资始，五运终天，布气真灵，揔统坤元，九星悬朗，七曜周旋”（《素问·天元纪大论》）就表达了这一宇宙结构观念。此说按照盖天、浑天体系，认为日月星辰都要有依靠，或附在天盖上，随天盖一起运动；或附缀在鸡蛋壳式的天球上，跟着天球东升西落，主张“日月众星，自然浮生于虚空之中，其行其上，皆须气焉”，创造了天体漂浮于气体中的理论，并且在它的进一步发展中认为连天体自身，包括遥远的恒星和银河都是由气体组成，这一观念竟和现代天文学的许多结论一致。只有理解原文类比的天文背景，才能体会原文类比思维及其类比内容的意义。

黄帝问于岐伯曰：余愿闻持针之数[①]，内[②]针之理，纵舍[③]之意，扞皮[④]开腠理，奈何？

脉之屈折，出入之处，焉至而出[⑤]，焉至而止，焉至而徐，焉至而疾，焉至而入？

六腑之输于身者，余愿尽闻。少序别离[⑥]之处，离而入阴里，别而入阳表，此何道而从行？愿尽闻其方。

岐伯曰：帝之所问，针道毕矣。

黄帝曰：愿卒闻之。

---

① 数：意谓技巧。

② 内：音义同“纳”。指进针。

③ 纵舍：指缓用针和舍针而不用。亦可解为施针手法。

④ 扞（gǎn 赶）皮：即用手力以展平皮肤，并随经取穴浅刺其皮层，使腠理开泄，刺皮而不伤肉的一种针法。扞，同“擀”，拉开、张开。

⑤ 焉至而出：指脉气到哪里而出。

⑥ 少序别离：指经络在循行中的支别离合。少序，《太素》卷九作“其序”，属上读。宜从。

岐伯曰：手太阴之脉，出于大指之端，内屈循白肉际[①]，至本节[②]之后太渊留以澹[③]，外屈上于本节，下内屈，与阴诸[④]络会于鱼际，数脉并注，其气滑利，伏行壅骨[⑤]之下，外屈出于寸口而行，上至于肘内廉，入于大筋之下，内屈上行臑阴[⑥]，入腋下，内屈走肺，此顺行逆数[⑦]之屈折也。

【点评】经文以手太阴肺经之脉气循行为例，回答经脉的屈折、出入、离合之问，这是临床针刺治疗肺系疾病的理论基础。肺手太阴之脉气出于手大拇指端（少商穴），由此曲向内行，沿着白肉际（鱼际穴），到大拇指最后一个骨节后的寸口部（即太渊穴，手太阴经"输"穴，肺的"原"穴），脉气略留而搏动；然后再曲向外行，上于该骨节的下方，又曲而向内，与诸阴络会合于鱼际部；由于手太阴、手少阴、手厥阴几条经脉合并流注，其脉气滑利，伏行于手鱼际的壅骨之下；再曲而向外，浮出于寸口部循经上行，到达肘关节内侧、进入大筋的下方（尺泽穴）；又曲而向内，上行于上膊的内侧，进入腋窝部；继续曲向内行，到达肺脏。这就是手太阴肺经脉气从手至胸的逆行多次曲折运行情况。

心主之脉，出于中指之端[⑧]，内屈循中指内廉以上留于掌中[⑨]，伏行两骨之间，外屈出两筋之间，骨肉之际[⑩]，其气滑利，上二寸[⑪]，外屈出

---

① 白肉际：凡手足的掌指皆分赤白肉际。掌与指的内侧面（即掌侧面）为阴面，皮色较白，为白肉际；外侧面（即背侧面）为阳面，皮色较深，为赤肉际。此处指手太阴肺经的鱼际穴。

② 本节：指大拇指的最后一个关节。

③ 留以澹（tán 谈）：此以水比喻脉气汇聚于太渊穴处，而形成寸口脉动。

④ 阴诸：《甲乙经》卷三作"诸阴"，当从之。

⑤ 壅骨：指第一掌骨。

⑥ 臑（nào 闹）阴：指上臂内侧。臑，指肩以下、肘部以上的部位。

⑦ 顺行逆数：肺经之脉，从脏走手为顺行，从手走肺为逆数。逆数，指逆行的次序。

⑧ 中指之端：指中冲，为井穴，五输穴之一。

⑨ 掌中：指劳宫穴。为荥穴，五输穴之一。

⑩ 骨肉之际：指大陵。为输穴，五输穴之一。

⑪ 上二寸：《太素》卷九作"上行三寸"，当从之。此处指间使穴，属心包经，为经穴，五输穴之一。

行两筋之间，上至肘内廉，入于小筋之下，留两骨之会①，上入于胸中，内络于心脉。

【点评】经文以手厥阴心包经之脉气循行为例，回答经脉的屈折、出入、离合之问，这是临床针刺治疗心、心包疾病的理论基础。手厥阴心包经之脉气出于手中指尖（中冲穴），由此曲向内行，沿着中指内侧上行，留于手掌中（劳宫穴），伏行于中指骨与食指骨之间；曲而向外，浮出于前臂掌侧两筋之间的腕关节骨肉之际（大陵穴，手厥阴经“输”穴，心包的“原”穴）；它的脉气滑利，在腕上行二寸（内关穴）后，又曲而向外，出行于两筋之间（间使穴）；再上行到肘关节内侧，进入小筋的下方，留于两骨的会合之处（曲泽穴）；然后沿前臂内侧上行入于胸中，在内连络心脏的经脉。

黄帝曰：手少阴之脉独无腧②，何也？

岐伯曰：少阴，心脉也。心者，五脏六腑之大主也，精神之所舍也，其脏坚固，邪弗能容③也。容之则心伤，心伤则神去，神去则死矣。故诸邪之在于心者，皆在于心之包络，包络者，心主之脉④也，故独无腧焉。

【点评】经文从心脏在五脏六腑中的地位、功能等方面说明心脉无输的机理。

“输”即五输穴，《灵枢·九针十二原》首先提出五输穴的概念及意义。《灵枢·本输》篇则分别指出五脏六腑十一经五输穴的名称、部位，但所述手少阴心经之五输穴实际属于厥阴心包经。所以，才引出“手少阴之脉独无输”之论。

心脉何以无“输”？在儒家君臣有序的礼教影响下，《内经》认为，一是手少阴经内属于心，而“心者，君主之官，神明出焉”

---

① 两骨之会：指曲泽穴。为合穴，五输穴之一。

② 手少阴之脉独无腧：腧，指五输穴，即在四肢膝、肘关节以下的井、荥、输、经、合五个特定穴。十二经脉本应各有特定的五输穴，但据前《灵枢·本输》中记载，心经的五输穴，实际是心包经之所属。所以，此处就有“手少阴之脉独无腧”的提问。

③ 容：《太素》第九、《脉经》卷六并作“客”，宜从。

④ 心主之脉：指心所主宰的经脉。包络为心之外卫，受心所主宰，故称包络为心主之脉。

(《素问·灵兰秘典论》);“心者,五脏六腑之大主也”,“精神之所舍也”。正因为心为人体脏腑功能、性命活动之核心,气血充足,不易遭受邪气侵犯。二是从心包络是心脏的外围,是“心主之宫城”(《灵枢·胀论》),邪气犯心,常先犯心包,即所谓“诸邪之在于心者,皆在于心之包络”之意。所以心包有保护心脏,代心受邪之功能。三是心包为心的“臣使之官”,能传递心的相关功能信息,如“喜乐出焉”之类(《素问·灵兰秘典论》)。既然心包是心之外围,受心脏主宰,心脏本身不能受邪,由心包代受之,故而心包络的输穴就可以代替心经的输穴,临床取心包输穴,就可以治心病,所以五脏六腑十二经脉中,只有手少阴心经没有五输穴。

黄帝曰:少阴独无腧者,不病乎?

岐伯曰:其外经病而脏不病①,故独取其经于掌后锐骨之端②。其余脉出入屈折,其行之徐疾,皆如手少阴③心主之脉行也。故本腧者,皆因其气之虚实疾徐以取之,是谓因冲④而泻,因衰而补,如是者,邪气得去,真气坚固,是谓因天之序。

【点评】论心经病证治疗。手少阴心经虽无五输穴,但其经亦会生病,不过是心之外围心包或心之经脉病变,心脏形质较少生病。其经脉之气出于手小指端(少冲),由此曲向内行,沿小指内侧上行至掌中(少府),伏行于两骨之间,曲而向外,出前臂掌后锐骨之端(神门穴);其余经脉的出入曲折、脉气运行的快慢,都与手太阴、手厥阴经相似。治疗心经病变可取其神门穴,视其虚实以及脉气循行快慢而定治法原则,总以邪气盛实用泻法,正气虚衰用补法。还需根据四时气候、昼夜晨昏之阴阳消长规律而刺治(即“因天之序”),就可使邪气祛除,正气充盛,病体康复。

---

① 其外经病而脏不病:明·张介宾:“凡脏腑经络,有是脏则有是经。脏居于内,经行于外,心脏坚固居内,邪弗能容,而经则不能无病。”

② 掌后锐骨之端:指手少阴心经的神门穴。

③ 少阴:《太素》卷九作“太阴”。按:当作太阴,如此与上文例举手太阴、心主二脉屈折出入之顺行逆数,前后呼应。

④ 冲:盛之义。

黄帝曰：持针纵舍奈何？

岐伯曰：必先明知十二经脉之本末[①]，皮肤之寒热[②]，脉之盛衰滑涩。

其脉滑而盛者，病日进；虚而细者，久以持；大以涩者，为痛痹；阴阳如一[③]者，病难治。

其本末[④]尚热者，病尚在；其热已衰者，其病亦去矣。持其尺[⑤]，察其肉之坚脆、大小、滑涩、寒温、燥湿。因视目之五色，以知五脏而决死生。视其血脉，察其色，以知其寒热痛痹[⑥]。

【点评】此节以“痛痹”为例，专论施针前的8个基本要求。

1. 明确经脉的循行。“必先明知十二经脉之本末”。作为针灸医生，在施针之前必须明确手足十二经脉以及奇经八脉在人体的循行，了解脉气的起止屈折离合、出入徐疾等。借以明辨所病之经脉脏腑，根据“经络所通，主治所及”的原则，决定针刺配穴处方。

2. 明辨病证寒热性质。此节以“痛痹”为例，要求施针之前，必须通过望闻问切四诊方法，全面地了解病情，明辨疾病的寒热性质，则是决定温清之法的依据。

3. 辨明病势进退。通过切脉了解病势进退，如“其脉滑而盛者，病日进”，谓脉来盛大滑利，提示邪势亢盛，病势日趋加剧，如脉“大则病进”(《素问·脉微要精微论》)之意；“虚而细者，久以持”，脉来虚而细者，是正气虚弱，抗邪无力，病情多迁延难愈。“大以涩者，为痛痹”，脉势虽大但涩滞不畅，主邪盛痹阻气血，故为痛痹。脉之“阴阳如一者，病难治”，是为人体阴阳欲绝之征，主病势深重，难治。

4. 明辨病邪之去留。如“其本末尚热者，病尚在；其热已衰者，其病亦去矣”，即通过询问病人胸腹、四肢发热与否，就可判断病邪

---

① 本末：经脉的起止点。

② 皮肤之寒热：触诊所得之皮肤寒或热。

③ 阴阳如一：明·张介宾：“表里俱伤，血气皆败者，是谓阴阳如一，刺之必反甚，当舍而勿针也。”

④ 本末：本，指胸腹。末，指四肢。

⑤ 尺：指尺肤。即腕、肘关节之间的皮肤。

⑥ 察其色，以知其寒热痛痹：观察肤色，可以测知寒热痛痹，是古代尺肤诊法之一。

之去留，若仍发热，病邪尚在；若无发热，则邪气已去，病已消除。

5. 诊尺肤，明辨邪正盛衰之虚实。“持其尺，察其肉之坚脆、大小、滑涩、寒温、燥湿”。强调通过诊尺肤，以辨正邪盛衰之虚实。尺肤，指前臂内侧由肘关节至腕关节的皮肤。尺肤肌肉饱满则正气盛，肌肉消瘦则正气衰；尺肤滑润者气血盛，干涩者气血虚；尺肤灼热者是阳热盛，属热证，尺肤不温者是阴寒盛，主寒证；尺肤干燥者主津亏，尺肤潮湿者主湿盛。尺肤诊与脉诊必须相互结合，才能有效地指导辨证，如“尺肤热甚，脉盛燥者，病温也”(《灵枢·论疾诊尺》)。

6. 观眼目，以了解五脏的变化。“五脏六腑之精气皆上注于目而为之精”。“目者，五脏六腑之精也”(《灵枢·大惑论》)。因此，通过观察眼目五轮的色泽变化，即可了解内部五脏的精气盛衰。

7. 视血脉，察色泽，以知其寒热痛痹。视血脉，主要是指观察体表之脉络可见者，如“络脉之见也，其五色各异，青黄赤白黑不同”(《素问·经络论》)；“凡诊络脉，脉色青则寒且痛，赤则有热。胃中寒，手鱼之络多青矣；胃中有热，鱼际络赤；其暴黑者，留久痹也；其有赤有黑有青者，寒热气也；其青短者，少气也”(《灵枢·经脉》)；也说：“诊血脉者，多赤多热，多青多痛，多黑为久痹”(《灵枢·论疾诊尺》)等，皆为根据观察络脉颜色的改变而判断病性病情之例。

8. 察色泽，判断病证之寒热性质。如“青黑为痛，黄赤为热，白为寒”(《灵枢·五色》)，此为察色要领，提示通过观察病人面部及全身皮肤的色泽以判断病情。

黄帝曰：持针纵舍，余未得其意也。

岐伯曰：持针之道，欲端以正，安以静，先知虚实，而行疾徐，左手执骨，右手循之，无与肉果[①]；泻欲端以正，补必闭肤，辅针导气，邪得淫泆[②]，真气得居。

---

① 无与肉果：指针刺时不可用力过猛，以防止病人感应过激，使肌肉急剧收缩，而致针被肌肉缠裹，容易发生弯针、滞针等不良后果。果，通“裹”。

② 邪得淫泆：《甲乙经》卷五作“邪气不得淫泆”，当从。指邪气不能扩散。

黄帝曰：扞皮开腠理奈何？

岐伯曰：因其分肉，左别其肤①，微内而徐端之，适神不散②，邪气得去。

【点评】施针具体方法：一是端正态度、集中精力。“持针之道，欲端以正，安以静”强调针刺时，医生必须全神贯注地把注意力集中在施针上，认真负责，切勿粗心大意，“凡刺之真，必先治神”（《素问·宝命全形论》）；“静志观病人，无左右视也”（《素问·针解》）与此立场一致。

二是根据虚实，掌握补泻。针刺时要根据疾病的虚实情况，而正确地掌握补虚、泻实手法，此即“先知虚实，而行疾徐”之意。泻法治实证，进出针要快，针直刺而下，捻转的幅度大，频率快，强刺激，出针不必闭按针孔；补法治虚证，进出针要慢，捻转的幅度小，频率慢，弱刺激，留针以候气，出针后闭按针孔。

三是左右手配合。施针时必须“左手执骨，右手循之，无与肉果”，双手密切配合，“右主推之，左持而御之”（《灵枢·九针十二原》），右手执针，左手辅助；先用左手抓住肢体、找准穴位；右手持针，循着穴位刺入，不要使肌肉裹住针（滞针）。

黄帝问于岐伯曰：人有八虚③，各何以候？

岐伯答曰：以候五脏。

黄帝曰：候之奈何？

岐伯曰：肺心有邪，其气留于两肘④；肝有邪，其气流于两腋⑤；脾

① 左别其肤：《太素》卷二十二作“在别其肤”，当从。唐·杨上善：“肤，皮也。以手按得分肉之穴，当穴皮上下针，故曰在别其肤也。”

② 适神不散：指患者针刺后精神舒适，不致有神魂散荡的惊恐感觉。

③ 八虚：指两肘、两腋、两髀、两腘。这八个关节部位都是真气所经过和血络的要会之处。

④ 肺心有邪，其气留于两肘：心与肺的经脉均循行于上肢，肺经之尺泽，心经之少海都在肘间，故邪气乘虚而聚，多在两肘。

⑤ 肝有邪，其气流于两腋：肝胆经行于胁腋，出于期门、渊液等穴，故邪之所聚，多在两腋。

有邪，其气留于两髀①；肾有邪，其气留于两腘②。凡此八虚者，皆机关之室③，真气之所过，血络之所游，邪气恶血，固不得住留，住留则伤筋络骨节机关，不得屈伸，故痀④挛也。

【点评】论八虚与五脏。八虚，指两肘、两腋、两髀、两腘八个关节。肺、心应两肘，肝应两腋窝，脾应两髀，肾应两膝、腘窝。

五脏应八虚，五脏有病，其邪气就会影响相应之八虚，并在关节部位有所反应，如肺心有病，邪气会留滞于两肘；肝有病则邪气会留滞于两腋窝；脾有病，邪气会滞留于两髀；肾有病，邪气会滞留于两腘窝。

肘、腋、髀、腘之八虚是人体大关节、大枢纽之所在，直接关乎肢体运动；也是人身真气往还、周流、转输之枢纽，血络游行之要会处。因此病邪和瘀血不能留滞于此，否则会损伤筋络、影响骨节机关之屈伸运动，会导致肢节痉挛之病变。

掌握八虚与五脏关系，可以通过观察八虚病理改变以分析内部脏腑的相关病证，针刺八虚部位之腧穴，就能调治脏腑相关病证。

通天⑤第七十二

黄帝问于少师曰：余尝闻人有阴阳，何谓阴人，何谓阳人？

少师曰：天地之间，六合⑥之内，不离于五⑦，人亦应之，非徒一阴

---

① 脾有邪，其气留于两髀：髀，指胯部。脾经从胫股上出冲门，故邪气留于髀胯之间，病在脾经。

② 肾有邪，其气留于两腘：肾的经脉上行出于膝弯阴谷等穴，故邪气留于两腘，病在肾经。

③ 机关之室：犹言运动的枢纽，气血要会之处。

④ 痀(jū 居)：《甲乙经》卷十作“拘”，当从之改。

⑤ 通天：天，指自然界。通天，即人与自然界相通应之意。本篇从“天人相应”的观点出发，根据体质禀赋之阴阳盛衰，把人分为太阴、少阴、太阳、少阳、阴阳和平等五种形态类型。认为人的性格、品质、形态、体质等都与这五种类型有关。还根据五态人的生理病理特点，提出针刺治法原则。由于本篇取人与自然相通之意，故名“通天”。

⑥ 六合：是一年四季的空间概念，即《汉书·律历志》所说的孟春与孟秋合，仲春与仲秋合，季春与季秋合，孟夏与孟冬合，仲夏与仲冬合，季夏与季冬合，是为六合。

⑦ 五：指下文的太阴、少阴、太阳、少阳和阴阳和平五种体质类型的人。

一阳而已也，而略言耳，口弗能遍明也。

【点评】“人以天地之气生，四时之法成”(《素问·宝命全形论》)。人类生存在天地之间，禀受自然之气而长成。由于每个人所禀赋天地阴阳盛衰不同，故在其性格品质、心理素质、外形特征等各个方面都存在着一定的差异。本篇即根据上述差异，把人区分为太阴人、少阴人、太阳人、少阳人、阴阳和平之人等五种形态类型，借以说明各类人的生理、病理特点，为临床辨证施治提供依据。此处根据阴阳可分的原则和特性，提出可将人区分为阳人和阴人两种类型。但缘于该分类方法过于笼统，难以概括所有人的生理特点，于是基于天地万物变化都离不开五行和人类与之相应的认知模式，于是将阴阳与五行相结合，用于归纳人的体质类型，这一思维方法既凸显本篇主题，也明确了五态人分类的依据。此即张志聪所分析的那样，“一阴一阳者，始生两仪，应阴阳和平之人也；太阴少阴，太阳少阳，应所生之四象也。人禀天地之气而生成此形气，是以《阴阳二十五人》篇论地之五行以生此形，故论五音之形；此论人合天气之阴阳四象，故篇名《通天》而论人之态也”。

《内经》所言“六合”，一为上下四方之空间意涵；二指一年四季所有时段的时间意涵，如果语言环境中有“天地之内”的空间表达时，其“六合之内”一定是指一年四季的时间；三是人身十二经脉表里相合关系。

黄帝曰：愿略闻其意，有贤人圣人，心能备而行之乎[①]？

少师曰：盖有太阴之人、少阴之人、太阳之人、少阳之人、阴阳和平之人[②]，凡五人者，其态不同，其筋骨气血各不等。黄帝曰：其不等者，可得闻乎？

---

① 心能备而行之乎：《灵枢经校释》疑当为“必能备而衡之乎”，可参。

② 盖有太阴之人、少阴之人、太阳之人、少阳之人、阴阳和平之人：指禀赋纯阴的人、阴多阳少的人、禀赋纯阳的人、阳多阴少的人和阴阳平和的人五种类型。

少师曰：太阴之人，贪而不仁，下齐湛湛[①]，好内而恶出[②]，心和而不发[③]，不务[④]于时，动而后之[⑤]，此太阴之人也。

【点评】论太阴人的性格、外形、体质特征。

1. 性格特征：表现为贪得无厌，为富不仁；表面谦恭，内存阴险；有所得则喜，有所失则怒；性格内向，不善于发表自己的意见；不爱做善(好)事；缺乏主动性，易跟着别人后面跑。总以阴险狡猾、贪财内向为其特有的性格品质特征。

2. 形态特征：外形具有肤色深黑，外貌庄严而意念谦下，体型高大，卑躬屈膝，但并非佝偻之特征。

3. 体质特征：由于其所禀纯阴无阳之气，故阴气偏盛，阴血重浊，卫气运行涩滞，阴阳不能调和，因此显现筋缓皮厚的体质特征。

少阴之人，小贪而贼心[⑥]，见人有亡，常若有得，好伤好害，见人有荣，乃反愠怒，心疾而无恩，此少阴之人也。

【点评】论少阴人的性格、外形、体质特征。

1. 性格特征：表现为喜欢贪图小利，且常有害人之心；见到别人有了损失，就幸灾乐祸而高兴，好伤人、害人；见到别人有了成就，则恼怒咒骂，心怀嫉妒，心胸狭窄，毫无同情心。总以贪利害人、愿人失而不愿人得，心胸狭窄而多嫉妒为其性格品质特征。

2. 形态特征：外貌虽似清正廉明，但行动鬼祟，性情特别阴冷险恶；立则躁动不安而立不正，走路时多低头前倾。

3. 体质特征：由于所秉阴气多而阳气少，故胃小而肠大，六腑的功能不相协调，其足阳明胃经的脉气偏小，而手太阳小肠经的脉

---

① 下齐湛湛：谓外表谦恭周正，内心深藏机谋。下，谦恭。齐，周正。湛湛，深厚的样子。

② 好内而恶(wù 误)出：谓贪求获取，厌恶付出。内，音义同“纳”，在此指人之所得。

③ 心和而不发：即喜怒不形于色。和，《甲乙经》作“抑”，亦是。

④ 务：求，追求。

⑤ 动而后之：指后发制人。

⑥ 贼心：谓心性残忍狠毒。贼，残暴。

气偏大。

太阳之人，居处于于[①]，好言大事，无能而虚说，志发于四野[②]，举措不顾是非，为事如常自用[③]，事虽败而常无悔，此太阳之人也。

【点评】论太阳人的性格、外形、体质特征。

1. 性格特征：表现为平时自鸣得意，好讲大事，言过其实，好说空话大话；志向远大，做事不考虑后果，刚愎自用，虽然屡遭失败也不后悔。

2. 形态特征：外貌气宇轩昂而自得，挺胸凸腹、直腰，身体后仰，就像膝腘反折。

3. 体质特征：由于所禀以纯阳之气为主，故阳气独盛是该型人的体质特点。

少阳之人，諟谛[④]好自贵，有小小官，则高自宜，好为外交，而不内附，此少阳之人也。

【点评】论少阳人的性格、外形、体质特征。

1. 性格特征：表现为做事谨慎，好抬高自己，稍有政治地位就自以为了不起，喜好对外交际而不善于团结内部。

2. 形态特征：外貌多表现为站立时喜好仰头，行走时喜好摇摆身体，常把两臂肘挽于背后。

3. 体质特征：由于所秉阳气多而阴气少，经脉小而络脉大等为其体质特点。

阴阳和平之人，居处安静，无为惧惧，无为欣欣[⑤]，婉然从物[⑥]，或

---

① 于于：安然自足的样子。

② 志发于四野：指好高骛远。四野，四方荒远之地，在这里指天下四方。

③ 为事如常自用：指常常意气用事，而自以为是。如，连词，相当于“而”。

④ 諟谛（shì dì 是帝）：谓遇事谨慎，常要反复审察。

⑤ 无为惧惧，无为欣欣：指没有什么可以使他恐惧不宁，也没有什么可以使他欣喜难安。惧惧、欣欣，在这里指过分的恐惧和过分的欣喜。

⑥ 婉然从物：意即能够心平气和地适应周围的事物。婉然，温顺的样子。

与不争，与时变化[①]，尊则谦谦，谭而不治[②]，是谓至治。

【点评】论阴阳和平人的性格、外形、体质特征。

1. 性格特征：表现为举止行为安静，既没有意外的恐惧，也没有过分的喜悦，和顺地适应一切工作；偶尔有便宜，也不计较争取，顺应事物的变化；有尊贵的地位却能谦让，即使地位低下，也不媚上。总以心胸豁达，待人忠诚谦和，不计较名利得失，一切顺应自然是阴阳和平型人的性格品质特征。

2. 形态特征：外貌表现为状态美好，从容稳重，态度温恭，颜色和悦，目光和善，慈祥和乐之正人君子风范。

3. 体质特征：由于所秉阴阳之气和谐，无偏盛偏衰，故其血脉调顺，元气充足为其体质特征。

古之善用针艾者，视人五态乃治之，盛者泻之，虚者补之。

【点评】论五态人的针艾治疗原则。辨别五态人不同体质类型之目的，在于为临床因人施治提供依据。先辨体质类型，再行盛者泻之、虚者补之之法，因人灸刺。

黄帝曰：治人之五态奈何？

少师曰：太阴之人，多阴而无阳，其阴血浊，其卫气涩，阴阳不和，缓筋而厚皮，不之疾泻，不能移之。

【点评】灸刺太阴型人之法。该型人多阴而无阳，阴血重浊，卫气涩滞，阴阳不和，治疗时必须采取疾泻的针法，祛除阴浊，通导血脉。

少阴之人，多阴少阳，小胃而大肠[③]，六腑不调，其阳明脉小而太

---

① 或与不争，与时变化：指与人相处而不与人相争，安然处世而能依随世事的变迁。或，有人。变化，指世事的变迁。

② 谭而不治：指善于用说服的方法以德服人，而不是用压制的办法去统治人。明·张介宾：“谭而不治，无为而治也。”谭，通“谈”。

③ 小胃而大肠：指小肠容积大而胃的容积小。

阳脉大，必审调之，其血易脱，其气易败也。

【点评】灸刺少阴型人之法。该型人多阴少阳，阳明脉小而太阳脉大，治疗时务要审慎调治，防止其血脱气败。

太阳之人，多阳而少阴[①]，必谨调之，无脱其阴，而泻其阳，阳重脱者易狂[②]，阴阳皆脱者，暴死不知人也。

【点评】论灸刺太阳型人之法。该型人纯阳无阴，须谨慎调治，防止耗脱其阴气，只宜泻其亢盛之阳。若阴气大伤，则因阳盛而易生狂证；若阴阳具脱者，则会导致暴死或昏迷不知人事。

“太阳之人，多阳而少阴”句，不仅与文意精神不符，而且与少阳之人的表述无异。考《甲乙经》卷一第十六将“少阴”作“无阴”，则与文意精神相符，且别于下文少阳之人的“多阳少阴”，也与上文“太阴之人，多阴而无阳”对应，当从之。

少阳之人，多阳少阴，经小而络大[③]，血在中而气外，实阴而虚阳[④]，独泻其络脉则强，气脱而疾[⑤]，中气[⑥]不足，病不起也。

【点评】论灸刺少阳型人之法。该型人为阳气多而阴气少，经脉小而络脉大，血在内而气在外。当刺其络脉，泻其有余之阳。若过度泻其阳络，阳气耗脱太快，使中气不足，亦可致病深不起。

阴阳和平之人，其阴阳之气和，血脉调，谨诊其阴阳，视其邪正，安容仪，审有余不足，盛则泻之，虚则补之，不盛不虚，以经取之。此所以调阴阳，别五态之人者也。

---

① 多阳而少阴：《甲乙经》“少”作“无”，甚是。明·张介宾：“纯阳者曰太阳。”

② 阳重(zhòng 众)脱者易狂：重，很，甚的意思，表示程度。狂，此为阳气欲脱之兆。

③ 经小而络大：明·张介宾：“经脉深而属阴，络脉浅而属阳，故少阳之人，多阳而络大，少阴而经小也。”

④ 血在中而气外，实阴而虚阳：指阴血弱于内而阳气盛于外，应该一方面补其不足之阴血，一方面泻其有余之阳气。

⑤ 气脱而疾：谓阳气很快地耗散于外。

⑥ 中气：指内在的正气。

【点评】论灸刺阴阳和平型人之法。该型人具有“阴阳之气和，血脉调”特点，灸刺时应明辨阴阳盛衰变化，察观仪表容貌，判断邪正盛衰，详审有余与不足，以“盛则泻之，虚则补之，不盛不虚，以经取之”为原则灸刺。

黄帝曰：夫五态之人者，相与毋故，卒然新会，未知其行也，何以别之?

少师答曰：众人[①]之属，不如[②]五态之人者，故五五二十五人，而五态之人不与焉。五态之人，尤不合于众者也。

【点评】此之“众人”，属于无明显阴阳偏颇的适中体质类型，就目前体质分类而言，与“阴阳平和”体质类型相当，应为健康的常态体质。

黄帝曰：别五态之人奈何?

少师曰：太阴之人，其状黮黮然[③]黑色，念然下意[④]，临临然[⑤]长大，腘然未偻[⑥]，此太阴之人也。

少阴之人，其状清然窃然，固以阴贼[⑦]，立而躁崄[⑧]，行而似伏，此少阴之人也。

太阳之人，其状轩轩储储[⑨]，反身折腘[⑩]，此太阳之人也。

---

① 众人：普通体质类型的人，亦即“阴阳二十五人”。清·张志聪：“盖阴阳五态之人与五音之二十五人不同也，尤不合于众人者也，当视其形状以别之。”

② 如：相当，在这里是适合于的意思。

③ 黮黮(dǎn 胆)然：色深黑的样子。此处指面色阴沉晦暗。黮，原指桑椹熟透后的黑色，引申为深黑。

④ 念然下意：谓心多机谋而外表谦恭。明·马莳：“念然下意，即上文‘下齐湛湛’之意也。”

⑤ 临临然：身形高大的样子。明·马莳：“临临然，长大之貌也。”

⑥ 腘然未偻：形容假作屈膝卑躬之态，并非真有伛偻病。腘然，屈膝的样子。偻，脊背弯曲。

⑦ 其状清然窃然，固以阴贼：指貌似公正而守身不乱，实则内心怀藏阴险残忍的想法。清然，公正的意思。窃然，卑下内守的意思。

⑧ 躁崄(xiǎn 险)：指躁动不安，动作怪僻。崄，同“险”，此有怪僻之意。

⑨ 轩轩储储：形容高傲自得，骄傲自满的样子。轩轩，高的意思。储，积蓄，在这里是满的意思。

⑩ 反身折腘：挺胸凸腹，以致膝腘弯曲。

少阳之人，其状立则好仰，行则好摇，其两臂两肘则常出于背，此少阳之人也。

阴阳和平之人，其状委委然①，随随然②，颙颙然③，愉愉然④，𪾢𪾢然⑤，豆豆然⑥，众人皆曰君子，此阴阳和平之人也。

【点评】本篇以阴阳气之多少为依据，对五态人进行分类，含有丰富的人格体质分型的内容。人格是心理学研究的重要内容，包括个性倾向性和个性心理特征两方面。主要表现为个人在对己、对人、对事、对物等各方面适应时所形成的态度、趋向和所显示的独特个性。体质，属于生理和病理学的范畴，主要指遗传生理素质等多方面的个体差异。

《内经》多篇涉及人格，但多结合体质一并论之，反映了《内经》形神合一的辩证观。也有助于从个性心理的差异中探求不同的病因病机而指导治疗。这就是《内经》论述各种人格体质类型时，又常拟定相应调治原则的缘由。

《内经》以阴阳五行为思维模式对人格体质进行分类，本篇即是其例，如太阴之人“多阴而无阳，其阴血浊，其卫气涩，阴阳不和”而表现为“贪而不仁，下齐湛湛，好内而恶出，心和而不发，不务于时，动而后之”等人格心理特征；少阴之人“多阴少阳，小胃而大肠，六腑不调”而表现为“小贪而贼心，见人有亡，常若有得，见人有荣，乃反愠怒，心疾而无恩”等人格的心理特征等，其他体质类此。

据此本篇还分析了五态人的外貌特征和治法，认为“太阴之人，其状黮黮然黑色，念然下意，临临然长大，䐃然未偻”，“缓筋而厚皮”，故当以“不之疾泻，不能移之”为其刺法；少阴之人，“其状清然窃然，固以阴贼，立而躁崄，行而似伏”，因“其阳明脉小而太阳脉大”，故当“必审调之，其血易脱，其气易败也”为治疗思路；

① 委委然：安详的样子。
② 随随然：随和的样子。
③ 颙颙(yóng 喁)然：态度严正而又温和的样子。
④ 愉愉然：和颜悦色的样子。
⑤ 𪾢𪾢(xuán 旋)然：目光慈祥柔和的意思。
⑥ 豆豆然：举止有度而不乱的样子。

太阳之人，“其状轩轩储储，反身折腘”，故“必谨调之，无脱其阴，而泻其阳”为治；少阳之人，“其状立则好仰，行则好摇，其两臂两肘则常出于背”，故当“独泻其络脉”为治；阴阳和平之人，“其状委委然，随随然，颙颙然，愉愉然，𥈝𥈝然，豆豆然”，宜“谨诊其阴阳，视其邪正，安容仪，审有余不足，盛则泻之，虚则补之，不盛不虚，以经取之”为治。

本篇五态人的分类，虽然综合了心理素质和身体素质的内容，但究其实质，主要是人格的阴阳分类，层次较高，抽象性强，常常难以分辨，此即“五态之人者，相与毋故，卒然新会，未知其行也”，所以《灵枢·阴阳二十五人》有二十五种多层级的人格体质的分类。

本篇与《灵枢·阴阳二十五人》蕴涵有丰富的身体素质、心理素质等医学心理学、体质学说的内容，集中体现了《内经》的人格体质分型法，为建构中医体质学、中医心理学知识奠定了基础。

官能[①]第七十三

黄帝问于岐伯曰：余闻九针于夫子，众多矣，不可胜数，余推而论之，以为一纪[②]。余司诵之，子听其理，非则语余，请其正道[③]，令可久传，后世无患，得其人乃传，非其人勿言。

【点评】针灸是中医传统的治疗手段，针灸医师应该掌握的理论、技能及培养这种学识的教授方法，可以说对所有专业的业内人士都具有指导意义。篇中所论针刺手法、取穴方法及其原理等知识都是官方认可的操作规范，故以为名。

---

① 官能：官，指官职，职责。能，指能力，资质。官能，就是对针灸医生应该根据个人不同的禀赋，培养其应具备的技能，并述及培养这种技能的教学方法。关于用针的道理，首先要明确人的生理和疾病的阴阳、寒热、虚实性质，才能确定针灸补泻的方法；其次，应知天忌和邪气伤人的不同表现。正如闵士先云：“官之为言司也。言各因其能而分任之，各司其事，故曰‘官能’。”

② 以为一纪：指把九针的内容汇集成纲。纪，纲领。

③ 非则语余，请其正道：意即假如有错误的地方，请给予更正。

岐伯稽首再拜曰：请听圣王之道。

黄帝曰：用针之理，必知形气之所在[①]，左右上下[②]，阴阳表里[③]，血气多少[④]，行之逆顺[⑤]，出入之合[⑥]，谋伐有过[⑦]。知解结[⑧]，知补虚泻实，上下气门[⑨]，明通于四海[⑩]，审其所在，寒热淋露[⑪]，以输异处[⑫]，审于调气，明于经隧，左右肢络[⑬]，尽知其会[⑭]。

【点评】针灸专业人员应通晓的基本理论。

1. 脏腑部位及其表里关系。脏腑的解剖部位是诊断和鉴别诊断必须具备的知识，有助于治疗取穴，如胁肋隐痛不适，胸闷脘痞，就可以从疏肝理气角度选取肝经穴位或肝胆表里配穴，也可以防止针刺时误伤内脏；脏腑表里、所属经脉表里关系对于有效地采取脏病治腑，腑病治脏，阴经有病刺阳经，阳经有病刺阴经等方法提供依据，也是临床循经取穴、表里配穴、远近配穴等方法的基础。这就是经文为何要求“用针之理，必知……阴阳表里”之理由。

2. 气血循行顺逆及经气运行出入之合。脏腑气血多少有异，如阳明为多气多血之腑，太阴为多气少血之脏。根据经脉的气血多少

---

① 必知形气之所在：指必须知道脏腑形气所在的部位。

② 左右上下：唐·杨上善：“肝生于左，肺藏于右，心布于表，肾治于里，男左女右，阴阳上下，并得知之。”

③ 阴阳表里：指辨别阴阳表里的病机。

④ 血气多少：明·张介宾：“十二经气血各有多少不同，乃天禀之常数，故凡用针者……当详察血气而为之补泻也。”

⑤ 行之逆顺：明·马莳：“其脉之所行，有逆有顺。如手太阴经自中腑而出少商者为顺，自少商而至中腑者为逆。”

⑥ 出入之合：此指经脉出入交会的部位。合，指血气运行时交会的腧穴。

⑦ 谋伐有过：谓攻治有邪气的部位。谋，《太素》作“诛”，甚是。有过，指病邪。

⑧ 解结：指通过治疗祛除病邪，疏通经络。解，解除。结，结聚。

⑨ 上下气门：指手足各经的气穴。

⑩ 四海：指髓海（脑）、气海（膻中）、血海（冲脉）、水谷之海（胃）。

⑪ 寒热淋露：指感寒、受热、淋雨、露风。一说：淋露指妇女月经淋漓，或二便频数。又一说：淋露为羸露，疲乏之意。按：此二说均似不妥，故不从。

⑫ 以输异处：谓邪气会传入不同的部位。输，输注，在这里指邪气传入。一说：《太素》“以”作“荥”，可参酌。

⑬ 左右肢络：指经脉的支别。肢，通“支”。

⑭ 尽知其会：指要明确十二经脉与左右支络的交会之处。

才能准确掌握谋伐有过、泻其有余的法度。“行之逆顺，出入之合”就是要掌握经脉循行的次序和出入交会的部位。如手太阴肺经→手阳明大肠经→足阳明胃经→足太阴脾经→手少阴心经→手太阳小肠经→足太阳膀胱经→足少阴肾经→手厥阴心包经→手少阳三焦经→足少阳胆经→足厥阴肝经→手太阴肺经之循行次序，至于经脉的交会部位就更为复杂而广泛。这既是应用经络辨证的基础，也是循经取穴，以及把握经气“出入之合”的特定穴位如肺出太渊，心出大陵，肝出太冲，脾出太白，肾出太溪等不可缺少的知识。

3. 虚实补泻和上下气门。证有虚实，必须详察，补虚泻实是临证治病的通行规则。实是指病理因素、病理产物所导致的旺盛的病理反应状态；虚是指人体防御能力、代偿能力或修复能力不足的病理状态。两者虽有区别但却互相影响，邪气盛则正气受到郁遏或损耗，导致邪气更实。因而正气愈虚则邪气愈盛的情况是比较常见的。临证必须精通虚实鉴别方法和处置原则，才能恰当地采用补泻手段，以恢复新的脏腑功能和动态平衡。“上下气门”就是上下气穴。马莳谓“气门，即气穴也。《素问》有《气穴论》，凡穴皆可以气穴称。”凡“手经为上，足经为下，气脉必由之处，是为门户”（张介宾注），此处指手足十二经脉每个穴位的名称、位置、适应证和针刺方法，才能恰当地选穴施治，这是临床针灸时必须掌握的基本功。

4. 四海和荥输。四海即胃为水谷之海、脑为髓之海、膻中为气海、冲脉为十二经脉之海，亦即血海。四海的生理病理，辨别四海之盈虚，才能恰当地运用补泻法则。掌握十二经脉的井、荥、输、经、合等五输穴的部位、主治功效、施针手法等内容，才能有效地辨证施针，即所谓“明通于四海”之意。

5. 经隧及左右支络的交会。十二经脉流注，起于肺，渐次传于肝，由肝再传回肺，如此循环往复。经脉左右支络交相会合，左注于右，右注于左，与经脉主干相联系多在于四肢部位，并与脉外之气血，相会于皮肤分肉间。系统掌握经脉循行路线及左右支络的交会点，在实施针刺时根据情况采用左右异治、上病下治、表里同治等手段，思路将更加开阔，手段更为丰富。

寒与热争，能合而调之[①]，虚与实邻，知决而通之[②]，左右不调，把而行之[③]，明于逆顺，乃知可治，阴阳不奇，故知起时[④]，审于本末，察其寒热，得邪所在，万刺不殆，知官九针，刺道毕矣。

【点评】1. 辨析病性。疾病的病理性质，不外乎阴阳、虚实、寒热。明辨于此，才能准确施以寒者温之，热者清之，寒热交争者调合之，虚者补之，实者泻之之法，此即“虚与实邻，知决而通之”之意。经文认为虚证与实证表现相似，可据经脉的盛衰状态予以疏通，虚实交错者攻补兼施并调之。阴虚者滋其阴，阳衰者温其阳，阴盛者散其寒，阳盛者清其火；阴虚火旺者滋阴降火，阳衰阴盛者温阳散寒。另外还有上盛下虚、肝旺脾虚、上寒下热、本虚标实、脾弱胃强等虚实寒热错杂的情况，应当根据主次灵活处置。所谓“左右不调，把而行之”，是指对于左右不协调的疾病，要采取左病刺右、右病刺左的缪刺法治疗。“审于本末，察其寒热，得邪所在，万刺不殆”，就说只要辨清楚标本，弄明白寒热主次，明确邪之所在，即使针刺次数再多也不会出问题。万刺这里是喻其多的意思。

2. 判断顺逆。这是中医治病的一个重要特点。不同的疾病有不同的顺逆判断标准，一般而言，顺证的特点是气色鲜明、语音清朗、精神健旺、反应灵敏、饮食知味、二便自调、脉象和缓。逆证的特点则与此相反，表现为气色晦暗、声低音哑、神疲少气、反应迟钝、饮食不进、溏泄不止、脉象弦涩数疾，或微结代等。只有明白了逆顺，才能掌握病势，再结合具体病的特点采取相应的治法。正如原文所述：“明于逆顺，乃知可治。”至于“阴阳不奇，故知起时”，意指阴阳调和，就可以预测病愈的时间。

3. 辨别标本缓急。标与本是一个相对的概念，常用来说明疾病过程中的各种矛盾关系。标本具有多种含义，若以疾病的本质与现

---

① 寒与热争，能合而调之：若有寒热交争的疾病，是阴阳之气不和，要调其阴阳，使之协调。

② 虚与实邻，知决而通之：指有时虚证与实证的表现有相似之处，可根据经脉的盛衰情况来疏通其经脉。

③ 左右不调，把而行之：指左右不协调的病证，要用左病刺右、右病刺左的缪刺法治疗。

④ 阴阳不奇（yǐ 倚），故知起时：即脏腑阴阳已经调和，就可知病愈之时。奇，偏，不正。

象而言，本质为本，现象为标；以发病的先后而言，先发之病为本，后发之病为标；以病因与症状而言，病因为本，症状为标，等等。应该注意的是，标本之“本”与治病求本之“本”，不属于同一层次上的概念，前者是相对于“标”而建立的概念，有着多种不同的具体含义，而后者的含义则较明确，指的就是病证变化规律的内在本质。标本先后治则在临床上的运用，是强调了从复杂多变的病证中，分清其标本缓急，然后确定治疗上的先后主次。这一治则体现了处理疾病过程中各种矛盾的灵活方法，体现了重点突出、措施有节的治疗步骤，也是对治病求本原则的补充。

标本缓急治疗原则的具体应用主要有三：一是急则治标，是指标病或标症甚急，有可能危及患者生命或影响对本病治疗时所采用的一种治疗原则，如水臌病，当出现大量腹水，呼吸喘促，大小便不利等急重症状时，应立即用逐水通便之法先治其标，待大小便通利，腹水减轻或消除后，再调理肝脾以治其本；二是缓则治本，指标病或标症缓而不急时所采用的一种治疗原则，如风寒头痛，风寒之邪阻滞经络的病因病机为本，头痛的症状表现为标，采用疏风散寒法针对本质进行治疗，风寒之邪一除，则头痛自解；又如肺阴虚所致的咳嗽，肺阴虚为本，咳嗽为标，治疗用滋阴润肺之法，肺阴充足，则咳嗽亦随之而愈；三是标本兼治，指标病与本病错杂并重时采取的治疗原则，此时单治本不治其标，或单治标不治其本，都不能适应治疗病症的要求，故必须标本兼顾而同治，才能取得较好的治疗效果，如阳热内盛，阴液亏损，出现腹满痛而便结，若单用清热泻下以治标，则进一步伤正；若仅用滋阴生津以治本，则热邪又不得祛除，只有采用滋阴与泻下并举的标本兼治法，才能使正盛邪退而病愈。

明于五输，徐疾所在，屈伸出入，皆有条理[①]，言阴与阳，合于五行，五脏六腑，亦有所藏，四时八风，尽有阴阳，各得其位。

合于明堂，各处色部，五脏六腑，察其所痛，左右上下[②]，知其寒

---

① 屈伸出入，皆有条理：指针刺时体位的屈伸和针具的出入都有一定的规则。

② 察其所痛，左右上下：唐·杨上善：“察五色，知其痛在五脏六腑，上下左右。”

温，何经所在。

审皮肤之寒温滑涩[①]，知其所苦，膈有上下，知其气所在。

【点评】1. 阴阳五行之理。阴阳五行是中医理论的基础，是认知脏腑功能、病理变化、治则治法、药物性味的基本思维范式，通晓阴阳的对立性、统一性、互根性和转化性在生理病理方面的联系；通晓五行的生克制化、五行对生理病理、自然现象的分类方法；阴阳五行对中医诊断、辨证的指导意义尤当熟悉。故谓"言阴与阳，合于五行，五脏六腑，亦有所藏"即是此意。

2. 四时八风之害。八风指八个方位来的能引起致病的虚风，是四时八节发生的季节性致病邪气，《灵枢·九宫八风》分述了来自八方四季的八种致病邪风，分别侵犯不同脏腑而致不同病变。凡用针治病必须见微知著，早期诊治，达到"上工取气，救其萌芽"效果，感邪后若不及时治疗，病邪就可由表传里，由浅入深，以至于危及性命。

3. 望面部，审皮肤，明辨病位病性。所谓"合于明堂，各处色部……审皮肤之寒温滑涩，知其所苦"，就强调望面部，明辨病位病性的重要性。通过观察面部的色泽判断病位在何脏何腑、痛在左右上下、属何经络受病，病性之虚实寒温等。

审皮肤，根据皮肤的温度、光泽润滑程度来判断其所患何病、病在何经、痛苦所在，为针刺治疗提供资料。

先得其道，稀而疏之，稍深以留[②]，故能徐入之。

【点评】先得其道，稀而疏之，是针灸师应熟悉的治疗原则。针刺治疗既要通晓基本理论，也要掌握针刺手法。而手法是实现补泻的重要环节。接前文观察皮肤的情况以判断其问题症结所在，阻隔有上有下，知道其气机郁滞在何处。先要弄清楚经脉之道，然后才可以用针，采取选穴少、深刺留针的针刺方法，慢进针使其气徐徐

---

① 寒温滑涩：明·张介宾："寒者多阴，温者多阳，滑者多实，涩者多虚。"

② 先得其道，稀而疏之，稍深以留：指首先确定其主治的腧穴，而针刺时宜先酌情少针浅刺，而后再逐渐深刺并留针。

而至，长时间留针亦有结其气的意思。马莳曰："先得其经脉之道，然后可以用针。稀者，针之少也；疏者，针之阔也；深者，深入其针也；留者，久留其针也。"

大热在上，推而下之，从下上者[1]，引而去之，视前痛者，常先取之[2]。

【点评】论热证刺法。治疗热证，推而下之。指治疗热证的时候，如果热在上者，采用泻法将邪势降下来；如果热势从下炎上者，可采用引火归元的办法使热势潜下来；观察其开始疼痛的部位，并在该处针刺以治其本。由此可见，"推而下之"是指治疗实火而言，而"引而去之"是指治疗虚火而言。

大寒在外，留而补之[3]，入于中者，从合[4]泻之。

【点评】论寒证刺法。治疗寒证，留而补之，指的是治疗寒证，如果寒邪在表，宜留针以补其阳；如果寒邪在中，宜散寒，从寒凝脏腑的合穴采取泻法；如果针刺不能达到目的，可以配合灸法。

针所不为，灸之所宜，上气不足，推而扬之，下气不足，积而从之[5]，阴阳皆虚，火自当之[6]。

【点评】论虚证治法及其举例。若清气不能上荣于脑，上气不足，就要引举中气以补上；如果是下焦元气不足，要用留针的方法随气充实其下；如果是阴阳俱虚的话，就应当使用灸法治疗。

---

① 从下上者：指自下部上炎的热邪。

② 视前痛者，常先取之：指要审察开始疼痛的部位，应先在该处针刺，以治其本。

③ 大寒在外，留而补之：指大寒在表的，当留针以补阳，助阳以胜寒。留，谓留针。

④ 合：指合穴。

⑤ 上气不足，推而扬之，下气不足，积而从之：推而扬之，是引举其气以补上的意思。积而从之，指用留针以随气充实其下的意思。

⑥ 火自当之：自可用灸法来治疗。火，指灸法。

厥而寒甚，骨廉陷下，寒过于膝，下陵三里[①]，阴络所过，得之留止，寒入于中，推而行之，经陷下者，火则当之，结络坚紧，火所治之[②]。

【点评】论厥逆治法及其举例。若四肢厥冷较甚，可以在骨廉陷下处取穴(约相当于阴陵泉)；若寒冷超过膝盖，选取足阳明经的足三里穴；若寒邪深入体内，侵入内脏，可用推拿按摩的方法使阴寒消散；若寒凝脉络，经脉陷下者，可以用灸法温通阳气；若脉络壅塞有结节坚硬者，也是灸法的适应证。

不知所苦，两跷之下[③]，男阴女阳，良工所禁[④]，针论毕矣。

【点评】论男女治异及其举例。在某些情况下男女取穴有所不同，比如表现不痛、麻木不知所苦者，灸两跷之下的申脉和照海，但男属阳，当灸足太阳之申脉；女属阴，当灸足少阴照海穴。如果男子灸阴经之穴，女子灸阳经之穴，就违背了原则，所以为良工之所禁。明白了这些道理，针刺时心中就有数了。故张介宾云："寒邪在肌肉血脉之间，有不痛不仁不知所苦者，当灸两跷之下，即足太阳申脉、足少阴照海二穴也。然男子属阳，女子属阴。若男阴女阳，则反用矣，故为良工之所禁。"

用针之服[⑤]，必有法则，上视天光，下司八正[⑥]，以辟奇邪，而观百姓[⑦]，审于虚实，无犯其邪。

---

① 下陵三里：即足阳明胃经的三里穴。下陵与三里为一穴二名。

② 火所治之：《甲乙经》卷五，《太素》卷十九均作"火之所治"。宜从。

③ 两跷之下：指阴跷脉所出的照海穴和阳跷脉所出的申脉穴。

④ 男阴女阳，良工所禁：谓男子患病而取阴跷之脉，女子患病而取阳跷之脉，为高明医生所忌讳的事。

⑤ 服：学习。

⑥ 上视天光，下司八正：指用针要看天气的阴晴变化以及四时八节气候的不同。天光，指日月星辰。司，诊候。八正，指立春、立夏、立秋、立冬、春分、秋分、夏至、冬至八个节气的正常气候。

⑦ 以辟奇邪，而观百姓：指四时不正之气能使人发病，应当让人们都知道。辟，同"避"，避开，回避。一说：除，去除的意思。观，示。观百姓，意即告诉给大家。

【点评】论应四时而刺的机理。此节主要论述针灸医师在实施治疗时必须结合四时六气的不同，调整用针的方法。

自然界四时气候对人体的影响。针刺治病必须遵循一定法则，要观察日月星辰之光，参考立春、立夏、立秋、立冬、春分、秋分、夏至、冬至等八个节气气候变化的不同。当四时八节有不正常气候到来时，要及时告知大家作必要的防护，根据邪势及体质的虚实，避免六淫入侵致病。这种参考四时气候改变调整针灸治法并进行预防护理的思想，既符合中医整体观念的理论，又和现代医学的时间医学、预防医学的基本思想一致。

是得天之露，遇岁之虚[①]，救而不胜，反受其殃。故曰：必知天忌[②]，乃言针意。

【点评】论通晓天时宜忌。四时六气的变化对人的生理功能，病理变化均会产生一定的影响。春夏之季，阳气升发，人体气血趋向体表，病邪伤人亦多在体表；秋冬之季、阴气渐盛，人体气血潜藏于内，病邪伤人亦多在深部，所以在治疗上，春夏宜浅刺，秋冬宜深刺。人体气血流注呈现出与时间变化相应的规律，针灸治疗注重取穴与时辰的关系，强调择时选穴，根据不同时辰选取不同的腧穴进行治疗。子午流注针法、灵龟八法、飞腾八法等均是择时选穴治疗疾病的方法，也是因时制宜治疗原则的具体运用。所谓“必知天忌”就是整体观念在此节之体现，要求医生临证时务要熟悉自然界的规律对人体的影响，能顺应这一规律，就对治疗产生积极作用，利于愈病；若违反这一规律，就会产生不利影响，甚至危及生命，即所谓“反受其殃”。遇到了自然界不合时令的风雨灾害，岁气不及所出现的反常气候，如春不温而反冷，夏不热而反凉等，救治无效，反而要受这些反常气候的戕伐。所以必须懂得天时的宜忌，才能讨论针灸的道理。

---

① 得天之露，遇岁之虚：天之露，指自然界不合时令的气候变化，如春季少风多雨，长夏无雨多风等。岁之虚，指当年的岁气不及而出现的反常气候，如夏不热，冬不寒等。

② 天忌：指必须避忌的自然时气变化。

法于往古，验于来今，观于窈冥，通于无穷[①]，粗之所不见，良工之所贵，莫知其形，若神仿佛。

【点评】论通古达今，探微索隐。此节强调临床医生必须具备的知识储备和思维方法，要熟读上古医家的经典，并在实践中验证总结。观察人体脏腑经络、营卫气血等内在变化，探寻其中的变化规律。这种工作是至精至微、精益求精的事，技术粗疏的人是难以做到的，而高明的医师都很重视于此。如果不明白这些内在改变的情形，或者是只知大概、不明细理的话，是很难胜任灸刺工作。

邪气[②]之中人也，洒淅动形[③]。正邪[④]之中人也微，先见于色，不知于其身，若有若无，若亡若存，有形无形，莫知其情。

【点评】论外邪伤人，形态各异。此节论述了外邪中人的几种表现形式，若系风寒之邪从表侵袭人体，卫气奋起抗邪与寒相搏于肌表，所以表现为恶寒战栗，形体振动，此类似于《伤寒论》之伤寒表实证；若系正风侵袭人体，则临床症状较轻，先出现面色的改变，身体没有明显的感觉，临床症状似有若无，邪气似乎存在又似消除，如此似有似无的状态很难作出判断，此类似于《伤寒论》之太阳中风表虚证。类似的论述亦见于《素问·八正神明论》之"正邪者，身形若用力，汗出腠理开，逢虚风，其中人也微，故莫知其情，莫见其形"。

是故上工之取气[⑤]，乃救其萌芽；下工守其已成[⑥]，因败其形。

【点评】论上工救萌芽，下工守已成。认为医师水平有高低，治

---

① 观于窈冥，通于无穷：谓察辨自然界与人体中幽微难见的变化，通达预防和治疗疾病的无穷无尽的方法。窈冥，幽微不可得见。

② 邪气：指不时之邪气，如春季感寒，夏季伤风等，与下文"正邪"相对。

③ 洒淅动形：指恶寒而战栗。洒淅，恶寒的样子。

④ 正邪：指八方正风而致人疾病者，如春季风气伤人，夏季暑气伤人，或春季伤于东风，夏季伤于南风等。

⑤ 取气：诊察脉气的细微变化。

⑥ 已成：病变已成而症状显著。

病时所采取的态度与方法不同。上工为学识渊博、医术高明的医师；下工是才学粗浅、医技平庸之辈。邪气伤人时有的有症状，有的没有症状，高明的医师通过观察脉气的微小变化，就能在邪势袭人的萌芽阶段采取有力措施，使邪退正复，故曰“救其萌芽”。平庸的医师只是等待疾病发展到很典型的阶段才能识别出来，因而常会导致病情恶化而伤损身体。说明疾病的发生发展存在由量变到质变的迁移过程，在其早期，损害较轻，表现不典型，如能早加救治，则取效快，预后良好；如果等到病情发展到中期，则损害加重，临床症状相继出现，此时也难轻易收功。这就是《内经》多篇强调“治未病”“救其萌芽”之缘由。

此节明确地道出了医疗技术水平高低所产生的两种截然不同的结果。疾病的发生发展是有规律的，外邪侵袭人体，先要和入侵部的正气进行斗争，这种邪正相争有些是有表现的，可以捕捉得到。也有些是潜在的，没有形迹可见，难以被人发现。斗争的结果有二：一是正气能胜邪，驱邪外出，人不为病；二是邪盛深入，引发一系列疾病。由于病邪、致病机理、损伤脏器及程度、病理转化的各不相同，演化出许许多多的临床病类。在这种潜在演化过程中，通过细致观察，总能发现一些迹象。正如《素问·阴阳应象大论》所言之“以我知彼，以表知里，以观过与不及之理，见微得过”，就是根据发现的早期征象采取治疗措施，使病理过程不再发展，达到“上工之取气，救其萌芽”的目的。《内经》的这种思想，在《素问·阴阳应象大论》中做了很好的概括：“邪风之至，疾如风雨，故善治者治皮毛，其次治肌肤，其次治筋脉，其次治六腑，其次治五脏。治五脏者，半死半生也。”这和本篇谈到的“下工守其已成，因败其形”的说法是一致的。这种观点被后世发展成为早发现、早诊断、早治疗的既病防变思想。《金匮要略》云：“见肝之病，知肝传脾，当先实脾。”临床上根据这一传变规律，常在治肝病的同时配合健脾和胃的方法，就是既病防变的措施之一。清代叶天士根据温热病伤及胃阴之后，进一步发展必然伤及肾阴的规律，便主张在甘寒养胃的方药中加入一些咸寒滋肾之品。并提出了“务在先安未受邪之地”的说法，这也是既病防变在临床具体运用的范例。

是故工之用针也，知气之所在，而守其门户，明于调气，补泻所在，徐疾之意，所取之处。

【点评】针灸补泻手法的临床应用。本篇原文曰："用针之服，必有法则。"《灵枢·经脉》曰："盛者泻之，虚者补之。"《灵枢·九针十二原》曰："凡用针者，虚则实之，满则泄之，宛陈则除之，邪胜则虚之。"这些关于补泻的论述，奠定了针灸补泻的理论基础。针灸的补泻，是建立在辨证施治之上的。所以，首先必须明确辨别经络，为补泻明确方位；审察形神，为补泻确定程度；辨清虚实，为补泻提供依据。根据《内经》论述及后世积累，针刺补泻手法有以下几种：

1. 迎随补泻法。《灵枢·九针十二原》曰："逆而夺之，恶得无虚，追而济之，恶得无实，迎之随之，以意合之，针道毕矣。"《灵枢·终始》也说："泻者迎之，补者随之，知迎知随，气可令和。"说明迎随补泻法源于《内经》，后世屡有发挥。《难经·七十二难》载："所谓迎随者，知荣卫之流行，经脉之往来，随其逆顺而取之，故曰迎随。"同时还对迎随的概念作了发展，《难经·七十九难》云："迎而夺之者，泻其子也；随而济之者，补其母也。"后世把这种观点称为"子母迎随"。《针灸大成》对迎随有进一步解释："得气以针头逆其经脉之所来，动而伸之，即是迎；以针头顺其经脉之所在，推而纳之，即是随。"这就是以针刺得气后，针头逆经行提法称迎，针头顺经行按法称为随，现代人们所说的迎随补泻多属于此。简言之，迎属泻法，是逆其经脉循行方向刺之；随属补法，是顺其经气流行方向刺之。正由于迎随是补泻的基本手法，所以在针灸歌赋中，也有把提插补泻、呼吸出纳称为迎随者。可见"迎随"一词适应于各种补泻法，针头顺逆的迎随补泻只是其中之一。

2. 徐疾补泻法。徐，就是慢的意思，疾，就是快的意思。《灵枢·九针十二原》曰："徐而疾则实，疾而徐则虚"。这种方法是以进针、出针的过程快慢来区分补泻。操作时，使用补法先在浅部候气，得气后，将针慢慢地向内推入到一定程度，退针时迅速提至皮下。此种徐进疾退手法，意思是引导阳气由浅入深，由表及里，故属补法。在用泻法时，进针要快，一次就进到它应有的深度候气，待气至后，引气往外，出针时要慢慢地分层而退，主要是使邪气随针引申由深出浅，由里达表，所以能起到泻的作用。

关于徐疾法，《灵枢》和《素问》有不同的记载。《针灸大成》解释说："疾徐二字，一作缓急之义，一解作久速之义。"缓急就是快慢，这种解释即上文所说的以进出针过程的快慢来区分补泻。久速指的是留针时间的长短，《素问·针解》曰："徐而疾则实者，徐出针而疾按之；疾而徐则虚者，疾出针而徐按之"，这里将徐疾解释为出针时间的长短。徐出针意即慢出针，即留针时间较长；疾出针即快出针，即留针时间较短。此外，还可以结合按闭穴的快慢来区分补泻。

泻必用员①，切②而转之，其气乃行，疾而徐出③，邪气乃出，伸而④迎之，遥⑤大其穴，气出乃疾。补必用方⑥，外引其皮，令当其门，左引其枢⑦，右推其肤，微旋而徐推之⑧，必端以正，安以静，坚心无解⑨，欲微以留，气下而疾出之，推其皮，盖其外门，真气乃存。用针之要，无忘其神。

【点评】此节专论针刺手法，可概括为如下八个方面。

1. 疾徐针法。通过进出针的快慢来实施补泻的方法。"泻必用员"，"疾而徐出，邪气乃出。"即进针时快、出针时慢，达到泻其邪的目的。"补必用方""微旋而徐推之""气下而疾出之"，也就是说进针慢一些，出针快一些，达到补其正气的作用。《灵枢·九针十二原》谓："徐而疾则实"，"疾而徐则虚"。这是实施补泻最常用的

---

① 泻必用员：指泻除邪气一定要用圆活流利的针法。员，同"圆"。

② 切：近，逼近，在这里指直达病所。

③ 疾而徐出：指快速进针而徐徐出针。疾，急，快，在这里是快速进针的意思。

④ 而：《甲乙经》《太素》均作"人"，甚是。

⑤ 遥：《甲乙经》《太素》均作"摇"，甚是。

⑥ 补必用方：谓补益正气一定要用方正端静的针法。方，方正。

⑦ 外引其皮，令当其门，左引其枢：按抚皮肤，令其舒缓，看准穴位，用左手按引，使周围平展。

⑧ 右推其肤，微旋而徐推之：右手推循着皮肤，轻轻地捻转，徐徐将针刺入。

⑨ 无解：谓不可松懈。解，同"懈"。

手法。

2. 捻转针法。通过捻转针柄实施补泻的方法，“泻必用员，切而转之”，即泻法的捻转角度要大，频率要快，力量要重，这与药物治实证药宜猛峻的道理是一致的。“补必用方”“微旋而徐推之”，即补法的捻转角度要小，频率要慢，力量要轻。

3. 开合针法。通过针时针后对针孔采取的手法达到补泻目的之方法。“遥大其穴，气出乃疾”，指针时及出针采取摇大针孔，使邪易出的手法达到泻邪的作用。“推其皮，盖其外门”，指出针时快一些，出后用手揉按针孔，达到保护正气的作用。

4. 迎随针法。通过进针方向顺着经络循行还是逆着经络循行来实施补泻的方法。“泻必用员”“伸而迎之”，指进针时针尖迎着经脉循行方向，逆经而针，达到泻其邪的目的。如《灵枢·九针十二原》之“迎而夺之，恶得无虚”即是此意。相反，补法则要“追而济之”，即进针时针尖顺着经脉循行方向，顺经而刺，促进气血流通，有导其行的作用。

5. 逆从针法。通过调整针刺方向与病位的关系而实施补泻的手法。“大热在上，推而下之；从下上者，引而去之”；“寒入于中，推而行之”。就是说在进针时，针尖背离病位方向而刺的为泻法，如热邪在上，用针刺朝下的刺法推导泻除热邪；寒邪犯中焦，用针尖向下的方法泻除寒邪。“上气不足，推而扬之”，指补法在进针时，针尖朝着病位方向，以补其不足。

6. 缪刺针法。交叉取穴的方法。“左右不调，把而行之”。左病刺右，右病刺左，是为缪刺法。

7. 灸法。灸法是同针刺同样重要的治疗手段，如“针所不为，灸之所宜”“阴阳皆虚，火自当之”“经陷下者，火则当之”“结络坚紧，火所治之”。灸法具有温通阳气、温通经脉、温养气血的功效，对于阳虚、寒凝、经脉陷下、络脉结聚等均有治疗作用。

8. 用针之要，无忘其神。针刺或灸法治疗疾病，都是通过调气、治神、调整机体各部分的阴阳，使之从不协调的失衡状态恢复到正常状态。此处“无忘其神”含义有二：①要重视对病人神气的调节和治理，这是指广义的神，通过各种治疗手法恢复神在人体的主导作用。②要求针灸师在操作时，要全神贯注，神思敏捷，在选穴、进针、行针、捻转、导气等过程中，刻意研精，一丝不苟，这样才能取得最佳疗效。

雷公问于黄帝曰：《针论》曰：得其人乃传，非其人勿言。何以知其可传？

黄帝曰：各得其人，任之其能，故能明其事。

雷公曰：愿闻官能奈何？

黄帝曰：明目者，可使视色。聪耳者，可使听音。捷疾辞语者，可使传论[①]。语徐而安静，手巧而心审谛者[②]，可使行针艾，理血气而调诸逆顺，察阴阳而兼诸方[③]。缓节柔筋而心和调者，可使导引行气[④]。疾毒言语轻人者[⑤]，可使唾痈咒病[⑥]。爪苦手毒[⑦]，为事善伤者，可使按积抑痹[⑧]。各得其能，方乃可行，其名乃彰。不得其人，其功不成，其师无名。故曰：得其人乃言，非其人勿传，此之谓也。手毒者，可使试按龟，置龟于器下而按其上，五十日而死矣；手甘[⑨]者，复生如故也。

【点评】此节讲述了培养一个针灸方面专门人才需要遵循的部分基本规则，又对任人不当所导致的不良后果也作了简要概括。

1. 因材施教，用其所长。“得其人乃传，非其人勿言。何以知

---

① 捷疾辞语者，可使传论：语言流利，口齿清楚的人，可以让他对病人心理疏导。明·张介宾：“如开导、劝诫、解疑、辩正之属，皆所谓‘传论’者也。”

② 语徐而安静，手巧而心审谛者：明·张介宾：“语徐者不苟，安静者不乱，手巧者轻重疾徐有妙，心审谛者精思详察无遗，故可胜是任。”

③ 兼诸方：指兼做处方配药的医疗工作。

④ 缓节柔筋而心和调者，可使导引行气：唐·杨上善：“身则缓节柔筋，心则和性调顺，此为第五调柔人也。调柔之人，导引则筋骨易柔，行气则其气易和也。”

⑤ 疾毒言语轻人者：唐·杨上善：“心嫉毒，言好轻人，有此二恶，物所畏之，故可使之唾咒。”疾毒，谓心性善妒而语言恶毒。疾，嫉妒。

⑥ 唾痈咒病：以诅咒祈祷等法来祛除病气。

⑦ 爪苦手毒：出手疾利而狠毒。唐·杨上善：“手爪苦毒，近物易伤，此为第七苦手人也。”明·马莳：“盖遇人之手，有凶有善，犹味之甘苦，故即以甘毒名之。毒，即苦也。”

⑧ 按积抑痹：明·张介宾：“按积抑痹，亦导引行气之属，然积坚痹固，非爪苦手毒者不能破，术若相类，而用有轻重者也。”

⑨ 手甘：谓出手轻缓柔和而“不毒”。明·张介宾：“手甘者，非以味言，即不毒之谓。”《太素·知官能》作“甘手”。

其可传?”“任之其能，故能明其事”。强调因材施教用其所长，如眼睛视力好的人，可以传授其辨识颜色与光泽；听力较好的人，可以传授其辨别声音，区别不同声响的特定意义；口齿伶俐、吐字清晰，善于表达的人，可以让他宣讲理论，作一些讲解、劝导、辩论方面的工作；不善言谈而性格沉稳、手巧心细之人，可以让其学习针灸技巧，学习调理气血阴阳、升降顺逆方面的医学理论，学习观察阴阳、调配药方的道理和方法；手法轻柔、性情温顺之人，可以让其学习按摩导引之术；心好嫉妒、言好轻人之类的人，可以让他学习祝由治病方面的知识和技能；手脚笨拙、做事容易损伤器物、粗心大意的人，可以让他学习推按久痹积聚等比较费力气的工作。

只有因材施教、量材使用，才能各取所长，各尽所能，把应该完成的工作有条不紊地圆满完成。并由此获得良好的疗效并取得崇高的社会信誉，故“各得其能，方乃可行，其名乃彰”，若不能量材施用，随意搭配，不能做到人尽其才，才不能尽其用，就会导致用人混乱，浪费时间，浪费精力，浪费人才，其结果于个人而言，则可能一事无成，枉费毕生精力。故谓“不得其人，其功不成，其师无名”。必须做到“得其人乃言，非其人勿传，此之谓也”，即有合适人选就将知识和技能予以传授。这种视人才素质为第一必备条件的观点，符合科学技术人员的成才路径。

2. 手法不同，结果各异。此节通过以手按龟做实验，说明手法轻重可以产生不同的效果。手毒者，指用力狠重，手法粗暴的人；手甘者，指手法轻柔缓和的人。以乌龟做实验，将龟置于器物之下，“手毒”的人按于器物上，而致龟死。乌龟为善于背负、耐压任重的动物，重压其上尚能致其于死，可见其手法之重、危害之甚；而“手甘者”压于其上，龟能存活如故。以此为喻，强调手法的重要性。在针灸临床上，行针手法的轻重能给病人带来判然不同的两种效果。手法重、捻针狠者，常使病人痛苦不堪，对治疗有一种畏惧感，严重者还能产生晕针、断针、脏器损伤等不良后果；而手法轻柔，针感明显而不甚痛苦者，病人不但乐于接受，临床疗效也更好。

论疾诊尺[1]第七十四

黄帝问于岐伯曰：余欲无视色持脉，独调其尺[2]，以言其病，从外知内，为之奈何？

【点评】尺肤诊法除本篇专论外，《内经》其他各篇也散有所论，可见《内经》对尺肤诊法也很重视。对于诊尺肤的机理，张志聪作了明确的阐述，认为“夫胃者，水谷血气之海也，故行于脉中者，至手太阴之两脉口，持其脉，以知脏腑之病。血气之行于脉外者，从手阳明之大络，循经脉之五里而散行于尺肤，故审其尺之缓急大小滑涩，肉之坚脆，而病形定矣。盖太阴主阴，阳明主阳，脏腑雌雄相合，气血色脉之相应也。”因此，诊尺肤与诊寸口脉是一致的，均能反映人体气血阴阳、脏腑经络的变化及邪之性质、深浅等情况。其尺诊包括通过望诊和按诊来诊察尺部的皮肤、肌肉、络脉等的不同变化，以了解病情。

岐伯曰：审其尺之缓急、小大、滑涩[3]，肉之坚脆，而病形定矣。视人之目窠[4]上微痈[5]，如新卧起状，其颈脉动，时咳，按其手足上，窅[6]而不起者，风水肤胀也。

【点评】论尺肤诊法。“尺”指尺肤，“尺肤”部位在肘至腕(手掌横纹到肘部内侧横纹)之皮肤。这种理解比较普遍，但此部位应包括内与外两侧之肌肤。其部又分为上、中、里三部，近寸口部位为

---

① 论疾诊尺：尺，指尺肤，为腕肘之间的部位。本篇主要论述了诊察病人尺部皮肤之松紧、厚薄、滑涩、润泽、粗糙、寒热与肌肉丰满、坚实、消瘦、脆弱及络脉变化等情况来判断疾病的诊察方法，故名“论疾诊尺”。明·马莳曰：“篇内详论各疾，诊尺知病，故名篇”。文中还同时讨论了以掌面寒热、手鱼络脉变化、诊目辨病及风水、齿痛、黄疸、妊娠的特征和小儿病易愈、难愈或必死的特征等。强调诊察疾病必须“四诊合参”“诊应四时”。

② 独调其尺：就是不用望色、诊脉等方法，而通过单独诊察尺部，来判断内在的疾病情况。调，诊察的意思。尺，指尺肤，即从肘部至手腕的一段，古时认为这段长为一尺，故称尺。

③ 尺之缓急、大小、滑涩：指尺部皮肤的松弛或紧绷，尺部肌肉的丰满或瘦削，皮肤的滑润或干涩。

④ 目窠(kē 科)：指上下眼睑。

⑤ 痈：肿起的样子。明·张介宾：“痈，壅也，即新起微肿状。”

⑥ 窅(yǎo 咬)：凹陷。

上，近尺泽部位为尺里，两部之间为中；沿鱼际前缘上肘部尺泽穴处为外，沿尺侧后缘上肘部为内。

尺肤与全身脏腑经气相通，并有一定的相应部位。通过尺肤可以了解全身五脏六腑的信息。《素问·脉要精微论》从腕至肘，依次而下，十分准确地对应着从头至足的肢体和器官。

《内经》的论述，即是将人体从头至足按比例缩小，依次排列在尺肤上，因而尺肤诊法亦是生物全息律在中医诊断学上的一个典型例证。所以说，尺肤为全身皮肤的缩影，五脏六腑于尺肤部位皆有全息投射区域，故诊病往往可以独取尺肤，诊尺肤和诊寸口等一样，可以反映全身脏腑组织器官的病变，可以判断内脏的盛衰虚实，所以有“审其尺之缓急、小大、滑涩，肉之坚脆，而病形定矣”之论。

从尺肤部位包括内外二侧肌肤这一观点及角度来看，由于尺肤是手三阳经、手三阴经循行经过的部位，故其辨病定位为：尺肤阳面（即手背侧）主要诊察大肠、小肠、三焦的病变；尺肤阴面（即手掌面侧）主要诊察心、肺、心包的病变。从尺肤肌肤的张力与弹性程度，以及润泽与寒热状况，如缓、急、滑、涩、冷、热、浮、沉等，可以推测出疾病的阴阳、虚实、寒热、表里之病理变化。

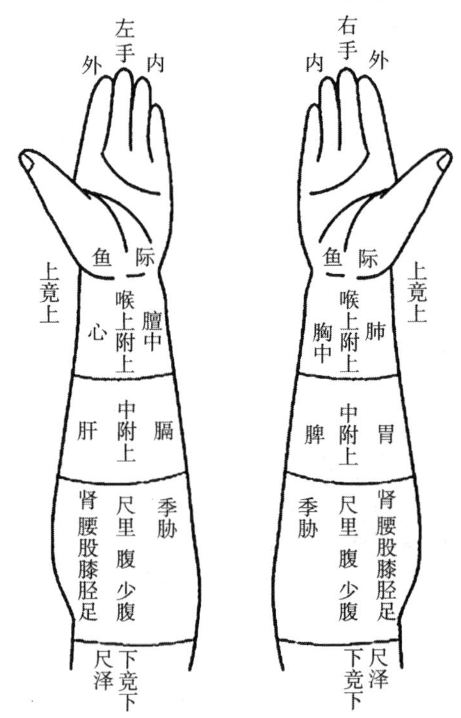

尺肤诊法示意图

尺肤滑其淖泽者，风也[①]。尺肉弱者，解㑊[②]，安卧脱肉者，寒热，不治。尺肤滑而泽脂[③]者，风也。尺肤涩者，风痹[④]也。尺肤粗如枯鱼之鳞者，水泆饮也[⑤]。尺肤热甚，脉盛躁者，病温也；其[⑥]脉盛而滑者，病且出[⑦]也。尺肤寒，其脉小者，泄、少气。尺肤炬然[⑧]先热后寒者，寒热也。尺肤先寒，久大[⑨]之而热者，亦寒热也。

【点评】尺肤诊法临床应用举例。

①尺肤滑（淖泽、泽脂），风性开泄，在肌肤则腠理开泄，津液外泄，故皮肤润泽光滑，主风邪为病；

②尺肤涩，为风邪闭阻，气机不畅，气血不能输达肌肤，肌肤失于濡润，故粗糙涩滞不润滑，主风痹为病；

③尺肤粗如枯鱼之鳞，为脾胃虚损，失其健运，肌肤失濡，津液内停，水饮泛溢肌表，故皮肤粗糙如鱼鳞，主溢饮证；

④尺肉弱，为脾胃乃气血化生之源，主肌肉四肢。脾胃虚衰，气血化生无源，肌肉四肢失养，故肌肉消瘦，软弱无力，主气血不足之解㑊；

⑤尺肉脱、安卧，为阳气衰少，失于鼓动振奋温煦，故昏沉嗜睡畏寒；阴血衰少，失于滋养，故肌肉消瘦脱失；虚阳上升，故发热；阴阳气血衰竭，病情危重凶险，故“不治”；

⑥尺肤先热后寒或先寒后热，主邪在少阳寒热（寒热往来）。

---

① 尺肤滑其淖（nào 闹）泽者，风也：谓尺部皮肤光滑或者湿润。其，连词，表示选择。在这里是或者的意思。淖泽，泥潭沼泽之类，形容尺部汗出，皮肤湿润。风性开泄，肌肤汗出，故尺部肌肤淖泽，主风邪为患。

② 解㑊（xiè yì 谢义）：病名。以身体困倦，肌肉消瘦，四肢懈怠为主要表现的疾病。明·张介宾：“解㑊，身体困倦。”

③ 泽脂：光泽如油脂。

④ 风痹：明·张介宾：“尺肤涩者，血少，血不能营，故为风痹 。”

⑤ 尺肤粗如枯鱼之鳞者，水泆（yì 逸）饮也：脾土衰败，饮食不化精微，肌肤失养，故尺肤粗如枯鱼之鳞；脾气虚，水湿必然内生，聚而为水，泛溢为饮。水泆饮，指水液内盛的饮证。泆，水荡溢而出。

⑥ 其：如果。连词，表示假设。

⑦ 病且出：指疾病将要痊愈。出，病渐愈。

⑧ 炬然：灼热如火烧的样子。炬，火焚。

⑨ 大：当作“待”。

肘所[1]独热者，腰以上热；手所独热者，腰以下热。肘前[2]独热者，膺前热；肘后[3]独热者，肩背热。臂中[4]独热者，腰腹热；肘后粗以下三四寸热者，肠中有虫。掌中热者，腹中热；掌中寒者，腹中寒。鱼[5]上白肉有青血脉者，胃中有寒。

【点评】论形体尺肤定位及其举例。肘至手的不同部位分属人体整体的不同部位，前臂的不同变化，亦反映人体不同部位的病变。张志聪认为"盖以两手下垂，上以候上，下以候下，前以候前，后以候后也。夫所谓肘所，手所者，论手臂之背面；臂中，掌中、鱼上，乃手臂之正面。背面为阳，故候形身之外；正面主阴，故候腰腹肠胃之内。"根据原文精神，归纳如下：

肘——应腰以上——肘部独热——主腰以上有热；

手——应腰以下——手臂背独热——主腰以下有热；

肘前——应胸——肘内侧独热——主胸膺有热；

肘后——应背——肘背侧独热——主肩背有热；

臂中——应腰腹——臂中间部独热——主腰腹有热；

掌——应腹手掌发热——主腹中有热；

手掌发凉——主腹中有寒；

手鱼白肉部出现青色脉络——主胃中有寒；

肘后廉——三四寸热——主肠中有虫(《类经》曰："三里以下，内关以上之所，此阴分也，阴分有热，故应肠中有虫")；

总的精神：上以候上，下以候下；前以候前，后以候后；尺肤热主热(热盛阴虚)，尺肤寒主寒(寒盛阳虚)。

尺炬然热，人迎大者，当夺血。尺坚大，脉小甚[6]，少气，悗有加[7]，立死。

---

① 所：部位。

② 肘前：肘部的内侧面。

③ 肘后：肘部的外侧面。

④ 臂中：指前臂手以上，肘以下的部分，即前臂中段。

⑤ 鱼：指手鱼际，亦称手鱼。

⑥ 尺坚大，脉小甚：尺部肌肉坚满而脉搏却很弱小。

⑦ 悗(mán 瞒)有加：意即如果烦闷则说明病情加重。悗，烦闷。加，指病情加重。

【点评】论尺脉合参诊法及其举例。尺肤诊是诊察判断疾病的方法之一，只有和其他诊法密切配合，相互参伍，才能对疾病作出正确判断，意在强调说明“四诊合参”在诊察疾病中的重要性。如：

尺肤热甚脉盛躁——阳热亢盛——为温热病；

脉盛而滑——正胜邪退——主病将愈；

尺肤寒——脉小——阳气衰少，阴寒偏盛——主泄泻，阳气不足；

尺肤炬然热（灼热）——人迎大——阳热极亢、阴血耗伤——主失血；

尺坚大——脉小甚（极细小）——兼见少气、烦闷——阳盛极而阴竭绝——主立死。

目赤色者，病在心，白在肺，青在肝，黄在脾，黑在肾。黄色不可名者[①]，病在胸中。诊目痛，赤脉从上下者，太阳病；从下上者，阳明病；从外走内者，少阳病。诊寒热，赤脉上下至瞳子[②]，见一脉，一岁死；见一脉半，一岁半死；见二脉，二岁死；见二脉半，二岁半死；见三脉，三岁死。

【点评】论诊目辨疾及其举例：

1. 目色主病原理

五色应五脏，目部五色的变化，反映五脏的病变。目色赤主病在心，色白主病在肺，色青主病在肝，色黄主病在脾，色黑主病在肾；色黄但兼见他色而不易辨者主病在胸中。

2. 目络主病举例

根据经络的循行分布规律，指出目部赤脉走向不同，可反映不同经络的病变。

脉络从上向下行走——太阳为目上纲——主病在太阳经；

脉络从下向上行走——阳明为目下纲——主病在阳明经；

脉络从外（目外眦）走向内——少阳经起于目外眦（瞳子）——

① 黄色不可名者：目色虽黄，又杂以他色，以致色泽怪异，难以名状。名，命名，取名。

② 赤脉上下至瞳子：《脉经》“脉”下有“从”字，甚是。

主病在少阳经；

脉络从上向下延伸至瞳子——瞳子属肾，为肾精所聚，赤脉为心中火毒亢盛，赤脉贯瞳，为火毒入肾——邪毒力量集聚——故见一脉——主一岁死。

若力量分散：见一脉半——主岁半死；见二脉——主二岁死；见二脉半——主二岁半死；见三脉——主三岁；

只能认为此节所言目络之数少则预后凶，是为邪毒聚集，毒力专盛之故；脉络多则预后相对佳，是缘于毒力分散所致。临证要灵活对待，具体情况具体对待，不可单凭目中赤络来断定吉凶。

诊龋齿痛，按其阳①之来，有过②者独热，在左左热③，在右右热，在上上热④，在下下热。

【点评】论齿痛诊法。龋齿之痛，热为主因。热邪所在者手足阳明经。上齿为手阳明经所主；左上齿痛为左手阳明经有热，右上齿痛为右手阳明经有热。下齿为足阳明经所主；左下齿痛为左足阳明经有热，右下齿痛为右足阳明经有热。指出根据齿痛的不同部位来判断痛在何经。

诊血脉者，多赤多热，多青多痛，多黑为久痹，多赤、多黑、多青皆见者，寒热身痛。而⑤色微黄，齿垢黄，爪甲上黄，黄疸也；安卧⑥，小便黄赤，脉小而涩者，不嗜食。

【点评】论诊血脉法。诊察血脉(各皮部经脉)颜色以推断疾病。文中认为：多赤色络脉者多主热证，因阳热亢盛，血流急疾，络脉充斥满溢，故现赤色。多青色络脉者多主痛证，不通则痛，络脉瘀阻，血流瘀滞，故现青色。多黑色络脉者多主久痹证，痹者，闭

---

① 阳：指手足阳明之脉。
② 有过：谓脉气失常。过，失常，异常。
③ 在左左热：龋齿部位在左，则为左侧阳明经有热。
④ 在上上热：龋齿部位在上，则为手阳明经有热。
⑤ 而：当作“面”。
⑥ 安卧：身体倦怠而嗜睡。

也，风寒湿三气侵袭，气血壅滞，络脉不通，瘀阻日久，故现黑色。赤黑青络脉杂见者，为阴阳失调、寒热交错、身体疼痛之证。可结合《素问·皮部论》理解。

人病，其寸口之脉，与人迎之脉小大等及其浮沉等者，病难已也。

【点评】论人迎、寸口合参辨疾。人迎脉属足阳明以候阳，寸口脉属手太阴以候阴。春夏阳气盛而阴气敛藏，故春夏人迎脉稍大而寸口脉微小沉；秋冬阴气盛而阳气内敛，故秋冬寸口稍大而人迎微沉小。此脉应四时，既病也容易治疗。若病之后，寸口脉与人迎脉大小、浮沉均相等者，为脉不应四时，阴阳内外皆病，故病难治愈也。此可与《灵枢·五色》"切其脉口滑小紧以沉者，病益甚，在中；人迎气大紧以浮者，其病益甚，在外。其脉口浮滑者，病日进；人迎沉而滑者，病日损。其脉口滑以沉者，病日进，在内；其人迎脉滑盛以浮者，其病日进，在外。脉之浮沉及人迎与寸口气小大等者，病难已"的论述参阅。

女子手少阴脉动甚者，妊子。

【点评】论妊娠诊法。对此注家多有不同见解，王冰等认为系指手少阴心经之神门穴处；张介宾等认为系指两手寸口脉心的候诊部位；张志聪则认为系指两手寸口脉尺部。以上诸说以王氏为优。手少阴之脉属心，心主血，妊娠由血而养，女子怀子，血液充盈而经血闭，血充盛而反映于脉，故手少阴脉动甚。

婴儿病，其头毛皆逆上者，必死。耳间青脉起者，掣痛。大便赤瓣[1]飧泄[2]，脉小者，手足寒，难已；飧泄，脉小，手足温，泄易已。

【点评】论婴儿病诊法。举例说明如何以婴儿头发、耳间青脉、手足寒温来判断疾病的性质及预后。发为血之余，血枯而失其荣润，则头发干枯向上蓬乱如枯草之状；由于血液枯涸，病情多重，

① 赤瓣：大便色赤而形如瓣状。按《甲乙经》《脉经》"赤"均作"青"。
② 飧泄：完谷不化的泄泻。

预后必差，故有“其头毛皆逆上者，必死”之说。

耳壳背之络脉，属少阳胆经所布，青色为厥阴肝之色，肝胆相为表里，肝主筋，气机不利，筋脉牵引而掣痛，肝色外现则耳背有青色络脉出现，故谓“耳间青脉起者，掣痛”。

飧泄，即谷食不化之泄泻，多由脾胃虚弱，失其运化所致。脾胃乃后天之本，气血化生之源。脾胃亏损，气血化源不足，致血衰而脉不充，故脉象细小；脾主肌肉四肢，手足温者，乃脾胃阳气未衰，治之容易收效，故“泄易已”。

手足寒凉者，脾胃阳气已衰，治难收效，故曰：“难已”。

四时之变，寒暑之胜[①]，重阴必阳，重阳必阴，故阴主寒，阳主热，故寒甚则热，热甚则寒，故曰：寒生热，热生寒，此阴阳之变也。故曰：冬伤于寒，春生瘅热[②]；春伤于风，夏生后泄肠澼[③]；夏伤于暑，秋生痎疟[④]；秋伤于湿，冬生咳嗽。是谓四时之序也。

【点评】论参天时诊病：

1. 四时气候变化的规律。自然界气候变化，遵循着寒暑往来，热盛至极就会转寒，寒盛至极就会转热的寒极生热、热极生寒、重阴必阳、重阳必阴之转化规律。人体受四时气候变化的影响，也形成了遵循这一自然规律的调节系统，以适应自然变化，保证正常生命活动的进行。

2. 四时气候变化与发病规律。外感六淫邪气，不仅可感而即发，形成季节性多发病，即春多温病、夏多暑病、秋多湿病，冬多伤寒等，也可潜藏于里，在遇到适当的条件时，发生病变，文中举例加以说明。如冬季为阴而伤于寒邪，寒为阴邪，重阴必阳，在春天则生热病（“瘅热”属阳病）；春季为阳而伤于风邪，风为阳邪，重阳必阴，在夏季则发生腹泻或痢疾等病（病气下行为阴）；夏季为

---

① 四时之变，寒暑之胜：四季气候的变化，乃是由于阴寒之气与阳热之气的相互克制。胜，克制，抑制。

② 瘅（dān 单）热：指热性疾病。瘅，热病。

③ 肠澼（pì 僻）：即痢疾，泄下脓血之证。

④ 痎（jiē 街）疟：疟疾的通称。

阳而伤于暑邪，暑为阳邪，重阳必阴，在秋季则发为痎疟(“痎疟”属阴病)；秋季为阴而伤于湿邪，湿为阴邪，重阴必阳，在冬季则发为咳嗽病(病气上逆属阳病)。这种伏而后发的观点，是后世“伏邪”学说的理论依据，此与《素问·阴阳应象大论》《生气通天论》等篇有关论述相互印证。

刺节真邪[①]第七十五

黄帝问于岐伯曰：余闻刺有五节，奈何？

岐伯曰：固有五节：一曰振埃[②]，二曰发蒙[③]，三曰去爪[④]，四曰彻衣[⑤]，五曰解惑。

黄帝曰：夫子言五节，余未知其意。

岐伯曰：振埃者，刺外经[⑥]，去阳病[⑦]也。发蒙者，刺腑输[⑧]，去腑病也。去爪者，刺关节肢络也。彻衣者，尽刺诸阳之奇输[⑨]也。解惑者，尽知调阴阳，补泻有余不足，相倾移[⑩]也。

黄帝曰：刺节言振埃，夫子乃言刺外经，去阳病，余不知其所谓也，愿卒闻之。

---

① 刺节真邪：刺，指针刺而言。节，唐·杨上善说：“约也，谓刺道节约也。”即指五节。真，指真气而言，亦即人体正气。邪，即病邪。本篇讨论了刺节、五邪、解结和真邪等四个问题。作者只取前后两个内容作为篇名，故名“刺节真邪”。

② 振埃：指振去物品上的尘埃。此处用以比喻针刺的方法。

③ 发蒙：原作“发曚”。从《太素》卷二十二、《甲乙经》卷十二改。指去除遮蔽视线的翳障。此处用以比喻针刺治疗视力模糊，听力减退之症的方法。曚，当为“矇”，意即黑睛为翳障所蒙。

④ 去爪：指剪去伤残的爪甲。此处用指排除阴囊积水的一种方法。其犹如去除了多余的爪甲一样，故曰去爪。

⑤ 彻衣：脱去外衣。此处用以比喻针刺的方法。彻，除去。

⑥ 外经：行于四肢及体表的脉络。

⑦ 阳病：位置表浅的病变。

⑧ 腑输：六腑的井、荥、输、经、合、原各穴。也作“府俞”。

⑨ 奇输：各经的经别。

⑩ 相倾移：使不足者充溢，有余者散除，两相变易而恢复正常。

岐伯曰：振埃者，阳气大逆，上满于胸中，愤䐜肩息[①]，大气逆上[②]，喘喝[③]坐伏，病恶埃烟，饲不得息[④]，请言振埃，尚疾于振埃。

黄帝曰：善。取之何如？

岐伯曰：取之天容[⑤]。

黄帝曰：其咳上气穷诎胸痛[⑥]者，取之奈何？

岐伯曰：取之廉泉[⑦]。

黄帝曰：取之有数乎？

岐伯曰：取天容者，无过一里[⑧]，取廉泉者，血变[⑨]而止。

帝曰：善哉。

【点评】论振埃刺法。

1. 含义："振埃者，犹振落尘埃"（张介宾注）。振埃在刺法中有二义，一指病位表浅，其浅如灰尘落在物体的表面上；二指针刺治疗时不必刺之过深，是指针刺浅表的经脉，以治疗阳病的方法。

2. 适应证：振埃刺法适用于胸中满闷，耸肩呼吸，气喘喝喝有声，不能平卧，咽喉犹如东西堵塞，感到呼吸困难一类病证。即"愤䐜肩息""喘喝坐伏，病恶埃烟，不得息。"此证是由于阳邪侵入胸中，使宗气循行失常，肺气失其宣发肃降，壅遏上焦所致。

3. 刺治方法：临证选穴及针刺时间，在阳（外经）上选穴，主穴用天容，留针时间约5分钟。

---

① 愤䐜肩息：形容胸部气满胀闷，耸肩呼吸的样子。愤，当作"膹"。谓气郁胸中而胀满支撑。䐜，胀，胀满。肩息，谓呼吸困难以致两肩上抬以助力。

② 大气：宗气。

③ 喘喝：气急而喝喝有声。

④ 饲（yē 掖）不得息：指呼吸不利。饲，同"噎"。喉咙噎阻而食不能下。

⑤ 天容：穴位名，属于手太阳小肠经。位于下颌角后，胸锁乳突肌前缘。主治咽喉肿痛，颈项肿痛。

⑥ 穷诎（qū 屈）胸痛：指胸部痛痹以致身体屈曲。穷，通"躬"，身体。一说：穷诎为气郁不伸。可参酌。

⑦ 廉泉：穴位名，属任脉。位于颌下结喉上舌根下陷中。主治舌下肿痛，吞咽困难，舌缓流涎，舌强不语，暴喑等。

⑧ 无过一里：张介宾："无过一里，如人行一里许也。"行一里约5分钟左右。又，《太素》："一里，寸也。"此指针刺深度，可参。

⑨ 血变：谓血色变浅而脉络通畅。

黄帝曰：刺节言发蒙，余不得其意。夫发蒙者，耳无所闻，目无所见。夫子乃言刺腑输，去腑病，何输使然？愿闻其故。

岐伯曰：妙乎哉问也！此刺之大约，针之极也，神明之类也，口说书卷，犹不能及也，请言发蒙耳，尚疾于发蒙也。

黄帝曰：善。愿卒闻之。

岐伯曰：刺此者，必于日中，刺其听宫①，中其眸子②，声闻于耳，此其输也。

黄帝曰：善。何谓声闻于耳？

岐伯曰：刺邪以手坚按其两鼻窍而疾偃其声③，必应于针也。

黄帝曰：善。此所谓弗见为之④，而无目视见而取之⑤，神明相得⑥者也。

【点评】论发蒙刺法：

1. 含义：蒙，指视力模糊。发蒙，指治疗时去除“耳无所闻，目无所见”病症的针刺方法。

2. 适应证：发蒙刺法适用于因六腑病变引起的“耳无所闻，目无所见”的病证。六腑以通为用，以降为顺。浊气不降，上犯清窍，则视力不清，听力减退。故有“九窍不利，肠胃之所生也”之论。此法选穴及针刺时间：选用腑腧，取手太阳小肠经的听宫穴，主治耳鸣耳聋。因小肠经的支脉上至目外眦，故本穴又可治目疾。

3. 刺治方法：针刺时，“以手坚按其两鼻窍而疾偃其声。”即让患者闭口按鼻，鼓气，不使声音外出，此种辅助手法，旨在提高疗效。针刺时间在“日中”进行。日中，为阳旺气行之时，故取此时针

---

① 听宫：穴位名，属于手太阳小肠经。位于耳屏前，下颌骨髁状突的后缘，张口呈凹陷处。主治耳鸣，耳聋，齿痛，癫狂痫。

② 中其眸子：指针感传导到眼珠。眸子，眼珠。

③ 疾偃其声：指迅速闭口鼓气而不出声。偃，通“堰”，堵水。此有闭口鼓气而不发声之意。

④ 弗见为之：不必视见其形迹便可施行正确的治法。

⑤ 无目视见而取之：不须用眼睛去诊视就可去除病气。

⑥ 神明相得：犹若神明在暗中控制一般，表示疗效之速，有如神助。得，控制。

刺。张志聪认为，“在上之七窍不通，独取手太阳以通心神之气，而七窍皆利，是神明之通于七窍也。心为阳中之太阳，故必于日中取之。”也就是说，耳闻目睹乃神（心）气之所使，故在日中阳气最盛之时刺之疗效好。

黄帝曰：刺节言去爪，夫子乃言刺关节肢络，愿卒闻之。

岐伯曰：腰脊者，身之大关节也。肢胫者，人之管以趋翔[①]也。茎垂者，身中之机[②]，阴精之候，津液之道也。故饮食不节，喜怒不时，津液内溢，乃下留[③]于睾，血道[④]不通，日大不休，俯仰不便，趋翔不能，此病荣然[⑤]有水，不上不下[⑥]，铍石所取，形不可匿，常不得蔽[⑦]，故命曰去爪。

帝曰：善。

【点评】论去爪刺法：

1. 含义：去爪，以喻治疗阴囊水肿时，排除积聚的水液，犹如在人体去除了多余的爪甲一样，故去爪刺法指治疗水肿的针刺方法。

2. 适应证：本法适应于阴囊日渐肿大，俯仰活动不便，行走困难的病症。因本症是“饮食不节，喜怒不时，津液内溢，乃下留于睾，血道不通”所致。张介宾说：而“饮食不节，病在太阴、阳明。喜怒不时，病在少阴、厥阴。故其津液内溢则下留于睾，为日大不休，不可蔽匿等证，盖即㿗疝之类”（张介宾注）。

3. 刺治方法：刺治时选用“铍石”，（铍针和砭石）。铍针为九

---

① 管以趋翔：人体的下肢是主管行走的器官，也是站立时的支柱。管，管理，主持。趋，快步走。翔，行走时张臂如翼，若鸟之飞翔。趋翔，即行走之意。

② 茎垂者，身中之机：茎垂，即阴茎及睾丸。明·张介宾：“茎垂者，前阴宗筋也。命门元气盛衰具见于此，故为身中之机。”

③ 留：通“流”，流注之意。

④ 血道：《甲乙经》《太素》均作“水道”，甚是。

⑤ 荣然：《甲乙经》《太素》均作“荥然”，甚是。荥，水液聚积的样子。

⑥ 不上不下：谓水液内盛，以致在上气息不利，在下小便不通。

⑦ 形不可匿，常不得蔽：指阴部肿大的形状显露难藏，即使下衣也不易遮掩。常，同“裳”，下衣。

针之一，长四寸，宽2.5分，其形如剑，是一种切疮疡排脓放血的工具。

黄帝曰：刺节言彻衣，夫子乃言尽刺诸阳之奇输，未有常处也，愿卒闻之。

岐伯曰：是阳气有余而阴气不足[①]，阴气不足则内热，阳气有余则外热，内热[②]相搏，热于怀炭，外畏绵帛近，不可近身，又不可近席，腠理闭塞，则汗不出，舌焦唇槁，腊干[③]嗌燥，饮食不让美恶。

黄帝曰：善。取之奈何？

岐伯曰：或之[④]于其天府、大杼三痏[⑤]，又刺中膂以去其热，补足手太阴以去其汗，热去汗稀，疾于彻衣。

黄帝曰：善。

【点评】论彻衣刺法：

1 含义：彻，有去除之意，彻衣为其治疗奏效快捷，犹如脱衣，故谓“热去汗稀，疾于彻衣”，故此彻衣刺法是指用针刺治疗热病的方法。

2. 适应证：此法适应于内外发热，无汗，全身肌肉消瘦，唇焦咽干，欲饮水，舌干，饮食不辨滋味之症。由于阴亏不制其阳则内热，阳气有余则外热，两热相抟热更甚，有如怀抱炭火一般。热势炽盛，故畏绵帛之物，甚者不敢坐席。腠理闭塞故无汗。里热灼盛，消灼阴津而见肌肉消瘦，口咽干燥，舌焦，饮食无味。

3. 刺治方法：应用此法是缘于邪热炽盛，阴液耗伤，故宜用消热滋阴法治之。选用天府(属手太阴肺经)、大杼、中膂(均属足太阳膀胱经)三穴，各刺三次。《太素》说：“手太阴主气，足太阴主谷气。此二阴气不足，为阳所乘，阴气不泄以为热病，故泻盛

---

① 阳气有余而阴气不足：指腑实脏虚，邪盛正衰的病理变化。

② 内热：《甲乙经》作“两热”，甚是。

③ 腊(xī 西)干：指皮肤枯裂。腊，皮肤皲裂。

④ 或之：当作“取之”。

⑤ 痏(wěi 委)：针刺的次数。

阳，补此二阴，阳去二阴得实，阴气得通流液，故汗出热去得愈。”

黄帝曰：刺节言解惑，夫子乃言尽知调阴阳，补泻有余不足，相倾移也，惑何以解之？

岐伯曰：大风[1]在身，血脉偏虚，虚者不足，实者有余，轻重不得[2]，倾侧宛伏[3]，不知东西，不知南北，乍上乍下，乍反乍复，颠倒无常[4]，甚于迷惑[5]。

黄帝曰：善。取之奈何？

岐伯曰：泻其有余，补其不足，阴阳平复，用针若此，疾于解惑。

黄帝曰：善。请藏之灵兰之室，不敢妄出也。

【点评】论解惑刺法：

1. 含义：惑，迷惑，指神志不清，意识障碍，故有“不知东西，不知南北，乍上乍下，乍反乍复，颠倒无常，甚于迷惑”之状。解惑是指治疗意识不清病症的刺治方法。

2. 适应证：此法用于治疗身体左右失于平衡，或者倒向一侧，肢体弯曲，或俯卧蜷曲或半身不遂，甚者意识不清，不辨方向，症状忽轻忽重，反复多变的神志病症。此因感受风邪，使血脉空虚，正气不足，邪气有余所致的中风证候。

3. 刺治方法：“泻其有余，补其不足”，使阴阳平复的治疗原则，临证遵此原则选穴。

黄帝曰：余闻刺有五邪，何谓五邪？

---

① 大风：导致偏枯不仁的风气，亦指此类病证。

② 轻重不得：举止动作轻重失宜。得，宜，适宜的意思。

③ 倾侧宛伏：身体姿态或歪向一侧，或屈身俯卧。形容半身不遂时的被动性体位。宛，屈曲的意思。

④ 颠倒无常：心神错乱，喜怒无常。

⑤ 迷惑：神志不清，不省人事。

岐伯曰：病有持痈[①]者，有容大[②]者，有狭小[③]者，有热者，有寒者，是谓五邪。

【点评】所谓刺五邪，是按邪气的性质和盛衰划分的五类致病邪气，即痈邪、实邪、虚邪、热邪、寒邪。此处所说的“病有持痈者，有容大者，有狭小者，有热者，有寒者，是谓五邪”，实乃邪气致“痈”（经脉气血壅滞不通）的五种临床症状。所谓“刺有五邪”，即使用针刺来祛除邪气，治疗疾病的五种特殊方法。

黄帝曰：刺五邪奈何？

岐伯曰：凡刺五邪之方，不过五章[④]，瘅热[⑤]消灭，肿聚散亡，寒痹益温[⑥]，小者益阳，大者必去，请道其方。

【点评】“凡刺五邪之方，不过五章”为针刺五邪有五条原则，即“瘅热消灭，肿聚散亡，寒痹益温，小者益阳，大者必去”。凡属温热邪气所致的瘅热，用清解法使热邪消退；壅肿结聚，而未成脓者，用疏通消散法使其消散；寒邪所致的痹证，用温通经脉法以祛其寒；虚寒证用益气法的温补；邪盛的实证，则泻其实邪。

凡刺痈邪，无迎陇[⑦]，易俗移性[⑧]不得脓，脆道更行[⑨]，去其乡，不安处所乃散亡[⑩]。诸阴阳[⑪]过痈者，取之其输泻之。

---

① 持痈：缠绵持久的痈邪。持，缠绵持久。

② 容大：亢盛有余的实邪。容，宽也。

③ 狭小：邪气不盛而正气亏弱的病势。

④ 五章：五种治疗原则。

⑤ 瘅（dān 单）热：即热邪。瘅，热病。

⑥ 寒痹益温：病属寒邪痹阻的应该使用温散寒邪的方法。痹，闭阻，非专指风寒湿气而致的痹证。

⑦ 无迎陇：不要迎着痈邪的旺盛之势刺治，而应避其锐气。陇，通“隆”，盛大。

⑧ 易俗移性：改变常规的治法，转换治疗的思路。

⑨ 脆道更行：变易常规，另出新法。《太素》“脆”作“诡”，甚是。

⑩ 去其乡，不安处所乃散亡：通过治疗使痈邪离开所趋之处，不能留滞于患部，便可散去消亡。

⑪ 诸阴阳：阴阳各经。

【点评】论刺痈邪法。痈即经脉气血壅滞不通而使邪气壅滞于机体某部，郁久化热，腐败肌肉气血则可成脓。本篇指出了未成脓时的两种具体治法：

一是“去其乡，不安处所乃散亡”。张介宾说：“乡，向也。安，留聚也。去其毒气所向，不使安留处所，乃自消散矣。”即因势利导，不使邪气集聚，而使之自行消散。

二是“诸阴阳过痈者，取之其输泻之。”指在各条阴经或阳经上，如出现壅滞而与痈毒有关的现象，即当循经取穴以泻之。总之，不要在邪盛时强制治疗，根据痈肿所处不同阶段，有步骤耐心地调治，或另用别法刺治，即所谓“无迎陇，易俗移性”。

凡刺大邪，日以小，泄夺其有余，乃益虚，剽其通，针其邪[①]，肌肉亲视之，毋有反其真[②]。刺诸阳分肉间。

【点评】论刺大邪法。大邪，即亢盛之邪。“邪气盛则实”(《素问·通评虚实论》)，实则泻之，“泄夺其有余”为刺治大邪之法，祛除邪气时，在诸阳经取穴针刺，要观察病人肌肉变化，准确判断，防止误伤真气。

凡刺小邪，日以大，补其不足乃无害，视其所在迎之界[③]，远近尽至，其不得外侵而行之，乃自费[④]。刺分肉间。

【点评】论刺小邪法。小邪，言其邪气不盛，但正气亦虚，治疗时从扶正着手，即“日以大，补其不足”。在分肉间取穴针刺，同时注意邪虚所在部位，泻其偏盛，补其不足，使邪不得侵入而自行消散。

---

① 剽(piāo 飘)其通，针其邪：指在邪气往来的通道上用针法攻散其邪气。剽，劫夺，在这里是猛攻使散的意思。

② 肌肉亲视之，毋有反其真：明·张介宾：“肌肉亲视之，言邪正脉色，必当亲切审视，若小作大，则反其真矣。”

③ 视其所在迎之界：察明邪气所在的部位，并向此范围内招聚正气。迎，迎接，在这里是招引使之聚集的意思。

④ 乃自费：邪气便自行消散。费，耗损。

凡刺热邪，越而苍[①]，出游不归乃无病，为开通辟[②]门户，使邪得出，病乃已。

【点评】论刺热邪法。针刺时摇大针孔，起针不按压，以开通壅滞，为驱邪开辟道路，使热邪得以发散外泄。据“体若燔炭，汗出而散”(《素问·生气通天论》)判断，刺热邪的方法当为汗法。

凡刺寒邪，日以温，徐往徐来致其神[③]，门户已闭气不分，虚实得调其气存也。

【点评】论刺寒邪法。用针徐缓，慢进慢出，闭塞针孔，使正气不得外泄而逐渐恢复，使虚实得以调和。

黄帝曰：官针奈何？

岐伯曰：刺痈者用铍针，刺大者用锋针，刺小者用员利针，刺热者用镵针，刺寒者用毫针也。

【点评】刺五邪的针具选择。根据疾病的邪正虚实情况，选用相宜的针具。刺痈邪用铍针；刺大邪用锋针；刺小邪用员利针；刺热邪用镵针；刺寒邪用毫针。

请言解论，与天地相应，与四时相副，人参天地，故可为解。下有渐洳，上生苇蒲[④]，此所以知形气之多少也。阴阳者，寒暑也，热则滋雨而在上，根荄少汁[⑤]。

【点评】《内经》以“人参天地”的天人合一理念为哲学基础，依据为长期生活的体验和实践观察知识的积累，诸如“下有渐洳，上生苇蒲，此所以知形气之多少也”(《灵枢·刺节真邪》)是通过观察

① 越而苍：使热邪散越于外而使体中转凉。越，发散，消散之意。

② 辟：开辟。

③ 致其神：招引人体阳气。致，招引。神，即正气，此指人体的阳气。

④ 下有渐洳(rù 入)，上生苇蒲：渐洳，指湿润之地。苇，指芦苇。蒲，指蒲草，泛指水草。

⑤ 热则滋雨而在上，根荄(gāi 该)少汁：此处指地面水分受热蒸发，上升为雨；由于水分的蒸发，因此草木的根就缺少水分。根，树根。荄，草根。根荄，即草木的根。

苇蒲的生长状况来判断地下土质的肥瘠。古人就是在这样大量认知经验积累的前提下，形成了“司外揣内，司内揣外”的诊法思维背景，将人体内在脏腑组织的功能活动状况与外在表现之间类比为“日与月焉，水与镜焉，鼓与响焉”(《灵枢·外揣》)的关系。

人气在外，皮肤缓，腠理开，血气减，汁大泄，皮淖泽。

寒则地冻水冰，人气在中，皮肤致，腠理闭，汗不出，血气强，肉坚涩。当是之时，善行水者，不能往冰；善穿地者，不能凿冻；善用针者，亦不能取四厥①；血脉凝结，坚搏不往来者，亦未可即柔②。

故行水者，必待天温冰释冻解，而水可行，地可穿也。

人脉犹是也，治厥者，必先熨调和其经，掌与腋、肘与脚、项与脊以调之，火气已通，血脉乃行，然后视其病，脉淖泽③者，刺而平之；坚紧者，破而散之，气下乃止，此所谓以解结者也。

【点评】论解结的概念、原则及其方法。

1. 解结概念。结，即聚结的意思。邪气聚结于体内，则气机运行不畅，气血瘀滞发生的疾病为之“结”。解结，即指用针刺治疗以解除邪气结聚所导致的病症，达到祛除疾病的方法。

2. 解结方法

(1)“结”形成机理：“结”的形成与自然界气候变化及对人体气血阴阳影响两方面因素：人“与天地相应，与四时相副”，四时气候有温热寒凉的变化，机体气血阴阳也发生相应的变化。经文以“地冻水冰”为喻，指出收到寒冷气候影响之时，“人气在中，皮肤致，腠理闭，汗不出，血气强，肉坚涩”，故而有气机凝涩，使气血运行不畅病机；而气候炎热，可使植物“滋雨而在上，根少汁”，在人体则“气在外，皮肤缓，腠理开，血气减，汗大泄，皮淖泽”，汗为津液所化，腠理开张，汗液外泄，血液浓缩，则血行涩滞。无论自然界的气候过寒或者过热，皆可使气机闭塞，津血耗伤，运行瘀滞，而导致“结”的发生。

---

① 四厥：指四肢厥冷。

② 即柔：即刻通畅。柔，此有通畅之意。

③ 脉淖泽：脉中血液流行滑利。

(2)解结原则：因势利导。本节从天人相应的观点出发，指出因势利导是解结的基本原则，如“善行水者，不能往冰；善穿地者，不能凿冻；善用针者，亦不能取四厥；血脉凝结，坚搏不往来者，亦未可即柔”，以及“行水者，必待天温冰释冻解，而水可行，地可穿也”，即是因势利导原则的应用实例。人的血脉与自然气候变化亦相应，治厥时，先温运阳气，调畅经脉，即温熨掌与腋、肘与脚、项与脊等，当“火气已通，血脉乃行”时，然后视邪正盛衰不同情况，运用不同刺法，如正气充盛“脉淖泽者”，“刺而平之”；邪气盛实，脉“坚紧者”，“破而散之”等，都具体体现了因势利导的治疗原则。

用针之类，在于调气，气积于胃，以通营卫，各行其道。宗气留于海，其下者注于气街，其上者走于息道。故厥在于足，宗气不下，脉中之血，凝而留止，弗之火调，弗能取之。用针者，必先察其经络之实虚，切而循之，按而弹之，视其应动者，乃后取之而下之。

【点评】论调气是解结的关键。“用针之类，在于调气”，指出针刺解结，在于调气。因为气机失调是造成“结”的直接原因。此处之气机失调，是指宗气作用失常。胃中的水谷精气参与了宗气的生成，宗气积于气海(胸中)，其中上行息道者，推动呼吸运动；下行注入气街，布于全身者，以助血液的运行。如果宗气运行迟滞，无力推动血行，则气血凝滞，形成“结”症。故曰“厥在于足，宗气不下，脉中之血，凝而留止”。治疗时，必须用温针艾灸之法，以温补阳气，通畅血脉，则“结”可解，若“弗之火调，弗能取之”。

六经调者，谓之不病，虽病，谓之自已也。

一经上实下虚而不通者，此必有横络盛加于大经[①]，令之不通，视而泻之，此所谓解结也。

---

① 横络盛加于大经：横行的络脉瘀滞后，阻碍了大经脉的运行，使之阻塞不通。

上寒下热[1]，先刺其项太阳[2]，久留之，已刺则熨项与肩胛，令热下，合乃止[3]，此所谓推而上之者也。

上热下寒，视其虚脉而陷之于经络者取之，气下[4]乃止，此所谓引而下之者也。

大热遍身，狂而妄见、妄闻、妄言，视足阳明及大络取之，虚者补之，血[5]而实者泻之，因其偃卧，居其头前，以两手四指挟按颈动脉[6]，久持之，卷而切推[7]，下至缺盆中，而复止如前，热去乃止，此所谓推而散之者也。

【点评】论针刺解结的具体操作方法。通过“切而循之，按而弹之，视其应动”来辨别经络的虚实，然后施以相应的治法，如“六经调者”，为正气充足，为无病或病轻，不治可自愈；上实下虚，“有横络盛加于大经”，经脉不通，宗气不行的，用泻法泻其有余；上寒下热，气不上行，用“推而上之”的针法，刺太阳留针，并热熨项与肩胛部，使阳气上下交通；上热下寒，宗气不下，用“引而下之”法，“视其虚脉而陷之于经络者取之”，以引热下行；大热遍身，而见妄见妄闻妄言者，用推而散之法于足阳明及大络部位泻实补虚。操作时，取仰卧位，然后用两手拇指和食指挟按病人颈动脉，用“卷而切推”的手法，从上推至缺盆，反复进行，以至热退后停止推按。

黄帝曰：有一脉生数十病者，或痛，或痈，或热，或寒，或痒，或痹，或不仁，变化无穷，其故何也？

岐伯曰：此皆邪气之所生也。

---

① 上寒下热：指腰以上部位有寒，腰以下部位有热。

② 项太阳：足太阳膀胱经。因该经循项部下行，故称。

③ 令热下，合乃止：使熨贴之温热下行，上下之寒热交合而平复，才可停用熨法。热，指熨贴之温热，合，谓上寒下热交合而平复。

④ 气下：在上之热气下行。

⑤ 血：指瘀血。

⑥ 以两手四指挟按颈动脉：明·马莳说：“以两手各用大指、食指共四指，挟其颈动脉而按之，即人迎处也。”

⑦ 卷（quán 权）而切推：指弯曲手指进行抚摩。卷，曲。

黄帝曰：余闻气者，有真气，有正气，有邪气，何谓真气？
岐伯曰：真气者，所受于天[①]，与谷气并而充身也。

【点评】论真气。此节定义了真气概念，并表达其生成和功能。所谓真气，是指来源于先天之气和吸入的自然界清气与水谷精气经人体气化而生成的、具有充养人身功用之气。所谓“天”，有不同的诠释：有认为“气在天者，受于鼻而喉主之”（张介宾注），指“天”为鼻吸入的自然之清气；有认为“所受于天者，先天之精气”（张志聪注），“天”指先天肾中精气；有认为“真气者，与生俱生，受之于天日，与谷气相并，而充满于身者也”（马莳注），“天”既指自然之清气，又指先天精气。现今多从马说。

结合《内经》相关篇论之“真气者，经气也”（《素问·离合真邪论》），真气即正气、经气。当前多遵张介宾之“真气，即元气”观点。就其功用而言，除有充养全身功能之外，还据“真气从之，精神内守，病安从来？”（《素问·上古天真论》）之论，肯定其有抗御病邪，修复病体能力之功用。

真气的生成，主要源于先天之气，即肾精所化生的元气。又需要后天肺所吸入的自然界之清气和脾胃化生水谷精气的不断补充，然后输布于人体各处，是人体各种名目之气发生的源头，如输于经络之经气，行气脉内之营气，散于脉外之卫气，到达各脏腑的为脏腑之气等，全身诸气皆源于此。

正气者，正风[②]也，从一方[③]来，非实风[④]，又非虚风[⑤]也。

【点评】论正气。所谓正气，不同于机体具有抗病能力之“正气”，又区别于“实风”和“虚风”。此之正气是指与时令适时而至的

---

① 所受于天：禀受于先天之精气。一说：禀受于自然之清气。又一说：真气为先天之精气、自然之清气、水谷之精微相合而成。

② 正风：四时正常气候，如春温而多东风，夏热而多南风等。

③ 一方：正方、正时，意为所来的方位及时节均正常无偏。

④ 实风：方位、时节均属正常但来势较为迅猛的正风。

⑤ 虚风：方位、时节均不正常的气候变异，如春季不暖而多见西风，夏季不热而多见东风等，亦即四时不正之气。

“风”(气候)，如春季之东风，夏季之南风等，且其来势徐徐缓和。若来势猛烈者则称实风。可知此之“正气”是指符合时令适时而至的气候，来势和缓，不易致病，或致病力较弱，病情轻浅者。

邪气者，虚风之贼伤人也，其中人也深，不能自去。正风者，其中人也浅，合而自去①，其气来柔弱，不能胜真气，故自去。

【点评】论邪气。所谓邪气，此指“从冲后来者为虚风”(张介宾注)。冲后，指对方、相反方向，如春季风(位属东方)从西方来，就称为虚风，故凡属四时不正之气皆属虚风。虚风常伤害人体致病，又谓“虚风之贼”，或“贼风”，《内经》常统称为“虚邪贼风”。此节邪气是指从冲后来的四时不正之气，导致人体发病，并且病情较重的致病因素。

邪气性质不同，所致病症有轻重之别，如正风(正邪)之来柔弱，致病力不强，不能胜过机体正气，且正气可驱邪外出，故其病位浅在，致病轻微，邪可自去，不须治疗，病可自愈。虚风(虚邪)中人，病位深在，传变无穷，变化多端，正气损伤程度严重，无力驱邪，邪气不能自出，疾病不可自愈，故须扶助正气，驱除邪气，疾病方可好转。

虚邪之中人也，洒淅动形②，起毫毛而发腠理。其入深，内搏于骨，则为骨痹。搏于筋，则为筋挛。搏于脉中，则为血闭不通，则为痈。搏于肉，与卫气相搏，阳胜者则为热，阴胜者则为寒，寒则真气去，去则虚，虚则寒。搏于皮肤之间，其气外发，腠理开，毫毛摇，气往来行，则为痒。留而不去，则痹。卫气不行，则为不仁。

【点评】论虚邪。《内经》中的“虚邪”概念源于“虚风”，又谓“贼风”“贼邪”，名别义同，均指四时不正之气，均为原发之病因。《难经》之“虚邪”“贼邪”是两类五行属性不同的邪气，是指五脏病传过程中的继发之邪，也称病传之邪。其间有严格界定，不可

① 合而自去：与真气相遇便自行散去。合，相逢，相遇。
② 洒淅动形：身感恶寒而战栗。洒淅，恶寒的样子。

混淆。

就《内经》而言，“虚邪”概念的发生有其复杂背景，派生于“虚风”。“虚风”为八风之一，凡与节令所应方位相反之风(反季节气候)皆谓之“虚风”。由于人体阴阳之气的消长过程与四季气候变化节律同步，无论哪一季节，若有反节令气候(即“虚风”)，人体都可因不适应而发病，此时对于患病机体而言，此种反季节之“虚风”就成为致病因素而称为“虚邪”。此即“风从其所居之乡来为实风，主生，长养万物。从其后来为虚风，伤人者也，主杀主害者。谨候虚风而避之，故圣人日避虚邪之道，如避矢石然，邪弗能害，此之谓也”(《灵枢·九宫八风》)。此处“虚邪”即“虚风”。

虚邪偏客于身半[1]，其入深，内居荣卫，荣卫稍衰，则真气去，邪气独留，发为偏枯。其邪气浅者，脉偏痛。

虚邪之入于身也深，寒与热相搏，久留而内著[2]，寒胜其热，则骨疼肉枯；热胜其寒，则烂肉腐肌为脓，内伤骨，内伤骨为骨蚀[3]。有所疾[4]前筋，筋屈不得伸，邪气居其间而不反，发于筋溜[5]。有所结，气归之，卫气留之，不得反，津液久留，合而为肠溜[6]，久者数岁乃成，以手按之柔。已有所结，气归之，津液留之，邪气中之，凝结日以易甚，连以聚居，为昔瘤[7]，以手按之坚。有所结，深中骨，气因[8]于骨，骨与气并，日以益大，则为骨疽。有所结，中于肉，宗气归之，邪留而不去，有热则化而为脓，无热则为肉疽。凡此数气者，其发无常处，而有常名也。

【点评】论邪气损伤部位不同，病证表现各异。虚邪侵犯皮毛腠

---

① 偏客于身半：偏伤于半身。

② 著：同“着”，附着之意。

③ 骨蚀：骨骼被侵蚀的病变。

④ 疾：病痛，此有伤损之意，用为动词。

⑤ 筋溜：筋膜所生的赘瘤。溜，《甲乙经》作“瘤”，甚是。明·张介宾：“筋瘤者，有所流注而结聚于筋也，即赘瘤之属。”

⑥ 肠溜：指邪气传入肠中，使气血凝滞而产生的赘物。溜，通“瘤”。

⑦ 昔瘤：指起病缓慢，病程较久的赘瘤。

⑧ 因：居留之意。

理较浅的部位，则“洒淅动形，起毫毛而发腠理”；邪气聚于皮肤，若外发肌表，则“腠理开，毫毛摇”，邪气随营卫往来于肌肤则痒；“留而不去”发为痹，邪气使“卫气不行”发为不仁；邪客于身半，使“荣卫稍衰”，甚者发为“偏枯”；邪气聚于肉，可为“骨疼肉枯”，或腐烂肌肉为脓为肉疽；邪气入骨为骨蚀、骨疽；邪气聚于筋为“筋瘤”；入肠为“肠瘤”；若津血“凝结日以易甚，连以聚居，为昔瘤”；总之，邪气侵犯的部位由浅入深，由表入里的传变。其病情也是由轻到重的发展。邪气侵犯部位不同，病证表现不一，故谓“发无常处，而有常名也”。这也体现了“气有定舍，因处为名”(《灵枢·百病始生》)之观点。

卫气行[①]第七十六

黄帝问于岐伯曰：愿闻卫气之行，出入之合[②]，何如？

岐伯曰：岁有十二月，日有十二辰[③]，子午为经，卯酉为纬[④]。

【点评】十二辰是古代天文学的一个概念，是中国古代时空区位(周天)的一种划分法，是对时间空间区位的一种规定，因而有其特定的时间及方位的意涵。

十二辰就是把黄道(即太阳一年在天空中移动一圈的路线)附近的一周天十二等分，由东向西配以子、丑、寅、卯、辰、巳、午、未、申、酉、戌、亥十二支，就空间区位而言，大抵是沿天赤道从东向西将天周等分为十二个部分，用地平方位中的十二支名称表示，与二十八宿星座有一定的对应关系。每日从所处地球观之，北斗七星绕行北极星随时间亦由东向西进行规律之圆周运动，每个时

① 卫气行：本篇主要论述了卫气在人体运行的概况，以及卫气运行与针刺的关系，故名“卫气行”。

② 出入之合：卫气运行过程中出入阴阳的交会情况。

③ 十二辰：一天分为十二个时辰，分别以十二地支命名。

④ 子午为经，卯酉为纬：子位为北，午位为南，相对而成纵向之经线；卯位为东，酉位为西，相对而成横向之纬线。古时以十二地支配属方位，子为正北，午为正南，卯为正东，酉为正西，南北相连而成经线，东西相连而成纬线。

辰移动一个地支，一天十二地支恰为一周。夜半既是昼夜阴阳消长变化的终点，也是新一天阴阳消长变化的开始，所以就将“子”这个十二地支之首放在这一时段，其他依次类推。

《内经》则以北斗星为坐标所表达时空的南北子午线为依据，计量人体气血(尤其是卫气)的循行规律，用以解释人体相关的生命活动。十二支以间隔30度于周天排序的，等分一个太阳回归年，每支恰恰对应着一年的十二个月，即本篇所谓“岁有十二月，日有十二辰”之意，这就为《内经》中分析和计量人体气血昼夜循行、本篇计量卫气循行规律奠定了时间依据。

古人为了用二十八宿表示北斗星斗柄所指的方位，北斗星是二十八宿发生的天文背景。北斗有七星，故东、南、西、北各选七个亮星作为标记，这就是二十八宿发生的由来，即本篇所说的“天周二十八宿，而一面七星，四七二十八星”。可见，本篇集中体现了《内经》应用北斗七星的相关知识计量、分析人体卫气循行状况。

天周二十八宿，而一面七星①，四七二十八星，房昴为纬，虚张为经②。是故房至毕为阳，昴至心为阴③，阳主昼，阴主夜。

【点评】古人观察发现，北极星的相对位置基本不移动，而斗纲始终指向北极星并以北极星为圆点作圆周运动，一昼夜循行一周，一个太阳回归年循行一周。为了计量一昼夜的不同时辰、一年的不

---

① 天周二十八宿(xiù 秀)，而一面七星：指周天共二十八星座，东南西北每一方各为七个星座。二十八宿，古时人们将黄道(太阳在天球上所经的路线)上的二十八个恒星称为二十八宿，东南西北四方各七宿。东方苍龙七宿：角、亢、氐、房、心、尾、箕；北方玄武七宿：斗、牛、女、虚、危、室、壁；西方白虎七宿：奎、娄、胃、昴、毕、觜、参；南方朱雀七宿：井、鬼、柳、星、张、翼、轸。

② 房昴(mǎo 卯)为纬，虚张为经：指在周天二十八宿中房宿居东，昴宿居西，相对而成横向之纬线；虚宿居北，张宿居南，相对而成纵向之经线。

③ 房至毕为阳，昴至心为阴：意即自房宿至毕宿位在南方，时应白昼，为阳；自昴宿至心宿位在北方，时应黑夜，为阴。房宿位居正东，自房宿起向南经氐、亢、角、轸、翼、张、星、柳、鬼、井、参、觜诸宿，最后到毕宿，凡十四宿，位均在南，应卯、辰、巳、午、未、申六辰，均为白昼，故应为阳；昴宿位居正西，自昴宿起向北经胃、娄、奎、壁、室、危、虚、女、牛、斗、箕、尾诸宿，最后到达心宿，凡十四宿，位均在北，应酉、戌、亥、子、丑、寅六辰，均为黑夜，故应为阴。

同时节，于是就在天球宇宙建构观念和北斗七星的天文背景之下，以十二地支(又称十二辰)、十天干沿天赤道从东向西将黄道(地球上的人看太阳于一年内在恒星之间所走的视路径，接近于太阳在恒星中的视周年路径)附近的周天进行等分，并与二十八宿星座有一定的对应关系。通过对斗纲指向时空区位的天象观察，就可对相关节令月份予以计量。

由于十二支等分周天360度，每30度用其中的一个标记，北极星是北斗七星运行的中心点，而“子”是十二支的起始，于是就将其放在北天极所在处，其余则依次排序。“辰”的本意是指日、月的交会点，即所谓“日月之汇是谓辰”(《左传·昭公七年》)。“十二辰”则为夏历一年十二个月的月朔时太阳所在的位置，其沿用十二地支进行命名。就方位言，地球每天在同一时间已由东向西移动约近1度。以北极星为中心画一圆周，并依子丑、寅、卯……戌、亥等划分为十二等宫，人们所见北斗七星约每30日，相当一个月，移动一个地支区位，一年遍历大圆圈十二个空间区位(也称为“宫”)。

十二支标记周年十二月。辰，在表达时间内涵时就成为“月建”。正如《汉书·律历志》所说的“辰者，日月之会而建所指也”。就说明十二辰也指月建，即斗纲所指的时间区位。因为北斗星一年移动的十二个时间区位即十二个月，也用十二支标记，这一方法称为“月建”。所以陈久金研究的结论认为，“十二地支，就是阴阳合历的月名”，十二支标记十二个月，依序称为建子月(十一月)，建丑月(十二月)，建寅月(正月)等，《灵枢·阴阳系日月》原文就应用了这一天文知识。

那么十二月份是怎样确定的呢？这与太阳的周年视运动引起的北斗星转动有关。北斗星围绕北极星转动，因此北斗星亦用来辨方向，根据北斗星斗柄所指十二辰中的不同位置来确定十二月份，以日南至(即冬至、十一月)所在之朔望月的日月相会日(朔日)，北斗斗柄指向十二辰位的“子”位，为建子月。其余依此类推，日月之会日的斗柄所指十二辰中的那一支，就是建该支月，称为“月建”，《内经》就应用的是“正月建寅”(《灵枢·阴阳系日月》)。十二支以间隔30度于周天排序的，等分一个太阳回归年，每支恰恰对应着一年的十二个月，即所谓“岁有十二月，日有十二辰”(《灵枢·卫气行》)之意。所谓“日有十二辰”，就是汉代高诱在对《吕氏春秋·孟春纪》之“乃择元辰”所注的那样，“辰，十二辰，从子至亥也”。

就一日而言，每日从所处地球观之，北斗七星绕行北极星随时间亦由东向西进行圆周运动，每个时辰(即两个小时)移动一个地支区位(也是周天30度)，一天十二地支恰为一周，此即《内经》所说的“凡三十度而有奇”(《素问·六微旨大论》)。此际更因斗建(即所处月令)之不同，北斗七星于天球上位置，在不同月令虽同一时辰，亦有所差别。

由于夜半既是昼夜阴阳消长变化的终点，也是新的一天阴阳消长变化的开始，所以就将“子”这个十二地支之首放在这一时段，其他依次类推。这就为《内经》中分析和计量人体气血昼夜循行的规律奠定了时间依据。

北斗星分别按年按日遍历十二宫(空间区位)，所历一年之春、夏、秋、冬四季，与一日之晨、午、昏、夜，行度相符，即以斗纲所建，春行寅、卯、辰宫，夏行巳、午、未宫，秋行申、酉、戌宫，冬行亥、子、丑宫；一日则晨行寅、卯、辰宫，午行巳、午、未宫，昏行申、酉、戌宫，夜行亥、子、丑宫。是以对照行度，春比之日东升，夏比之日中天，秋比之日沉落，冬比之日反背。如此，北斗七星行度已寓一年中气候与一日中温度之变化，同有寒暖燥湿的大小循环于其中，且又可明地理之方位所在。盖晨行寅、卯、辰宫之际，正是日行天东，则东方配属寅、卯、辰，恰合一年之中的春季三个月的月建；午行巳、午、未宫之际，正是日行天南，则南方配属巳、午、未，恰合一年之中的夏季三个月的月建；昏行申酉戌宫之际，日行天西，则西方配属申、酉、戌，恰合一年之中的秋季三个月的月建；夜行亥、子、丑宫之际，日行天北，则北方配属亥、子、丑，恰合一年之中的春季三个月的月建。这也正是《灵枢·顺气一日分为四时》篇题及其内容发生的天文学依据。

北斗星配合天干地支应用在《内经》中的意义，不仅在于纪历方便，更可表达天体运行规律，季节递嬗，气候变化，地理方位，以及其间诸种现象之存在、运行、相互呼应，足以推论宇宙诸种现象。《内经》中应用了十二支纪年(《素问·天元纪大论》之“子午之上，少阴主之”即是运用于纪年)、纪月(如《灵枢·阴阳系日月》之“寅者，正月之生阳也，主左足之少阳……亥者十月，主左足之厥阴”)、纪日(《灵枢·九针论》“其日戊寅、己丑”则是干支结合应用纪日)、纪时(《素问·六元正纪大论》)，如“岁有十二月，日有十二辰”(《灵枢·卫气行》)等，就是北斗星配合十二支的具体应用。

故卫气之行，一日一夜五十周于身，昼日行于阳二十五周，夜行于阴二十五周，周①于五脏。

【点评】通过长期的生活和医疗实践，《内经》不仅对卫气的生成、特性、作用有着清楚的认识，同时在本篇对其在人体的具体运行和状态也有详细记载，认为卫气之行一昼夜五十周次于身，“昼日行于阳二十五周，夜行于阴二十五周”，循环往复，无有终时。

卫气“五十周于身”是怎样推算的？所谓“大衍之数”，言其可以演绎天地万物变化规律的数。“五十”之数的来历有几种说法：

一是大衍之数50即土之生数(5，又称小衍之数)乘10(河图之极数)：50＝5(小衍之数，五行之数)×10(河图之极数)

二是天地之数55(河图之数的和)，减去小衍之数5(五行有“五”，土生万物，土的生数为“五”，故称其为小衍之数)得大衍之数50。50＝55(1＋2……9＋10河图之数的和)－5(五行之数)

三是“河图”与“洛书”之数的和除以2；除以2是因两者都用实心圆(白点)和空心圆(黑点)表示，二者的黑点和白点都是50的缘故。50＝[55(河图之数的和)＋45(洛书之数的和)]÷2

四是北斗知识中的天周分布的二十八宿、十二辰、十干之和。

① 周：环绕，循环之意。

是故平旦阴尽[①]，阳气出于目[②]，目张则气上行于头，循项下足太阳，循背下至小指[③]之端。其散者[④]，别于目锐眦[⑤]，下手太阳，下至手小指之间[⑥]外侧。其散者，别于目锐眦，下足少阳，注小指次指[⑦]之间。以上循手少阳之分侧[⑧]，下至小指[⑨]之间。别者以上至耳前，合于颔脉[⑩]，注足阳明，以下行至跗上，入五指之间[⑪]。其散者，从耳下下手阳明，入大指之间[⑫]，入掌中。其至于足也，入足心，出内踝下，行阴分，复合于目[⑬]，故为一周。

【点评】昼行于阳。平旦人醒之时，卫气循阴分二十五周已尽，从目内眦出阴入阳，上行头部，同时按着手足三阳经的路线由上向下运行，然后从足三阳抵达足底进入足心，行于足少阴经，循足少阴之别跷脉，上行再返回眼睛，是为卫气行于阳之一周。正如张介宾所言："言卫气昼行于阳分，始于足太阳经以周六腑而及于肾经，是为一周……此卫气昼行之序，自足手太阳经而终于足少阴肾，乃为一周之数也。"

---

① 阴尽：指卫气行于阴分已终。尽，终，结束的意思。

② 阳气出于目：指卫气出于目内眦的睛明穴并从此开始在阳分的循行。阳气，指卫气。目，指睛明穴。

③ 小指：足小趾。

④ 其散者：其，指卫气。散，散行。指卫气的运行，并不是按照十二经脉先后承接的顺序逐经相传，而是从头部开始分向各经散行。

⑤ 目锐眦：目外眦，亦即眼眶外角。

⑥ 间：《太素》作"端"，甚是。

⑦ 小指次指：指足小趾次趾。

⑧ 手少阳之分侧：指手少阳经的分部。分，部位，部分，在这里指经脉所循的分部。《太素》无"侧"字，甚是。

⑨ 小指：《太素》此下有"次指"二字，甚是。

⑩ 合于颔脉：指与颔部的经脉相会合。颔，腮下，亦即下巴。

⑪ 五指之间：指足第二趾和第三趾之间。五指，明·张介宾："五指当作中指，谓厉兑穴也。"

⑫ 大指之间：指手大指和食指之间。

⑬ 入足心，出内踝下，行阴分，复合于目：明·张介宾："此自阳明入足心出内踝者，由足少阴肾经以下行阴分也。少阴之别为跷脉，跷脉属于目内眦，故复合于目，交于足太阳之睛明穴。此卫气昼行之序，自足手六阳而终于足少阴经，乃为一周指数也。"

是故日行一舍[①]，人气[②]行一周与十分身之八[③]；日行二舍，人气行二周[④]于身与十分身之六；日行三舍，人气行于身五周与十分身之四；日行四舍，人气行于身七周与十分身之二；日行五舍，人气行于身九周；日行六舍，人气行于身十周与十分身之八；日行七舍，人气行于身十二周在身与十分身之六；日行十四舍，人气二十五周于身有奇分与十分身之二[⑤]，阳尽于阴，阴受气矣[⑥]。其始入于阴，常从足少阴注于肾，肾注于心，心注于肺，肺注于肝，肝注于脾，脾复注于肾为周[⑦]。是故夜行一舍，人气行于阴脏一周与十分脏之八，亦如阳行之二十五周，而复合于目[⑧]。阴阳一日一夜，合有奇分十分身之四，与十分脏之二，是故人之所以卧起之时有早晏[⑨]者，奇分不尽故也。

【点评】卫气之行与时间关系十分密切，经文以日行二十八舍和滴水计时为时间指标，具体论述了卫气在人体的运行情况。

地球自转一周为一昼夜，古人认为是太阳运转，每昼夜转过二十八宿周天，而同时每昼夜卫气行身五十周，故文中采用四舍五入的计算方法概定，日行一舍，白昼卫气运行于身一又十分之八周，夜晚行于五脏亦为一又十分之八周，即说明了卫气运行与日行二十八舍之关系。但是文中所言“阴阳一日一夜，合有奇分十分身之四，

---

① 日行一舍：指太阳每运行一宿的距离。实际为地球运转一昼夜的二十八分之一。舍，即宿。周天二十八宿，故每一舍为周天的二十八分之一。

② 人气：指卫气。

③ 一周与十分身之八：即人身一周零十分之八周。按：太阳每昼夜行一周天共二十八宿，卫气每昼夜行周身五十度，则太阳每行一宿，卫气行人身约 1.785 周强，故称“一周与十分身之八”。

④ 二周：《甲乙经》《素问·八正神明论》唐·王冰注引均作“三周”，甚是。

⑤ 有奇分与十分身之二：谓有余数约人身一周的十分之二。奇分，指余数。按太阳运行十四舍的时间应等于卫气运行二十五周的时间，并无余数。此处计算使用四舍五入法，将小数部分的 0.785 强入为 0.8 来计算，这样，太阳每行一舍，卫气就多行 0.015 周，太阳行十四舍，卫气约多行 0.2 周，因而出现了“十分身之二”的“奇分”。

⑥ 阳尽于阴，阴受气矣：指卫气行于阳分完毕，便入于阴分，而五脏则开始接受卫气。

⑦ 脾复注于肾为周：卫气夜间行于阴分，从肾经开始，以相克为序循行，由脾复传注于肾时为循行一周。

⑧ 复合于目：明·张介宾：“卫气行于阴分，二十五周则夜尽，夜尽则阴尽，阴尽则人气复出于目之睛明穴，而行于阳分，是为昼夜五十周之度。”

⑨ 早晏：即早晚。晏，晚也。

与十分脏之二，是故人之所以卧起之时有早晏者，奇分不尽故也。”这种把四舍五入的概算法所造成的误差，作为实际的运行周数来计算，则不尽合理，以此作为人之所以卧起之时有早晚的根据，则不足取。

夜行于阴，入夜“阳尽于阴，阴受气矣”，卫气从足少阴经注于肾，然后到心→肺→肝→脾，再复还于肾，如此以五脏相克为序，运行二十五周次，昼夜合为五十周次。如张介宾所言：“此言卫气行于阴分，始于足少阴肾经以周五脏，其行也以相克为序，故肾心肺肝脾相传为一周，而复注于肾也。”

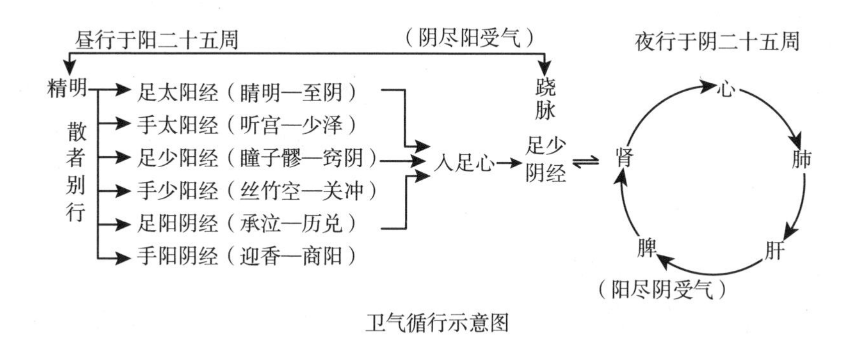

卫气循行示意图

卫气昼夜循行规律在《内经》中有不同表述，后世多遵本篇之论。

黄帝曰：卫气之在于身也，上下往来不以期，候气而刺之奈何？

伯高曰：分有多少[①]，日有长短，春秋冬夏，各有分理[②]，然后常以平旦为纪[③]，以夜尽为始[④]。是故一日一夜，水下百刻，二十五刻者，半

---

① 分有多少：在不同的季节里昼夜的时分多少不等。如夏季白昼长，所占一天的时分多。分，时分。

② 春秋冬夏，各有分理：四季昼夜长短，随季节变化而有一定的规律，如春分、秋分昼夜的时间相等，从冬至起逐渐夜短昼长，从夏至起逐渐昼短夜长。分理，指划分时分和昼夜的规则。

③ 平旦为纪：候气应以平旦之时为准。纪，准则，在这里指一天起始的标记。

④ 以夜尽为始：以夜尽昼来作为新一天的起始。夜尽，意为夜尽终而昼复来，亦即平旦之时。始，周而复始的意思。

日之度也，常如是毋已，日入而止[①]，随日之长短，各以为纪而刺之[②]。

【点评】论候气以平旦为纪。原文指出："分有多少，日有长短，春秋冬夏，各有分理，然后常以平旦为纪，以夜尽为始"，"随日之长短，各以为纪而刺之"，说明候气的时间当以平旦为准，此时太阳从东方升起，人身阳气也就从阴出阳，故以平旦为计时之始，以推测卫气在人体所行之处。然春夏秋冬，日有长短之不同，平旦之时亦有移迁，故审察卫气之所在，还须结合季节的变化。

卫气运行还与目张有关，"是故平旦阴尽，阳气出于目，目张则气上行于头"，亦云："卫气……至阳而起，至阴而止"(《灵枢·营卫生会》)，说明卫气之行与人之寐寤密切相关，人醒目张则卫气从阴出阳，而后行于诸阳经。然人之醒寤与日出并不同步，因个体差异而醒寤有早晚之别，日出卫气入阳是常，目张卫气入阳是常中之变，故计算卫气运行以候气针刺之时，要因人而异。

谨候其时，病可与期[③]；失时反候者，百病不治。故曰：刺实者，刺其来也；刺虚者，刺其去也[④]。此言气存亡之时，以候虚实而刺之。是故谨候气之所在而刺之，是谓逢时[⑤]。在于三阳[⑥]，必候其气在于阳而刺之；病在于三阴，必候其气在阴分而刺之。

【点评】候气针刺的方法。百病之生常影响于气，故有"审察卫气，为百病母"(《灵枢·禁服》)之论。所以针刺治疗亦重在调气，然气在人体内的运行，随时间变化而有盛衰不同，故治疗疾病当"候气而刺"，只有"谨候其时，病可与期；失时反候，百病不治"，强调候气而刺的重要意义。

---

① 止：白昼终结。

② 各以为纪而刺之：分别以四季日入的时间为标准来取穴针刺。按：卫气昼行于阳分二十五周，夜行于阴分二十五周，日入前后卫气所行的部位不同，故应以日入为标准来取穴针刺。

③ 病可与期：疾病的痊愈可以计以时日，亦即很快地如期而愈。期，期日。

④ 刺实者，刺其来也；刺虚者，刺其去也：指实证应在卫气来至之时施行针刺，以激发卫气驱邪外出；虚证应待卫气将去之时针刺，以调整经气使正气得复。其，指卫气。

⑤ 逢时：指迎合卫气运行的时间规律。逢，迎合的意思。

⑥ 在于三阳：《甲乙经》卷一作"病在于三阳"，律以后文，应补。

1. 候虚实而刺之："刺实者，刺其来也；刺虚者，刺其去也"，是指出针刺实证用泻法，要等待卫气运行到某一部位时，即在此处行针；刺虚证用补法，当在卫气运行离开某一部位时，在此部位行针以候气到来。正如张介宾所言："刺实者刺其来，谓迎其气至而夺之。刺虚者刺其去，谓随其气去而补之也。"

2. 谨候气之所在而刺之："（病）在于三阳，必候其气在于阳而刺之；病在于三阴，必候其气在阴分而刺之"，是指在卫气运行到病变部位之时，予以针刺，如此以扶助正气，祛邪外出，而达到愈疾之目的。

水下一刻，人气在太阳①；水下二刻，人气在少阳②；水下三刻，人气在阳明③；水下四刻，人气在阴分④。水下五刻，人气在太阳；水下六刻，人气在少阳；水下七刻，人气在阳明；水下八刻，人气在阴分。水下九刻，人气在太阳；水下十刻，人气在少阳；水下十一刻，人气在阳明；水下十二刻，人气在阴分。水下十三刻，人气在太阳；水下十四刻，人气在少阳；水下十五刻，人气在阳明；水下十六刻，人气在阴分。水下十七刻，人气在太阳；水下十八刻，人气在少阳；水下十九刻，人气在阳明；水下二十刻，人气在阴分。水下二十一刻，人气在太阳；水下二十二刻，人气在少阳；水下二十三刻，人气在阳明；水下二十四刻，人气在阴分。水下二十五刻，人气在太阳，此半月⑤之度也。从房至毕一十四舍，水下五十刻，日行半度⑥。回行一舍，水下三刻与七分刻之四⑦。

---

① 水下一刻，人气在太阳：一刻，漏壶的水面下落一个刻度。按：古时用漏壶以滴水计时。漏壶为古代计时的器具，一般用铜制成，内有刻度，每昼夜分为百刻，每刻约相当于今十四分二十四秒。人气，指卫气。太阳，指手足太阳经。

② 少阳：指手足少阳经。

③ 阳明：指手足阳明经。

④ 阴分：指足少阴肾经。

⑤ 半月：《甲乙经》《太素》均作"半日"，甚是。

⑥ 日行半度：太阳运行半个周天。半度，周天之度的一半，亦即十四舍。

⑦ 回行一舍，水下三刻与七分刻之四：天体运行每昼夜二十八舍，每舍运行时间为 $100 \div 28 \approx 3$ 刻，即三刻与七分刻之四。

【点评】卫气运行之度量：

1. 水下百刻与卫气行经："水下一刻，人气在太阳；水下二刻，人气在少阳；水下三刻，人气在阳明；水下四刻，人气在阴分"，即一日水下百刻中，卫气循行的具体经脉，从手足太阳经→手足少阳→手足阳明→足少阴肾经，每经占有一刻，再复还于手足太阳，如此往复，循行不已。正如马莳说："方漏水下一刻，则卫气在足手太阳经，漏水下二刻，则卫气在足手少阳经，漏水下三刻，则卫气在足手阳明经，然卫气慓悍疾利，故日间虽当行于阳经而又于漏水下四刻之时，则入足少阴肾经。"

2. 日行一舍与水下百刻："回行一舍，水下三刻与七分刻之四"，即天体运行每昼夜二十八舍，每舍运行时间为三又七分之四刻。所以张介宾说："此言日度回行一舍，则漏水当下三刻与七分刻之四。若以二十八归除分百刻之数，则每舍当得三刻与十分刻之五分七厘一毫四丝有奇，亦正与七分刻之四毫忽无差也。"

《大要》[①]曰：常以日之加于宿上也，人气在太阳[②]。是故日行一舍，人气行三阳行与阴分[③]，常如是无已，天与地同纪[④]，纷纷昐昐[⑤]，终而复始，一日一夜，水下百刻而尽矣。

【点评】论卫气运行"与天地同纪"。在讨论了卫气运行与时间的关系之后，指出"是故日行一舍，人气行三阳行与阴分，常如是无已，与天地同纪"，说明卫气在人体内，或出阴入阳，或出阳入阴，环周不休的运行，与自然界昼夜阴阳变化具有同步性，"平旦阴尽，

---

① 《大要》曰：古医经名。

② 常以日之加于宿上也，人气在太阳：意即通常在太阳运行到星宿所在位置时，人体的卫气也运行到太阳经。加，将一物置于另一物之上，在这里是经过其位的意思。按：此句是说太阳每天运行二十八舍，但舍与舍之间是有距离的，因此，每一舍实际上包括了在两舍之间和在该舍所在位置两个部分。当太阳运行在某舍所在位置时，人气在太阳；当太阳运行在两舍之间时，人气则在少阳、阳明和阴分。

③ 故日行一舍，人气行三阳行与阴分：《甲乙经》《太素》均作"故日行一舍，人气行三阳与阴分"字，甚是。日行一舍，漏下3刻，按照本节算法，时间到第四刻，卫气进入阴分，故言之。

④ 天与地同纪：据《甲乙经》卷一第九及《太素》卷十二卫五十周，当作"与天地同纪"。

⑤ 纷纷昐昐（pā 趴）：指貌似纷乱实则有序。昐，有序的样子。

阳气出于目”而行于阳，傍晚“阳尽于阴，阴受气矣”，而循行于阴。《灵枢·营卫生会》亦指出：“卫气行于阴二十五度，行于阳二十五度，分为昼夜……夜半为阴陇，夜半后而为阴衰，平旦阴尽而阳受气矣。日中为阳陇，日西而阳衰，日入阳尽而阴受气矣。”所以候气而刺也“常以平旦为纪，以夜尽为始”。

九宫八风[1]第七十七

合八风虚实邪正

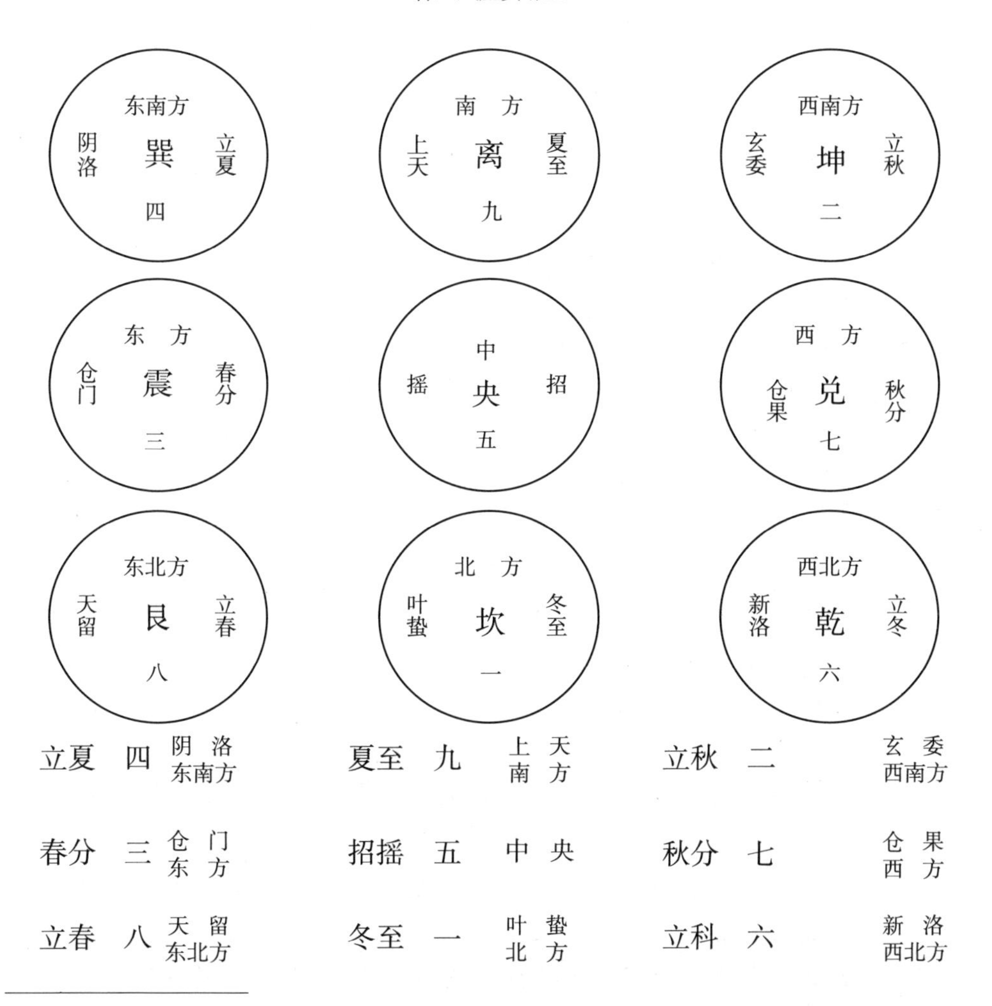

① 九宫八风：本篇从人体与自然密切相应的观念出发，根据天体的运行规律，运用九宫八风的理论，阐述了自然界正常气候及其异常变化对人体产生的不同影响，故名“九宫八风”。

【点评】论“九宫八风”是《内经》以天文为背景建构的时空物三位一体模型，有多维度意涵。

1. 北斗七星是该模型建构的基础。“太一”(又作“太乙”)之解有二：一指形而上的“道”，如“道也者，至精也，不可为形，不可为名，强为之，谓之太一”(《吕氏春秋·仲夏纪》)，指出“太一”即是道，指可以决定四时八节变化的“道”；二指北斗七星。古代天文学中将北辰(北极星)称为“太一”，但北辰相当于众星辰，其位置相对不变，永远位于北天极，但据“太一游宫”，及与“中央者太一之位”(《鹖冠子·泰鸿》)，“太一”当指北斗七星。正因为斗纲在一年不同时段的指向，结合气象、物象变化而确立了四时八节，即所谓“斗柄东指，天下皆春；斗柄南指，天下皆夏；斗柄西指，天下皆秋；斗柄北指，天下皆冬”(《鹖冠子·环流》)之说，《淮南子·天文训》基于北斗星斗柄旋转移行约十五日(度)为一节气，每四十五、四十六日为一季，自此厘定了二十四节气，故有“斗杓所指，以建时节”“斗为帝车，运于中央，临制四乡。分阴阳，建四时，均五行，移节度，定诸纪，皆系于斗”(《史记·天官书》)的研究结论。所以说基于北斗天文背景建立了“九宫八风”模型，这是解读该模型时必须遵循的思维方法。

2.“九宫八风”模型体现北斗历法。虽然在历法史中未曾出现北斗历法之名，但依据历法定义，这种基于斗纲指向度量日月星辰循行，度量一昼夜的不同时辰的方法就属于历法范畴，当代学者称其北斗历法，一年分为八个时间段是其最显著的特征。具体言之：

太一常以冬至之日，
居叶蛰之宫四十六日(冬至　一　叶蛰　北方　坎)第一季；
明日居天留四十六日(立春　八　天留　东北方　艮)第二季；
明日居仓门四十六日(春分　三　仓门　东方　震)第三季；
明日居阴洛四十五日(立夏　四　阴洛　东南方　巽)第四季；
明日居上天宫四十六日(夏至　九　上天　南方　离)第五季；
明日居玄委四十六日(立秋　二　玄委　西南方　坤)第六季；
明日居仓果四十六日(秋分　七　仓果　西方　兑)第七季；
明日居新洛四十五日(立冬　六　新洛　西北方　乾)第八季；
明日复居叶蛰之宫，曰冬至矣。(招摇　五　中央)。

中国古代最初是用土圭测日影定节气，最初只有夏至、冬至，随后逐渐增加了春分、秋分及立春、立夏、立秋、立冬八个节气，自从《淮南子·天文训》中以北斗星斗柄的方位定节气以来，开始有了完整的二十四节气记载。

3.“九宫八风”模型表达节令变化有严格的时间节段。节令变化有永恒而严格的起止点，冬至日既是节令变化之起点，也是八节、二十四节气之起始点，太阳回归循行自此为起点，故有“冬至一阳生”之说。北斗历法一年一循环，是以北斗星的斗柄循环一周确定的。当北斗星的斗柄指向北天极(北极星)时，既是上一年的结束(时间节点为冬至)，也是新一年的开始，也就是北斗历的一年。所以，北斗历法的岁首是“冬至”日，也是全年中午日影最长的一天。中国古代是依据4条标准确定“冬至”的：①全年中午日影最长的一天；②日出东南方位(四　阴洛　东南方　巽)；③二十八宿中的昴宿黄昏时出现在正南方；④北斗星的斗柄指向子午线的子方位。斗柄无限循环，历中千年万年不变，所以四时、八节、二十四节气的时间、空间交接点必然是严格、永恒、相对固定的。

4.“九宫八风”模型有严格的空间区位规定。“九宫八风”模型规定的八方(四正、四维)空间意涵是严格的、永恒的，这是古人在观察天象变化长期积累的宝贵经验，无论时代如何变迁，八方区位是不会改变的。“九宫八风”模型有严格的天空区间规定。在天空有“九宫”区位，是古代中国天文学家将天宫以井字划分九个空间区位，便于晚间从地上观天的七曜与星宿移动，可知方向及季节等资讯。有此九宫空间区位，一是对北斗七星昼夜、一年不同时段运行轨迹予以度量；二是规定了北极星(北辰)、二十八宿所在方位；三是对五星、日月在不同季节循行轨迹予以标记。“九宫八风”模型有严格的地面区间规定。地面有九野的规定与天空之“九宫”对应，天空有斗柄旋转指向一定方位，地面则以观测者所在之处为“中央”，地之各分野对应着天空各“宫”，不同空间区位之相关天象于地面也有相应的气象、物象。

5. “九宫八风”模型有严格的时间节点。“九宫八风”模型规定的四时八节时间意涵也是严格的、永恒的，这是古人在观察天象变化长期积累的宝贵经验，无论时代如何变迁，四时八节(包括时段长度、时段交接点)是不会改变的。此节是以基于北斗星斗柄指向而确定四时八节的。《淮南子·天文训》有明确计量，“日行一度，十五日为一节，以生二十四时之变。斗指子则冬至……加十五日指子，故曰阳生于子，阴生于午。阳生于子，故十一月日冬至”。可见，《灵枢·九宫八风》关于北斗历法知识的应用绝非空穴来风，而是本之有据的。北斗历法是将一个太阳回归年(366日)分为八个时段，用以度量一年四时八节的历法定制。

6. 用八卦概括八个时段气象、物象、人事、病象。八卦其实是最早的文字表述符号。能用深邃的哲理解释自然、社会现象。其在中国文化中与“阴阳五行”一样用来推演世界空间、时间和各类事物关系的工具。每一卦形代表一定的事物，乾代表天，坤代表地等，用以象征各种自然、人事现象，此节则表达天地空间方位、四时八节时间区位，以及在此空间、时间区位中的天象、气象、物象。还能反映相应时空区位可能发生的自然灾害，致病邪气、流行病谱等。

7. “九宫八风”模型是“洛书”数理模型的具体表达。此节九宫图中的1、2、3……8、9就是用数替代了“洛书”中的阴阳符号。

“洛书”是史前人们用符号的方式表达他们对天文、历法，乃至天地万物变化规律的把握，是他们为了认知物质世界所建构的模型和方法，也是中华民族传统文化发生的根。其中所应用的阴阳符号是黑圈和白圈。太阳光不能照耀的用黑圈“●”(空心)表示，太阳光能直接照耀的用白圈“○”(实心)表示。这是现今已知最早的阴阳符号。黑白圈数目的多少则表示不同时间、不同空间太阳照射时间的长短、所给予万物的热量的多少；黑白圈排列的次第则客观地反映了一个太阳回归年在不同时间、不同空间之白昼、黑夜时间的长短、气候的寒热变化等次序和周而复始的节律，而这些知识属于天文历法范畴。

表达五季五方气候的运行规律——五行。“奇数”为阳，自冬→春→夏→长夏→秋→冬，其运行过程是1→3→9→7→1；用“奇数”数值的大小客观地表达了一年之中，自然界的阳(热)气由渐盛(上半年1→3→9)到渐衰(下半年9→7→1)的消长过程。“五”居中央而“自旋”。“偶数”表达一年不同季节阴(寒)气自立春→立夏→立秋→立冬是由盛而衰(上半年8→4→2)，再由衰而渐盛(下半年2→

6→8)的消长过程。“洛书”“数”之布阵，表达了相应的空间方位、时间阶段、过程次第、节律、周期，以及与这些时空区位的阴阳消长状态和与此有关事物的五行属性。所以有人认为，能以“洛书”背景下发生的“十月太阳历为基础，研究阴阳五行、十二兽纪日和八卦的起源问题”之缘由。

太一[①]常以冬至之日[②]，居叶蛰[③]之宫四十六日，明日[④]居天留[⑤]四十六日，明日居仓门[⑥]四十六日，明日居阴洛[⑦]四十五日，明日居天宫[⑧]四十六日，明日居玄委[⑨]四十六日，明日居仓果[⑩]四十六日，明日居新洛[⑪]四十五日，明日复居叶蛰之宫，曰冬至矣。

【点评】本篇先以九宫图示表示九宫方位，并论述太一(今多称“太乙”)北辰星游宫规律，及太一游宫而引起的自然界正常与异常气候变化，以说明气候变化对人体产生的影响，接着论述了八种虚风侵入人体的不同特点，强调人们要顺应自然界的气候变化，以预防疾病的发生。

此处太一游宫的规律实乃北斗历法知识及其应用。

所谓“北斗历法”，是指北斗星斗柄旋转指向为依据制定的历法。这一历法“历定阴阳(寒暑)，历定四时，历定五行(即五季)，历定八节，历定二十四节气”[陈久金. 天干十日考. 自然科学史研

---

① 太一：北极星。太一原为北极神的别名，因称北极星为太一。太一常居中宫，因而此下所谓太一“居”“游”“移”等，并不是实指北极星的移动，而是指北斗围绕北极星旋转所引起的相对移动而言。

② 以冬至之日：从冬至之日开始。

③ 叶(xié 胁)蛰：九宫之一，坎宫的别名，位居正北方，时主冬至、小寒、大寒三节，为阴寒之极，蛰伏最协和之时，故名。叶，通“协”。

④ 明日：第二天，在这里指四十六天以后的第二天，即第四十七天。

⑤ 天留：九宫之一，艮宫的别名，位在东北，时主立春、雨水、惊蛰三节。

⑥ 仓门：九宫之一，震宫的别名，位在东方，时主春分、清明、谷雨三节。

⑦ 阴洛：九宫之一，巽宫的别名，位在东南，时主立夏、小满、芒种三节。

⑧ 天宫：九宫之一，离宫的别名，位在南方，时主夏至、小暑、大暑三节。

⑨ 玄委：九宫之一，坤宫的别名，位在西南，时主立秋、处暑、白露三节。

⑩ 仓果：九宫之一，兑宫的别名，位在西方，时主秋分、寒露、霜降三节。

⑪ 新洛：九宫之一，乾宫的别名，位在西北，时主立冬、小雪、大雪三节。

究，1988，7(2)：119－127]。由于北斗七星在天空运行的群星中最为耀眼，七星的位置、形态相对固定，且与太阳回归运行有固定的关系，这一关系与古代人类的社会活动关系十分密切，因而依据北斗七星作为天文背景制定的北斗历法就成为中国最早的历法。

结合本篇及其与《淮南子·天文训》的原文对照，可以看出北斗历法具有如下特征：

其一，北斗历法是以太阳回归年为依据制定的。北斗历法是依据人们观察北斗七星的斗柄在一个太阳回归年不同时段的指向方位，推算年、节、日的一种历法。从严格的意义看，该历法仍然属于太阳历法的一种类型，其中的年周期就是太阳回归周期，即366日为一年(取其整数)。这也就是"中国历法"研究中所说的"汉朝以前的古代中国历法以366天为一岁，用'闰月'确定四时和确定岁的终始"。认为"秦朝为中国历史上最后一个"使用以闰月定四时成岁历法的朝代。"汉朝初期开始中国历法出现了大转折，全国统一历法，历法也成为了一门较为独立的科学技术。汉武帝责成司马迁等人编写了《太初历》，之后刘歆作《三统历》，这两历的重要特点是年岁合一，一年的整数天数是365天，不再是之前历法的366天"。

其二，北斗历法是将一个太阳回归年(366日)分为八个时段，用以度量一年四时八节的历法定制，是《内经》构建生命科学知识体系时所应用的历法之一，用以预测一年不同时段的气候、物候，以及可能发生的疫情和疫病，并以此为背景创立了诸如八正、八极、八风、八动、八溪、八节、八虚、八髎、八纪、八达等与医学知识相关的专用术语，足见该历法在中医药理论建构中的作用及其意义。"太一"有不同的内涵，但此处是指北极星。《鹖冠子·环流》之"斗柄东指，天下皆春；斗柄南指，天下皆夏；斗柄西指，天下皆秋；斗柄北指，天下皆冬"与此原文精神一致。本篇以斗柄旋转指向为依据，确定了一岁四时八节的时空方位、时间运行的序列和周而复始的运行规律，并以此论证和判断不同时空区位可能发生的贼风虚邪，邪气致病力的强弱和可能所伤害的内脏等。这是"洛书"在《内经》中应用的典型范例。

太一日游，以冬至之日，居叶蛰之宫，数所在，日从一处，至九日[①]，复反于一，常如是无已，终而复始。太一移日[②]，天必应之以风雨，以其日风雨则吉，岁美民安少病矣，先之则多雨，后之则多汗[③]。

太一在冬至之日有变[④]，占在君[⑤]；太一在春分之日有变，占在相；太一在中宫之日有变[⑥]，占在吏；太一在秋分之日有变，占在将；太一在夏至之日有变，占在百姓。所谓有变者，太一居五宫之日，病风折树木，扬沙石。各以其所主占贵贱，因视风所从来而占之。

【点评】论太一游宫预测吉凶。原文认为，太一游宫之时（实乃北斗历法中的八个时节），自然界的气候随之而相应的变化着，这样就会出现一年四季中的风雨旱涝的气象变化。通过对太一游宫引起的气象变化的了解，可以预测自然、社会及人体的变化规律。

一是预测吉利。就自然界而言，风雨变化在游宫之时日，则视为正常的气候现象，预示着风调雨顺，五谷丰登，六畜兴旺；就社会而言，必然预示着国泰民安；就人体而言，则人体健康，疾病发生较少。

二是预示不测。指出风雨不期而至，导致多雨；风雨过期不至，必多旱。时节与风雨变化若出现异常，就会病风折树木，扬沙石，为不测之凶年。若对具体人事来讲，冬至之日有变（异常），预测反应凶多在君王；春分之日有变，凶多在丞相；中宫土旺主令之日有变，凶多在官吏；秋分之日有变，凶多在将军；夏至之日有变，凶多在百姓。

---

① 九日：太一遍游八宫，每宫所在日数为一日，则九日指太一遍游八宫后的第二天。

② 太一移日：太一自上一宫指向下一宫的日子。

③ 先之则多雨，后之则多汗：意即风雨先于太一移宫之日而至，则当年多雨；风雨后于太一移宫之日而至，则当年多旱。汗，当作“旱”。

④ 变：指灾异。

⑤ 占在君：预测灾异与君有关。占，预测，推测之意。

⑥ 太一在中宫之日：太一指向立春、立夏、立秋、立冬之日。中宫，即中央招摇宫，属土而旺于四维，故指九宫四隅的立春、立夏、立秋、立冬四季。

风从其所居之乡[1]来为实风，主生，长养万物。从其冲后[2]来为虚风，伤人者也，主杀、主害者。谨候虚风而避之，故圣人日避虚邪之道，如避矢石然，邪弗能害，此之谓也。

【点评】论虚实之风及对人的影响。判断虚风、实风，主要是以风的来路作为依据。若风来自当令之方位，是与季节相符的气候，就叫作实风，主生长，以养育万物。实风均属正常之风，当太一居叶蛰宫，移宫之日，风从北方来，就称为实风，不为害而有益于万物。如果风从当令相反的方位（即冲后虚乡）而来，成为与季节相抵触的气候，就是所谓的虚风，容易伤人而致病，损害万物。如太一居叶蛰之宫，移宫之时，而风从南方来，就是虚风。虚风属异常之风，能伤人，有害于万物。原文中还明确指出，深知养生之道的人们，应积极地预防疾病，对于虚风邪气应避其所害。文中"避虚邪之道，如避矢石然，邪弗能害"，说的就是这个道理。

是故太一入徙立于中宫[3]，乃朝八风，以占吉凶也。风从南方来，名曰大弱风，其伤人也，内舍于心，外在于脉，气主热。

风从西南方来，名曰谋风，其伤人也，内舍于脾，外在于肌，其气主为弱。

风从西方来，名曰刚风，其伤人也，内舍于肺，外在于皮肤，其气主为燥。

风从西北方来，名曰折风，其伤人也，内舍于小肠，外在于手太阳脉，脉绝则溢，脉闭则结不通[4]，善暴死。

风从北方来，名曰大刚风，其伤人也，内舍于肾，外在于骨与肩背

---

① 所居之乡：太一所指的位置，亦即所当的时令。如太一指向西方仓果宫，时应秋分，故秋分之时刮西风，即是来自所居之乡。

② 冲后：与太一所指位置相反，亦即与所当的时令相反。如太一指向北方叶蛰宫，时应冬至，不见北风而见南风，即与所当的时令相反，亦即来自"冲后"。

③ 太一入徙立于中宫：以太一之位为中宫。按太一之位本在北方，古人为方便论述，将太一定在中宫。

④ 脉绝则溢，脉闭则结不通：指脉气竭绝则邪气蔓延扩散，脉道阻闭则正气郁结不通。绝，竭尽。溢，水漫出，此指邪气蔓延扩散。

之膂筋[1]，其气主为寒也。

风从东北方来，名曰凶风，其伤人也，内舍于大肠，外在于两胁腋骨下及肢节。

风从东方来，名曰婴儿风，其伤人也，内舍于肝，外在于筋纽[2]，其气主为身湿。

风从东南方来，名曰弱风，其伤人也，内舍于胃，外在肌肉，其气主体重。

【**点评**】论八风伤人规律。此文所言的八风，实指从当令季节相对方向而来的均属于虚邪贼风，故能使人生病。由于虚风之不同，为病当然各有所别。假若人体虚弱，又逢天气之三虚（乘年之衰，逢月之空，失时之和。分别是指当年岁气不及，月缺无光之时日及四时反常的气候。详见《灵枢·岁露论》）而内外相感，正气不得胜邪，就会发生暴病死亡。如果三虚中只犯一虚，就可发生困乏疲惫，寒热错杂一类病症。若被雨湿所浸，则邪伤筋肉，便会出现痿病。人如果遇到三虚的时候，就可能偏中邪风，致突然昏仆倒地，而引发半身不遂一类病症。

此八风皆从其虚之乡[3]来，乃能病人。三虚[4]相抟，则为暴病卒死。两实一虚，病则为淋露寒热[5]。犯其雨湿之地，则为痿。故圣人避风，如避矢石焉。其有三虚而偏中于邪风，则为击仆偏枯[6]矣。

【**点评**】本篇通过天体运行变化，充分讨论对四季气候、人事社会及其疾病变化的预测，以预防异常自然变化对人体生存健康造成的不利影响。其预防学思想集中反映在对疾病的预防。原文中一再强调“如避矢石”，要适时避其虚邪贼风，这也是中医学一贯主张积

① 膂筋：脊柱旁侧的筋膜。

② 筋纽：筋膜会聚之处。

③ 虚之乡：与太一所指位置相反的方向，亦上文所称“冲后”，如冬至之日刮南风等。

④ 三虚：风气与所当的年、月、时均相冲逆。虚，非时而至，亦即与太一所指位置相反，而具体又有年、月及时节的区别。

⑤ 淋露寒热：谓淋雨、露风、感寒、受热而发病。一说：淋露为疲困之意。

⑥ 击仆偏枯：击仆，犹若被击打而突然昏厥倒地。偏枯，半身不遂之病。

极预防疾病思想的又一突出体现，在很大程度上丰富了医学预防学内容。

1. 论九宫八风预测特点及运用。本篇是《内经》中的预测学专篇，其预测特点是把“洛书”的九宫格和后天八卦相合，再分布于四方四隅及中央，以确定方位，配以根据星辰观测的时节四立二分二至等，以太一游宫为预测的基本方法，是一种方位与节令，时间与空间相结合的预测方法。

通过太一游宫进行预测。太一游宫是指斗纲建月一年在天空通过的九个方位而言。即北极居中，斗运于外，北斗七星围绕北极而转，其斗杓旋指十二辰，九个方位而言。太一从一宫轮移九宫，论述二十四节气交替的气候变化规律及人体的影响，以此预测风雨灾害，疾病流行。这一重视季节与病候关系，对气候异常而致季节病的认识与研究有一定价值。

2. 论预测天象、物候、人事、疾病。

(1)预测天象：经文以八风的不同与特征预测吉凶，原文中以实风与虚风代表正常与反常气候，判断天象的有益与不利。原文指出每一季节，都有当令的风向，即所谓的八正实风，也有不测的气候，谓八正虚风。这一较为系统的内容基本上可预测一年的气候变化。

(2)预测物候：如“所谓有变者，太一居五宫之日，病风折树木，扬沙石……风从其所居之乡来为实风，主生长，养万物”。

(3)预测人事：如“太一在冬至之日有变，占在君……太一在夏至之日有变，占在百姓”。

(4)预测疾病：以预测脏腑受病是本篇具有宝贵价值的突出内容，这与《礼记》中“孟春行秋令，则民大疫”的认识，疾病预防和流行思想是一致的，是对医学预防思想的补充与丰富。

预测是预防的前提，又是做好预防的基础。由于九宫八风理论在指导气象预测方面，有着以中央区域为主兼及其他八方区域的预测优势，再结合年月时节，又有了定时确定方位的实用预测价值，为人们了解天气变化在年月时节的不同，地理位置的差异，从理论上奠定了基础，进而为认识和掌握不同季节、区域所发生的疾病，提出了依据，在疾病的预测、预防等方面有着重要的实用意义。这在一定程度上丰富了中医学在诊治疾病时，重视因时、因地、因人的三因制宜的学术内容，在疾病病因学、发病学等方面，同样也有着重要意义。

九针论[①]第七十八

黄帝曰：余闻九针于夫子，众多博大矣，余犹不能寤，敢问九针焉生？何因而有名？

岐伯曰：九针者，天地之大数[②]也，始于一而终于九[③]。故曰：一以法天[④]，二以法地[⑤]，三以法人[⑥]，四以法时[⑦]，五以法音[⑧]，六以法律[⑨]，七以法星[⑩]，八以法风[⑪]，九以法野[⑫]。

黄帝曰：以针应九之数奈何？

岐伯曰：夫圣人之起天地之数也，一而九之[⑬]，故以立九野；九而

---

① 九针论：九，奇数，为阳，“天地之大数也”；针，指针刺的工具。本篇主要论述了九针的来源、命名、规格、用途、形状、禁忌证等内容，把九针与人体、自然密切配合起来，并指出了在用针时，要注意观察患者的形志、气血多少、阴阳表里、五脏各种病变与五味所主来进行辨证施治。因本篇主要讨论九针的形状和用途，故名“九针论”。

② 大数：最大之数。古时八卦中的阳爻以“九”表示，阴爻以“六”表示，用以说明宇宙万物，故九与六皆大数。

③ 始于一而终于九：天地间的数理从一开始，到九终结。一，数之始。九，数之终。九加一为十，九十九加一为百，则九和一为一切数理的基础，因此说“始于一而终于九”。以此说明自然界事物的复杂性或规律性。

④ 一以法天：天为阳，天一生水，故一数取法于天。法，取法、效法的意思。

⑤ 二以法地：地为阴，二为偶数，为阴，故二数取法于地。

⑥ 三以法人：人以天地之气生，天地阴阳之气凝聚而成，故三数取法于人。

⑦ 四以法时：四取法于春、夏、秋、冬四时。

⑧ 五以法音：五取法于角、徵、宫、商、羽五音。

⑨ 六以法律：六取法于黄钟、太簇、姑洗、蕤宾、夷则、无射六律。

⑩ 七以法星：七取法于木、火、土、金、水、日、月七星。

⑪ 八以法风：八应于八方之风。详见前《九宫八风》。

⑫ 九以法野：九应于九野。野，即九野，九州之分野。

⑬ 一而九之：即一乘九。

九之[1]，九九八十一，以起黄钟[2]数焉，以针应数也。

【点评】此节论述了九针的产生、命名的道理，认为九针与天地、人体之间的相互配合的命题。“九针者，天地之大数也”就指出九针的产生取法于天地自然之数。“始于一而终于九”，是指“洛书”之数1~9所表达的时间、空间、序列、节律、周期等天地万物之发展规律（见《灵枢·九宫八风》）。九针，以及针刺之理乃天地万物之一，所以也遵循这一规律，这就是此处所说“始于一而终于九”的意义之所在。“一以法天……以针应数也”，提示九针的命名应与天地间各种自然现象相配合，以代表多种针具，从一至九，九九八十一而起于黄钟之数。黄钟乃万事之本，以针应之，说明九针刺法有很多的变化，能治疗很多种疾病。

一者天也，天者阳也，五脏之应天者肺[3]；肺者，五脏六腑之盖也；皮者，肺之合也，人之阳也。故为之治[4]针，必以大其头而锐其末，令无得深入而阳气出。

二者地也，人之所以应土者，肉也[5]。故为之治针，必筒其身而员[6]其末，令无得伤肉分[7]，伤则气得竭。

三者人也，人之所以成生者，血脉也[8]。故为之治针，必大其身而员其末，令可以按脉勿陷[9]，以致其气[10]，令邪气独出。

---

① 九而九之：即九乘九。

② 黄钟：古时乐器名，以竹制成，用以校正音律。因黄钟长为九寸，而每寸长九纵黍（将九粒黑黍纵向排列），九寸恰合八十一纵黍，即所谓“九而九之”，所以九针之数与黄钟之数相应，含有以九针之法疗无穷之病的意思。

③ 应天者肺：肺通天气，故应于天之气。

④ 治：制作。

⑤ 应土者，肉也：脾居中央属土，脾主肌肉，故曰应土者，肉也。

⑥ 员：同“圆”。

⑦ 肉分：指肌肉间的界畔纹理。

⑧ 人之所以成生者，血脉也：心主血脉，而心者，生之本也，故血脉应象于人。

⑨ 按脉勿陷：在血脉上按压而使邪气不能内陷。

⑩ 以致其气：使正气来复。

四者时也，时者，四时八风之客于经络之中[①]，为瘤病[②]者也。故为之治针，必筒其身而锋其末[③]，令可以泻热出血，而痼病竭。

五者音也，音者，冬夏之分，分于子午[④]，阴与阳别，寒与热争，两气相搏，合为痈脓者也。故为之治针，必令其末如剑锋，可以取大脓。

六者律[⑤]也，律者，调阴阳四时而合十二经脉[⑥]，虚邪客于经络而为暴痹者也。故为之治针，必令尖如牦[⑦]，且员且锐，中身微大，以取暴气[⑧]。

七者星也，星者，人之七窍[⑨]，邪之所客于经，而为痛痹，舍于经络者也。故为之治针，令尖如蚊虻喙[⑩]，静以徐往，微以久留，正气因之，真邪俱往，出针而养者也。

八者风也，风者，人之股肱八节也[⑪]，八正之虚风，八风伤人，内舍于骨解腰脊节腠理之间，为深痹也。故为之治针，必长其身，锋其末，可以取深邪远痹。

---

① 四时八风之客于经络之中：经络与四时相应，故四方的虚邪贼风，可侵入经络之中，而致病变。

② 瘤病：《甲乙经》作"痼病"，甚是。日本·丹波元简："《九针十二原》《官针》等篇俱谓锋针取痼疾，又下文云：痼病竭，明是'瘤'乃'痼'之讹，当从《甲乙》。"

③ 必筒其身而锋其末：意即使针身圆直，针尖锐利。

④ 音者，冬夏之分，分为子午：指寒极的冬至和热极的夏至分居正北的子位坎宫和正南的午位离宫，而音之数为五，居于中宫，正在离、坎二宫之间。音，指宫、商、角、徵、羽五音。五音之数为五，在河图中居于中央。冬夏之分，指冬至和夏至。在河图中，冬至数为一，居正北；夏至数为九，居正南，而正北为子，正南为午，所以说"分为子午"。

⑤ 律：定音之器。相传黄帝时伶伦截竹为管，以管的长短分别音乐的声调，共有十二律，阴阳各六，阳者称为律，阴者称为吕。六律为黄钟、太簇、姑洗、蕤宾、夷则、无射；六吕为大吕、夹钟、仲吕、林钟、南吕、应钟。一般称律或六律，多指十二律。

⑥ 律者，调阴阳四时而合十二经脉：六律调节声音，分为阴阳，应于春、夏、秋、冬四时，在人体之中跟十二经脉相合。

⑦ 牦（máo 毛）：长毛。此指针细而有韧性。

⑧ 暴气：即暴痹，指突发的邪气痹阻病证。

⑨ 星者，人之七窍：天空星辰密布，人的通身空窍也很多。星，指日、月及木、火、土、金、水五星。

⑩ 喙（huì 会）：鸟兽虫鱼的嘴。

⑪ 风者，人之股肱八节也：八方之风合于人之八大关节。

九者野也，野者，人之节解皮肤之间也[①]，淫邪流溢于身，如风水之状，而溜[②]不能过于机关大节者也。故为之治针，令尖如挺，其锋微员，以取大气之不能过于关节者也。

【点评】此节主要论述了九针与天地、人体之间的相互关系，认为天地自然界和人体是密切相关的，人生疾病与自然的变化分不开，九针是用来治疗人体百病的，所以九针制作应适应人体与自然界的多种变化。正如张志聪所说："此篇论九针之道，应天地之大数，而合于人，人之身形，应天地阴阳而合计于针，乃交相输应者也。""此论九针之道，通于天地人，而各有其式，各有其用也。"经文具体叙述了九针中每一种针具与自然界和人体之间的相互配合关系，对各种针的特点、形状及与人体相应部位和病证都进行了论述，为九针的发展和应用提供了理论根据。

黄帝曰：针之长短有数乎？

岐伯曰：一曰鑱针者，取法于巾针[③]，去末寸半[④]，卒锐之，长一寸六分，主热在头身也。

二曰员针，取法于絮针[⑤]，筒其身而卵其锋，长一寸六分，主治分间[⑥]气。

三曰鍉针，取法于黍粟之锐[⑦]，长三寸半，主按脉取气，令邪出。

四曰锋针，取法于絮针，筒其身，锋其末，长一寸六分，主痈热出血。

五曰铍针，取法于剑锋，广二分半，长四寸，主大痈脓，两热争者也。

六曰员利针，取法于氂针[⑧]，微大其末，反小其身，令可深内也，

① 人之节解皮肤之间也：人的关节间隙及皮肤腠理，言其众多。
② 溜：水下流。
③ 巾针：别挂佩巾或头巾的别针。巾，佩巾。
④ 寸半：当作"半寸"。
⑤ 絮针：缝绵絮的针。
⑥ 分间：指分肉之间。分，分肉。
⑦ 取法于黍粟之锐：指鍉针的针尖要仿照黍粟的形状，圆而微尖。
⑧ 氂针：《灵枢·九针十二原》："员利针者，大如氂，且员且锐。"

长一寸六分，主取痈痹者也。

七曰毫针，取法于毫毛，长一寸六分，主寒热痛痹在络者也。

八曰长针，取法于綦针[①]，长七寸，主取深邪远痹者也。

九曰大针，取法于锋针，其锋微员，长四寸，主取大气[②]不出关节者也。针形毕矣，此九针大小长短法也。

【点评】此节主要说明了九针的名称，以及制作九针所仿照的实物形象，制成了鑱针、员针、鍉针、锋针、铍针、员利针、毫针、长针、大针九种，名称不同，其形状、长短、规格各异，以适应九种不同的病症。

黄帝曰：愿闻身形应九野奈何？

岐伯曰：请言身形之应九野也，左足应立春，其日戊寅己丑。左胁应春分，其日乙卯。左手应立夏，其日戊辰己巳。膺[③]喉首头应夏至，其日丙午。右手应立秋，其日戊申己未。右胁应秋分，其日辛酉。右足应立冬，其日戊戌己亥。腰尻下窍应冬至，其日壬子。六腑膈下三脏[④]应中州，其大禁[⑤]，大禁太一所在之日[⑥]及诸戊己[⑦]。凡此九者，善候八正所在之处[⑧]，所主左右上下身体有痈肿者，欲治之，无以其所直之日溃治之，是谓天忌日[⑨]也。

【点评】论身形应九野，针刺有忌日。即以天人相应的观点，把人体的左右手足、两胁、头面、胸腹、二阴等分为九个部位和廿四

① 綦（qí 奇）针：缝纫用的长针。

② 大气：指大邪之气。

③ 膺：泛指胸部。

④ 膈下三脏：即胸膈以下的肝、脾、肾三脏。

⑤ 大禁：针刺的禁忌原则。大，重要。禁，针刺禁忌的时日。

⑥ 太一所在之日：指太一自上一宫移指下一宫的日子，即冬至、立春、春分、立夏、夏至、立秋、秋分、立冬八节。详见《灵枢·九宫八风》。

⑦ 戊己：戊日和己日。按：戊己二天干在五行属土，而中央戊己土为太一常居，故凡戊日或己日均为针刺所忌。

⑧ 八正所在之处：八正，八方之正位，代表八个节气（即二分、二至、四立）。八正所在之处，指八方正风向所来之处。

⑨ 天忌日：指据节令变化确定的不宜针刺的日期。

节气的四立、二分、二至，以及太一居于中宫之日的九时节分别相应。“身形之应九野。”张志聪认为，“盖地有九野九州，人有九窍九脏，皆上通于天气，是以身形应九野，而合于天之四时八节也。”这是所谓身形应九野的配合方式。原文论述了人体各部与自然界九野相应，如人体左侧属阳，春夏两季也属阳，所以左足与立春相应，所值日应于戊寅日与己丑日；左胁与春分相应，其所值之日应于乙卯日，左手与立夏相应，其所值之日应于戊辰与己巳；胸膺、咽喉、头部与夏至相应，其所值之日应于丙午，同理，人体右侧为阴，秋冬两季也属阴，所以右侧手足、胁肋、腰尻和前后二阴与自然界的节令气候也是相应的。从左右手足、胸喉腹胁及头面腰尻、五脏六腑等，逐一作了比照，这种联系之目的是根据时令节气变化，确定何时可以取什么部位刺治。因此明确了九个部位与九节相应，就能了解八正八风的方位，就可推测治疗的禁忌时间。至于天忌，指天时的宜忌。原文举痈肿之病例，说明治疗时，应根据部位确定治疗时间，不能在太一所值之日乱治，这就是所谓的天忌日。

形乐志苦[①]，病生于脉，治之以灸刺。形苦志乐，病生于筋，治之以熨引[②]。形乐志乐，病生于肉，治之以针石。形苦志苦，病生于咽喝[③]，治之以甘药。形数惊恐，筋脉不通，病生于不仁，治之以按摩醪药[④]。是谓形。

【点评】此节主要阐明用针时应注意的事项。强调用针时要观察形志，进行辨证施治；要观察和了解五脏的生理、病理、功能活动和变化规律，以及五脏的各种病变情况和五味所在，作为用针刺治时辨证施治的依据。

五脏气：心主噫[⑤]，肺主咳，肝主语，脾主吞，肾主欠。

---

① 形乐志苦：指形体安闲、舒适、温饱，而精神忧伤、苦闷。形，指形体。志，指情志。

② 熨引：用药温熨导引。

③ 喝：气喘。

④ 醪药：即药酒。

⑤ 噫：即嗳气，饱食之声。胃之大络上连于心，故噫之在心，使心气不舒，使胃气阻隔不通上逆。

六腑气：胆为怒，胃为气逆哕，大肠小肠为泄，膀胱不约为遗溺，下焦溢为水。

五味：酸入肝，辛入肺，苦入心，甘入脾，咸入肾，淡入胃[①]，是谓五味。

五并[②]：精气并肝则忧[③]，并心则喜[④]，并肺则悲，并肾则恐，并脾则畏[⑤]，是谓五精之气并于脏也。

五恶[⑥]：肝恶风，心恶热，肺恶寒，肾恶燥，脾恶湿，此五脏气所恶也。

五液：心主汗[⑦]，肝主泣，肺主涕，肾主唾[⑧]，脾主涎[⑨]，此五液所出也。

五劳[⑩]：久视伤血，久卧伤气，久坐伤肉，久立伤骨，久行伤筋，此五久劳所病也。

五走：酸走筋，辛走气，苦走血，咸走骨，甘走肉，是谓五走也。

五裁[⑪]：病在筋，无食酸；病在气，无食辛；病在骨，无食咸；病在血，无食苦；病在肉，无食甘。口嗜而欲食之，不可多也，必自裁也，命曰五裁。

五发：阴病发于骨[⑫]，阳病发于血[⑬]，以味发于气[⑭]，阳病发于冬[⑮]，

① 淡入胃：淡附于甘，脾胃为表里，按五味入五脏理论，甘淡入脾胃。

② 五并：指五脏精气偏聚在某一脏而致的五种病证。

③ 并肝则忧：精气并聚于肝，肝气过旺，木反侮肺金，故有肺之志忧。

④ 并心则喜：《灵枢·本神》："心气虚则悲，实则笑不休。"

⑤ 并脾则畏：精并于脾，脾实而滞，土盛乘水，故见肾志。

⑥ 五恶：即五脏所恶。恶，憎恶。

⑦ 心主汗：明·张介宾："心主血，汗为血之舍也。"

⑧ 肾主唾：明·张介宾："唾生于舌下，足少阴肾脉，循喉咙，挟舌本也。"

⑨ 脾主涎：唐·杨上善："脾足太阴脉，通于五谷之液，上出廉泉，故名为涎。"

⑩ 五劳：指劳役过度所致的五种劳伤。

⑪ 裁：减裁、节制，此有禁忌饮食之意。

⑫ 阴病发于骨：肾病发生在骨骼。

⑬ 阳病发于血：心病发生在血分。

⑭ 以味发于气：《素问·宣明五气》"气"作"肉"，甚是。

⑮ 阳病发于冬：肝病发生在冬季。清·张志聪："肝为阴中之少阳，逆冬气则奉生者少，春为痿厥，故肝脏之阳病发于冬。"

阴病发于夏[①]。

五邪[②]：邪入于阳，则为狂[③]；邪入于阴，则为血痹[④]；邪入于阳，搏则为癫疾[⑤]；邪入于阴，搏则为喑[⑥]；阳入之于阴，病静；阴出之于阳，病喜怒。

五藏：心藏神，肺藏魄，肝藏魂，脾藏意，肾藏精、志也。

五主：心主脉，肺主皮，肝主筋，脾主肌，肾主骨。

【点评】论脏腑生理、病理及其病证的治疗特点。此节以五脏为中心，运用五行理论中的类比思维，讨论了脏腑生理、病理及治疗特点，分别重申了五脏气（五脏之气失常的症状）、六腑气（六腑之气失常所致病症）、五味（不同之味入于不同之脏）、五并（五脏精气重新分配后并聚于某脏所致的情志表现）、五恶（五脏所恶的生理特征，这是从临床经验积累的基础上总结而成的）、五液（体表孔窍所泌泄之液分别受五脏功能的影响，故称“五脏化液”）、五劳（五种过度劳累对人体造成的伤害）、五走（药食入于五脏之后，分别归走于五脏所主之筋、气、血、骨、肉而发挥相应功效）、五裁（裁，节制，引申为禁忌。凡药食之味皆有其偏性，故当筋、气、骨、血、肉发生病证之时，酸、辛、咸、苦、甘之味分别对其有不利的影响，故需节制或禁忌）、五邪（是指病邪分别侵袭人体阳分、阴分之后所致的狂、血痹、癫疾、喑、病静、喜怒等病理变化）、五藏（基于《灵枢·本神》《素问·宣明五气》《素问·六节藏象论》对五脏所藏的认识，此节重申心、肝、肺、脾、肾分别主藏神、魂、魄、意、志五神的功能）、五主（重申五脏分别主管形体之脉、皮、筋、肌、骨不同的解剖层次）等，借以说明五脏之气与各方面的关系。其主旨在于宣畅阐明五脏之气的生理、病理、治疗特点、用药（五味）规律，作为临床诊治的准则。

---

① 阴病发于夏：肺病发生在夏季。

② 五邪：即五邪所乱。

③ 邪入于阳，则为狂：唐·杨上善：“热气入于阳脉，重阳故为狂病。”

④ 邪入于阴，则为血痹：唐·杨上善：“寒邪入于阴脉，重阴则为血痹。”

⑤ 搏则为癫疾：指邪气聚结不散，则发生头部疾患。癫，通“巅”，巅顶，此指头部。

⑥ 邪入于阴，搏则为喑：阳邪入于阴分，积聚不散，故病喑哑。

这种以五脏为中心的分类归纳法，便于学者执简驭繁，提纲挈领地掌握五脏的生理病理特点，对临床诊断和辨治，都具有其指导意义。

阳明多血多气，太阳多血少气，少阳多气少血，太阴多血少气，厥阴多血少气，少阴多气少血；故曰：刺阳明出血气[①]，刺太阳出血恶气[②]，刺少阳出气恶血，刺太阴出血恶气，刺厥阴出血恶气，刺少阴出气恶血也。

足阳明太阴为表里，少阳厥阴为表里，太阳少阴为表里，是谓足之阴阳也。手阳明太阴为表里，少阳心主为表里，太阳少阴为表里，是谓手之阴阳也。

【点评】强调观察和了解五脏六腑十二经脉气血多少和表里的相互关系，才能在临床上正确使用九针来治疗人体所发生的各种病变。从全篇内容看，《灵枢·九针论》似乎综合了《灵枢》的《九针十二原》《九宫八风》《五音五味》及《素问》的《血气形志》《宣明五气》等篇内容，应互参照理解。

岁露论[③]第七十九

黄帝问于岐伯曰：经[④]言夏日伤暑，秋病疟，疟之发以时[⑤]，其故何也？

岐伯对曰：邪客于风府[⑥]，病循膂而下[⑦]，卫气一日一夜，常大会于

---

① 出血气：既可出血，也可出气。

② 出血恶气：可以出血，不宜散气。恶，不宜之意。

③ 岁露论：岁，就是年。古人以冬至日开始，到下一年的冬至日止，称为一岁。露，在此指不正常的自然界气候变化。本篇主要论述了一年四季不正常的风雨侵害人体的发病规律，观察岁首的天气变化，预测全年发病情况，故名“岁露”。

④ 经：当时流传的某种医经书。

⑤ 疟之发以时：疟疾病的发作，有一定的时间规律。

⑥ 风府：邪风之气聚会的部位。此处指督脉上的风府穴，位于颈项中央入后发际一寸处。

⑦ 病循膂而下：邪气沿着脊椎下行。病，病气，即邪气。膂，脊椎骨。

风府，其明日日下一节[①]，故其日作晏[②]。此其先客于脊背也[③]，故每至于风府则腠理开，腠理开则邪气入，邪气入则病作，此所以日作尚[④]晏也。卫气之行风府，日下一节，二十一日下至尾底[⑤]，二十二日入脊内，注于伏冲之脉[⑥]，其行九日，出于缺盆之中[⑦]，其气上行，故其病稍益[⑧]。至[⑨]其内搏于五脏，横连募原[⑩]，其道远，其气深，其行迟，不能日作，故次日乃稸积而作[⑪]焉。

黄帝曰：卫气每至于风府，腠理乃发，发则邪入焉。其卫气日下一节，则不当风府奈何？

岐伯曰：风府无常[⑫]，卫气之所应，必开其腠理，气之所舍节，则其府也[⑬]。

黄帝曰：善。夫风之与疟也，相与[⑭]同类，而风常在[⑮]，而疟特以时休[⑯]何也？

---

① 其明日日下一节：从卫气会于风府的第二天起，卫气的会合之处每天下移一个椎节。节，指椎骨的节段。

② 故其日作晏：意即因而疟疾每日发作的时间一天迟于一天。晏，晚的意思。按：此句意指疟疾之病，每当疟邪搏结于卫气会合之处，两相争胜而疟疾发作。《灵枢·卫气行》称卫气一昼夜循行人体五十周，因而“日下一节”并不是指卫气，而是指卫气“大会”的部位自风府起每日下移一节，而所会之处均叫风府，也是邪风之气所犯的部位。

③ 此其先客于脊背也：指邪气已先侵入脊背，才得与每日运行于脊柱的卫气相持而使疟疾发作。

④ 尚：通“常”。

⑤ 尾底：即尾骶骨。

⑥ 伏冲之脉：冲脉伏行于脊内的部分，亦称伏膂之脉。

⑦ 缺盆之中：指天突穴。

⑧ 稍益：《素问·疟论》《甲乙经》均作“稍益早”三字，甚是。谓疟邪发作一日早于一日。

⑨ 至：至于。连词，表示他转。

⑩ 连募原：谓牵累募原。连，牵累的意思。募原，亦作“膜原”，指脏腑间的系膜。

⑪ 次日乃稸（xù 续）积而作：指邪气深入，不能当日外出与卫气相搏，需经一定的时间，至次日与卫气相搏而发作。

⑫ 风府无常：意即风邪侵袭人体常无固定的部位。风府，此处指风邪之气侵袭之处。

⑬ 气之所舍节，则其府也：意即邪气入侵之处，即是其发病的部位。气，指邪气。府，指发病部位。

⑭ 相与：《素问·疟论》《甲乙经》《太素》均作“相似”，甚是。

⑮ 风常在：指风邪致病所出现的症状，常持续存在。

⑯ 时休：指疟疾发作有间歇期。

岐伯曰：风气留其处，疟气随经络沉以内搏[1]，故卫气应乃作也。帝曰：善。

【点评】有关疟疾的病因病理，临床表现以及治疗等内容，在《素问·疟论》有专论。本篇对疟疾发作有迟有早、间日疟、以时作之的机理进行了进一步阐发。疟疾的发作是卫气与邪气相搏结的表现。卫气运行一日一夜而会于风府，使腠理开，客于脊间的邪气因入而与卫气相搏，疟始发作。因卫气循脊日下一节，故与邪气相遇搏结的时间就一天晚于一天，疟疾发作的时间也就一天比一天晚些。卫气下至二十一节到尾骶，二十二日转入脊椎之内，则注入伏冲脉，转而上行，故使疟疾的发作时间又开始一天早于一天。间日疟发作的机理是，邪气深入，内迫脏腑，横连募原，离体表较远，行动较迟缓，不能当日与卫气相遇而搏结，所以才间日发作一次。同时，风邪侵入人体，并无固定部位，但卫气行至邪侵部位，都与卫搏，疟疾即作，所以疟疾的发作时间规律与疟邪侵入部位有关。虽然，风邪与疟邪是“相与同类”，但发病机理与临床表现不同。风邪常停留于肌表，致病出现的症状往往持续存在。疟邪则随经络循行逐渐深入，依次侵入内脏，与卫气相搏则疟疾发作，因此疟疾在临床上表现为定时发作，定时休止。

黄帝问于少师曰：余闻四时八风[2]之中人也，故[3]有寒暑，寒则皮肤急而腠理闭，暑则皮肤缓而腠理开。贼风邪气，因得以入乎？将[4]必须八正虚邪[5]，乃能伤人乎？

---

① 沉以内搏：指病邪随经络循行渐渐深入，依次传入内脏。沉，即深。搏，原作“抟”，据胡本、熊本改。

② 四时八风：指四季中八方之正风，如春之东风，夏之南风等。若正风过甚而伤人，则称为实风，亦即下文的“贼风邪气”。详见《灵枢·刺节真邪》。

③ 故：必定，一定。

④ 将：还是，或者是。表示选择。

⑤ 八正虚邪：指来自八方的不正之气，亦即“冲后”而来的非当时令的风气。详见《灵枢·九宫八风》。

少师答曰：不然。贼风邪气之中人也，不得以时[①]。然必因其开也[②]，其入深，其内极病，其病人也卒暴；因其闭[③]也，其入浅以留[④]，其病也徐以迟。

黄帝曰：有寒温和适，腠理不开，然有卒病者，其故何也？

少师答曰：帝弗知邪入乎？虽平居[⑤]，其腠理开闭缓急，其故常有时也。

【点评】一年当中许多人都发生相同疾病的原因，是由于不符合时令季节的反常气候，即所谓“岁多贼风邪气，寒温不和”对人体的危害。如在冬季反有来自南方的风雨，冬行夏令，人们就易感受疾病，若有此时伏邪未发，到立春后复遭虚风，则新旧两邪合并，相继而发病。并且，感受邪气时，人们的劳逸起居情况也是影响发病的重要因素。

黄帝曰：可得闻乎？

少师曰：人与天地相参也，与日月相应也。故月满则海水西盛[⑥]，人血气积[⑦]，肌肉充，皮肤致，毛发坚，腠理郄[⑧]，烟垢著[⑨]。当是之时，虽遇贼风，其入浅不深。至其月郭空[⑩]，则海水东盛，人气血虚，其卫气去，形独居，肌肉减，皮肤纵，腠理开，毛发残，膲理薄[⑪]，烟垢落。当是之时，遇贼风则其入深，其病人也卒暴。

【点评】论腠理之疏密不同，发病有轻重、浅深、徐暴之异。贼

---

① 不得以时：指八方实邪侵害人体，跟寒暑时节并无关系。

② 必因其开也：指邪气中人，必因腠理开泄方可。

③ 闭：指人体腠理闭合。

④ 其入浅以留：指邪气侵入机体，仅能在表浅部位逗留。

⑤ 平居：指生活起居平静安适。平，正常之意。居，指生活起居。

⑥ 海水西盛：谓海水盈溢于西方。按：此句意为月满之时阴气大盛，海水盛于西方。以阴阳论方位，则东为阳，西为阴，所以“海水西盛”为阴盛所致。

⑦ 人血气积：指人的气血充实。积，积累。此有充盈之意。

⑧ 郄(xì 戏)：固密之意。

⑨ 烟垢著：形容皮肤脂垢较多，故色较深，犹如烟熏垢腻。此有体肥表固之意。

⑩ 月郭空：谓月轮残亏。郭，通“廓”，即轮廓。

⑪ 膲(jiāo 交)理薄：即腠理疏松。膲理，指皮肤肌肉的纹理。膲，同“焦”，三焦。

风邪气伤害人体，没有时间性，但必须在人的皮肤疏松，腠理开泄，卫外功能差的情况下，才能乘虚侵入而发病。人的气血内外虚实、皮肤的致密与疏松，又与自然界月之满缺，海水之潮落变化有关，人与天地日月相应。当月满，海水涨潮时，人的气血充实于肌表，肌肉充实，皮肤致密，毛发坚实，腠理闭，体肥表固，由于正气较强，腠理固密，即使邪气侵入人体，也部位表浅，起病较轻，徐缓。当月缺空，海水落潮时，人的气血在体表较少，卫气未能循行于体表，肌肉不够充实，皮肤松弛，毛发不坚实，腠理疏薄，体表不固，正气不足，邪气侵入，部位较深，起病急暴。

黄帝曰：其有卒然暴死、暴病者何也？

少师答曰：三虚者，其死暴疾也；得三实者，邪不能伤人也。

黄帝曰：愿闻三虚。

少师曰：乘年之衰，逢月之空，失时之和[①]，因为贼风所伤，是谓三虚。故论不知三虚，工反为粗[②]。

帝曰：愿闻三实。

少师曰：逢年之盛，遇月之满，得时之和，虽有贼风邪气，不能危之也。

黄帝曰：善乎哉论！明乎哉道！请藏之金匮，命曰三实，然此一夫之论[③]也。

【点评】论三虚、三实与发病。三虚，即乘年之衰，逢月之空，失时之和，在这种情况下，人若感受邪风就会发生暴病，甚至突然死亡；三实，即逢年之盛，遇月之满，得时之和，在这种情况下，虽然有贼风邪气，但也不会侵害人体。此处仍然强调自然界气候季节变化，月之盈亏对人体发病的影响，与疾病之间的关系，是对人

---

① 乘年之衰，逢月之空，失时之和：意即遭逢当年的岁气不足，当月的月轮亏空，当季的气候失常。乘，遭逢的意思。失，不遇的意思。年之衰，谓岁气不足，如火运之年不热等。月之空，谓月轮亏空，即无月之夜。时，季节。时之和，指本季当令的气候，如春之温，夏之热等。

② 论不知三虚，工反为粗：指医生谈论疾病，连“三虚”这样的问题都不知道，就只能是个医术低劣的医生。

③ 一夫之论：指关于个体发病的理论。

与天地日月相应道理的进一步说明。

对于三虚、三实与疾病的关系在上篇《灵枢·九宫八风》中，有详细论述，可与本篇互参。

黄帝曰：愿闻岁之所以皆同病者，何因而然？

少师曰：此八正之候也①。

黄帝曰：候之奈何？

少师曰：候此者，常②以冬至之日，太一立于叶蛰之宫③，其至也，天必应之以风雨者矣。风雨从南方来者，为虚风④，贼伤人者也⑤。其以夜半至也，万民皆卧而弗犯也，故其岁民小病⑥。其以昼至者，万民懈惰⑦而皆中于虚风，故万民多病。虚邪入客于骨而不发于外，至其立春，阳气大发，腠理开，因立春之日，风从西方来，万民又皆中于虚风，此两邪相搏，经气结代⑧者矣。

故诸逢其风而遇其雨者，命曰遇岁露焉⑨。因岁之和，而少贼风者，民少病而少死；岁多贼风邪气，寒温不和，则民多病而死矣。

【点评】一年当中许多人都发生相同疾病的原因，是由于不符合时令季节的反常气候，即所谓“岁多贼风邪气，寒温不和”对人体的危害。如在冬季反有来自南方的风雨，冬行夏令，人们就易感受疾

---

① 此八正之候也：意即要知道一岁之中许多人皆得相同疾病的原因，必须观察八方的风雨正常抑或异常情况。候，即观察。

② 常：通“当”。

③ 太一立于叶蛰之宫：谓北极星以北斗指向正北方的坎位叶蛰宫。详参《灵枢·九宫八风》。

④ 风雨从南方来者，为虚风：《灵枢·九宫八风》：“从其冲后来为虚风。”冬至正当十一月，月建在子，五行属水，风雨从南方来者，南方当午火之位，水火性殊，故冬至来自南方的风雨为从冲后来的虚风。

⑤ 贼伤：即伤害，侵害。贼，残害的意思。

⑥ 小病：《太素》卷二十八、《甲乙经》卷六均作“少病”，应据改。

⑦ 懈惰：谓未能预知而精神上懈怠无备。

⑧ 两邪相搏，经气结代：两邪，指新感与伏邪。结代，谓邪气滞留不去，新感与伏邪交替发病。

⑨ 故诸逢其风而遇其雨者，命曰遇岁露焉：谓凡在冬至、立春、春分、立夏、夏至、立秋、秋分、立冬八节遭逢不当时令的风雨，都可以称为“岁露”，即非时不正之气。诸，众，各，在这里指冬至第八节。

病，若有此时伏邪未发，到立春后复遭虚风，则新旧两邪合并，相继而发病。并且，感受邪气时，人们的劳逸起居情况也是影响发病的重要因素。

黄帝曰：虚邪之风，其所伤贵贱①何如？候之奈何？

【点评】此节所论“虚风”与上文“虚邪贼风”不同，因此处“皆中于虚风，故万民多病”，提示此处“虚风”致病有强烈的传染性，与《素问·刺法论》“五疫之至，皆相染易”之疫气相似。故有认为本篇有关虚风的论述，是后世温病学说的理论基础。

少师答曰：正月朔日②，太一居天留之宫③，其日西北风，不雨，人多死矣。正月朔日，平旦北风，春，民多死，正月朔日，平旦北风行，民病多者，十有三也。

正月朔日，日中北风，夏，民多死。正月朔日，夕时北风，秋，民多死。终日北风，大病死者十有六。

正月朔日，风从南方来，命曰旱乡④；从西方来，命曰白骨⑤，将国有殃⑥，人多死亡。

正月朔日，风从东方来，发屋⑦，扬沙石，国有大灾也。正月朔日，风从东南方行，春有死亡。

正月朔，天利温⑧不风，籴贱⑨，民不病；天寒而风，籴贵，民多病。此所谓候岁之风，𧰟⑩伤人者也。

---

① 贵贱：指虚风伤人为害程度的轻重和患病人数的多少。

② 朔日：农历每月初一日为朔日。

③ 天留之宫：即东方艮位。详见《灵枢·九宫八风》篇。

④ 旱乡：即南方。《汉书·天文志》：“南方谓旱乡。”按：南方属火位，故名旱乡。

⑤ 白骨：即西方。按：西方属金位，色白，主肃杀，故名白骨。

⑥ 国有殃：国家将出现灾祸。

⑦ 发屋：掀揭毁坏房屋。

⑧ 天利温：《太素》卷二十八作“天和温”，甚是。意即天气温和。

⑨ 籴(dí 敌)贱：指粮价低贱。籴，买进粮食，在这里用以表示年景，籴贱即年景丰足，籴贵即年景歉收。

⑩ 𧰟：当作“残”。

【点评】其一，论不同的虚邪贼风，伤害人的程度和发病轻重有别。此节阐述了通过观察正月初一这一天当中出现的异乎寻常的天气变化，来预测一年四季中的疾病流行情况，其中包括患病人数的多寡、病情的轻重等，并且还涉及预测当年农作物的收成好坏。

其二，论正月朔日预测全年发病。此处叙述了根据正月初一出现的邪风的风向和发作时间，预测当年发病以及谷物的收成。这种推算预测结合民间有关农谚，常以某一天的风雨晴晦来推测当年的气候和农作物的收成好坏，时有应验，只能视为古人实践观察的经验之谈，有待于进一步研究和验证。

二月丑①不风，民多心腹病。三月戌不温，民多寒热。四月巳不暑，民多瘅病②。十月申不寒，民多暴死。

【点评】此节叙述了“二月丑不风”“三月戌不温”“四月巳不暑”“十月申不寒”使人出现种种不同病症，说明了在各个季节中，凡出现不符时令的反常气候，都是产生各种疾病的重要原因。

诸所谓风③者，皆发屋，折树木，扬沙石，起毫毛，发腠理者也。

【点评】用整体观念认识外感疾病。外感疾病的产生，主要是由于感受了外邪的侵袭，外邪的产生与自然界气候变化有关，本篇把自然界气候的影响，归纳为“三虚”“三实”，“乘年之衰，逢月之空，失时之和”为三虚，遇“三虚者，其死暴疾”。“逢年之盛，遇月之满，得时之和”为三实，“得三实者，邪不能伤人”。同时本篇最后还强调了各个季节，出现不符合时令的反常气候，产生疾病不同。并强调“因岁之和，而少贼风者，民少病而少死；岁多贼风邪气，寒温不和，则民多病而死矣。”这些都是外感发病的必要条件，但外邪袭人，是否致病，以及既病后病情的轻重缓急，又取决于人体正气的强弱。人体正气强盛，血气充盈，卫外固密，外邪无空入

① 二月丑：指二月的丑日。此下“三月戌”“四月巳”“十月申”皆同。
② 瘅病：即黄疸病。
③ 诸所谓风：指上文中所述正月初一日以及其他各日从各方吹来的风。

侵，疾病也就无从可生。只有在人体正气虚弱，腠理疏松，卫外无力，开合失常的时候，外邪才能乘虚而入。

人体正气的强盛，气血的充盈，腠理的疏松，不但与劳逸起居有关，同时与自然界各种变化有千丝万缕的联系。如气候寒暑对人体有一定影响，“寒则皮肤急而腠理闭，暑则皮肤缓而腠理开。”还随着月亮的圆缺，海水潮汐的涨落而变化，从而也就导致了外感疾病的发病时间、流行情况也随之有一定的起伏变化。

本篇既重视外界致病因素，更重视人体正气的防御，既注意人体气血盛衰，劳逸起居，也注意到气候时令，寒暑变化对人体的影响，充分体现了整体观的思想方法，对我们认识外感疾病，采取有效预防措施和治疗方法，提供了理论依据。这与《内经》强调“治未病”的精神也是一致的，为后人采取多种方法预防疾病，特别是避免时令病邪的侵害指出了方向。

大惑论[1]第八十

黄帝问于岐伯曰：余尝上于清泠之台[2]，中阶而顾，匍匐[3]而前则惑[4]。余私异之，窃内怪之，独瞑独视，安心定气，久而不解。独博[5]独眩，披发长跪[6]，俯而视之，后久之不已也。卒然自上[7]，何气使然？

【点评】论惑。开篇以黄帝登高台而发生眩晕迷惑的感觉为题，由于登高台而环顾俯视，导致头晕目眩、神乱迷惑等现象，询问其产生机理并导入本篇之论。本篇从眼睛的组织结构，与脏腑的关

---

① 大惑论：惑，有迷乱、困惑之意；大惑，言惑之甚者。本篇首先论述登高俯视而发生复视、眩晕、迷惑的机理；其次还讨论善忘、善饥、不得卧、少瞑、多卧等病证的病机。以“大惑论”名篇者，含义有二：一则本文以登高而惑开首；二则重点阐述上述病症的病理机制，以指点迷津、释疑解惑。

② 清泠（líng 灵）之台：指极高的楼台。

③ 匍匐：以手伏地而行。

④ 惑：心神不定。

⑤ 博：《太素》作“转”，即眩晕，甚是。

⑥ 披发长跪：披发，指脱帽，恐俯视而帽脱于下，并非特指散开头发。长跪，直身而跪。

⑦ 卒然自上：《甲乙经》卷十二第四、《太素》卷二十七均作“卒然自止”，宜从。

系、生理功能等入手，深入探讨眩惑产生的病因病机。

岐伯对曰：五脏六腑之精气，皆上注于目而为之精[1]。精之窠为眼[2]，骨之精为瞳子[3]，筋之精为黑眼[4]，血之精为络[5]，其窠气之精为白眼[6]，肌肉之精为约束[7]，裹撷筋骨血气之精而与脉并为系[8]，上属[9]于脑，后出于项中。

【点评】论眼的构造。“惑”之发生，缘于登高顾视而伴目眩，显然与眼睛有直接关系。故此介绍眼之构造及与脏腑的关系。

1. 论眼与脏腑关系。经文指出眼睛虽是体表的局部器官，但与脏腑气血有着十分密切的关系。脏腑精气通过经络的联系而贯注于目，不但构成眼睛基本物质，也使其具备视物辨五色之功用。眼球是脏腑精气汇聚而成，不同的脏腑精气贯注于眼睛的不同部位：肾主骨，其精气上注滋养瞳仁；肝主筋，其精气上注滋养黑睛；心主血脉，其精气上注滋养两眦血络；肺主气，其精气上注滋养白睛；脾主肌肉，其精气上注滋养眼胞。眼之各部分别与五脏相应，直接受五脏功能活动的影响。只有五脏六腑的功能协调，精气充足，目得其养，才能发挥其“视万物，别黑白，审短长”(《素问·脉要精微论》)的精明功能。

2. 论目系直属于脑。经文认为脏腑的精气与脉络相合构成目系，直接上连属脑髓并受脑的支配，故脑病可影响及目而导致眼球

---

① 为之精：使目能明察。精，指目明能视。

② 精之窠(kē 科)为眼：人体之精气的会聚之处为眼睛。窠，巢穴，在这里指精气的会聚之处。眼，眼睛的总称，包含白睛、黑睛、血络等。

③ 骨之精为瞳子：肾的精气会聚于瞳子。骨，指肾。

④ 筋之精为黑眼：肝的精气会聚于黑睛。筋，指肝。黑眼，指瞳子外周的黑色部分。

⑤ 血之精为络：心的精气会聚于目眦的血络。血，指心。络，指两目眦的血络。

⑥ 其窠气之精为白眼：肺的精气会聚于白睛。按：《甲乙经》无“其窠”二字，甚是。气，指肺脏。

⑦ 肌肉之精为约束：脾的精气会聚于眼胞。肌肉，指脾。约束，指眼胞。

⑧ 裹撷(xié 胁)筋骨血气之精而与脉并为系：意指眼胞包裹网罗筋骨气血之精与脉相合，成为目系。裹撷，即包裹网罗的意思。撷，以衣襟兜物。筋骨血气之精，指瞳子、黑眼、白眼、络。系，指目系。

⑨ 属(zhǔ 主)：连系，连属。

活动以及视觉功能异常的病症，如“迷”、如“惑”、如“视歧”。

故邪中于项[1]，因逢其身之虚，其入深，则随眼系以入于脑，入于脑则脑转，脑转则引目系急，目系急则目眩以转矣。邪其精[2]，其精所中，不相比也[3]，则精散，精散则视歧，视歧见两物。

【点评】视歧，是指双眼外观如常，唯视一物为二形的眼病。本篇最早记载其病名和病因病机。原文谓“邪其精，其精所中，不相比也，则精散，精散则视歧，视歧见两物”。后世则以症见命名，有“视一为二”“视一物为两”“睹一成二”“视一为两”“视物为两”等名称。这是某些外障或内障眼病中的症状之一，类似于西医学的“复视症”。

视歧的病因病机有二，一为卫外失固，邪气中络；二为肝肾不足；而五脏精气散乱不聚则是视歧的基本病机。

视歧的治疗，当根据上述病因病机，辨证施治。如因外邪中络者，治以祛邪为主。属风寒者，用川芎茶调散加减；属风热者，用桑菊饮加减。若精散邪中，正虚邪实者，依《审视瑶函》用补肝散（党参、玄参、茯苓、防风、细辛、羌活、黄芩、车前、羚羊角）加山萸肉、菟丝子。若肝肾不足，精华衰竭者，用益气聪明汤加减。同时配合针刺疗法，可缩短疗程，提高疗效。取穴睛明、瞳子、风池、丝竹穴、合谷、光明、肝俞、肾俞等穴。

目者，五脏六腑之精也，营卫魂魄之所常营也[4]，神气之所生也。故神劳则魂魄散，志意乱。是故瞳子黑眼法于阴，白眼赤脉法于阳也[5]，

---

① 邪中于项：明·张介宾：“邪气中于风府、天柱间。”

② 邪其精：指邪气侵害眼睛。《太素》“邪”下有“中”字，宜从。精，同“睛”，指眼睛。

③ 其精所中，不相比也：指目睛之精气被邪气所伤动而不能周密内蓄。精，目睛之精，亦即五脏上注于目的精气。比，周密而内蓄的意思。

④ 营卫魂魄之所常营也：谓眼睛受营卫二气温养，魂魄两神支使。按：营字，当有二义，营卫为物质，魂魄属精神，则以营卫二气而言，营有温煦滋养的意思，以魂魄两神而言，营有支配指使的意思。

⑤ 瞳子黑眼法于阴，白眼赤脉法于阳也：瞳子黑睛，为肝肾之精气所注，故为阴；白眼赤脉，为心肺之精气所注，故为阳。

故阴阳合传[①]而精明也。目者，心使也；心者，神之舍也[②]，故神精乱而不转[③]，卒然见非常处，精神魂魄，散不相得[④]，故曰惑也。

【点评】其一，论目与营卫、与魂魄。“目者，五脏六腑之精也，营卫魂魄之所常营也”，提示眼睛既是五脏六腑精气汇聚之处，又是营卫之气、魂魄出入的场所。因此，通过眼睛就可以了解脏腑精气盛衰、营卫气血盈虚，以及魂魄活动正常与否。

其二，论目与心神。“目者……神气之所生也”，强调目与心神的关系。心为君主之官，五脏六腑之大主，既主血脉，又主神志。眼睛正常功能的发挥，深受心神的支配。心主神功能正常，精充血旺气足，则目得其养，故眼睛黑白分明，精采内含，神光充沛，视物清晰，炯炯有神；反之，见白睛暗浊，黑睛色滞，失却精采，浮光暴露，瞳神呆滞，视物模糊等，是眼之失神、无神。故谓之“目者，心使也；心者，神之舍也”。

黄帝曰：余疑其然。余每之[⑤]东苑[⑥]，未曾不惑，去之则复[⑦]，余唯独为东苑劳神乎？何其异也？

岐伯曰：不然也。心有所喜，神有所恶[⑧]，卒然相惑[⑨]，则精气乱[⑩]，视误故惑，神移乃复。是故间[⑪]者为迷，甚者为惑。

---

① 合传：指和调而会聚。合，和调，和谐的意思。传，通“抟”，聚也。

② 目者，心使也；心者，神之舍也：意即目能视物是神明的作用，而神明是由心所主使的。心使，即心神所支使的器官。使，支使，支配的意思。另，《太素》《甲乙经》《千金方》诸本在“心”下皆有“之”字，宜从。

③ 神精乱而不转：谓精神离散，以致精气紊乱而不能会聚于眼睛。神，《甲乙经》作“神分”二字，谓精神离散不守，甚是。转，当作“抟”，会聚的意思。

④ 得：和谐，和调的意思。

⑤ 之：前往。

⑥ 东苑（yuàn 院）：养禽兽、植林木之处。旧时多指帝王的花园。

⑦ 复：恢复。

⑧ 心有所喜，神有所恶：谓人心既有所喜好，也有所厌恶。心、神二字同义，为避复辞格。

⑨ 卒然相惑：谓喜恶之情突然触动心神。惑，《太素》作“感”，触动，感触的意思，宜从。

⑩ 精气乱：明·张介宾：“偶为游乐，心所喜也。忽逢奇异，神所恶之。夫神有所恶，则志有不随，喜恶相感于卒然，故精气为乱。”

⑪ 间：轻微之意。

【点评】论“惑”形成机理。“故邪中于项……是故间者为迷，甚者为惑”。在论述目的生理构造基础上，进一步分析目眩以转、视歧、神乱迷惑等症状产生的病理机制。一是外邪乘虚伤于项，入于脑，脑转引目系急，故眩晕而转；二是神劳过度，使魂魄散，志意乱，故眩晕惑乱；三是卒然处于惊险之地，或见厌恶不悦之景，使精神魂魄散乱，而致迷惑。

惑、目眩、视歧三者关系，后世见解不一。有认为不是一种病证，目眩和视歧均是论惑的陪衬，如张介宾即认为，“此承帝问，而先发邪气之中人者如此，以明下文之目见非常者，亦犹外邪之属耳。”清代医家周学海在《内经评文》中更明确地指出，“叙眩转之因于邪者，叙视歧之因于邪者，两层皆陪笔也。”也有认为本属一证，目眩和视歧都是“惑”的早期症状。如马莳就认为“邪中于项，又因逢其身之虚，则邪入深，即随眼系以入于脑，由是脑因邪搏动，至于牵引目系而急，惟目系急则目遂眩以转其睛，目斜不相比，并精气自散，视物歧一为二而为惑也。”

根据文意，后说符合实际，例如某些人（恐惧症患者）在登高时，往往出现头晕目眩、视一为二、心跳、出汗、焦虑，甚至惊恐等神乱迷惑的现象。联系经文所述“每之东苑”，“上于清泠之台”，即发生“惑乱”，似属于“高处恐惧症”，该症属精神疾病范畴，并非眼病。不过应当指出，作为病症，目眩、视歧及惑，三者在临床上可以单独出现。

黄帝曰：人之善忘者，何气使然？

岐伯曰：上气不足，下气有余，肠胃实而心肺虚，虚则营卫留于下，久之不以时上，故善忘也。

【点评】论善忘发生机制。善忘，指善忘前事，记忆力减退为主的病证，又称喜忘、多忘、好忘、健忘。心主血脉而藏神，故善忘多由心主神志功能失调而致。本段指出其病机为“上气不足，下气有余”；即因肠胃壅实，水谷不能化生营卫以充养心肺，久而久之，以致心肺不足，气血两虚，心神失养，而产生健忘。

黄帝曰：人之善饥而不嗜食者，何气使然？

岐伯曰：精气并于脾，热气留于胃①，胃热则消谷，谷消故善饥。胃气逆上，则胃脘寒②，故不嗜食也。

【点评】论善饥不嗜食发生机理。善饥不嗜食，即患者有很强饥饿感而不思进食。“脾胃者，仓廪之官，五味出焉”(《素问·灵兰秘典论》)。胃属阳土，主受纳腐熟，脾为阴土，主运化吸收，二者共同配合，完成饮食水谷的受纳腐熟、运化吸收功能。脾胃功能失调，则致纳运失常。本症由于热气留于胃中，致胃热亢盛，火盛则消谷，所以患者常有很强的饥饿感；但又因精气并于脾，阴土壅滞不化，而“胃脘塞”满，难以受纳，故“不嗜食”。总以胃热亢盛，中焦壅塞，又谓“胃强脾弱”为其基本病机。

黄帝曰：病而不得卧者，何气使然？

岐伯曰：卫气不得入于阴，常留于阳。留于阳则阳气满，阳气满则阳跷盛，不得入于阴则阴气虚，故目不瞑矣③。

【点评】论不得卧、目不瞑发生机理。不得卧、目不瞑，皆指夜不得寐、失眠之意。《内经》认为，卫气昼行于阳，夜行于阴，是人类寤寐的基础，如“卫气昼日行于阳，夜半则行于阴；阴者主夜，夜者卧”；“阳气尽，阴气盛，则目瞑，阴气尽而阳气盛，则寤矣”(《灵枢·口问》)，又“阴跷、阳跷，阴阳相交，阳入阴，阴出阳，交于目锐眦。阳气盛则瞋目，阴气盛则瞑目”(《灵枢·寒热病》)。可知，卫气运行的阴阳失序既可以导致不得卧之失眠，也可以导致多卧多瞑之嗜睡证。此处之不得卧，是因卫气夜间不能行于阴分，而仍留于阳分，阳脉盛，阴脉虚，阳不入阴，故目不得闭而失眠。

---

① 精气并于脾，热气留于胃：指胃腑之阴气偏聚于脾脏，而阳热之气独留于胃腑。精气，指胃腑之阴气，亦即胃阴。

② 胃脘寒：《甲乙经》“寒”作“塞”，甚是。日本·丹波元简：“岂有胃热而胃脘寒之理，当从《甲乙》，塞字为正。盖胃热故善饥，胃脘塞故不嗜食。”

③ 不得入于阴则阴气虚，故目不瞑（míng 名）矣：这是根据卫气昼行于阳、夜行于阴的运行规律，在阴阳必须求平衡的前提下，说明卫气独行于阳分，不得入于阴分，阳有余而致阴不足，所以就使在内的阴分虚而不寐。

黄帝曰：病目而不得视者，何气使然？

岐伯曰：卫气留于阴，不得行于阳。留于阴则阴气盛，阴气盛则阴跷满，不得入于阳则阳气虚，故目闭也[①]。

【点评】论目闭不得视发生机理。此症患者白昼目闭难睁，难以视物而言。阳主开，阴主闭。由于卫气运行失序而白昼留于阴分，不得行于阳分；使阴脉盛，故白昼闭目难睁，而难以视物。

黄帝曰：人之多卧者，何气使然？

岐伯曰：此人肠胃大[②]而皮肤湿[③]，而分肉不解[④]焉。肠胃大则卫气留久，皮肤湿则分肉不解，其行迟。夫卫气者，昼日常行于阳，夜行于阴，故阳气尽则卧，阴气尽则寤[⑤]。故肠胃大，则卫气行留久；皮肤湿，分肉不解，则行迟。留于阴也久，其气不清[⑥]，则欲瞑，故多卧矣。其肠胃小[⑦]，皮肤滑以缓，分肉解利，卫气之留于阳也久，故少瞑[⑧]焉。

黄帝曰：其非常经[⑨]也，卒然多卧者，何气使然？

岐伯曰：邪气留于上膲[⑩]，上膲闭而不通，已食若饮汤，卫气留久于阴而不行，故卒然多卧焉[⑪]。

【点评】论多卧、少瞑、食后卒然多卧发生机理。卧寐醒寤皆与卫气运行有关，故谓“卫气者，昼日常行于阳，夜行于阴，故阳气

---

① 不得入于阳则阳气虚，故目闭也：唐·杨上善：“卫气留于五脏。则阳跷盛而不和，唯阴无阳，所以目闭不得视也，以阳主开，阴主闭也。”

② 肠胃大：引申为身体胖大。

③ 皮肤湿：《甲乙经》《太素》均作“皮肤涩”，甚是。

④ 不解：谓不滑利。解，滑利。

⑤ 阳气尽则卧，阴气尽则寤：谓卫气在阳分循行终结，人便困倦思睡；卫气在阴分循行终结，人便睡醒神清。

⑥ 其气不清：谓卫气留于阴分而不能使精神清爽。清，《甲乙经》《太素》均作“精”，谓清爽，宜从。

⑦ 肠胃小：引申为身体瘦小。

⑧ 少瞑：《甲乙经》《太素》均作“少卧”，与上文“多卧”相对为文，似妥。

⑨ 非常经：谓并非往日时时好睡。常经，经常的意思。

⑩ 膲：同“焦”。

⑪ 已食若饮汤，卫气留久于阴而不行，故卒然多卧焉：明·张介宾：“邪气居于上焦，而加之食饮，则卫气留闭于中，不能外达阳分，故猝然多卧。”若，或者。

尽则卧，阴气尽则寤”。

多卧，指嗜卧、嗜睡，多见于体胖湿盛之人。盖这类人肠胃肥大，皮肤壅涩，分肉不利，使卫气的运行也迟缓不利，久留于阴分，其气不精，故欲瞑多卧嗜睡。

少瞑，指少睡、少眠，多见于体瘦阳盛之人。因为这类人肠胃瘦小，皮肤滑润舒缓，分肉畅利，卫气的运行也滑利，使卫气留于阳分的时间长些，所以也就少睡少眠，精力较充沛。

食后卒然多卧，并非经常多卧，而偶然喜欢卧睡。这是由于邪居上焦，又暴食暴饮，使气机壅闭，影响卫气的运行，卫气久留于阴分，不能行达于阳分，所以食后卒然多卧。

多卧、少瞑、卒然多卧三证，都是由于卫气的运行受到某些病理因素的影响，而运行失序所发生的病证。

黄帝曰：善。治此诸邪奈何？

岐伯曰：先其脏腑，诛其小过，后调其气①，盛者泻之，虚者补之，必先明知其形志之苦乐，定乃取之②。

【点评】篇中对于所论诸疾的治疗要求有如下几点：

1. 明辨脏腑定位。“先其脏腑”，就提示诸病多与脏腑功能失调有关，临证必须明辨病变脏腑定位，确定病因病机。

2. 早期诊治。“诛其小过”，即强调早期诊治，防微杜渐，以防疾病传变或加重。

3. 调理营卫，补虚泻实。“后调其气，盛者泻之，虚者补之”。本篇所论疾病多与营卫失调，卫气运行失序有关，故强调治疗时要调理营卫，并在明辨证候虚实性质基础上，正确应用泻实补虚法则。

4. 因人制宜，辨体施治。“必先明知其形志之苦乐，定乃取

---

① 先其脏腑，诛其小过，后调其气：谓首先诊视五脏六腑，去除其间的微邪，而后调其营卫。《甲乙经》“先”下有“视”字。

② 必先明知其形志之苦乐，定乃取之：明·张介宾：“然人之致此，各有所由，故于形志苦乐，尤所当察。善苦者忧劳，多伤心肺之阳；乐者纵肆，多伤脾肾之阴，必有定见，然后可以治之。”

之”，即是强调要结合病人的形体、精神状况而决定治疗法则，做到因人制宜。

痈疽[1]第八十一

黄帝曰：余闻肠胃受谷，上焦出气，以温分肉，而养骨节，通腠理。

【点评】开篇指出卫气的化源、布散的部位及生理功能。

1. 卫气的生成。原文明确指出水谷是卫气生成的原料，肠胃是卫气化生的场所，故与“卫者，水谷之悍气也”(《素问 · 痹论》)及“人受气于谷，谷入于胃，以传与肺……浊者为卫”(《灵枢 · 营卫生会》)之论一致。

2. 卫气由上焦布散。“上焦出气”与“上焦开发，宣五谷味，熏肤充身泽毛，若雾露之溉，是谓气”(《灵枢 · 决气》)之论，均明确表达了卫气之所以能布散于全身，是凭借上焦(肺)的宣散作用而布达于全身。

3. 卫气功用。一是温分肉，即卫气的温煦作用，是人体热量的来源，人的恒定体温，要靠卫气的温煦作用来维持。脏腑的正常活动，气血津液的布散运行，同样不能离开卫气的温煦，故有“血得温而行，得寒而凝”之说。若卫气郁滞，郁而化火生热，就会腐肉化脓而生痈疽。二是养骨节。骨节活动依赖卫气的温养，才能保持其灵活自如的运动，如“阳气者，精则养神，柔则养筋”(《素问 · 生气通天论》)，指出卫阳之气不但能维持精神的正常活动，也可以温养筋骨关节，保持筋之柔和与骨节屈伸自如，如“肉苛”病肢体不能随意运动的原因就是“卫气虚”，骨节肌肉失养的缘故(《素问 · 逆调论》)。三是通腠理。卫气运行于全身，外而肌肤，内而脏腑，通达腠理，如果卫气这一功能失常，卫气便会滞留于局部而化脓生

---

① 痈疽：本篇以论痈、疽为主题，概述了痈疽形成的原因，并根据痈疽发病部位的不同，列举了各种痈疽的名称、证治和预后，篇末以痈疽在病机和症状特点方面的鉴别结束全文，因通篇专论痈疽，故名。

疮，如风邪伤于分肉之间，“与卫气相干，其道不利，故使肌肉愤䐜而有疡”(《素问·风论》)即是其例。可见，卫气疏通腠理的功能失常，是痈疽形成的机理之一。此节与“卫气者，所以温分肉，充皮肤，肥腠理，司关合者也”“卫气和则分肉解利，皮肤调柔，腠理密矣”(《灵枢·本脏》)之论相合。

中焦出气如露①，上注溪谷②，而渗孙脉。津液和调③，变化而赤为血，血和则孙脉先满溢④，乃注于络脉，皆盈⑤，乃注于经脉。阴阳已张⑥，因息乃行⑦，行有经纪⑧，周有道理⑨，与天合同⑩，不得休止。

【点评】此节不但指出了血的生成与津液、营气的关系，还对血液生成后的循行途径予以讨论。

1. 血的化生与营气、津液的关系。由脾胃所化生的营气和津液，都是血的组成部分。《灵枢·营卫生会》对此有深入论证，认为“中焦亦并胃中，出上焦之后，此所受气者，泌糟粕，蒸津液，化其精微，上注于肺脉，乃化而为血。”认为营气、津液是生成血液原料之观点是《内经》的一致看法。

2. 血的循行。

(1)循行路径。营气、津液从肌肉交会处(即溪谷)“渗入”血脉的最微细部分(即孙脉)即化为血。然后从血脉最微细处逐渐向较大血脉中运行，显然指血的回流；然后血又从大经脉逐渐向远端微细血脉循行。这一过程《灵枢·五十营》等篇也有论及。

---

① 中焦出气如露：中焦化生营气，而营气如雨露一般，有滋养灌溉周身的作用。

② 溪谷：指肌肉之间的会合处。大者称为谷，小者称为溪，为营气行聚滋养之处。

③ 津液和调：营气与津液相并而调和。

④ 溢：充盛、充足之意。

⑤ 皆盈：《甲乙经》作“络脉皆盈”，甚是。

⑥ 阴阳已张：指阴阳诸经被血气充盈之后。张，有充盈之意。

⑦ 因息乃行：指人体经脉之气伴随呼吸的变化而运行。即如《灵枢·五十营》：“人一呼，脉再动，气行三寸；一吸，脉亦再动，气行三寸，呼吸定息，气行六寸。”息，指呼吸。

⑧ 行有经纪：指血气的运行有一定的度数规则。经纪，度数。

⑨ 周有道理：意即营卫在全身的循环运行，与天体周而复始的运行规律相符合。

⑩ 合同：谓相应合而协同。合，应合。

此节是微循环的最早认识，认为营气、津液在经脉最末端的微细部分孙络(即毛细血管静脉端)，从溪谷渗入孙络之内，成为血液的组成部分。然后由经络系统的远端微细部分逐渐地向血脉的主干大经(近心端)运行。这正是对静脉回流过程的最早叙述。现代医学认为组织间的小分子物质和组织间液是从毛细血管的静脉端进入血管，进行循环。因此说此节是对微循环的最早认识，是合理的、科学的。正如世界著名微循环专家修瑞娟在国际微循环大会上所做的题为《微循环与中国传统医学》的报告中所说的："早在公元4世纪，我国就已经有了关于微循环的临床实践活动，在我国现存最早的一部医书《黄帝内经》中对这方面有比较详细的记载，这比国外最原始的微循环文献记录早了整整1300年"(《中医报》第22期，1987年8月7日)。文中所述的营气、津液入脉回流的过程就属于微循环理论的一部分。

(2)气血运行与呼吸关系。气血循行经脉，"因息乃行"，指出血行与呼吸关系，而"人一呼脉再动，一吸脉亦再动，呼吸定息脉五动，闰以太息，命曰平人"(《素问·平人气象论》)之论虽然讨论脉搏与呼吸之比率，其本质仍是血行与呼吸关系的临床应用，也是医生诊脉的依据。也指出肺主气司呼吸，能助心行血。气血之所以能"因息乃行"，完全是"肺朝百脉"作用的结果。肺气调畅，呼吸通达，血行也就流畅，此即所谓"人之一身，皆气血之所循行，气非血不和，血非气不运"(《医学正传·气血》)之理。

(3)气血运行与自然界变化规律密切相关。气血的运行和自然界阴阳消长变化同步，如春季天气转温，寒气未尽，故气血在经；夏季炎热，气血充斥皮肤孙络；长夏气温高、湿度大，气血趋于肌肉；秋天气候转凉，气血开始内敛；冬季严寒，气血"内著骨髓，通于五脏"(《素问·四时刺逆从论》)；就月节律而言，望日则气血充实于肌肉皮肤，朔日则气血入内，肌表气血相对空疏(《素问·八正神明论》)；即或是昼夜不同时辰，气血运行的部位和消长盛衰也都有区别(《灵枢·营卫生会》)。所以说人身气血，"行有经纪，周有道理，与天合同，不得休止"。

切而调之，从虚去实，泻则不足①，疾则气减②，留则先后③。从实去虚，补则有余④。血气已调，形气乃持⑤。余已知血气之平与不平，未知痈疽之所从生，成败⑥之时，死生之期，有远近，何以度之，可得闻乎？

【点评】论平调气血，维持正常生理。气血是维持正常生命活动的基本物质，必须保持调畅与平和，不论是邪盛所致之实，或是正虚引起之虚，都要及时采取正确的方法，使气血平调，以维持正常的生理活动，也就不会生痈疽之类的病证。所谓“从虚去实”，是用祛邪的泻法以治实证；“从实去虚”，是以使正气充实的补法消除虚证。只有正确的施以补泻，才能获得“血气已调，形神乃持”之效果。

岐伯曰：经脉留⑦行不止，与天同度，与地合纪⑧。故天宿失度⑨，日月薄蚀⑩，地经失纪⑪，水道流溢，草萓不成⑫，五谷不殖，径路不

---

① 从虚去实，泻则不足：意即依照病人的虚实情况而先除去实邪，使用攻邪的泻法之后则仅余正虚，再施用补法。按：此句所述为针对虚实夹杂证候的治法。若病人邪实正虚，先去实邪，等实邪散除，正气仍虚之时，再用补法。下文“疾则气减，留则先后”二句，正是这种治法的运用。

② 疾则气减：谓用急刺之法祛邪则邪气消减。疾，指急刺攻邪。气，指邪气。

③ 留则先后：谓用留针之法扶正则须守持始终，以聚正气。留，指留针之法。先后，指留针的时间要足够长。

④ 从实去虚，补则有余：谓依照病人正虚的情况而径补其正气，使用扶正的补法之后则正气盈溢。按：此句所述为针对正气虚损证候的治法。若病人纯属正气虚损，则径补其正气，使正气恢复则痊愈。

⑤ 形气乃持：谓形体与神气才能安宁。持，安定，安宁。形气，《太素》作“形神”，甚是。

⑥ 成败：痈疽成形与败坏。成，指成形，为顺证。败，指败坏，为逆证。

⑦ 留：通“流”。

⑧ 与天同度，与地合纪：指经脉运载气血，流行不止，有规律地运行，和天地的运动变化规律同步。气血运行人体一周，水下二刻，一昼夜五十周次于全身，正合水下百刻之度数，故谓“与天同度”。

⑨ 天宿失度：在天之星宿的运行失去常度。度，常度，规律的意思。

⑩ 日月薄蚀：日月晦暗无光或亏蚀不圆。

⑪ 地经失纪：河流不能正常地通行，溃决四溢，泛滥成灾。比喻机体经脉失常而引起疾病。地经，指地上的河流。经，常流之河。

⑫ 草萓(yí 宜)不成：即草死不能生长。草萓，指草类。萓，草名。

通，民不往来，巷聚邑居，则别离异处[①]，血气犹然，请言其故。

夫血脉营卫，周流不休，上应星宿[②]，下应经数[③]。

【点评】此节在论述气血正常循行的意义之后，以江河泛滥、草木枯死、道路阻塞、民不聊生、离乡背井的例子为喻，指出人体经脉气血运行失常，就会有痈疽之患的道理。

寒邪客于经络之中则血泣[④]，血泣则不通，不通则卫气归之，不得复反[⑤]，故痈肿[⑥]。

【点评】论痈疽发病机理。痈疽的形成是很复杂的，"寒邪客于经络之中则血泣，血泣则不通，不通则卫气归之，不得复反，故痈肿"，就对痈疽形成的病因病机作了概括。认为寒邪所伤，化火生热，壅阻于局部而成本病。人身的营卫气血，如同日月星辰、江河流水一样运行不息，并且有受寒则凝、遇温则行的性质，因为"血气者，喜温而恶寒，寒则泣不能流，温则消而去之"(《素问·调经论》)，此节之"寒邪客于经络之中则血泣"不通，卫阳之气滞留而不得布散，郁而化火生热，形成痈疽，就是痈疽的病因。人体感受寒邪尚且能化火生热形成痈疽，那么其他原因所致者同样也会成为痈疽。《内经》认为形成痈疽的其他原因有：

1. 感受热邪。如"火郁之发，民病疮疡痈肿"(《素问·六元正纪大论》)；"大暑流行，甚则疮疡燔灼"(《素问·五常政大论》)，此也为"热胜则肿"(《素问·阴阳应象大论》)之故。可见，热邪灼伤肌肤，使其局部阳热偏亢而生痈疽。

2. 外感六淫邪毒。六淫邪毒，皆可化火生热，腐肉成脓而生

---

① 巷聚邑居，则别离异处：指因河水泛滥，街巷道路阻塞不通，民众流离失所。

② 星宿：泛指日月星辰。

③ 下应经数：指人体十二经脉的气血如同十二条河流一样，畅通无阻，长流不息。经数，指古代的十二条河流。

④ 泣：通"涩"。唐·王冰："泣谓血行不利。"

⑤ 不通则卫气归之，不得复反：指寒邪侵犯于内，卫气趋向于里而蕴积，不能返转于体表。归，在这里是留滞的意思。

⑥ 痈肿：壅滞于局部而成肿。痈，通"壅"，壅滞不通。

痈疽。

3. 饮食不节。过食膏粱厚味，炙煿辛辣之品，损伤气机，酿成内热，而成痈疽，如“高梁之变，足生大丁”(《素问·生气通天论》)即是其例。

4. 七情所伤。气机郁而化热，也可成为痈疽。如说：“诸痛痒疮，皆属于心”(《素问·至真要大论》)就有精神因素与疮疡形成关系之意涵。

可见，痈疽形成有多方面因素，寒邪仅为其一，如“喜怒不测，饮食不节，阴气不足，阳气有余，营气不行，乃发为痈疽”(《灵枢·玉版》)之说。巢元方认为“荣血得寒则涩而不行，卫气从之，与寒相搏，亦壅遏不通。气者，阳也，阳气蕴积，则生热，寒热不散，故积聚成痈”(《诸病源候论·痈疽病诸候》)，所论较为详细。

寒气化为热，热胜则腐肉，肉腐则为脓，脓不泻则烂筋，筋烂则伤骨，骨伤则髓消，不当骨空，不得泄泻①，血枯空虚，则筋骨肌肉不相荣，经脉败漏②，薰于五脏③，脏伤故死矣。

【点评】其一，论痈疽化脓机制。痈疽化脓，是由于局部气血阻滞不通，先有肿胀，而后血败肉腐而成脓。肿是局部气血瘀阻停滞而成，肿成之后就加重阳热之气的蕴积，即所谓“寒气化为热，热胜则腐肉，肉腐则为脓”，此与“有热则化为脓”“烂肉腐肌为脓”(《灵枢·刺节真邪》)观点一致。

其二，论痈疽内陷机制。痈疽形成，其邪毒由浅表向深层发展，伤筋烂骨，病陷五脏，直至死亡。认为脓血不能及时排出，是痈疽内陷的主要因素。提示脓液一旦形成，就要切开引流，排脓通畅，使脓毒排有去路，是防止痈疽内陷的重要措施。

经文认为痈疽的形成和演变进程有三个阶段，即痈肿→化脓→内陷。这对后世外科疮疡的分期施治奠定了基础。

---

① 不当骨空，不得泄泻：骨髓消损之后，不能充盈于骨腔，也不能输注于骨骼。当，在这里是充盈的意思。骨空，指骨腔，即骨中的空腔，为骨髓所聚。泄泻，输泄营养之意。

② 败漏：败坏而渗漏。

③ 薰于五脏：指热毒内陷，灼伤内脏。薰，同“熏”，熏灼。

黄帝曰：愿尽闻痈疽之形与忌日名[1]。

岐伯曰：痈发于嗌[2]中，名曰猛疽[3]，猛疽不治，化为脓，脓不泻，塞咽，半日死；其化为脓者，泻则合豕膏[4]，冷食[5]，三日而已。

发于颈，名曰夭疽[6]，其痈[7]大以赤黑，不急治，则热气下入渊腋[8]，前伤任脉，内薰肝、肺，薰肝、肺十余日而死矣。

阳留大发[9]，消脑留项[10]，名曰脑烁[11]，其色不乐[12]，项痛而如刺以针，烦心者死不可治。

发于肩及臑[13]，名曰疵痈[14]，其状赤黑，急治之，此令人汗出至足，不害五脏，痈发四、五日逞焫之[15]。

发于腋下、赤坚者，名曰米疽[16]，治之以砭石，欲细而长，疏砭之[17]，涂已豕膏[18]，六日已，勿裹之。其痈坚而不溃[19]者，为马刀挟瘿[20]，急治之。

---

① 痈疽之形与忌日名：指痈疽的病状、忌日和病名。日，原本作“曰”，形近而误，故改。

② 嗌(yì 异)：指咽喉。

③ 猛疽：言其发病急，病情凶险。

④ 泻则合豕膏：指脓液排出后，则口含炼过的猪油，不要急于下咽，以保护疮面，不使疮面过早封口，利于脓液的排出。《甲乙经》《太素》“泻”下均有“已”字，甚是。泻已，指痈疽溃破，脓液排出后。合，《太素》作“含”，甚是。豕膏，指炼过的猪油，性凉能清润。

⑤ 冷食：清·张志聪：“豕乃水畜，冷饮豕膏者，使热毒从下而出也。”

⑥ 夭疽：因其疽发于颈部耳后，难治易死，故名。

⑦ 痈：夭疽局部的肿块。

⑧ 渊腋：穴名，属足少阳胆经，在腋下三寸，当第五肋间。在这里指胸腋部。

⑨ 阳留大发：《甲乙经》《太素》“留”均作“气”，甚是。

⑩ 消脑留项：指热毒消烁脑髓，并流注于颈项。留，通“流”。

⑪ 脑烁(shuò 朔)：病名。指疮疡发于太阳经脉，生在颈部，由于热毒炽盛，最能消烁脑髓，故名之。烁，通“铄”，消损。

⑫ 不乐：由于此病生于项部，痛如针刺，故患者神色抑郁不乐。

⑬ 臑(nào 闹)：肩肘之间的部位，即上臂。

⑭ 疵(cī 刺)痈：清·张志聪：“此痈浮浅如疵，在皮毛而不害五脏。”

⑮ 逞焫之：指赶快施以艾灸。逞，疾也。

⑯ 米疽：米，言其红肿面积小。此病生于腋窝，故又名腋疽，亦称疚疽。

⑰ 欲细而长，踈砭之：明·张介宾：“砭石欲细者，恐伤肉也；欲长者，用在深；故宜疏不宜密。”

⑱ 涂已豕膏：谓以炼过的猪油涂敷。已，同“以”。

⑲ 不溃：指痈疽难以溃破，脓液不易排出。

⑳ 马刀挟瘿：生于腋下，形如马刀虫者为马刀。生于颈部的叫挟瘿。

发于胸，名曰井疽[①]，其状如大豆，三、四日起，不早治，下入腹，不治，七日死矣。

发于膺[②]，名曰甘疽，色青[③]，其状如穀实菰𦼮[④]，常苦寒热，急治之，去其寒热，十岁死，死后出脓[⑤]。

发于胁，名曰败疵[⑥]，败疵者，女子之病也，灸之，其病大痈脓，治之，其中乃有生肉，大如赤小豆，剉陵翘[⑦]草根各一升，以水一斗六升煮之，竭[⑧]为取三升，则强饮[⑨]厚衣，坐于釜上，令汗出至足已。

发于股胫，名曰股胫疽，其状不甚变，而痈脓搏骨[⑩]，不急治，三十日死矣。

发于尻，名曰锐疽[⑪]，其状赤坚大，急治之，不治，三十日死矣。

发于股阴，名曰赤施[⑫]，不急治，六十日死，在两股之内，不治，十日而当死。

发于膝，名曰疵痈[⑬]，其状大痈[⑭]，色不变，寒热，如坚石[⑮]，勿石[⑯]，石之者死，须其柔[⑰]，乃石之者生。

---

① 井疽：言其部位很深，病情凶险。

② 膺：胸两侧部位。

③ 色青：疮肿局部皮色发青。

④ 穀(gǔ 谷)实菰𦼮：穀实，即楮实，楮树的果实。菰𦼮，即瓜蒌。指痈疽肿块的形状，有的像楮实，有的像瓜蒌。

⑤ 死后出脓：指化脓部位很深，脓液量多，即使死后，疮口的脓液仍然淋漓排出。

⑥ 败疵：即胁痈。

⑦ 陵翘草根：连翘的茎叶和根。一说：指菱和连翘的根。

⑧ 竭：水干涸。在这里是浓缩的意思。

⑨ 强饮：尽力服完。强，勉强，尽力。

⑩ 痈脓搏骨：明·张介宾："言脓着于骨，即今人之所谓贴骨痈也。"

⑪ 锐疽：因患处在尾骶骨的尖端，故名锐疽。但应和生于右侧耳后乳突部的"锐疽"区分开。

⑫ 赤施：又名股阴疽。火色赤，因其是火毒施布于大腿内侧所致，故清·张志聪说："阴股，足三阴之部分也，以火毒而施于阴部，故名赤施。"

⑬ 疵痈：与上文病名相重。《甲乙经》卷十一、《太素》卷二十六均作"疵疽"。

⑭ 大痈：谓严重肿起。痈，在这里是肿起的意思。

⑮ 如坚石：指局部坚硬，脓未形成。

⑯ 石：动词，指用砭石刺破排放脓液。未成脓者不可切开，故曰"勿石"；已成脓，局部变软且有波动感，要及时刺破排脓，故谓"石之"。

⑰ 须其柔：谓等到痈肿变得柔软，才能切开痈肿排脓。须，待，等待。

诸痈疽之发于节而相应者[①]，不可治也。发于阳者[②]，百日死；发于阴者，三十日死。

发于胫，名曰兔啮[③]，其状赤至骨，急治之，不治害人也。

发于内踝，名曰走缓[④]，其状痈也，色不变，数石其输[⑤]，而止其寒热，不死。

发于足上下[⑥]，名曰四淫[⑦]，其状大痈，急治之，百日死。

发于足傍[⑧]，名曰厉痈[⑨]，其状不大，初如小指发[⑩]，急治之，去其黑者，不消辄益[⑪]，不治，百日死。

发于足指，名脱痈[⑫]，其状赤黑，死不治；不赤黑，不死。不衰，急斩之，不则死矣[⑬]。

【点评】其一，论痈疽的分类命名。18种名称各异的痈疽，其分类命名规律有四：①按痈疽发生的部位命名：如脑烁、股胫疽、四淫、甘疽、疵痈、锐疽（鹳口疽）等。②按局部症状命名：如米疽、马刀挟瘿、兔啮、井疽等。③按病情变化命名：猛疽、夭疽、败疽、厉痈、脱痈、败疵等。④按病机命名：赤施、走缓等。

---

① 发于节而相应者：明·马莳："节者，关节也。其节外廉为阳，内廉为阴。"

② 发于阳：即发生在关节的阳面，亦即伸侧。此下"发于阴"谓发生在关节的屈侧。

③ 兔啮（niè 聂）：又名足根疽。指疮疡溃破后脓水淋漓，状如兔咬，故名。啮，即咬。

④ 走缓：即内踝疽。《证治准绳》又称为"鞋带痈"。

⑤ 数（shuò 朔）石其输：多次用石针在患处砭刺。数，多次，屡次的意思。石，用如动词，用石针砭刺。输，指患处。

⑥ 发于足上下：痈疽或发生于脚背，或发生于足底。

⑦ 四淫：四，指双足的上下部位。淫，毒盛蔓延为害。

⑧ 傍：同"旁"。

⑨ 厉痈：言其凶险。但清·张志聪认为此痈生于胃经："足阳明之脉，起于大趾次趾之厉兑，故发于足旁，名曰厉痈。"二说均通，然其一从病势解，一从部位释。

⑩ 初如小指发：清·张志聪："初如小指发者，谓初发如小指，其状肿而长，乃邪在经络之形，卫气归之，则圆而坟起矣。"

⑪ 不消辄益：谓若是黑色不退则病情会恶化。益，增益，在这里是病情加重或恶化的意思。

⑫ 脱痈：又名脱疽。

⑬ 不衰，急斩之，不则死矣：明·张介宾："六经原输，皆在于足，所以痈发于足者，多为凶候。至于足趾，又皆六井所出，而痈色赤黑，其毒尤甚，若无衰退之状，则急当斩去其趾，庶得保生，否则毒气连脏，必至死矣。"

可见，痈疽的分类命名主要是根据发病的部位和病情变化，尤其是以部位为多，后世对疮疡痈疽的命名也是如此。如将痈分为内痈、外痈两大类，外痈如背痈、颈痈（又叫对口痈）、腹痈（生在腹壁）等；内痈是生于内脏，如肺痈、肝痈、肠痈等。

其二，论痈疽治疗。总的治疗原则是在于"通"，不论是外治还是内治，都贯彻这一治疗理念。

（1）同病异治。"同病异治"是《素问·病能论》制定治疗痈疽的原则，本篇从三方面予以体现：

①痈疽的类型不同，治法不同：如"猛疽"发于咽喉部位，病情凶险，容易引起窒息的"塞咽"症状，在脓液排出后，为防止疮面过早封口而使脓液排出不畅，要口含冷猪油以保护疮面，同时冷服猪油起到润肠通便，使火毒脓液迅速从大便排出；如发于两胁部的"败疵"，大脓排出后，局部会有新生的肉芽组织，就要配合全身治疗，可用菱角和连翘的全草煎服，配合熏浴法取汗治之。

②痈疽的发展阶段不同，治法不同：痈疽初期，局部红肿胀痛，可伴有恶寒发热症状，此时要以清热解毒，予以消散为治，如生于胸膺的"甘疽"，病人苦于"寒热"，要迅速清除脓毒，邪毒散去，"寒热"自除。待脓液形成后，就要及时切开引流，使脓毒排出，但必须注意，脓未成熟，千万不可冒然切开。如生于膝周之"疵痈"，虽然局部肿胀明显，由于脓血未成，按压局部尚硬，伴发寒热，就不能切开，待到局部变软，脓血已成，就可切开排脓，就要根据病情的发展，视其脓成与未成，分别采用不同的治疗方法。

③痈疽的部位不同，发展阶段不同，治法也不同：如生于肩臂的"疵痈"，由于有"汗出至足"，虽"不害五脏"，但汗出阳气外泄而损伤，故要迅速艾灸（"逞焫之"）；生于腋下的"米疽"，用砭石刺破局部放脓后，为防止脓液排出不畅，要在疮面"涂以豕膏"；生于内踝部位的"走缓"，局部脓肿较大，要屡用砭石刺破局部；生于足趾部的"脱疽"，在采用各种方法治疗后病势仍"不衰，急斩之"，迅速截断患趾，否则，病势会继续蔓延。这是截趾（肢）治疗脱疽的最早记载。

同为痈疽，之所以治疗方法完全不同，是由于所患的部位不同，发展阶段有别，或未成脓，或已成脓，或邪去新肉始生，或邪毒内陷筋骨，内熏五脏，加之患者的性别、年龄、体质的差异，所以要针对不同情况，采用不同的治疗方法，这就是“同病异治”原则在痈疽治疗中的体现。

(2)及早施治。对于痈疽应早期诊断，早期治疗，以防止痈疽恶化内陷。原文在所述的18种痈疽病的治疗中，就有12处提出要“急治”“早治”，并认为“不急治”“不早治”，就会使病情恶化或死亡。如夭疽“不急治”，热毒就会下传于腋，“前伤任脉，内薰肝、肺，薰肝、肺十余日而死矣”；兔啮也要“急治之，不(急)治，害人也”；脱疽如不迅速治疗，就要截趾，甚至性命难保。可见，对于外科疮疡疾患，早期诊治同样是重要的治疗原则。

其三，痈疽预后。痈疽预后不可一概而论，若发生的部位表浅，仅限局部，未波及内脏者，只要及时治疗，预后大多较好。由于痈疽发生的部位不同，是否及时治疗，治疗方法是否得当，都对预后有较大影响。

(1)发病部位不同，预后不同。如生于咽喉的“猛疽”，肿甚疼痛，汤水难下，甚则呼吸不利，发生窒息，就应及时在红肿高处刺破排出脓毒，否则可能“半日死”；而生于肩臂浅层的“疵疽”，距离要害部位较远，故其“不害五脏，痈发四五日”再治，也不会危及生命。可见痈疽发生的部位与其预后好坏有密切关系。

(2)治法得当与否，预后不同。除能否早期诊治，可直接影响其预后外，具体施治的方法选择，同样对预后好坏有不可忽视的影响，如发于膝部的“疵痈”，未成脓的早期，局部虽然肿胀明显，但肤色不变，触按较硬，此时只宜清热解毒，使其消散，千万不可贸然切开，否则会使病情恶化而致死；再如“脱痈(疽)”，当病情已经发展到皮色青黑时就要断然采用截趾术，否则也会恶化致死。

(3)内陷与否，预后不同。痈疽内陷者预后差，不内陷者预后好。

(4)致痈邪气的毒烈程度不同，预后也不同。如同样发于下肢末端的痈疽，“走缓”“四淫”虽可致死，却无“脱痈(疽)”的病情凶险。

黄帝曰：夫子言痈疽，何以别之？

岐伯曰：营卫稽留于经脉之中[1]，则血泣而不行，不行则卫气从之[2]而不通，壅遏而不得行，故热。大热不止[3]，热胜则肉腐，肉腐则为脓。然不能陷[4]，骨髓不为焦枯[5]，五脏不为伤，故命曰痈。

黄帝曰：何谓疽？

岐伯曰：热气淳盛，下陷肌肤，筋髓枯，内连五脏，血气竭，当其痈下[6]，筋骨良肉皆无余[7]，故命曰疽。疽者，上之皮夭以坚[8]，上如牛领[9]之皮。痈者，其皮上薄以泽[10]。此其候也。

【点评】论痈与疽的鉴别诊断。应用对比的方法，从形成的病因病机、病位深浅、病情的凶险程度等方面，将两者作了鉴别。根据临床实践看，痈轻疽重；从阴阳属性分析，痈为阳证，疽为阴证。痈的预后较佳，而疽的预后甚差。此节较详细而明确地论述了痈和疽的鉴别。

1. 发病部位的深浅。痈发部位较浅，是“营卫稽留于经脉之中”，局部发热，容易腐肉成脓；疽发部位较深，其病“下陷肌肤，筋髓枯”，“筋骨良肉皆无余”；

2. 局部表现。“痈者，皮上薄以泽”，而“疽者，上之皮夭以坚，上如牛领之皮。”

3. 病变预后。痈的预后较好，而疽则凶险。

此处鉴别痈疽之法为后世中医外科所沿用，影响深远。如清·王维德《外科证治全生集》认为，“证之根盘，逾径寸而红肿者谓痈，

---

① 营卫稽留于经脉之中：营气滞留于经脉之中。营卫，偏义复词，义偏在“营”。

② 卫气从之：从，顺从，随着。因为脉内之营血凝涩阻滞，所以卫气也就随之不行。

③ 大热不止：局部蓄积之热不断地发展。

④ 不能陷：痈的病位表浅，一般很少内陷筋骨，攻入脏腑。

⑤ 骨髓不为焦枯：痈毒不能深陷于骨髓，所以骨髓未被耗伤太甚。燋，通“焦”。

⑥ 痈下：疮肿之下。

⑦ 筋骨良肉皆无余：疽之邪毒伤人甚烈，内陷筋骨，所以在其疮面之下的肌肉筋骨都受其害，不受其害的完好组织所剩无几。

⑧ 夭以坚：晦暗而坚硬。夭，色泽不明润。

⑨ 牛领：即牛颈。领，脖颈。

⑩ 薄以泽：痈的表皮光亮而薄，按之较软。

痈发六腑；若其形止数分，乃为小疖。按之陷而不即高，虽温而顶不甚热者，脓尚未成；按之随指而起，既软而顶热甚者，脓已满足。无脓宜消散，有脓勿久留。醒消（一种药丸）一品，立能消肿止痛，为疗痈之圣药。白陷者谓疽，疽发五脏，故疽根深而痈毒浅。根红散漫者，气虚不能拘血紧附也；红活光润者，气血拘毒出外也；外红里黑者，毒滞于内也；紫暗不明者，气血不充，不能化毒成脓也；脓色浓厚者，气血旺也；脓色清淡者，气血衰也……痈有热毒未尽宜托；疽有寒凝未解宜温。”可见，后世辨别痈疽方法虽有发展，但仍是《内经》旨意之拓展。

后记

《黄帝内经》(简称《内经》)，是我国现存最早的一部医学经典著作，也是迄今为止地位最高的中医理论经典巨著。《内经》的作者在总结我国秦汉以前医疗经验的同时，汲取和融汇了当时先进的哲学、自然科学成就及其特有的思维方法，使《内经》成为一部以医学为主体，融入哲学、天文、历法、气象、地理、心理等多学科知识的著作。《内经》的成编，确立了中医学理论体系的基本范式，建立了中医学的基本思维方法，汇集着中医临床实践经验的结晶，规范着中医学术发展的方向，也是中医学术发展的源头活水，为中医学数千年来的发展奠定了坚实的基础，被历代医家奉为圭臬。

《黄帝内经灵枢经》(简称《灵枢》)是《黄帝内经》的重要组成部分，为了全面继承和发扬《黄帝内经》的学术思想，进一步满足中医药人才成长读经典，做临床，跟明师，取众长，特别是多读、精读中医经典著作的需求，我们应中国医药科技出版社之约对《黄帝内经灵枢经》进行了全面点评。《灵枢》共 81 篇原文，主要内容除有精气阴阳五行、脏腑、病因病机、治疗原则外，重点论述了经络腧穴、针具、刺法等。编撰时每篇先出“原文”，依问答或内容层次分段，对其中的生僻字、术语、典故等内容以脚注形式进行“校注与注释”，段后增加“点评”。点评内容包括：该篇经文的解析、评价、学术观点、学术创见，以及理论意义和临床指导价值等。涉及“九法”与天文知识建构生命科学知识体系的思维范式、“九宫八风”时空物三位一体模型的多维意涵，以及和态健康观、解剖、经络、腧穴理论、体质理论、精气血津液理论、病因与发病、诊法、病证、刺治方法等。所谓“点评”，就是通过对经文的述论、解析、评价，引导读者能运用正确的思维方法，才能把握《灵枢》原文的生命科学主旨大意，使其更有效地服务于中医药学研究和指导临床实践，据此点评时主要点评具有发人深省的经文，生命科学中有关基础理论的经文，于临床辨治疾病有指导意义的经文，以及历代医家议而未决之经文，复杂经文附以图表，各篇的经旨大义分别予以述论评价。

在本书的形成过程中，汲取了该书成书以来医家研究《灵枢》的方法及其成就，浸渍着20世纪至今医学家研究《灵枢》的智慧和结晶，蕴涵着我们几十年来对这部内容丰富、气势恢宏的巨制名典学习、研究和传授的心得体会。无论是校勘注释，还是述论评价，尽管有我们近些年来研读经书的心得体会和有新的见解和看法，均蕴涵有30年前我们编著出版(白话)《〈黄帝内经〉通解》和我校主编的全国函授《内经讲义》教材及自编出版的《内经选读》教材中的治经理念和相关内容，因而本次“点评”也有这些学者的心血和劳动成果，在此予以说明并致以诚挚的谢意。

孙理军　张登本

2019年2月于咸阳

主要参考书目

1. 唐·杨上善．黄帝内经太素[M]．北京：人民卫生出版社，1965.

2. 程士德．素问注释汇粹[M]．北京：人民卫生出版社，1982.

3. 河北医学院．灵枢经校释[M]．北京：人民卫生出版社，1982.

4. 张登本，武长春，邢玉瑞，等．内经词典[M]．北京：人民卫生出版社，1990.

5. 傅贞亮，高光震，张登本，等．黄帝内经素问析义[M]．银川：宁夏人民出版社，1997.

6. 傅贞亮，张登本，高光震，等．黄帝内经灵枢经析义[M]．银川：宁夏人民出版社，1993.

7. 张登本．白话通解黄帝内经[M]．西安：世界图书出版公司，2000.

8. 张登本．王冰医学全书[M]．北京：中国中医药出版社，2006.

9. 张登本．内经的思考[M]．北京：中国中医药出版社，2006.